Reichsviehseuchengesetz

vom 26. Juni 1909

mit den bayerischen Ausführungsbestimmungen

und der

Gemeinfaßlichen Belehrung über die Seuchen.

Erläutert von

Walther Freiherr von Stengel,

Oberregierungsrat

Oberamtmann in Garmisch

2. Auflage

1922

München, Berlin und Leipzig.

J. Schweitzer Verlag (Arthur Sellier).

Druck von Dr. F. P. Datterer & Cie., Freising-München.

Inhaltsübersicht.

D. Die Bayerischen Vollzugsvorschriften.

Anlage A.

Anweisung für das Desinfektionsverfahren bei Viehseuchen.

Anlage B.

Seite

Anweisung für das Zerlegungsverfahren bei Viehseuchen

Anlage C.

Anlage D. 275

Anlage E.

Anhang.

Einleitung.

Art. 4 Ziff. 15 der Verfassung des Deutschen Reiches vom 16. April 1871 unterstellte der Beaufsichtigung und Gesetzgebung des Reichs: Maßregeln der Medizinal- und Veterinärpolizei.[1])

Von diesem Vorbehalt wurde zuerst Gebrauch gemacht, indem durch Reichsgesetze vom 2. November 1871 und vom 11. Dezember 1871 das Gesetz des norddeutschen Bundes, Maßnahmen gegen die Rinderpest betreffend, vom 7. April 1869 als Reichsgesetz in Bayern, Württemberg und Elsaß-Lothringen eingeführt wurde. (In Baden wurde das Rinderpestgesetz schon durch Art. 80 Abs. I Ziff. 12 der Verfassung des Deutschen Bundes vom 15. November 1870 eingeführt.) Zum Vollzug des Rinderpestgesetzes erging die Bundesratsinstruktion vom 9. Juni 1873. Ferner wurde durch Reichsgesetz vom 21. Mai 1878 die Bestrafung der Zuwiderhandlungen gegen die zur Abwehr der Rinderpest erlassenen Einfuhrverbote, durch Reichsgesetz vom 25. Februar 1876 die Beseitigung von Ansteckungsstoffen bei Viehbeförderungen auf Eisenbahnen geregelt. Im übrigen blieb die Materie der Viehseuchenbekämpfung zunächst dem Landesrecht überlassen. Für Bayern war maßgebend die KAV. vom 15. Juni 1867, Maßregeln gegen ansteckende Viehkrankheiten betreffend, für Preußen das mit dieser Verordnung vielfach übereinstimmende Gesetz vom 25. Juni 1875 betreffend die Abwehr und Unterdrückung von Viehseuchen.

Die einheitliche Regelung der gesamten Materie für das Reich erfolgte zuerst durch das Reichsgesetz vom 23. Juni 1880 betreffend die Abwehr und Unterdrückung von Viehseuchen, das für die spätere Gesetzgebung auf diesem Gebiet grundlegend wurde und insbesondere hinsichtlich der Abgrenzung zwischen den Zuständigkeiten des Reiches und der Einzelstaaten die im wesentlichen auch jetzt noch maßgebenden Richtpunkte aufstellte. Die näheren Bestimmungen über die Anwendung der gesetzlich vorgeschriebenen oder zugelassenen Bekämpfungsmaßregeln wurden durch die Bundesratsinstruktion vom 12. Februar 1881 getroffen. Zur Ausführung des Reichsgesetzes vom 23. Juni 1880 erging das bayerische Gesetz vom 21. März 1881, die KAV. vom 23. März 1881 und die MBek. vom 24. März 1881.

Da die Vorschriften des Gesetzes vom 23. Juni 1880 sich vor allem bei Bekämpfung der Maul- und Klauenseuche und der Lungenseuche als unzureichend erwiesen, wurde es durch Reichsgesetz vom 1. Mai 1894 (RGBl. S. 405) mehrfach abgeändert.[2])

Die Änderungen bestanden hauptsächlich in der Ausdehnung der obligatorischen amtstierärztlichen Beaufsichtigung auf die öffentlichen Schlachthäuser und der fakultativen amtstierärztlichen Beaufsichtigung auf

---

[1]) Vgl. nun Art. 7 Ziff. 8 der Reichsverfassung vom 11. Aug. 1919.

[2]) Ein früherer Entwurf eines Abänderungsgesetzes (RTDrS. 1885/86 Nr. 16) wurde vom Reichstage abgelehnt. Vgl. RTVerh. 1885/86 StB. Bd. 1 S. 68, Bd. 2 S. 1210ff.

Gastställe, private Schlachthäuser und Handelsviehställe, in der Erstreckung der Zulässigkeit der Absonderung, Bewachung und polizeilichen Beobachtung auf „die der Seuchengefahr ausgesetzten" Tiere, der Erweiterung der Zulässigkeit der Sperre, der Desinfektion und des Marktverbotes, ferner in Beschränkungen des Verkehrs mit Milch bei Ausbruch oder Gefahr der Maul- und Klauenseuche, der Zulassung der Schutzimpfung als polizeiliche Maßnahme bei Lungenseuche und der Einführung der Entschädigung für Impfverluste.

Die Bundesratsinstruktion vom 1. Mai 1881 wurde durch die Instruktion vom 30. Mai 1895, veröffentlicht mit RKB. vom 27. Juni 1895 (RGBl. S. 357) ersetzt (Abänderung s. RKB. vom 1. Juli 1897, RGBl. S. 590).

Unter der Herrschaft des Gesetzes vom 1. Mai 1894 konnte die Lungenseuche des Rindviehs nahezu vollständig und die Pockenseuche der Schafe vollständig getilgt, die Rotzkrankheit der Pferde erheblich zurückgedrängt werden. Dagegen haben Schafräude und Milzbrand keine wesentliche Verringerung erfahren und die Maul- und Klauenseuche hat wiederholt, namentlich 1892 und 1899 ganz Deutschland schwer heimgesucht. Diese teilweise ungünstigen Erfahrungen sind in erster Linie auf die erhebliche Vermehrung des deutschen Viehstandes in den letzten Jahrzehnten (sie betrug von 1883 bis 1904 bei den Pferden 21%, beim Rindvieh 22%, bei den Schweinen 105%) sowie auf den fortwährend sich steigernden Verkehr mit Vieh zurückzuführen. Im Interesse der Landwirtschaft und aller sonst an dem Gedeihen der Viehzucht beteiligten Kreise mußten an die Veterinärpolizei größere Anforderungen gestellt werden, die sich an der Hand des Gesetzes nicht mehr befriedigen ließen. Daraus ergab sich die Notwendigkeit, das Gesetz nach den gesammelten Erfahrungen und unter Nutzbarmachung der neueren Errungenschaften der tierärztlichen Wissenschaft für die Seuchenbekämpfung zeitgemäß zu ändern und zu ergänzen. Außerdem erschien es erforderlich, einige Krankheiten, denen nach den Erfahrungen in den beiden letztverflossenen Jahrzehnten eine besondere wirtschaftliche und veterinärpolizeiliche Bedeutung zugesprochen werden muß (nämlich die Geflügelkrankheiten, die Seuchen der Schweine und die Tuberkulose des Rindviehs) in das Gesetz aufzunehmen.

Schon im Jahre 1902 wurden vorläufige Vorschläge zur Abänderung des Gesetzes zusammengestellt und im Kaiserlichen Gesundheitsamt unter Zuziehung von sachverständigen Vertretern der größeren Bundesstaaten einer Beratung unterzogen. Über den hienach festgestellten Gesetzentwurf wurden außer den Vertretungen der Landwirtschaft (vgl. Verhandlungen des bayer. Landwirtschaftsrates vom 13. Juni 1903 und vom 28. Januar 1908, Vierteljahrsschrift des bayerischen Landwirtschaftsrats 1903 Ergänzungsheft zu Heft II S. 458ff., 1908 Heft I S. 82ff.) und der Viehhändler auch alle sonstigen Korporationen und Berufsstände, bei denen ein Interesse an den Bestimmungen des Gesetzes vorausgesetzt werden konnte, z. B. die größeren, mit Viehhöfen versehenen Städte, der deutsche Fleischerverband u. a., gehört.

Der Regierungsentwurf suchte das Gesetz unter tunlichster Beibehaltung der in langjähriger Praxis bewährten Bestimmungen und unter Berücksichtigung der neu hervorgetretenen Bedürfnisse zu ändern und zu ergänzen.

Die wichtigsten Neuerungen des RegEntw. sind:

1. Die Einführung der polizeilichen Bekämpfung für die Rindertuberkulose in ihren gefährlichsten Formen.
2. Die Erweiterung des Seuchenschutzes gegenüber dem Ausland.
3. Die stärkere Betonung des Präventivprinzipes bei der Seuchenbekämpfung durch Erweiterung der in § 17 des früheren Gesetzes vorgesehenen Überwachungsbefugnisse, vor allem aber durch Einfügung eines Vorbehaltes für eine Reihe von polizeilichen Maßregeln „zum Schutze gegen die ständige Gefährdung der Viehbestände durch Viehseuchen", deren Erlassung nicht an die Voraussetzung einer bestimmten Seuchengefahr gebunden sein soll.

Im übrigen wurde neben Einfügung einiger Begriffsbestimmungen und Ergänzungen in die §§ 1 und 2, durch die Auslegungszweifel beseitigt und die Ausdrucksweise vereinfacht werden soll, hauptsächlich die in § 3 festgesetzten Ausnahmen von der Zuständigkeit der ordentlichen Polizeibehörden vermehrt, der Kreis der anzeigepflichtigen Personen erweitert, die Anzeigepflicht für Rauschbrand, Wild- und Rinderseuche, Schweineseuche und Schweinepest, Schweinerotlauf, Geflügelcholera und Hühnerpest reichsgesetzlich festgelegt; die Vorschriften über die Ermittelung der Seuchenausbrüche wurden mehrfach verbessert; als Seuchenbekämpfungsmaßregeln wurden neu zugelassen Beschränkungen des Personenverkehrs in verseuchten oder bedrohten Räumlichkeiten, die polizeiliche Anordnung der Impfung und der tierärztlichen Behandlung wurde für alle Seuchen zugelassen; die polizeiliche Anordnung der Tötung wurde neu vorgesehen bei Maul- und Klauenseuche, Schweineseuche, Schweinepest, Geflügelcholera, Hühnerpest und den gefährlichen Formen der Rindertuberkulose. Die Fälle, in denen bei Viehverlusten Entschädigung gewährt werden muß, wurden vermehrt, die Strafbestimmungen wurden, vor allem durch Einbeziehung des § 328 RStGB., erweitert. Auch wurde die Einführung einer weitgehenden Anzeigepflicht über das Vorhandensein und die Ab- und Zugänge von Tieren, sowie über gewisse Unternehmungen für zulässig erklärt und die Ermächtigung des Bundesrates zur Erlassung von Ausführungsvorschriften erweitert.

Der Gesetzentwurf gelangte in den Sitzungen des Reichstages vom 13. und 20. Januar 1908 zur ersten Lesung und wurde einer Kommission von 28 Mitgliedern überwiesen, die den Abg. Siebenbürger (konf.) zum Berichterstatter wählte. Die Kommission beriet über den Entwurf in zwei Lesungen; über die §§ 67 und 80 fand noch eine dritte Lesung statt.

In der Kommission bildeten hauptsächlich drei Punkte, in denen die verbündeten Regierungen eine von der Kommissionsmehrheit abweichende Stellung einnahmen, den Gegenstand langwieriger Erörterungen, nämlich:

1. Die Frage der Überwälzung sämtlicher Verfahrenskosten auf die Staatskassen (die RTK. hatte in 1. Lesung einstimmig beschlossen, dem § 2 folgende Bestimmung einzufügen: „Die durch das Verfahren entstehenden Kosten sind aus der Staatskasse zu bestreiten").

2. Die Frage der Heranziehung öffentlicher Mittel zur Deckung des Entschädigungsaufwandes. (Nach den Kommissionsbeschluß 1. Les. sollten mindestens die Hälfte sämtlicher Entschädigungskosten aus öffentlichen Mitteln bestritten werden.)
3. Die Frage der Laienbeteiligung beim Gesetzesvollzug. (Nach dem Komm.-Beschluß 1. Lesung sollte § 67d (und § 80) einen Zusatz erhalten, wonach vor der Entscheidung über Beschwerden gegen Anordnungen bei der Bekämpfung von Viehseuchen im Inland eine mindestens zur Hälfte aus Sachverständigen zusammengesetzte Kommission zu hören gewesen wäre.)

Der Kommissionsbeschluß zu § 2 wurde in 2. Lesung zurückgenommen, nachdem er seitens der verbündeten Regierungen als unannehmbar bezeichnet und zugleich zugesichert worden war, daß eine Verschärfung der bisher bezüglich der Kostenaufbringung maßgebenden Grundsätze nicht beabsichtigt sei.

In der Entschädigungsfrage wurde, nachdem die von der Kommission in erster Lesung beschlossene Entschädigungspflicht für Vieh, das an Maul- und Klauenseuche und deren Nachkrankheiten sowie an Schweineseuche und Schweinepest gefallen ist, ferner die im Regierungsentwurf vorgesehene polizeiliche Tötungsbefugnis bei den Schweine- und Geflügelkrankheiten beseitigt und so eine Minderung der Entschädigungsfälle herbeigeführt worden war, schließlich eine Einigung auf die jetzt in § 67 Abs. I festgelegte Linie erzielt.

In der Frage der Laienbeteiligung mußte die RTK. dem Widerstand der verbündeten Regierungen nachgeben, der sich hauptsächlich darauf gründete, daß von den beantragten Sachverständigenkommissionen eine die Schnelligkeit, Sicherheit und Energie der veterinärbehördlichen Maßnahmen schädigende Wirkung befürchtet wurde. Dem Wunsch der RTK. wurde jedoch durch Einfügung des jetzigen § 79 Abs. III in das Gesetz entgegengekommen.

Von den übrigen in der RTK. beschlossenen Abänderungen des Regierungsentwurfes seien folgende genannt:

1. Obligatorische Zulassung eines Beschwerdeverfahrens gegenüber polizeilichen Anordnungen zur Seuchenbekämpfung im Inland (§ 2 Abs. III).
2. Verschärfung des Seuchenschutzes gegenüber dem Ausland (§§ 6 und 7).
3. Beseitigung der Anzeigepflicht des landwirtschaftlichen Gesindes und der nicht gewerbsmäßigen Viehkastrierer (§ 9).
4. Beschränkung der Anzeigepflicht auf die mit erheblichen Störungen des Allgemeinbefindens verbundene Schweineseuche und auf die äußerlich erkennbare Rindertuberkulose (§ 10 Ziff. 9 und 12).
5. Zulassung von polizeilichen Beschränkungen des Personenverkehrs auf öffentlichen Wegen (§§ 19 Abs. II, 50 und 52).
6. Beschränkung der Zulässigkeit des Verbots von Viehversteigerungen (§ 28 Satz 2).
7. Einführung einer Zwischenzone für die Hundesperre (§ 40 Satz 3).
8. Verminderung der Fälle des Entschädigungsverlustes infolge Verletzung der Anzeigepflicht (§ 72 Ziff. 1).

Außerdem hat die RTK. dem Plenum folgende Resolutionen vorgeschlagen:

a) den Herrn Reichskanzler zu ersuchen, die auf Grund des § 7 VSG. ergangenen Anordnungen alljährlich dem Reichstag zur Kenntnis vorzulegen;

b) den Herrn Reichskanzler zu ersuchen
 1. durch das Reichsgesundheitsamt eine volkstümlich gehaltene Zusammenfassung der Vorschriften des VSG. verfassen zu lassen,
 2. Merkblätter über die einzelnen Viehseuchen und deren Bekämpfung verfassen zu lassen,
 3. diese Schriften unentgeltlich unter den Viehbesitzern verteilen zu lassen;

c) den Herrn Reichskanzler zu ersuchen, auf die verbündeten Regierungen dahin einzuwirken, daß, sobald gegen die Anwendung veterinärpolizeilicher Maßregeln im Inland (§§ 9 ff.) gleichartige Beschwerden in größerer Anzahl einlaufen, Vertretungen der beteiligten Berufsstände darüber gehört werden, in welcher Weise den Beschwerden abzuhelfen ist.

Die zweite Lesung des Gesetzes fand in den Sitzungen des Reichstages vom 14., 15. und 17. Mai 1909 statt. Nach eingehenden Debatten wurde das Gesetz in dritter Lesung und ebenso die von der RTK. vorgeschlagenen Resolutionen in der Sitzung vom 18. Mai 1909 in der Fassung der Kommissionsbeschlüsse en bloc angenommen.

Nachdem auch der Bundesrat dem Gesetz in dieser Fassung zugestimmt hatte, erhielt er am 26. Juni 1909 die kaiserliche Ausfertigung und wurde in Nr. 34 des RGBl. (S. 519) verkündigt.

Hauptsächlich infolge der im VSG. vorgesehenen Erweiterung der Entschädigungsfälle (s. unten § 66 und die Erl. hiezu) erwies sich eine Änderung auch des bayerischen Ausführungsgesetzes vom 21. März 1881 als notwendig; in diesem mußte, da nunmehr auch der Entschädigungsanspruch bei Milzbrand und Rauschbrand sich nach dem VSG. bemißt, auch die bisher in dem Sondergesetze vom 26. Mai 1892 behandelte Entschädigung für diese Fälle mit geregelt werden. Nach dem Entwurfe sollte die Entschädigung, soweit sie durch das Ausführungsgesetz vom 21. März 1881 dem Staate überwiesen war, dann die Entschädigung für Viehverluste infolge von Milzbrand und Rauschbrand nach dem Milzbrandgesetze vom 26. Mai 1892 auch weiterhin im vollen Umfange vom Staate geleistet werden. Außerdem überwies der Entwurf dem Staate noch die volle Entschädigung für Tiere, die nach rechtzeitig erstatteter Anzeige, aber vor der polizeilichen Anordnung der Tötung an Rotz oder an Lungenseuche gefallen sind, sowie für Tiere, von denen anzunehmen ist, daß sie infolge einer polizeilich angeordneten Impfung eingegangen sind. Dagegen wurde bei Maul- und Klauenseuche und bei Tuberkulose mit Rücksicht auf die Finanzlage davon abgesehen, die ganze Entschädigung auf die Staatskasse zu übernehmen mit der Begründung, daß die Tötung von Tieren zur Bekämpfung der Maul- und Klauenseuche unter Umständen, die Tötung von Tieren zur Bekämpfung der Tuberkulose aber jedenfalls bedeutende Mittel erfordern werde. Der Entwurf beschränkte daher die Verpflichtung des Staates zur Entschädigungsleistung bei Maul- und Klauenseuche auf das reichsgesetzlich vorgeschriebene Maß der Hälfte des Schadens; bei Tuberkulose ging er über dieses Maß hinaus, indem er statt des vorgeschriebenen Drittels die Hälfte des Schadens der Staatskasse überbürdete. Hiefür war die Erwägung maßgebend, daß die Bekämpfung der Rindertuberkulose nicht nur im Interesse der Landwirtschaft liege, sondern bei der Möglichkeit einer Übertretung dieser Krankheit auf den Menschen eine Forderung der öffentlichen Gesundheitspflege darstelle, deren Erfüllung der Allgemeinheit zugute komme. Den übrigen Teil der Entschädigung sollte die Gesamtheit der beteiligten Viehbesitzer aufzubringen haben.

Der Entwurf wurde zunächst am 21. Mai 1910 der Kammer der Abgeordneten zugeleitet und von dieser im XIII. Ausschuß und sodann in der Plenarsitzung vom 14. Juni 1910 beraten. In der Kammer der Reichsräte fand die Beratung über den Gesetzentwurf auf Grund Berichtes des III. Ausschusses in der Sitzung vom 23. Juli 1910 statt. Von den beiden Kammern des Landtages wurde der Regierungsentwurf mit Ausnahme der Bestimmung über die Teilnahme der Viehbesitzer an der Aufbringung der Entschädigungskosten (über die Gründe der Ablehnung vgl. Erl. zu Art. 1 BayAusfG.) einstimmig angenommen, erhielt am 13. August 1910 die Allerhöchste Sanktion und wurde in Nr. 50 des GVBl. vom 24. August 1910 verkündet.

Die vom Bundesrat in der Sitzung vom 7. Dezember 1911 beschlossenen Ausführungsvorschriften zum VSG., die an die Stelle der Instruktion vom 27. Juni 1895 treten, wurden durch Reichskanzlerbekanntmachung vom 25. Dezember 1911 im RGBl. (1912 S. 3ff.) veröffentlicht.

Durch die mit Zustimmung des Bundesrats erlassene Kaiserl. Verordnung vom 29. März 1912 (RGBl. S. 229) wurde das neue Viehseuchengesetz vom 1. Mai 1912 an in Kraft gesetzt.

Für Bayern erging zum Vollzuge des Viehseuchengesetzes und des Ausführungsgesetzes hiezu die K. Allerh. Verordnung vom 21. April 1912 (GVBl. S. 401ff.) und die Bekanntmachung vom 27. April 1912 (GVBl. S. 403ff.). Sie hat verschiedene kleinere Änderungen erfahren, die unten im Text berücksichtigt sind.

Während des Krieges sind eine Reihe von Vorschriften, namentlich zur Bekämpfung der verschiedenen Pferdeseuchen, erlassen worden, die durch die besonderen Verhältnisse des Krieges bedingt waren und mit Durchführung der Demobilmachung gegenstandslos geworden sind. Für Bayern vgl. namentlich Min.-Bekanntm. vom 24. Dezember 1918 betr. Seuchenmaßnahmen zur Verhütung der Verschleppung von Tierseuchen bei der Demobilmachung (StAnz. 1918 Nr. 302).

Uebersicht der wichtigsten Gesetzesmaterialien.

Entwurf eines Gesetzes betreffend die Abwehr und Unterdrückung von Viehseuchen, dem Reichstag zugeleitet am 13. März 1880 (Reichstagsverhandlungen 1880 Bd. 3 S. 403 ff.).

Erste Beratung des Entwurfes in der Sitzung des Reichstags vom 7. April 1880 (StB. Bd. 1 S. 546 ff.).

Mündlicher Bericht der XI. Kommission über den Entwurf (Reichstagsverhandlungen 1880 Bd. 3 S. 785 ff.).

Zweite Beratung des Entwurfes in den Sitzungen des Reichstags vom 30. April und vom 1. Mai 1880 (StB. Bd. 2 S. 1038 ff.).

Dritte Beratung des Entwurfes in der Sitzung des Reichstags vom 7. Mai 1880 (StB. Bd. 2 S. 1233 ff.).

Entwurf eines Gesetzes betreffend Abänderung des Gesetzes über die Abwehr und Unterdrückung von Viehseuchen, dem Reichstag zugeleitet am 16. November 1893 (Reichstagsdrucks. 1893/94 Bd. 1 Nr. 28).

Erste Beratung des Entwurfes in der Sitzung des Reichstages vom 4. Dezember 1893 (StB. Bd. 1 S. 262 ff.).

Bericht der VIII. Kommission über den Entwurf (Reichstagsdrucks. 1893/94 Bd. 2 Nr. 189).

Zweite Beratung des Entwurfes in der Sitzung des Reichstags vom 9. April 1894 (StB. Bd. 3 S. 2006 ff.).

Zusammenstellung des Entwurfes mit den Beschlüssen des Reichstages in 2. Lesung (Reichstagsdrucks. 1893/94 Bd. 3 Nr. 292).

Dritte Beratung des Entwurfes in der Sitzung des Reichstages vom 18. April 1894 (StB. Bd. 3 S. 2248 ff.).

Entwurf eines Gesetzes zur Abänderung des Gesetzes betreffend die Abwehr und Unterdrückung von Viehseuchen, nebst Denkschrift dem Reichstag zugeleitet am 22. November 1907 (Reichstagsdrucks. 1907/08 Nr. 484).

Erste Beratung des Entwurfes in den Sitzungen des Reichstags vom 13. und 20. Januar 1908 (StB. Bd. 229 S. 2383 ff, 2555 ff.).

Bericht der XX. Kommission über den Entwurf (Reichstagsdrucks. 1907/09 Nr. 1381).

Zweite Beratung des Entwurfes in den Sitzungen des Reichstags vom 14., 15. und 17. Mai 1909 (StB. Bd. 236 S. 8429 ff.).

Dritte Beratung des Entwurfes in der Sitzung des Reichstags vom 18. Mai 1909 (StB. Bd. 236 S. 8525 ff.).

Entwurf eines bayer. Ausführungsgesetzes zum Reichsgesetz über die Abwehr und Unterdrückung von Viehseuchen, der KdAbg. zugeleitet am 20. Januar 1881 (Verh. der KdAbg. 1880/81 B. Bd. 11 S. 307).

Beratung und Beschlußfassung über den Entwurf in der Sitzung der KdAbg. vom 5. Februar 1881 (StB. Bd. 5 S. 107 ff.).

Vortrag des Reichsrates Grafen zu Ortenburg über den Entwurf (Verh. d. KdReichsr. 1880/81 B. Bd. 3 S. 1667).

Beratung des Entwurfes in der Sitzung der KdReichsr. vom 14. März 1881 (Pr. Bd. 3 S. 1913 ff.).

Entwurf eines bayer. Gesetzes betr. die Entschädigung für Viehverluste infolge von Milzbrand, der KdAbg. zugeleitet am 8. Februar 1892 (Verh. der KdAbg. 1891/92 B. Bd. 14 S. 417).

Vorberatung des Entwurfes in der Sitzung der KdAbg. vom 9. März 1892 (StB. Bd. 18 S. 657.).

Zweite Beratung des Entwurfes in der Sitzung d. KdAbg. vom 18. März 1892 (StB. Bd. 9 S. 75 ff.).

Vortrag des Reichsrates Grafen zu Lerchenfeld-Köfering über den Entwurf (Verh. der KdReichsr. 1891/92 B. Bd. 7 S. 280).

Beratung des Entwurfes in der Sitzung der KdReichsr. vom 5. Mai 1892 (Pr. Bd. 6 S. 252 ff.).

Entwurf eines bayer. Ausführungsgesetzes zum Viehseuchengesetze vom 26. Juni 1909, der KdAbg. zugeleitet am 21. Mai 1910 (Verh. der KdAbg. 1909/10 B. Bd. 10 S. 208).

Beratung des Entwurfes in der Sitzung der KdAbg. vom 14. Juni 1910 (StB. Bd. 11 S. 721 ff.).

Bericht des Reichsrates Frhrn. v. Lindenfels über den Entwurf (Verh. der KdReichsr. 1909/10 B. Bd. 6 S. 939).

Protokoll des III. Ausschusses der KdReichsr. über den Entwurf (Verh. der KdReichsr. 1909/10 B. Bd. 6 S. 983).

Beratung des Entwurfes in der Sitzung der KdReichsr. vom 23. Juli 1910 (StB. Bd. 2 S. 453).

A. Viehseuchengesetz

vom 26. Juni 1909.[1])

(RGBl. S. 519).

Wir Wilhelm, von Gottes Gnaden Deutscher Kaiser, König von Preußen ꝛc. verordnen im Namen des Reichs, nach erfolgter Zustimmung des Bundesrats und des Reichstags, was folgt:

§ 1.

I Das nachstehende Gesetz regelt das Verfahren zur Bekämpfung übertragbarer Viehseuchen, mit Ausnahme der Rinderpest.

II Vieh im Sinne dieses Gesetzes sind alle nutzbaren Haustiere einschließlich der Hunde, der Katzen und des Geflügels.

III Schlachtvieh im Sinne dieses Gesetzes ist Vieh, von dem anzunehmen ist, daß es behufs Verwendung des Fleisches zum Genusse für Menschen alsbald geschlachtet werden soll.

IV Als verdächtige Tiere gelten im Sinne dieses Gesetzes:

Tiere, an denen sich solche Erscheinungen zeigen, die den Ausbruch einer übertragbaren Seuche befürchten lassen (der Seuche verdächtige Tiere).

Tiere, an denen sich solche Erscheinungen zwar nicht zeigen, rücksichtlich deren jedoch die Vermutung vorliegt, daß sie den Ansteckungsstoff aufgenommen haben der (Ansteckung verdächtige Tiere).

1. **Viehseuchengesetz.** Die Fassung des Titels wurde gekürzt gegenüber dem früheren Titel „Gesetz betr. die Abwehr und Unterdrückung von Viehseuchen".

Abs. I. 2. Verfahren. Ist nicht im engeren Sinne zu verstehen. Eigentliche Verfahrensvorschriften enthält das Gesetz nur wenige (z. B. § 2 Abs. II, § 3, §§ 11, 13—15, 80). Im übrigen ist die Regelung des

---

[1]) Änderungen gegenüber dem bisherigen Gesetzeswortlaut sind durch gesperrten Druck gekennzeichnet.

Verfahrens dem Landesrecht überlassen (§ 2 Abs. III). Das VSG. dagegen bestimmt in der Hauptsache, welche Viehseuchen polizeilich zu bekämpfen sind, welche Schutzmaßregeln gegenüber dem Ausland und im Inland, gegenüber der ständigen Gefährdung der Viehbestände durch Viehseuchen und bei besonderer Seuchengefahr vorgekehrt werden müssen und dürfen; außerdem regelt das Gesetz in erschöpfender Weise die Anzeigepflicht bei Seuchenausbruch und Seuchenverdacht und die Bestrafung von Zuwiderhandlungen gegen seine Vorschriften; ferner behandelt es die Entschädigungsfrage bei Viehverlusten durch Viehseuchen.

3. regelt. Die im VSG. enthaltene Regelung ist als ausschließend in dem Sinne zu erachten, daß bei den nach Maßgabe des VSG. zu bekämpfenden Viehseuchen weitergehende Maßnahmen, als nach dem VSG. zulässig sind, nicht angeordnet werden dürfen (s. u. §§ 18 und 79). Ein dem § 48 des RG. betr. die Bekämpfung gemeingefährlicher Krankheiten vom 30. Juni 1900 (RGBl. 306) entsprechender Vorbehalt ist im VSG. nicht enthalten. Hienach wird die Bestimmung in Art. 67 Abs. II des bayer. PStGB. insoweit als gegenstandslos zu erachten sein, als sie sich auf die Bekämpfung übertragbarer Viehseuchen i. S. des VSG. bezieht.

4. Bekämpfung umfaßt sowohl die Abwehr- als auch die Unterdrückungsmaßregeln im Sinne des früheren Gesetzes.

5. Eine Bestimmung des Begriffs „**übertragbare Viehseuchen**" ist im Gesetz nicht erfolgt, sondern der tierärztlichen Wissenschaft überlassen (vgl. J. Esser im Handwörterbuch der Staatswissensch. II. Aufl. Bd. 7, 483: „Als Viehseuche wird jede Krankheit bezeichnet, die gleichzeitig oder in rascher Aufeinanderfolge eine größere Anzahl Tiere befällt und durch eine spezifische Ursache veranlaßt wird. Letztere bilden bald tierische Parasiten, bald niedrige pflanzliche Organismen. Die durch erstere hervorgerufenen Seuchen werden speziell als Invasionskrankheiten, die durch letztere bedingten als Infektionskrankheiten bezeichnet.")

Die Frage, ob eine polizeiliche Bekämpfung nach Maßgabe der im VSG. enthaltenen Vorschriften bei allen im wissenschaftlichen Sinne als „übertragbare Viehseuchen" zu betrachtenden Tierkrankheiten zulässig ist, oder nur bei denen, für die nach § 10 VSG. die Anzeigepflicht besteht, ist zweifellos im ersteren Sinn zu beantworten, soweit es sich um Seuchen handelt, die nur aus dem Ausland eingeschleppt wurden (vgl. z. B. die bayer. MinBek. vom 8. November 1894 GVBl. S. 599, die sich mit dem Texasfieber befaßt). Zweifelhaft erscheint die Frage bezüglich der im Inland schon verbreiteten Seuchen, z. B. Leberegelseuche, ansteckender Scheidenkatarrh, Trichinose. Die Anschauung der gesetzgebenden Faktoren war wohl die, daß die Anzeigepflicht die Grundlage für die polizeiliche Seuchenbekämpfung zu bilden hat. Es kann sich aber doch das Bedürfnis nach polizeilicher Bekämpfung auch bei einer Viehseuche ergeben, die wie z. B. die ansteckende Blutarmut der Pferde, für den Laien schwer erkennbar ist, so daß die Einführung der Anzeigepflicht für sie bedenklich erscheint. Für ein Vorgehen in solchen Fällen kann § 79 VSG. als Rechtsgrundlage in Betracht kommen.

Vgl. RG. vom 9. Juni 1913 Reger 34, 399: Die Schutzmaßregeln sind vom Gesetz allgemein gegen übertragbare Viehseuchen vorgesehen, und sie sind deshalb zulässig, sobald die Übertragbarkeit der Seuche feststeht ohne Rücksicht darauf, ob für die Seuche die Anzeigepflicht besteht oder nicht, und ob die Seuche vom Gesetz unter den zu bekämpfenden genannt ist oder nicht.... Manches spricht dafür, daß der Bundesrat und die obersten Landesbehörden bei den Vorschriften, die sie gem. § 79 VSG. über Anwendung und Ausführung der nach §§ 16 bis 30 zulässigen Maßregeln erlassen haben, davon ausgegangen sind, daß diese Maßregeln nur zum Schutze gegen die in § 10 des Gesetzes genannten anzeigepflichtigen Seuchen bestimmt und zulässig seien. Dem kann jedoch gegenüber dem Wortlaut des Gesetzes entscheidende Bedeutung nicht beigemessen werden.

6. Hervorzuheben ist, daß der Begriff der Seuche i. S. des Gesetzes nicht eine Mehrheit von Erkrankungsfällen voraussetzt.

7. Rinderpest; s. RG. vom 7. April 1869 (BundesgesBl. S. 105, in Bayern eingeführt mit Wirkung vom 1. Januar 1872 durch RG. vom 2. November 1871 (RGBl. S. 372), Instruktion hiezu vom 9. Juni 1873 (RGBl. S. 147), Bayer. VollzBek. vom 8. August 1873 (RBl. S. 1257), geändert durch Bek. vom 10. Februar 1917, GVBl. 27. § 6 des Rinderpestgesetzes ist ersetzt durch das RG. vom 25. Februar 1876 (s. u. bei § 81), § 7 ist teilweise gegenstandslos geworden durch das RG. vom 21. Mai 1876 betr. Zuwiderhandlungen gegen die zur Abwehr der Rinderpest erlassenen Vieheinfuhrverbote (RGBl. S. 95).

Die Rinderpest ist seit Jahrzehnten im Reichsgebiet erloschen.

Abs. II. 8. Nutzbare Haustiere. Haustiere sind Tiere, die des Nutzens oder Vergnügens halber vom Menschen gezüchtet werden. Auch die Bienen gehören zu den Haustieren. Mehrere im Reichstag gestellte Anträge, die Faulbrut der Bienen dem VSG. zu unterstellen, wurden schließlich mit dem Wunsche zurückgezogen, daß die Bienenfrage möglichst bald durch ein Spezialgesetz gelöst werde (vgl. KB. S. 4). Nutzbare Haustiere sind solche, die ihrer Art nach einer wirtschaftlichen Nutzung fähig sind (also auch reine Luxuspferde und Luxushunde, nicht aber z. B. Kanarienvögel).

Die polizeiliche Bekämpfung der Seuchen anderer Tiere, z. B. der Fische und Krebse, bemißt sich ausschließlich nach den landesrechtlichen Bestimmungen. Vgl. über Fischkrankheiten f. Bayern die MinE. vom 1. Juli 1909 MABl. 558, vom 18. Oktober 1909 MABl. 838, vom 16. Juni 1910 MABl. 395, vom 14. Juli 1911 MABl. 172.

9. Es ist nicht ausgeschlossen, daß die auf Grund des Gesetzes anzuordnenden Maßregeln sich unter Umständen auch auf andere Tiere erstrecken können oder beziehen müssen als Haustiere, dann nämlich, wenn eine solche Ausdehnung den Schutz der nutzbaren Haustiere bezweckt, insbesondere bei Seuchen, die außer den nutzbaren Haustieren auch andere Tiere befallen und von diesen auf jene übertragen werden können (Begr. S. 24; s. u. §§ 6, 7, 34 Abs. III, 35, 37 ff. und Ausf.-Vorschr. d. BR. §§ 107, 109, 124 ff., 299; BayVB. §§ 119, 121, 136 ff., 311). Auch das Gebiet der Medizinalpolizei wird insoweit berührt, als der Ansteckungsstoff verschiedener Seuen, z. B. des Milzbrands, der Tollwut, des Rotzes, der Maul- und Klauenseuche, auch auf Menschen übertragbar ist.

Abs. III. 10. Schlachtvieh. Besondere Bestimmungen hiefür s. u. §§ 62 ff. Unter die Begriffsbestimmung in Abs. III fällt selbstverständlich alles Vieh, das in Schlachthöfen oder öffentlichen Schlachthäusern zum

Schlachten aufgestellt ist; die Voraussetzung der neuen Begriffsbestimmung wird ferner auch dann gegeben sein, wenn Vieh auf solche Viehhöfe und Märkte gebracht wird, auf denen regelmäßig oder bestimmungsgemäß nur Schlachtvieh gehandelt wird; ohne Einfluß ist es, ob sich das Vieh im schlachtreifen Zustand befindet oder nicht.

Der Begriff „Schlachtvieh" ist sohin hier weiter als in § 2 der Kaiserlichen Verordnung betr. die Hauptmängel und Gewährsfristen beim Viehhandel vom 27. März 1899 RGBl. S. 219 („Schlachttiere sind solche Tiere, die alsbald geschlachtet werden sollen und bestimmt sind, als Nahrungsmittel für Menschen zu dienen"). Durch die weitere Fassung „von dem anzunehmen ist, daß usw." soll hintangehalten werden, daß Händler unbequemen Maßnahmen durch die Behauptung zu entgehen suchen, daß sie das vielleicht völlig schlachtreife Vieh nicht zum Schlachten, sondern als Nutzvieh verkaufen wollten (s. Begr. S. 25).

11. Fleisch wird im Sinne des § 4 des Fleischbeschaugesetzes vom 3. Juni 1900 (RGBl. S. 547) zu verstehen sein („Teile von warmblütigen Tieren, frisch oder zubereitet, sofern sie sich zum Genuß für Menschen eignen").

Abs. IV. 12. der Seuche verdächtige Tiere; hier sind gewisse Erscheinungen an dem betr. Tier vorausgesetzt (vgl. RGSt. vom 15. Juni 1900 Slg. 33, 337; Reger II. ErgBd. S. 240);

der Ansteckung verdächtige Tiere; hier sind keine äußerlich wahrnehmbaren Erscheinungen am Tiere, wohl aber das Vorliegen von Umständen vorausgesetzt, welche die Vermutung der erfolgten Ansteckung begründen. Besondere Abgrenzungen des Begriffs „ansteckungsverdächtig" s. u. § 39 Abs. II S. 1 und AusfVorschr. d. BR. §§ 112 Abs. 2, 143, 155 Abs. 2, 185 Abs. 2, 240; BayVB. § 124², 155, 167², 197², 252. Wo von verdächtigen Tieren schlechthin die Rede ist, sind hierunter stets beide Arten zu verstehen.

§ 2.

I Die Anordnung und die Durchführung der Bekämpfungsmaßregeln liegen den Landesregierungen und deren Organen ob.

II Die Mitwirkung der Tierärzte, die vom Staate angestellt sind oder deren Anstellung vom Staate bestätigt ist (beamtete Tierärzte), richtet sich nach den Vorschriften dieses Gesetzes. An Stelle der beamteten Tierärzte können im Falle ihrer Verhinderung oder aus sonstigen Gründen andere approbierte Tierärzte zugezogen werden. Diese sind innerhalb des ihnen erteilten Auftrags befugt und verpflichtet, alle Amtsverrichtungen wahrzunehmen, die in diesem Gesetze den beamteten Tierärzten übertragen sind.

III Die näheren Bestimmungen über das Verfahren, über die Form, von deren Beobachtung die Gültigkeit

der auf Grund dieses Gesetzes zu erlassenden Anordnungen abhängt, über die Zuständigkeit der Behörden und Beamten und über die Bestreitung der durch das Verfahren entstehenden Kosten sind von den Einzelstaaten mit der Maßgabe zu treffen, daß gegen die Anordnungen der Polizeibehörden zur Bekämpfung der Viehseuchen im Inlande (§§ 9 ff.) ein Beschwerdeverfahren zugelassen ist.

Abs. I. 1. Anordnung der Bekämpfungsmaßregeln umfaßt sowohl allgemeine Anordnungen als Einzelmaßnahmen. In ersterer Hinsicht ist jedoch die Anordnungsbefugnis der Landesregierungen und ihrer Organe durch § 79 erheblich eingeschränkt.

2. Durchführung der Bekämpfungsmaßregeln. Diese Fassung ist treffender als die frühere („Leitung des Verfahrens").

3. Der frühere Abs. II („zur Leitung des Verfahrens können besondere Kommissäre bestellt werden") wurde gestrichen, weil die Stellung besonderer Seuchenkommissäre nach Landesrecht zu regeln ist und deshalb im Reichsgesetz keiner Erwähnung bedarf (Begr. S. 25). S. KAB. vom 21. April 1912 § 1 Abs. III.

Abs. II. 4. Mitwirkung der Tierärzte, sowohl der beamteten (Satz 1) als der an deren Stelle zugezogenen privaten Tierärzte (Satz 3).

5. Beamtete Tierärzte. In Bayern sind beamtete Tierärzte im Sinne des Gesetzes und der Vollzugsvorschriften die Bezirkstierärzte (VB. § 2[1]) und zwar sowohl die staatlichen als auch die städtischen Bezirkstierärzte (§§ 5, 7 der KAB. vom 21. Dezember 1908. Die Tierärzte betr. GVBl. S. 1141). Neben den Bezirkstierärzten sind an der Wahrnehmung des amtstierärztlichen Dienstes beteiligt die tierärztlichen Referenten beim Staatsministerium des Innern und den Kreisregierungen Kammern des Innern, die städtischen Amtstierärzte, die Grenztierärzte, Grenztierarzt-Assistenten (§§ 2, 8, 9 a. a. O.) und in gewissem Umfang (s. u. § 3) auch die Veterinäroffiziere.

6. Die Zuziehung nicht beamteter approbierter Tierärzte zu amtstierärztlichen Verrichtungen ist nicht mehr, wie bisher, nur aus dringenden Gründen zugelassen. Sie kann selbstverständlich nur durch die Polizeibehörde, nicht durch den Viehbesitzer erfolgen; sie setzt die Zustimmung des zuzuziehenden Tierarztes voraus, die jedoch auch allgemein erteilt werden kann. Ist die Zustimmung erfolgt, so ist innerhalb ihrer Grenzen der polizeilich zugezogene private Tierarzt zur Vornahme der ihm übertragenen Amtsverrichtungen nicht nur berechtigt, sondern auch verpflichtet. Im Verhältnis zum Publikum steht der behördlich zugezogene private Tierarzt dem beamteten Tierarzt gleich. Für Bayern vgl. über die Zuziehung von Distriktstierärzten und praktischen Tierärzten zur Mitwirkung bei der Anordnung und Durchführung der Bekämpfungsmaßregeln VB. §§ 2^{2}—^{5}; s. auch § 7 der MB. vom 27. Juli 1911 über die veterinärpolizeiliche Behandlung der Einfuhr von Geflügel aus dem Ausland (GVBl. 1009).

7. Mitwirkung. Sie besteht grundsätzlich in der Abgabe von Gutachten gegenüber der Polizeibehörde und in der Überwachung der sachgemäßen Durchführung der getroffenen polizeilichen Anordnungen (s. z. B. § 34 Abs. I). Eine selbständige Anordnungsbefugnis ist dem beamteten oder dem an dessen Stelle zugezogenen privaten Tierarzt nur ausnahmsweise eingeräumt (s. § 11 Abs. II und Entsch. d. RG. vom 12. Oktober 1893 Slg. 24, 332; Reger 15, 72).

Abs. III. 8. Verfahren; s. Bayern s. AusfG. Art. 2—5, 10, VV. §§ 1, 328—334, 340. Vgl. hieher RG. vom 8. Februar 1910 Reger IV. ErgBd. S. 148.

9. Form. Die vorbehaltene bundesstaatliche Regelung bezieht sich nicht nur auf die äußere Form (Veröffentlichung usw.) der seuchenpolizeilichen Anordnungen, sondern auch auf die allgemeinen formellen Anforderungen, die hinsichtlich des Inhaltes zur Vermeidung der Ungültigkeit gestellt werden dürfen. Vorbehaltlich der in Bezug auf die Form seuchenpolizeilicher Anordnungen ausdrücklich getroffenen Bestimmungen liegt es nicht in der Absicht der die Zulässigkeit und den Inhalt dieser Anordnungen regelnden Vorschriften des Gesetzes, besondere reichsrechtliche Formerfordernisse neben den bezüglichen landesrechtlichen Vorschriften aufzustellen, vielmehr sollen nach dieser Richtung bei Anwendung der reichsrechtlichen Vorschriften, namentlich der Strafvorschriften, die landesrechtlichen Normen maßgebend sein, die über alle zur Gültigkeit veterinärpolizeilicher Anordnungen erforderlichen, formellen Voraussetzungen bestehen oder erlassen werden (Begr. S. 26; vgl. f. das bisherige Recht RG. vom 24. Januar 1888 Slg. 17, 72; Reger 9, 79; vom 6. Juli 1903 Slg. 36, 359; Reger 24, 460 und vom 16. Mai 1905 Slg. 38, 59; Reger 26, 141, auch Kammerger. vom 26. November 1903 Reger 25, 367; für Bayern siehe Urteil des ObLG. vom 8. Oktober 1908 Slg. 9, 12; Reger 29, 432; Eine zur Abwehr oder Unterdrückung von Viehseuchen erlassene polizeiliche Anordnung bedarf zu ihrer Gültigkeit allerdings der Konstatierung einer bestimmten Seuchengefahr, es ist aber nicht erforderlich, daß diese Konstatierung mit ausdrücklichen Worten in die Anordnung aufgenommen ist; es muß nur aus letzterer ersichtlich sein, daß sie dazu bestimmt ist, der vorhandenen Gefahr der Ausbreitung einer Seuche entgegenzutreten. Dies ist ausreichend für die dem Gericht zustehende Prüfung, ob die gesetzlichen Voraussetzungen für den Erlaß der Anordnung nach der rechtlichen Seite gegeben waren. Vgl. auch Kammerger. vom 13. Oktober 1913 Reger 35, 203.

In Bayern sind allgemeine, auf Grund des VSG. erlassene Anordnungen an das Publikum als Polizeivorschriften i. S. des Polizeistrafgesetzbuches zu erachten. Für ihre Erlassung ist zunächst Art. 2 Ziff. 1 PStGB. maßgebend. Durch die Ausführungsbestimmungen zum VSG. ist lediglich die Zuständigkeit dahin erweitert, daß die Anordnung der zu treffenden Maßregeln auch den Bezirks- und Ortspolizeibehörden obliegt. An der rechtlichen Natur dieser Maßregeln wurde aber hiedurch nichts geändert (RG. vom 19. September 1898 Slg. 31, 254; Reger 19, 273; siehe auch ObLG. vom 16. Oktober 1900 Slg. 1, 166). Es sind daher die Bestimmungen in Art. 3—15, insbesondere in Art. 11 PStGB. zu beachten. Lediglich die Vorschrift in Art. 14 Abs. III PStGB. ist durch § 80 VSG. teilweise ersetzt. Soweit viehseuchenpolizeiliche Anordnungen als bezirkspolizeiliche Vorschriften erlassen werden müssen, ist nunmehr Art. 23 des SelbstverwGes. maßgebend. Vgl. auch ObLG. München vom 19. Juni 1902 Slg. 2, 421 und vom 21. Januar 1909 Slg. 9, 160; Reger 30, 528 (Grenzen der Anwendbarkeit des Art. 6 PStGB.), ObLG. vom 19. Februar 1910 Slg. 10, 36: Zur Rechtsgültigkeit einer distriktspolizeilichen Anordnung genügt es, wenn sie ihrem sachlichen Inhalte nach auf Grund eines bestehenden Gesetzes getroffen werden konnte. Ein Hinweis auf diese Gesetzesvorschrift ist nicht erforderlich. Auch die Tatsache, daß die Distriktspolizeibehörde ihre Ermächtigung zur Erlassung ihrer Anordnung irrtümlich aus einem Gesetze, das die Anordnung nicht zu tragen vermag, abgeleitet hat, beeinträchtigt die Rechtsgültigkeit der Anordnung nicht, wenn sie in einem anderen Gesetze ihre Stütze findet. Über Bekanntgabe der Anordnungen s. VB. § 4 und Bek. v. 4. Jan. 1913 GVBl. S. 4.

10. Zuständigkeit der Behörden und Beamten: s. Bayern s. K. Allerh. Verordnung vom 21. April 1912 § 1, VB. § 1.

11. Kosten des Verfahrens. Nach einer vom Vertreter der verbündeten Regierungen im Reichstag abgegebenen Erklärung ist nicht beabsichtigt, die zurzeit in den einzelnen Bundesstaaten über die Aufbringung der Kosten des Verfahrens bestehenden landesrechtlichen Grundsätze zuungunsten der Interessenten bei Ausübung des neuen VSG. abzuändern; dies gilt auch insoweit, als durch das neue Gesetz neue Kosten bedingt werden (StenBer. über die Sitzung des Reichstages vom 14. Mai 1909 S. 8442). Für Bayern s. AusfG. Art. 6—9, VB. §§ 335—338.

12. Beschwerdeverfahren. Die Zulässigkeit des Beschwerdeverfahrens bei Seuchenschutzmaßregeln gegenüber dem Ausland bemißt sich ausschließlich nach Landesrecht.

Nicht vorgeschrieben ist, daß über die Beschwerde andere Behörden als Polizeibehörden zu entscheiden haben. Für Bayern s. Allerh. Verordnung vom 21. April 1912 § 3.

Der Reichstag hat mit Resolution vom 17. Mai 1909 (StenBer. S. 8490) den Reichskanzler ersucht, auf die verbündeten Regierungen dahin einzuwirken, daß, sobald gegen die Anwendung veterinärpolizeilicher Maßregeln im Inland (§§ 9 ff.) gleichartige Beschwerden in größerer Zahl einlaufen, Vertretungen der beteiligten Berufsstände darüber gehört werden müssen, in welcher Weise den Beschwerden abzuhelfen ist.

Zu § 2 vgl. §§ 36, 37 des RG. vom 30. Juni 1900 betr. die Bekämpfung gemeingefährlicher Krankheiten (RGBl. 306).

§ 3.

I Rücksichtlich der eigenen Viehbestände der Militärverwaltung, in den Remontedepots nur rücksichtlich der eigenen Pferdebestände, bleiben die Maßregeln zur Ermittlung und Unterdrückung von Seuchen, soweit davon nur das Eigentum dieser Verwaltung betroffen wird, den Militärbehörden überlassen.

II Die gleichen Befugnisse haben das Kaiserliche Gesundheitsamt und diejenigen zur wissenschaft-

lichen Erforschung übertragbarer Krankheiten bestimmten staatlichen Anstalten, bei denen ein Tierarzt angestellt ist, rücksichtlich aller eigenen Viehbestände.

III Ferner können

1. den Vorständen der landesherrlichen und Staatsgestüte,
2. den Vorständen der tierärztlichen Lehranstalten und der zu diesen gehörigen Institute,
3. mit Zustimmung des Reichskanzlers den Vorständen anderer Anstalten von ähnlicher Art wie die im Abs. 2 und im Abs. 3 Nr. 2 bezeichneten

von den Landesregierungen die gleichen Befugnisse rücksichtlich aller dort aufgestellten Viehbestände übertragen werden.

IV In den Fällen der Abs. 1 bis 3 finden die ferneren Bestimmungen dieses Gesetzes sinngemäße Anwendung, in den Fällen des Abs. 2 und des Abs. 3 Nr. 2, 3 jedoch nur mit den Einschränkungen, die sich aus dem Zwecke der wissenschaftlichen Arbeiten ergeben.

V Die Militärbehörden haben die Polizeibehörden der Stand-, Unterkunfts- und Marschorte von dem Auftreten eines Seuchenverdachts und von dem Ausbruch einer Seuche, sowie bei Seuchenausbrüchen in nicht kasernenmäßig untergebrachten Viehbeständen auch von den getroffenen Schutzmaßregeln, sofort zu benachrichtigen und von dem Verlaufe sowie dem Erlöschen der Seuche in Kenntnis zu setzen.

VI Die Pflicht der Benachrichtigung der Polizeibehörden vom Verdacht, Ausbruch, Verlauf und Erlöschen einer Seuche liegt auch den im Abs. 2 genannten Anstalten und den nach Abs. 3 mit selbstständigen Befugnissen versehenen Vorständen ob, falls die Seuche oder der Seuchenverdacht nicht das Ergebnis wissenschaftlicher Versuche ist, die zu den Aufgaben der Anstalten und Institute gehören.

Abs. I. 1. Eigene Viehbestände, nicht nur — wie bisher — Pferde und Proviantiere, sondern auch z. B. Kriegshunde und Brieftauben.

Eigene Pferde der Offiziere, der sonstigen Personen des Soldatenstandes und der Militärbeamten fallen nicht unter § 3 Abs. 1, gleichviel, ob sie in Privat- oder Truppenstallungen untergebracht sind; diese Pferde sind daher unbeschränkt den Vorschriften des VSG. und seiner Ausführungsbestimmungen unterworfen (Begr. S. 26). Doch kann bei Seuchenerkrankungen solcher Tiere gemäß § 2 Abs. II die Zuziehung der

Militärtierärzte statt der beamteten Tierärzte angeordnet werden. Die Zuständigkeit der ordentlichen Polizeibehörden hinsichtlich dieser Tiere bleibt aber auch bei Übertragung der amtstierärztlichen Verrichtungen auf den Militärtierarzt unberührt. Desgleichen haben auch bei Seuchenausbrüchen unter den eigenen Viehbeständen der Militärverwaltung die ordentlichen Polizeibehörden die zum Schutze der übrigen Viehbestände etwa erforderlichen Maßnahmen zu treffen, soweit hievon nicht nur das Eigentum der Militärverwaltung betroffen wird. Für Bayern s. VB § 3.

2. In den Remontedepots nur hinsichtlich der eigenen Pferdebestände; von der RTK. eingefügt.

3. Maßregeln; § 3 enthält lediglich eine Zuständigkeitsbestimmung (s. u. Abs. IV).

Abs. II. 4. Es ist nicht notwendig, daß die Anstalten ausschließlich zur wissenschaftlichen Erforschung übertragbarer Krankheiten bestimmt sind; auch die tierärztlichen Lehranstalten gehören hieher.

5. Tierarzt angestellt, wenn auch nur nebenamtlich.

6. aller eigenen Viehbestände. Nicht nur die lediglich zu wissenschaftlichen Versuchen gehaltenen Tiere fallen hierunter, sondern auch die sonstigen Viehbestände, die Eigentum des Amtes oder der Anstalten und in deren Räumlichkeiten untergebracht sind (Begr. S. 27).

Abs. III. 7. Die nach dem früheren Gesetz gegebene Möglichkeit, den Vorständen der militärischen Remontedepots die in Abs. I aufgeführten Befugnisse auch hinsichtlich der zu den Depots gehörigen Rindvieh- und Schafbestände zu übertragen, ist nunmehr weggefallen.

Ziff. 1. 8. Die Möglichkeit der Übertragung ist nur bezüglich der in dem Gestüt aufgestellten Viehbestände gegeben. Hinsichtlich der in den Beschälstationen aufgestellten Hengste sind die ordentlichen Polizeibehörden zuständig. Für Bayern s. VB. § 5. Über die Benachrichtigung der Landgestüte von Pferdeseuchen s. auch AusfVorschr. d. BR. §§ 132, 231, Bay. VB. §§ 144, 243 und § 4 der MBek. vom 25. Sept. 1908 GVBl. S. 913.

Ziff. 2. 9. Die eigenen Viehbestände der tierärztlichen Lehranstalten fallen unter Abs. II (s. o.). Unter Ziff. 2 fallen insbesondere die in solchen Anstalten zum Zwecke der Behandlung aufgestellten fremden Tiere. S. Bay. VB. § 5.

Ziff. 3. 10. Als Beispiele sind in der Begrdg. angeführt: staatlich geleitete oder beaufsichtigte Impfstoffgewinnungsanstalten, ferner medizinische Forschungsanstalten, an denen zwar nicht tierärztliche, wohl aber ärztliche, mit der Veterinärwissenschaft und Veterinärpolizei genügend vertraute Sachverständige tätig sind.

Abs. IV. 11. Die ferneren Bestimmungen, d. h. die materiellen gesetzlichen Vorschriften über die anzuordnenden Schutzmaßregeln, sowie auch die Vorschriften des Gesetzes über die Entschädigung für Viehverluste (s. jedoch § 70 Ziff 1). Die Bestimmungen über die Anzeigepflicht (§ 9) sind durch die Vorschriften in Abs. V und VI ersetzt.

12. Einschränkungen, die sich .....; zum mindestens müssen alle diejenigen Maßregeln getroffen werden, die zur Verhütung der Übertragung von Viehseuchen auf andere als die zu wissenschaftlichen Arbeiten eingestellten Viehbestände erforderlich sind (Begr. S. 29).

Abs. V. 13. Polizeibehörde. Zuständigkeit bemißt sich nach Landesrecht; für Bayern s. BB § 5[2].

Die Worte: „sowie bei Seuchenausbrüchen" bis „Schutzmaßregeln" wurden erst durch die RTK. eingefügt.

Über die Pflicht der Polizeibehörden zur Benachrichtigung der Militärbehörden bei Rotzausbrüchen s. u. § 46 und AusfVorschr. d. BR. § 132, Bay. BB. § 144.

Vgl. § 39 des RG. vom 30. Juni 1900 betr. die Bekämpfung gemeingefährlicher Krankheiten.

§ 4.

I Dem Reichskanzler liegt ob, die Ausführung dieses Gesetzes und der auf Grund desselben erlassenen Anordnungen zu überwachen.

II Tritt die Seuche in einem für den inländischen Viehbestand bedrohlichen Umfang im Ausland auf, so hat der Reichskanzler die Regierungen der beteiligten Bundesstaaten zur Anordnung und einheitlichen Durchführung der nach Maßgabe dieses Gesetzes erforderlichen Abwehrmaßregeln zu veranlassen.

III Tritt die Seuche in einer solchen Gegend des Reichsgebiets oder in einer solchen Ausdehnung auf, daß von den zu ergreifenden Maßregeln notwendig die Gebiete mehrerer Bundesstaaten betroffen werden müssen, so hat der Reichskanzler oder ein von ihm bestellter Reichskommissar für Herstellung und Erhaltung der Einheit in den seitens der Landesbehörden zu treffenden oder getroffenen Maßregeln zu sorgen und zu diesem Behufe das Erforderliche anzuordnen, nötigenfalls auch die Behörden der beteiligten Bundesstaaten unmittelbar mit Weisungen zu versehen.

Abs. I enthält lediglich die Anwendung des in Art. 17 der Reichsverfassung vom 16. April 1871 aufgestellten Grundsatzes. (Vgl. nunmehr Art. 15 Abs. 1 der Reichsverfassung vom 11. August 1919). Dagegen sind bei den früheren Reichstagsverhandlungen lebhafte Debatten darüber entbrannt, ob die Vorschriften in Abs. II und III (ersterer 1894 eingefügt) eine Änderung der Reichsverfassung enthalten. Diese Streitfrage, die zu bejahen sein dürfte, kann, weil für die Gesetzesanwendung belanglos, hier nicht näher erörtert werden.

Abs. II betrifft die Bekämpfung der Seucheneinschleppung aus dem Ausland. Wie aus dem Gesetzeswortlaut „der beteiligten Bundesstaaten") sowie auch aus der Begründung dieser in der Gesetzesnovelle von 1894 eingefügten Vorschrift zu entnehmen sein dürfte, wird ein Einschreiten des Reichskanzlers hier nur dann zulässig sein, wenn die Anordnung von Abwehrmaßregeln sich für das Gebiet mehrerer Bundesstaaten als erforderlich erweist, was freilich bei dem lebhaften Viehverkehr innerhalb des Deutschen Reiches in der Regel der Fall sein wird. (Vgl. die Begr. zu Art. 1 des Gesetzes vom 1. Mai 1894 RTDrS. 1893/94 Nr. 28, S. 2 des KommBer., RTDrS. 1893/94 Nr. 189, dann die StenBer. über die Reichstagsverhandlungen 1893/94 S. 2006 ff.)

In den Fällen des Abs. II werden die zu treffenden Anordnungen formell von den Einzelregierungen erlassen.

Abs. III betrifft die Bekämpfung eines im Inland erfolgten Seuchenausbruches. Die Anordnungen des Reichskanzlers oder seines Kommissars können sich hier nötigenfalls unmittelbar an die äußeren Behörden der Einzelstaaten, nie jedoch unmittelbar an das Publikum richten. Für Bayern s. MinE. vom 16. Mai 1881 (MABl. S. 174). Vgl. § 41 des RG. vom 30. Juni 1900 betr. die Bekämpfung gemeingefährlicher Krankheiten (RGBl. 306).

§ 5.

Die Behörden der Bundesstaaten sind verpflichtet, sich bei der Bekämpfung der Viehseuchen gegenseitig zu unterstützen.

§ 5 enthält lediglich die Anwendung eines in einer Reihe anderer Reichsgesetze schon zum Ausdruck gebrachten Grundsatzes (z. B. § 157 RGVG., RG. über den Beistand bei Einziehung von Abgaben und Vollstreckung von Vermögensstrafen vom 9. Juni 1895 (RGBl. 256), RG. betr. die Bekämpfung gemeingefährlicher Krankheiten vom 30. Juni 1900 (RGBl. 360 § 38).

I. Abwehr der Einschleppung aus dem Auslande.

§ 6.

Die Einfuhr von Tieren, die an einer übertragbaren Seuche leiden, und von verdächtigen Tieren (§ 1 Abs. 4) sowie von Erzeugnissen solcher Tiere ist verboten. Dasselbe gilt für die Kadaver und Teile von Tieren, die an einer übertragbaren Seuche gefallen sind oder zur Zeit des Todes an einer solchen gelitten haben oder seuchenverdächtig gewesen sind, endlich für Gegenstände jeder Art, von denen nach den Umständen des Falles anzunehmen ist, daß sie Träger des Ansteckungsstoffs sind.

1. Das Einfuhrverbot des § 6 gilt allgemein und gegenüber dem gesamten Ausland, ohne Rücksicht, ob von einem bestimmten ausländischen Gebiet die Gefahr einer Seucheneinschleppung droht. Tiere und sonstige Gegenstände, deren Einfuhr verboten ist, können zurückgewiesen, event. eingezogen und der Einführer bestraft werden (§ 74 Ziff. 1, § 77). Für Bayern vgl. über die Behandlung von beschlagnahmten eingeschmuggeltem Vieh die MinE. vom 12. Dezember 1881 (MABl. 496, ferner MinE vom 17. Juli 1907 (Weber 35, 400) und vom 25. Januar 1908 (ebenda).

2. Einfuhr. Ihr steht die Durchfuhr gleich, da diese stets mit einem Akt der Einfuhr beginnt. Die Einfuhr i. S. des § 6 ist vollendet mit dem überschreiten der Grenzlinie, nicht erst dann, wenn das eingeführte Tier über die Grenzkontrollstation hinaus in das hinter ihr liegende Inlandsgebiet geschafft worden ist (abw. das zum RG. vom 21. Mai 1878 ergangene Urteil des RG. vom 21. Oktober 1886 Slg. 15, 1; Reger 7, 304. Vgl. RG. vom 28. April 1911 Slg. 44, 429: Als „Einfuhr" im Sinne des § 7 VSG. muß jedes Hereinbringen der in dem Verbot genannten Gegenstände aus dem Ausland in das Inland betrachtet werden, ohne Rücksicht darauf, ob das Ausland oder Inland Ursprungsland ist.)

3. Tiere, nicht nur Haustiere (z. B auch an der Wildseuche erkranktes oder verdächtiges Wild).

4. übertragbare Seuche vgl. Erl. 5 und 9 zu § 1. Gegenüber Österreich s. aber Art. 5 Abs. VI des Viehseuchenübereinkommens und für Bayern § 1 Abs. III der MBek. vom 25. Februar 1906 den Vollzug des Viehseuchenübereinkommens betr. (GVBl. S. 53).

5. verdächtigen (s. § 1 Abs. IV); als ansteckungsverdächtig kommen insbesondere solche Tiere in Betracht, die gemeinsam mit seuchekranken Tieren zur Einfuhr gestellt wurden.

6. Erzeugnisse solcher (d. i. kranker, seuchen- und ansteckungsverdächtiger) **Tiere** (durch die RTK. eingefügt); z. B. Milch, Wolle, Federn, Dünger. Ob diese Erzeugnisse selbst geeignet sind, den Ansteckungsstoff zu verschleppen, ist belanglos. Verboten ist also z. B. auch die Einfuhr der Eier von Hühnern, die zu einem mit Geflügelcholera verseuchten Bestand gehören, ferner die Einfuhr von Milch und Molkereiprodukten aus einer der Schafräude verdächtigen Herde (vgl. KB. S. 13). Auch zubereitete Erzeugnisse fallen unter das Einfuhrverbot; dieses bezweckt sogar, wie aus dem KB. S. 12 zu entnehmen ist, in erster Linie die Einfuhr von Molkereiprodukten eutertuberkulosekranker oder -verdächtiger Kühe hintanzuhalten.

7. Teile, gleichviel ob roh oder verarbeitet. Für die Einfuhr von Fleisch sind neben dem VSG. die Bestimmungen in § 12—17 Fleischbeschaugesetz und der AusfBest. D hiezu vom 22. Februar 1908 (GVBl. 1908, 136) maßgebend. S. VO. über vorübergehende Einfuhrerleichterungen für Fleisch vom 26. Januar 1920 RGBl. S. 136.).

8. Gelitten haben, auch wenn sie an einer andern Krankheit verendet sind oder getötet wurden.

9. Seuchenverdächtig; Kadaver und Teile ansteckungsverdächtiger Tiere unterliegen dem Einfuhrverbot nur, wenn bei ihnen die im letzten Halbsatz gegebene Voraussetzung zutrifft.

10. Gegenstände jeder Art; hiezu gehören insbesondere tierische Rohstoffe (Kadaver und Teile von solchen, wie Fleisch, Knochen, Häute, Hörner, Hufe, Klauen, Haare, Wolle, Federn), daneben u. a. namentlich Futter (Rauhfutter, Körner, Rüben, Kaff, Kleie, Mehl, Streumaterialien, Geschirrteile, Stallgeräte, getragene Kleider, Lumpen und dgl. (Begr S. 31, Denkschr. S. 11).

11. Nach den Umständen des Falles anzunehmen. Ob dies zutrifft, ist im Einzelfall auf Grund der konkreten Tatumstände bei der

Grenzkontrolle durch die mit deren Vornahme betraute Behörde festzustellen (Begr. S. 31, KB. S. 13 und 16). „Es müssen in jedem einzelnen Fall Umstände vorliegen, welche geeignet sind, die Annahme zu begründen, daß Gegenstände, um deren Einfuhr es sich handelt, tatsächlich mit Ansteckungsstoffen behaftet sind" (Erklärung des Staatssekretärs des Innern in der Sitzung des Reichstages vom 14. Mai 1909 StenBer. S. 8432).

§ 7.

I Zum Schutze gegen die Gefahr der Einschleppung von übertragbaren Seuchen der Haustiere aus dem Auslande kann die Einfuhr lebender oder toter Tiere, tierischer Erzeugnisse oder Rohstoffe sowie von Gegenständen, die Träger des Ansteckunngsstoffs sein können, allgemein oder für bestimmte Grenzstrecken verboten oder beschränkt werden.

II Zu demselben Zwecke kann der Verkehr mit Tieren im Grenzbezirke solchen Bestimmungen unterworfen werden, die geeignet sind, im Falle der Einschleppung einer Weiterverbreitung der Seuche vorzubeugen. Die Bestimmungen sind, soweit erforderlich, auch auf tierische Erzeugnisse und Rohstoffe sowie auf solche Gegenstände auszudehnen, die Träger von Ansteckungsstoffen sein können. Auch kann für die Grenzbezirke eine Revision des vorhandenen Viehbestandes und eine regelmäßige Kontrolle über den Ab- und Zugang von Vieh angeordnet werden.

III Die nach Abs. 2 zulässigen Bestimmungen können nur getroffen werden, wenn und solange gegene über dem angrenzenden Ausland Einfuhrverbot- oder Beschränkungen gemäß Abs. 1 angeordnet sind.

1. Die Reichstagskommission hat die §§ 6a und 7 des RegEntw. in einen Paragraphen zusammengezogen. § 6a des RegEntw. sah „zum Schutze gegen die Gefahr der Einschleppung von übertragbaren Seuchen der Haustiere aus dem Ausland" die nunmehr in Abs. II des § 7 aufgezählten Verkehrsbeschränkungen für die Grenzbezirke als ständige Maßregeln vor, während nach § 7 des RegEntw. die jetzt im Abs. I des § 7 vorgesehenen Einfuhrverbote und Beschränkungen nur unter der Voraussetzung zugelassen waren, daß in dem Ausland eine übertragbare Seuche der Tiere in einem für den inländischen Viehbestand bedrohlichen Umfang herrscht oder ausbricht. Nach der jetzigen Gesetzesfassung sind weder die in Abs. I vorgesehenen Einfuhrverbote und Beschränkungen noch die in Abs. II vorgesehenen Verkehrsbeschränkungen an die vorangeführte Voraussetzung geknüpft. Sie werden daher z. B. auch schon dann erlassen werden können, wenn infolge mangelhafter Durchführung der Veterinärpolizei in dem betreffenden Auslandsstaat anzunehmen ist, daß ein etwaiger Seuchenausbruch daselbst verheimlicht werden würde; desgleichen wird nunmehr auch ein Vieheinfuhrverbot gegenüber einem Auslandsstaat erlassen werden können, wenn nicht in diesem Land, sondern in einem anderen an letzteres angrenzenden Land eine Viehseuche in bedrohlichem Umfang herrscht (vgl. für das bisherige Recht RG. vom 19. November 1906 Slg. 39, 273; Reger 27, 486 und vom 31. März 1908 Slg. 41, 211; Reger 29, 454).

Übrigens fallen unter ein gegenüber einem bestimmten Bezirk erlassenes Einfuhrverbot auch solche Gegenstände, die diesen Bezirk nur im Wege der Durchfuhr passiert haben (RG. vom 11. Juli 1895 Slg. 27, 340; Reger 16, 442).

2. Die im § 7 vorbehaltenen Schutzmaßregeln sind allgemeiner Art: die Feststellung einer Seuchenverschleppungsgefahr im Einzelfall bei der Grenzkontrolle (wie bei § 6) ist hier nicht veranlaßt. Die Würdigung der Frage, auf welche Tiergattungen, Gegenstände und Gebietsteile die Maßregeln erstreckt werden müssen, um ihren Zweck, den Schutz gegen Seucheneinschleppung, zu erfüllen, ist ausschließlich Sache der zum Erlaß der betr. Anordnungen zuständigen Behörde und der richterlichen Nachprüfung entzogen.

Abs. I. 3. Tiere s. Erl. 3 zu § 6.

4. Tierische Rohstoffe s. Erl. 10 zu § 6. Die Begriffsbestimmung bei RG. vom 11. April 1889 Reger 10, 122 ist hier nicht zutreffend.

Die Frage, ob tierische Erzeugnisse und Rohstoffe von der Einfuhr auch dann ausgeschlossen werden können, wenn sie nicht Träger des Ansteckungsstoffes sein können (vgl. die Verhandlung des bayer. Landwirtschaftsrates vom 13. Juni 1903, Vierteljahresschrift des bayer. Landwirtschaftsrats 1903, Ergänzungsheft zu Heft II S. 462 ff.) ist nach dem Gesetz zu bejahen. Praktisch wird jedoch ein solches Verbot zum Schutze gegen die Gefahr der Einschleppung von übertragbaren Seuchen der Haustiere kaum erforderlich sein.

Über das Verhältnis des § 7 Abs. I VSG. zu § 12 Abs. II Ziff. 1 des Fleischbeschauges. vgl. RG. vom 24. November 1913 Reger 35, 532.

Abs. II. 5. Grenzbezirke. Deren Abgrenzung ist Sache der Einzelstaaten. Für Bayern s. § 6 der MBek. vom 25. Februar 1906 GVBl. S. 53).

6. Bestimmungen z. B. Führung von Bestands-, Abgangs- und Zugangsregistern, Einführung von Ursprungszeugnissen und Verladescheinen oder einer vorgängigen amtstierärztlichen Untersuchung beim Transport von Vieh und Fleisch. Vgl. auch § 78.

Vgl. RG. vom 22. Oktober 1907 Slg. 40, 326: Die im Interesse der Abwehr von Viehseuchen landespolizeilich angeordneten Kontrollregister über die vorhandenen Schweinebestände haben nicht die Eigenschaft öffentlicher Register im Sinne des § 271 StGB.

7. Geeignet sind ..... Ob dies der Fall ist, unterliegt gleichfalls ausschließlich der Würdigung der die betr. Maßregel anordnenden Polizeibehörde.

8. **Zuständig** zum Erlaß der in Abs. I und II vorgesehenen Maßnahmen sind gemäß § 2 Abs. I die Landesregierungen und deren Organe (s. u. § 79 und die Erl. hiezu). Für Bayern s. VB. § 6.

Außerdem sind aber auch die Organe des Reichs zur Vorkehrung derartiger Maßnahmen berufen kraft der dem Reiche zustehenden Gebietshoheit (vgl. z. B. die Kaiserl. Verordn. betr. das Verbot der Einfuhr von lebenden Schweinen aus Rußland, Österreich-Ungarn und den Hinterländern Österreich-Ungarns vom 14. Juli 1889 RGBl. S. 149, die Kaiserl. Verordn. betr. die Einfuhr von Schweinen, Schweinefleisch und Würsten amerikanischen Ursprungs vom 3. September 1891 RGBl. S. 385 und die unten bei Ziff. 11 angeführte RKBek. vom 6. April 1911 GVBl. S. 904).

Abs. III. 9. Durch die RTK. eingefügt.

10. Vgl. zu § 7 insbesondere folgende zu dem RG vom 21. Mai 1878 betr. Zuwiderhandlungen gegen die zur Abwehr der Rinderpest erlassenen Viheinfuhrverbote ergangene Urteile des RG. vom 21. Oktober 1880 Slg. 2, 370; Reger 1, 88 (Verhältnis zu § 135 des Vereinszollges.), vom 12. April 1880 Slg. 1, 353; Reger 4, 211 (Vieheinfuhr auf Grund eines für einen andern ausgestellten Erlaubnisscheins keine Konterbande), vom 27. Februar 1893 Slg. 24, 33; Reger 14, 74 (Einfuhr in der Absicht anderer Verwendung als nach den Einfuhrbedingungen gestattet keine Konterbande), vom 10. Februar 1881 Slg. 3, 378; Reger 1, 321 (Vermögensvorteil), vom 28. Januar 1886 Slg. 13, 300; Reger 7, 110 (Einfuhr von Nutz- und Zuchtvieh in die Grenzbezirke), vom 3. Mai 1886 Slg. 14, 253; Reger 7, 109 (Kontumazfrist als Einfuhrbeschränkung), vom 12. Mai 1887 Reger 8, 428 und vom 28. April 1892 Slg. 23, 107; Reger 13, 62 (Zuwiderhandlung gegen Einfuhrverbote durch Nichtbeachtung der Einfuhrbedingungen), vom 19. April 1888 Slg. 17, 318; Reger 9, 125 (Flurbereich des Ortes), vom 4. Januar 1900 Reger II E. 91 (Verfehlungen gegen die auf Grund des Deutsch-Österreichischen Viehseuchenübereinkommens erlassenen Vieheinfuhrverbote fallen nicht unter das RG. vom 21. Mai 1878), vom 11. Oktober 1904 Slg. 37, 273; Reger III E. 568 (formelle Gültigkeitsvoraussetzungen für Vieheinfuhrverbote gegen Rinderpest).

11. In den **Handelsverträgen des Deutschen Reiches** wurde die Befugnis zur Erlassung von Einfuhrverboten und -beschränkungen aus seuchenpolizeilichen Rücksichten größtenteils vorbehalten. Vgl. die Zusatzverträge zu den Handelsverträgen bzw. die Handelsverträge mit Bulgarien vom 1. August 1905 (RGBl. 1906 S. 1) Art. 6 Ziff. 3, Schweden vom 2. Mai 1911 (RGBl. 1911, 275), infolge Kündigung der Schwedischen Regierung am 15. März 1921 außer Kraft getreten (RGBl. 1921, 234), Art. 7 Ziff. 3, Schweiz vom 12. Nov. 1904 (RGBl. 1905, 319) Art. 1 Ziff. 3.

Die Handelsverträge mit den Staaten, mit denen Deutschland im Kriege gelegen ist, sind durch den Krieg und gemäß Art. 282 ff. des Friedensvertrages von Versailles (RGBl. 1919 S. 1089 ff.) erloschen. An ihre Stelle ist die Meistbegünstigungsklausel getreten (Art. 291 a. a. O.).

Gegenüber Österreich-Ungarn wurden die Bestimmungen in §§ 6 und 7 des VSG. erheblich modifiziert durch das Viehseuchenübereinkommen nebst Schlußprotokoll vom 25. Januar 1905 (RGBl. 1906,

287 ff.). (Das Verzeichnis der Sperrgebiete erfuhr später zahlreiche Berichtigungen, die im GVBl. abgedruckt sind.) Dieses Übereinkommen findet aber nur auf Provenienzen der vertragschließenden Teile Anwendung, nicht auf Tiere und Gegenstände, die aus den Hinterländern der Vertragsteile stammen (Ziff. 1 des Schlußprot.).

S. auch den Notenwechsel mit Österreich-Ungarn vom 25. Januar 1905 wegen der veterinären Behandlung des Rindviehes im Grenzverkehr und der Festsetzung von Normalgewichten für solches Rindvieh (Weber 33, 392), ferner das Übereinkommen mit Österreich-Ungarn vom gleichen Tage über die Desinfektion der Eisenbahnviehwagen (Weber 33, 393).

Das Viehseuchenübereinkommen vom 25. Januar 1905 und die zu seinem Vollzug erlassenen Vorschriften finden auch jetzt noch Anwendung im Verkehr mit Deutsch-Österreich. (Art. 33 des deutsch-österr. Wirtschaftsabkommens vom 1. Sept. 1920, RGBl. 2295). Gegenüber Ungarn vgl. das prov. Abkommen vom 1. Juni 1920 Art. III (RGBl. 1920, 2230, dazu RGBl. 1921, 85). Gegenüber der Tschechoslowakei vgl. Wirtschaftsabkommen vom 29. Juni 1920, RGBl. 2240, Anl. F.

Über die auf dem Seeweg aus dem Ausland eintreffenden Viehtransporte s. RKBek. vom 11. Juli 1895 (Weber 23, 354) und hierzu die bayer. MBek. vom 22. Januar 1896 (MABl. S. 41), ferner RKBek. vom 6. April 1911 über die Ermittlung und weitere Behandlung tuberkulöser und tuberkuloseverdächtiger Rinder aus Dänemark, Schweden und Norwegen in den See-Quarantäneanstalten (GVBl. 904).

Für Bayern s. die VollzBek. zum Viehseuchenübereinkommen vom 25. Februar 1906 (GVBl. 53), geändert durch MBek. vom 24. März 1906 (GVBl. 105), 22. August 1907 (GVBl. 625) und vom 27. Juli 1911 (GVBl. 1009), ferner hinsichtlich der Einfuhr von Schlachtrindvieh, Schlachtschafen und Schlachtschweinen aus Österreich-Ungarn durch zahlreiche, im GVBl. abgedruckte Bekanntmachungen. S. auch MBek. vom 13. März 1910 (MABl. 229). Vgl. nunmehr MinBek. vom 8. Sept. 1921, StAnz. N. 211, ergänzt durch MinBek. vom 14. Sept. 1921, StAnz. N. 214, v. 3. Okt. 1921, StAnz. N. 232 u. v. 4. Okt. 1921, StAnz. N. 232, ferner MinBek. v. 10. Sept. 1921, StAnz. N. 212, die auch Bestimmungen über die früheren Hinterländer von Österreich-Ungarn, über die Tschechoslowakei und Jugoslavien, dann über die Durchfuhr von Tieren aus dem Ausland und die Ein- und Durchfuhr roher Häute und Felle enthält.[1])

Über Vieheinfuhr aus der Schweiz nach Bayern s. MBek. vom 28. September 1910 (GVBl. 910), 6. Juli 1911 (GVBl. 991), 25. September 1908 und 6. Oktober 1908 (GVBl. 909 und 954), 5. September 1912 (GVBl. 849), 15. Oktober 1912 (GVBl. 989).

---

[1]) S. ferner MB. v. 11. Okt. 1921 betr. Einfuhr von Nutz- u. Zuchtvieh aus Österreich und der Tschecho-Slowakei nach Bayern (StAnz. N. 237), MB. v. 18. Okt. 1921 betr. Einfuhr von Nutz- und Zuchtvieh aus Österreich in das bayer. Grenzgebiet (StAnz. N. 243), ferner die Bek. des Beauftr. des Reichskommissars f. Aus- u. Einfuhrbewilligung vom 10., 17. u. 27. Okt. 1921 (StAnz. N. 237, 243 u. 252).

Über die veterinärpolizeiliche Behandlung der Einfuhr von Geflügel aus dem Ausland s. MBek. vom 27. Juli 1911 (GVBl. 1009).

Vgl. ferner MBek. vom 7. Februar 1906 (GVBl. 42) die Kosten der grenztierärztlichen Untersuchung betr., in § 1 Buchstabe f geändert durch MBek. vom 23. September 1911 (GVBl. 1058) und MinBek. vom 1. Oktober 1920, StAnz. Nr. 231, ME. vom 11. März 1880 (MABl. 130) die Einhebung der Gebühren der Kontrolltierärzte betr., ME. vom 11. April 1880 (MABl. 159) Dienstesinstruktion für die Kontrolltierärzte betr., ergänzt durch Bek. vom 19. Januar 1906 (MABl. 27).[1])

Über die Ausfuhr von Tieren aus Bayern nach Österreich s. MBek. vom 27. Dezember 1907 (MABl. 1908 S. 16).

Über den Begriff „dauernder Wirtschaftsbedarf" i. S. des § 35 der Bek. vom 25. Februar 1906 vgl. Urteil des ObLG. München vom 4. April 1908 Slg. 8, 254: Dauernder Wirtschaftsbedarf i. S. des § 35 ist nicht ein Bedarf von unbegrenzter oder im Voraus nicht zu bestimmender Dauer; er ist das Gegenteil des bloß vorübergehenden Wirtschaftsbedarfs. Ob ein solcher vorliegt, ist nach den Umständen des Einzelfalls zu entscheiden. Wenn das Berufungsgericht angenommen hat, daß der Bedarf des Angeklagten an Zugochsen, die nur etwa 6 Monate in seinem Stalle waren, kein bloß vorübergehender, sondern ein dauernder gewesen ist, weil nach den wirtschaftlichen Verhältnissen der Gegend Zugochsen von kleineren Landwirten nie länger als für die Wintermonate gehalten werden, so ist hierin kein Rechtsirrtum zu erkennen.

Vgl. §§ 24, 25 des RG. vom 30. Juni 1900 betr. die Bekämpfung gemeingefährlicher Krankheiten (RGBl. 306).

S. auch RKBek. über die Regelung der Einfuhr vom 16. Januar 1917 (RGBl. 41) i. d. F. vom 22. März 1920 (RGBl. 334) und hiezu VO. über Einfuhr von geschlachtetem Federvieh vom 17. Dezember 1920 (RGBl. 1921, 31), ferner VO. über die Einfuhr von Schlachtvieh, Fleisch, Zubereitungen von Fleisch und tierischen Fetten vom 3. Februar 1921 (RGBl. 162).

§ 8.

¹ **Von dem Erlasse, der Aufhebung oder Veränderung einer der im § 7 bezeichneten Anordnungen ist unverzüglich dem Reichskanzler Mitteilung zu machen.**

---

[1]) Vgl. auch MB. v. 3. Okt. 1921 betr. Einfuhr von Zucht- und Nutzvieh aus Salzburg (StAnz. N 232), MB. v. 4. Okt. 1921 betr. Einfuhr von Nutz- und Zuchtvieh aus den politischen Bezirken Spital und Villach (StAnz. N. 232), MB. v 11. Okt. 1921 betr. Einfuhr von Nutz- und Zuchtvieh aus Österreich und der Tschechoslowakei nach Bayern (StAnz. N 237), MB. v. 18. Okt. 1921 betr. Einfuhr von Nutz- und Zuchtvieh aus Österreich in das bayer. Grenzgebiet (StAnz N. 243), ferner Bek. des Reichskommissars für Aus- und Einfuhrbewilligung vom 10. und 17. Okt. 1921 betr. Einfuhr von Zucht- und Nutzvieh aus Tirol (StAnz. N 237 und 243).

II Die verfügten Verbote und Beschränkungen sind ohne Verzug öffentlich bekannt zu machen.

Abs. I s. § 4.

Abs. II. Für die Gültigkeit der verfügten Maßnahmen ist die öffentliche Bekanntmachung nach Reichsrecht bedeutungslos (s. o. § 2 Abs. III). Für Bayern s. Art. 11 PolStGB., VB. §§ 4, 7.

II. Bekämpfung von Viehseuchen im Inlande.

1. Allgemeine Vorschriften.

a) Anzeigepflicht.

§ 9.

I Bricht eine Seuche aus, auf die sich die Anzeigepflicht erstreckt (§ 10), oder zeigen sich Erscheinungen, die den Ausbruch einer solchen Seuche befürchten lassen, so hat der Besitzer des betroffenen Viehes unverzüglich der Polizeibehörde oder einer anderen von der Landesregierung zu bezeichnenden Stelle Anzeige zu machen, auch die kranken und verdächtigen Tiere von Orten, an denen die Gefahr der Ansteckung fremder Tiere besteht, fernzuhalten.

II Die gleichen Pflichten hat, wer in Vertretung des Besitzers der Wirtschaft vorsteht, wer mit der Aufsicht über Vieh an Stelle des Besitzers beauftragt ist, wer als Hirt, Schäfer, Schweizer, Senne entweder Vieh von mehreren Besitzern oder solches Vieh eines Besitzers, das sich seit mehr als vierundzwanzig Stunden außerhalb der Feldmark des Wirtschaftsbetriebes des Besitzers befindet, in Obhut hat, ferner für die auf dem Transporte befindlichen Tiere deren Begleiter und für die in fremdem Gewahrsam befindlichen Tiere der Besitzer der betreffenden Gehöfte, Stallungen, Koppeln oder Weideflächen.

III Zur unverzüglichen Anzeige sind auch die Tierärzte und alle Personen verpflichtet, die sich mit der Ausübung der Tierheilkunde oder gewerbsmäßig mit der Kastration von Tieren beschäftigen, ingleichen die Fleischbeschauer einschließlich der Trichinenschauer, ferner die Personen, die das Schlächtergewerbe betreiben sowie solche, die sich gewerbsmäßig mit der Bearbeitung, Ver-

wertung oder Beseitigung geschlachteter, getöteter oder verendeter Tiere oder tierischer Bestandteile beschäftigen, wenn sie, bevor ein polizeiliches Einschreiten stattgefunden hat, von dem Ausbruch einer der Anzeigepflicht unterliegenden Seuche (§ 10) oder von Erscheinungen, die den Ausbruch einer solchen Seuche befürchten lassen, Kenntnis erhalten.

Abs. I. 1. Bricht .... aus. Erkrankung eines Tieres genügt.

2. Anzeigepflicht erstreckt. Nach § 10 Abs. 1 oder zufolge einer vom Reichskanzler auf Grund des § 10 Abs. II getroffenen Anordnung.

3. Zeigen sich Erscheinungen. Die Anzeigepflicht der in Abs. I u. II bezeichneten Personen (anders bei Abs. III, s. u.) besteht ohne Rücksicht darauf, ob diese von den sich zeigenden Erscheinungen Kenntnis erlangen, vorausgesetzt nur, daß sie bei pflichtgemäßer Sorgfalt hiervon Kenntnis erlangen konnten (vgl. RG. vom 27. Juli 1885 Reger 7, 116). Die in Abs. I und II benannten Personen sind verpflichtet das betreffende Vieh auf seuchenverdächtige Erscheinungen zu beobachten und sich von solchen Erscheinungen rechtzeitig Kenntnis zu verschaffen.

4. Erscheinungen, nämlich an den betr. — sei es lebenden oder auch schon toten — Tieren. Welche Erscheinungen den Ausbruch einer unter § 10 fallenden Seuche befürchten lassen, wird in erster Linie durch die amtlich erscheinenden Belehrungen über die einzelnen Seuchen bestimmt. Die Kenntnis dieser amtlichen Belehrungen ist daher dem Viehbesitzer, ebenso wie den übrigen nach § 9 anzeigepflichtigen Personen zur Pflicht gemacht. Vgl. BGH. vom 14. Januar 1889 Slg. 10, 361; Reger 10, 480 und vom 21. Januar 1889 Slg. 10, 371; Reger 10, 480; s. ferner BGH. 24, 177: Um den Viehbesitzer für den Verdacht oder das Erkennen von Milzbrand verantwortlich machen zu können, müssen keineswegs alle in der gemeinfaßlichen Belehrung aufgeführten wesentlichen Kennzeichen vorhanden sein. Darüber, ob bei dem Tierbesitzer Fahrlässigkeit in bezug auf eine Zuwiderhandlung gegen das VSG. vorliegt, lassen sich bindende Normen nicht aufstellen; diese Frage ist jeweils nach den besonderen Umständen des Einzelfalles zu entscheiden.

5. Besitzer einer Sache ist gemäß § 854 BGB., wer die tatsächliche Gewalt über die Sache ausübt, ohne Rücksicht darauf, ob er Eigentümer der Sache und ob er zum Besitz berechtigt ist. Wer die tatsächliche Gewalt über eine Sache nur nach den Weisungen eines Besitzherrn auszuüben hat, wie z. B. das Hausgesinde, der Gutsverwalter, ist nach § 855 BGB. nicht Besitzer. In demselben Sinne wird der Begriff „Besitzer" auch für das VSG. (§§ 9 Abs. I u. II, 15, 19 Abs. IV, 22 Abs. IV, 36, 39 Abs. II, 53 Abs. II u. III, 59, 65, 67 Abs. II, 72, 80) zu verstehen sein. Nur wer die tatsächliche Gewalt über Viehstücke, Gehöfte, Stallungen usw. hat, ist in der Lage, den Anforderungen, die das Gesetz an den Besitzer dieser Sachen stellt, zu genügen, und die Befugnisse, die das Gesetz ihm einräumt, auszuüben. Der sog. mittelbare Besitzer (§ 868 BGB.) wird hiernach nur dann als „Besitzer" im Sinne des VSG. zu gelten haben, wenn ihm im einzelnen Fall soviel tatsächliche Gewalt verblieben ist, daß er nach Lage der Sache den auf Grund des Gesetzes an ihn herantretenden Anforderungen gerecht zu werden vermag. (Vgl. auch ObLG. vom 21. Januar 1911 Slg. 11, 54.)

6. Unverzüglich; d. i. ohne schuldhaftes Zögern (vgl. BGB. § 121). Doch ist eine Verzögerung der Anzeige von weniger als 24 Stunden sowohl für den Entschädigungsanspruch als auch in strafrechtlicher Beziehung belanglos (s. u. §§ 72 Ziff. 1, 74 Ziff. 2).

7. Polizeibehörde; die Anzeige ist stets an die Polizeibehörde zu richten, auch wenn ein besonderer Seuchenkommissär bestellt ist (RGZ. vom 13. Dezember 1888 Slg. 22, 120; Reger 10, 118). Welche Polizeibehörde zuständig ist, bemißt sich nach Landesrecht.

In Bayern ist die Ortspolizeibehörde des Seuchenortes zuständig. Diese hat, sobald sie auf irgend einem Wege von dem Ausbruch einer Seuche oder von dem Verdacht eines Seuchenausbruchs Kenntnis erhält, hiervon der Distriktspolizeibehörde so schnell als möglich, in der Regel telegraphisch oder telephonisch, Anzeige zu erstatten (VB. § 8 i. d. F. der Bek. vom 16. Juli 1919 GVBl. 378).

RG. vom 7. Juli 1913 Reger 34, 398: Die für die Erstattung von Anzeigen des Viehbesitzers nach § 9 Abs. 1 VSG. örtlich zuständige Polizeibehörde ist die Polizeibehörde des Standortes der Tiere zur Zeit der Anzeigepflicht.

Die von einem andern Verpflichteten bei einer für den anzeigepflichtigen Tierbesitzer örtlich nicht zuständigen Polizeibehörde gemachte Anzeige bewirkt keine Straffreiheit des anzeigepflichtigen Tierbesitzers auf Grund des § 74 Abs. I Ziff. 2 Halbs. 2.

Vgl. VGH. vom 20. Juni 1882 Slg. 4, 105; Reger 3, 341. Die Anzeige kann in Bayern nur an die Ortspolizeibehörde und nicht an irgend eine andere Behörde, insbesondere nicht an den Bezirkstierarzt, in rechtsgültiger Weise erstattet werden; (auch wenn der beamtete Tierarzt dem Viehbesitzer zugesichert hat, die Anzeige bei der Ortspolizeibehörde erstatten zu wollen, ist es Sache des Viehbesitzers, sich hierüber zu vergewissern; VGH. 18, 63; s. aber auch die unten bei § 72 Erl. 5 abgedr. Entsch. des VGH. vom 18. November 1912 Reger 33, 134); wenn aber die Ortspolizeibehörde innerhalb der gesetzlichen Frist von dem Seuchenausbruch oder Seuchenverdacht durch den Bezirkstierarzt Kenntnis erhalten und den Viehbesitzer hiervon verständigt hat, so ist dieser von der Pflicht zur Anzeigeerstattung an die Ortspolizeibehörde befreit.

8. An deren Stelle. Soll hauptsächlich zur Erleichterung der Anzeigepflicht in dünnbevölkerten Gebietsteilen dienen.

9. Anzeige. Eine Form hiefür ist nicht vorgeschrieben; es genügt, wenn die Anzeige nur geeignet ist, der Polizeibehörde die nötige Anregung zu geben; Anzeige durch Stellvertreter ist nicht ausgeschlossen (VGH. 30. Juni 1887 Slg. 8, 276; Reger 8, 438). Vgl. auch die unten bei Erl. 27 abgedr. RGEntsch. Ob der Anzeigende durch die Mitteilung an die zuständige Polizeibehörde seiner Anzeigepflicht nachkommen wollte oder dabei andere Interessen im Auge hatte, ist gleichgültig (RGZ. 13. Dez. 1888 Slg. 22, 120; Reger 10, 118).

10. Die Anzeigepflicht ist als gegenstandslos zu erachten, wenn dem Viehbesitzer noch während der Anzeigefrist bekannt geworden ist, daß die Ortspolizeibehörde von dem Seuchenausbruch oder -Verdacht bereits offiziell Kenntnis erlangt hat. (VGH. 18. Mai 1882 Slg. 3, 689;

Reger 3, 215, vgl. auch den bei Reger 4, 220 abgedr. Erl. d. Württemb Min. d. J.).

11. verdächtige s. § 1 Abs. IV.

12. fremder. Eine Verpflichtung zur Fernhaltung kranker und verdächtiger Tiere von den eigenen gesunden Tieren besteht in diesem Stadium des Verfahrens für den Besitzer noch nicht.

13. Abs. II lautete nach dem RegEntw.:

„Die gleichen Pflichten hat, wer in Vertretung des Besitzers der Wirtschaft vorsteht, wer Vieh in Obhut hat (Hirt, Schäfer, Schweizer, Viehpfleger usw.) und wer mit der Verpflegung beauftragt ist, ferner für die auf dem Transport befindlichen Tiere deren Begleiter und für die in fremden Gewahrsam befindlichen Tiere der Besitzer der betr. Gehöfte, Stallungen, Koppeln oder Weideflächen."

14. In Vertretung, gleichviel ob dauernd oder bloß zeitig; vgl. OLG. München 9, 33.

15. Aufsicht .... beauftragt. Diese Fassung steht in bewußtem Gegensatz zu der des RegEntw. Die Anzeigepflicht der landwirtschaftlichen Dienstboten ist damit abgelehnt. Nur die höheren Bediensteten unterliegen der Anzeigepflicht. Für die gewöhnlichen Dienstboten besteht eine solche Verpflichtung gesetzlich auch nicht gegenüber dem Dienstherrn. Mehrere dies bezweckende Anträge wurden in der RTK. abgelehnt. Eine Verpflichtung zur Anzeige von Seuchenausbrüchen oder seuchenverdächtigen Erscheinungen kann den Dienstboten nur durch Dienstvertrag auferlegt werden. Die Folgen der Verletzung dieser Pflicht bemessen sich ausschließlich nach Vertragsrecht.

16. Hirt, Schäfer, Schweizer, Senne. Auch hier wurde die Anzeigepflicht durch die von der RTK. eingefügten Worte: „entweder Vieh von mehreren Besitzern .... des Besitzers befindet" wesentlich eingeschränkt. Die Anzeigepflicht des Hirten usw. ist nunmehr auf diejenigen Fälle beschränkt, wo der Viehbesitzer selbst meist gar nicht in der Lage ist, die Anzeige rechtzeitig zu erstatten.

17. Selbstverständlich werden die in Abs. II bezeichneten Personen der ihnen gesetzlich auferlegten Pflicht zur Anzeige an die Polizeibehörde nicht schon durch Anzeige an den Viehbesitzer ledig; dagegen ist ihre Anzeigepflicht gegenstandslos, wenn der Viehbesitzer selbst rechtzeitig die vorgeschriebene Anzeige erstattet hat (s. u. § 74 Ziff. 2).

Abs. III. 18. Tierärzte sind anzeigepflichtig, ohne Rücksicht darauf, ob das betr. Tier in ihrer Behandlung steht.

19. Während die **Viehkastrierer** nur bei g e w e r b s m ä ß i g e m Betrieb anzeigepflichtig sind, unterliegen die T i e r h e i l k u n d i g e n der Anzeigepflicht auch dann, wenn sie die Tierheilkunde nur aus Gefälligkeit ausüben.

20. Fleischbeschauer (vgl. § 6 FleischbeschauG. und §§ 6 Abs. II, 8, 14, 16, 32 der AusfBest. A hierzu vom 30. Mai 1902). T r i c h i n e n s c h a u e r zählen zu den Fleischbeschauern i. w. S. Zwecks Vermeidung von Zweifeln sind sie im Gesetz ausdrücklich aufgeführt.

21. Schlächtergewerbe betreiben; hierunter fallen auch die gewerbsmäßigen Hausschlächter. Sind die gewerbsmäßigen Schlächter Besitzer der von ihnen geschlachteten Tiere, so sind sie schon nach Abs. I anzeigepflichtig

22. solche, die sich ..... beschäftigen; diese Worte enthalten die gesetzliche Begriffsbestimmung für die A b d e c k e r

ObLG. 31. Mai 1913 Reger 34, 5: Für den Begriff eines **Abdeckers** ist es ganz gleichgültig, ob er ein Tier, dessen Fleisch für den menschlichen Genuß nicht verwertbar ist, gegen Zahlung eines bestimmten Preises erwirbt, um durch die Verarbeitung und Verwertung einen Gewinn zu erzielen, oder ob er für die Tötung, Verarbeitung oder Beseitigung des Tieres von dessen Eigentümer entlohnt wird.

23. geschlachtete — getötete. Das Gesetz enthält keine Bestimmung der Begriffe „Schlachtung" und „Tötung". Aus dem Zusammenhalt der §§ 36 u. 38 wird zu folgern sein, daß unter „Schlachtung" jede zum Zweck der Verwendung des Fleisches als Nahrungsmittel für Menschen vorgenommene Tötung zu verstehen ist; vgl. OLG. München vom 18. April 1895 Slg. **8, 309**; MABl. 295: Schlachtung ist die metzgernde Tötung eines Tieres, dessen Fleisch zur Nahrung bestimmt ist. Für Milzbrand, Rauschbrand, Wild- und Rinderseuche s. die Spezialbestimmung in § 98 der AusfVorschr. d. BR., Bay. VB. § 110.

24. Kenntnis erhalten. Eine Beobachtungspflicht besteht für die in Abs. III aufgezählten Personen nicht (s. o. Erl. 3 zu Abs. I).

25. Die vorsätzliche und fahrlässige Verletzung der Anzeigepflicht durch eine der in Abs. I bis III bezeichneten Personen ist s t r a f b a r (s. § 74 Ziff. 2, § 75). Vorsätzliche oder fahrlässige Anzeigepflichtverletzung durch den Viehbesitzer oder dessen Stellvertreter hat außerdem den Verlust des Entschädigungsanspruches zur Folge (§ 72 Ziff. 1).

26. Die Anzeigepflicht nach § 9 besteht nur für den Fall des e r s t m a l i g e n Seuchenausbruches oder Seuchenverdachtes unter einem Viehbestande. Eine Verpflichtung zur Anzeige weiterer Erkrankungsfälle oder krankheitsverdächtiger Erscheinungen unter einem bereits verseuchten Viehbestande ist in § 9 nicht aufgestellt, sondern bemißt sich nach den auf Grund des § 19 Abs. I (polizeiliche Beobachtung) getroffenen Anordnungen; s. AusfVorschr. d. BR. §§ 111³, 112⁴, 117, 123, 145, 171, 188, 196, 242, 274, 305, 311; B a y. V B. §§ 123³, 124⁴, 129, 135, 157, 183, 200, 208, 254, 286, 317, 323. (Vgl. VGH. vom 6. Juni 1882 Slg. 4, 71; Reger 3, 341, vom 22. Juni 1887 Slg. 8, 253; Reger 8, 306 und vom 23. Februar 1920 Slg. 41, 4; ferner die oben angef. Entsch. d. RG. vom 13. Dez. 1888 Reger 10, 118).

27. Die in Abs. I—III bezeichneten Personen sind unabhängig voneinander zur Anzeige verpflichtet (anders § 2 Abs. II des RG. vom 30. Juni 1900 über die Bekämpfung gemeingefährlicher Krankheiten (RGBl. S. 306)); durch die Erfüllung der Anzeigepflicht seitens einer der in § 9 bezeichneten Personen wird jedoch die Anzeigepflicht für die übrigen gegenstandslos (s. u. § 72 Ziff. 1, § 74 Ziff. 2).

RG. vom 20. Nov. 1913 Reger 35, 197: Durch § 9 VSG. ist jeder der dort genannten Personen eine selbständige Anzeigepflicht auferlegt, die nicht von der Erfüllung der auch noch einer anderen Person obliegenden Anzeigepflicht abhängt. Die Voraussetzungen der Anzeigepflicht sind gegeben, wenn dem Anzeigenden Tatsachen — event. auch nur e i n e Tatsache — bekannt geworden sind, die im allgemeinen die Befürchtung eines Seuchenausbruches nahelegen; ob der Anzeigepflichtige im gegebenen Falle diese Befürchtung teilt, ist bedeutungslos. Eine bestimmte F o r m ist für die Anzeige im Gesetz nicht vorgeschrieben; es genügt mündliche Anzeige. Die Anzeige muß aber vollständig sein und mit dem Willen erfolgen, sie der zuständigen Polizeibehörde oder sonstigen Stelle zu unterbreiten. Auch die Anzeige an einen augenblicklich nicht in Dienst befindlichen Polizeibeamten genügt, falls dieser die Anzeige nicht ausdrücklich zurückweist. Bezüglich Einhaltung der Anzeigefrist genügt, daß sie, wenn auch nicht „sofort“, so doch „unverzüglich“, d. i. ohne Verzug, jedenfalls aber innerhalb 24 Stunden nach Kenntnis der die Anzeigepflicht begründenden Tatsachen erstattet wurde.

Vgl. auch RG. vom 12. Juni 1911 Reger 32, 107.

§ 10.

I Seuchen, auf die sich die Anzeigepflicht erstreckt, sind:

1. Milzbrand, Rauschbrand, Wild- und Rinderseuche;
2. Tollwut;
3. Rotz;
4. Maul- und Klauenseuche;
5. Lungenseuche des Rindviehs;
6. Pockenseuche der Schafe;
7. Beschälseuche der Pferde, Bläschenausschlag der Pferde und des Rindviehs;
8. Räude der Einhufer und der Schafe;
9. Schweineseuche, sofern sie mit erheblichen Störungen des Allgemeinbefindens der erkrankten Tiere verbunden ist, und Schweinepest;
10. Rotlauf der Schweine einschließlich des Nesselfiebers (Backsteinblattern);
11. Geflügelcholera und Hühnerpest;
12. äußerlich erkennbare Tuberkulose des Rindviehs, sofern sie sich in der Lunge in vorgeschrittenem Zustande befindet oder Euter, Gebärmutter oder Darm ergriffen hat.

II Der Reichskanzler ist befugt, die Anzeigepflicht auch für andere Seuchen einzuführen und für einzelne Seuchen widerruflich aufzuheben.

1. Bei der Neufassung wurde die Angabe der für die einzelnen Seuchen in Betracht kommenden Tierarten, soweit dies, ohne Irrtum zu erregen, geschehen konnte, weggelassen. Die Bezeichnung der Viehgattung ist nur da beibehalten, wo die Anzeigepflicht lediglich für das Auftreten der Seuche bei der betr. Viehgattung, nicht auch bei anderen gelten soll. Bei der Zusammenfassung mehrerer Seuchen unter einer Nummer waren nicht ausschließlich wissenschaftliche Gesichtspunkte, sondern auch die Rücksicht auf eine einheitliche oder doch ähnliche veterinärpolizeiliche Behandlung der zusammengefaßten Seuchen maßgebend (vgl. Abs. I Ziff. 1, 9 und 11). Begr. S. 36.

2. Die bisher nur zufolge Reichskanzlerbek. nach Abs. II anzeigepflichtigen Schweine- und Geflügelkrankheiten unterliegen nunmehr der

Anzeigepflicht kraft Gesetzes. Vollkommen neu eingeführt ist die Anzeigepflicht für die gefährlichen Formen der Rindertuberkulose.

Ziff. 1. **3.** Rauschbrand, Wild- und Rinderseuche wurden früher dem Milzbrand zugezählt und auch in der veterinärpolizeilichen Praxis bisher diesem gleichbehandelt (s. VGH. 24, 441; abw. aber RG. vom 12. Oktober 1893 Slg. 24, 332; Reger 15, 72). Da aber diese Krankheiten nach den Ergebnissen der neuern wissenschaftlichen Forschung als ihrem Wesen nach vom Milzbrand und unter sich verschiedene Seuchen zu erachten sind, für deren veterinärpolizeiliche Bekämpfung allerdings im wesentlichen die gleichen Gesichtspunkte maßgebend sind wie beim Milzbrand, wurden sie im Gesetz besonders namhaft gemacht, aber mit dem Milzbrand unter einer Nummer zusammengefaßt (Begr. S. 36).

Nicht inbegriffen ist die als „Geburtsrauschbrand" bezeichnete Krankheit, die mit dem eigentlichen Rauschbrand nur bestimmte Erscheinungen gemein hat.

Ziff. 9. **4.** Die Anzeigepflicht für Schweineseuche, Schweinepest und Schweinerotlauf bestand schon bisher zufolge RKBek. vom 8. Sept. 1898 (RGBl. S. 1039) seit 1. Oktober 1898 für das ganze Reichsgebiet.

Die Worte „sofern sie mit erheblichen Störungen des Allgemeinbefindens der erkrankten Tiere verbunden sind", wurden auf Grund Beschlusses der RTK. eingefügt, nachdem von seiten eines Regierungsvertreters die Erklärung abgegeben worden war, daß für ein veterinärpolizeiliches Vorgehen gegen die Schweineseuche in ihren leichteren Formen, welche keine allgemeinen Störungen, namentlich keine Beeinträchtigung der Mastfähigkeit zur Folge hätten, kein dringlicher Anlaß bestehe. Bei Schweinepest ist eine derartige Einschränkung des veterinärpolizeilichen Vorgehens auf bestimmte Formen unmöglich, da die Schweinepest in jeder Form sehr ansteckend ist (s. KB. S. 21). S. AusfVorschr. d. BR. Vorbemerkung vor § 259.

Für Bayern s. MinBek. über die Bekämpfung der Schweineseuche und Schweinepest vom 16. Nov. 1913 (GVBl. 798).

Ziff. 10. **5.** Über Anzeigepflicht nach bisherigem Recht s. o. Z. 9. Das Nesselfieber („Backsteinblattern", „Fleckrotlauf") ist lediglich eine besondere, wenn auch milde Form des Rotlaufes. Ein Unterschied besteht nur hinsichtlich des Sitzes der Krankheitserreger. Die Backsteinblattern sind wie der Rotlauf durch Impfung erfolgreich zu bekämpfen (s. KB. S. 21).

Ziff. 11. **6.** Geflügelcholera und Hühnerpest waren schon bisher im ganzen Reiche anzeigepflichtig zufolge RKBek. vom 16. und 17. Mai 1903 (RGBl. S. 223 und 224).

Ziff. 12. **7.** Die Anzeigepflicht bei Tuberkulose beschränkt sich auf die Tuberkulose des Rindviehs in ihren gefährlichsten Formen, soweit dieselbe äußerlich erkennbar ist (letztere Voraussetzung wurde durch die TRK. eingefügt); die Erfüllung der Anzeigepflicht wird hiernach keinen wesentlichen Schwierigkeiten begegnen. Eine nennenswerte Unterstützung für die Bekämpfung der Rindertuberkulose wird die nunmehr eingeführte allgemeine Schlachtvieh- und Fleischbeschau leisten.

Abs. II. **8.** Die im bisherigen Gesetz enthaltene Beschränkung des Reichskanzlers auf die vorübergehende Einführung der Anzeigepflicht (vgl. hierzu RG. vom 16. April 1907 Reger 27, 623) ist nunmehr weggefallen.

9. Zurzeit besteht die Anzeigepflicht nach Abs. II bei folgenden Seuchen:

1. Gehirn-Rückenmarkentzündung (Bornasche Krankheit) der Pferde für den Freistaat Württemberg (Bek. vom 25. März 1921 RGBl. S. 343) und den Volksstaat Reuß, für letzteren auch bei Gehirnentzündung der Pferde (Bekanntm. vom 7. August 1919 RGBl. S. 1420.)
2. Druse der Pferde für die Prov. Ostpreußen (RKBek. vom 7. April 1905 RGBl. S. 233) und für den preuß. Reg.-Bezirk Stade (RKBek. vom 21. Oktober 1910 RGBl. S. 1093);
3. ansteckender Scheidenkatarrh der Rinder für Sachsen-Altenburg (RKB. v. 28. Juni 1904 RGBl. S. 252).
4. ansteckende Blutarmut der Pferde für Württemberg (Bek. v. 19. Dezember 1921 RGBl. S. 1592).

Die früher für das Königreich Sachsen, die preuß. Provinz Sachsen und einige Thüringische Staaten eingeführte Anzeigepflicht bei Gehirn- Rückenmarkentzündung und Gehirnentzündung der Pferde ist durch Bekanntmachung vom 17. September 1920 (RGBl. S. 1671) aufgehoben worden. Die mit RKBek. vom 29. Juli 1908 für das ganze Reichsgebiet festgesetzte Anzeigepflicht bei Pferdeinfluenza ist durch Bek. vom 18. Sept. 1920 (RGBl. S. 1680) beseitigt worden. Für Bayern s MinBek. vom 18. Oktober 1920 (GVBl. S. 450).

10. Widerruflich aufzuheben. Die Anzeigepflicht kann entbehrlich werden insbesondere für solche Seuchen, die im Gesetz genannt, aber völlig erloschen sind oder bei denen sich die Erscheinungsformen oder die Methoden der Bekämpfung derart ändern, daß ein staatliches Einschreiten gegen sie nicht mehr erforderlich erscheint. Die Aufhebung der Anzeigepflicht kann sich auch auf bestimmte Formen einer Seuche beschränken (Begr. S. 43).

11. § 11 des früheren Gesetzes, wonach die Landesregierungen in solchen Bezirken, in denen sich der Milzbrand ständig zeigt, von der Anzeigepflicht insoweit entbinden konnten, als die Sache nur vereinzelt auftritt, wurde gestrichen, da die im Interesse einer wirksamen Seuchenbekämpfung unerläßliche polizeiliche Überwachung der unschädlichen Beseitigung aller Milzbrandkadaver unbedingt erfordert, daß die Behörde von jedem Seuchenfall Kenntnis erhält (Begr. S. 44). Außerdem erscheint die Anzeige jedes einzelnen Milzbrandfalles schon mit Rücksicht auf die nunmehr reichsgesetzlich (§ 66 Ziff. 4) gewährte Entschädigung geboten.

b) Ermittlung der Seuchenausbrüche.

§ 11.

I Ist eine Anzeige erfolgt (§§ 9, 10) oder der Ausbruch einer Seuche oder der Verdacht eines Seuchenausbruchs sonst zur Kenntnis der Polizeibehörde gelangt, so hat diese sofort den beamteten Tierarzt zuzuziehen (vgl. jedoch § 14) und inzwischen dafür zu sorgen, daß die kranken und, abgesehen von der Tuberkulose (§ 10 Abs. 1 Nr. 12), auch die verdächtigen Tiere mit Tieren aus anderen Ställen nicht in Berührung kommen. Der beamtete Tierarzt hat die Art, den Stand und die Ursachen der Krankheit zu ermitteln und sein Gutachten darüber abzugeben, ob durch den Befund der Ausbruch der Seuche festgestellt oder der Verdacht eines Seuchenausbruchs begründet ist und welche besonderen Maßregeln zur Bekämpfung der Seuche erforderlich erscheinen.

II In eiligen Fällen kann der beamtete Tierarzt schon vor polizeilichem Einschreiten die sofortige vorläufige Einsperrung und Absonderung der erkrankten und verdächtigen Tiere, nötigenfalls auch deren Bewachung sowie nach Vorschrift der Landesregierungen sonstige dringliche Maßnahmen zur Verhütung der Weiterverbreitung der Seuche anzuordnen. Die getroffenen vorläufigen Anordnungen sind dem Besitzer der Tiere oder dessen Vertreter entweder zu Protokoll oder durch schriftliche Verfügung zu eröffnen, auch ist davon der Polizeibehörde unverzüglich Anzeige zu machen.

III Auf Ersuchen des beamteten Tierarztes hat der Vorsteher des Seuchenorts für die vorläufige Bewachung der erkrankten und verdächtigen Tiere sowie für die Durchführung der dringenden Maßregeln zu sorgen.

1. § 11 gilt zunächst für die nach § 10 Abs. I u. II anzeigepflichtigen Seuchen, aber auch für andere Seuchen, falls bei diesen ein polizeiliches Einschreiten geboten erscheint (s. Erl. 5 zu § 1).

Abs. I. 2. Verdacht eines Seuchenausbruches. Es muß also mindestens ein seuchenverdächtiges Tier in dem Bezirk der betr. Polizeibehörde vorhanden sein. Bei bloßem Ansteckungsverdacht findet nicht § 11, sondern § 18 Anwendung (s. Erl. 1 zu § 18).

3. Polizeibehörde. Die Zuständigkeit richtet sich nach Landesrecht (§ 2 Abs. III). Für Bayern s. VB. § 9.

Die Anordnung der Schutzmaßregeln obliegt der Polizeibehörde auch dann, wenn die Landesregierungen nach § 9 Abs. I eine andere Anzeigestelle bezeichnen.

4. Die Zuziehung des beamteten Tierarztes bzw. an dessen Stelle eines anderen appr. Tierarztes (s. o. § 2 Abs. II) durch die Polizeibehörde muß stets erfolgen, auch wenn die Polizeibehörde schon auf Grund der Anzeige oder aus eigener Kenntnis vom Seuchenausbruch oder der Unrichtigkeit der Anzeige überzeugt ist, anderseits hat auch der beamtete Tierarzt, wenn er seinerseits Kenntnis vom Seuchenausbruch oder dem Verdacht eines solchen erhält, sofort, ohne einen polizeilichen Auftrag abzuwarten, die Seuche zu ermitteln und sein Gutachten abzugeben.

(Vgl. §§ 1 und 2 der Dienstesinstruktion für die bayer. Bezirkstierärzte vom 28. Juli 1872 Weber 9, 483).

5. Eine von der Polizeibehörde ohne die vorgeschriebene Zuziehung des beamteten Tierarztes getroffene Seuchenbekämpfungsmaßregel ist gleichwohl rechtsverbindlich, wenn sie sich nur innerhalb der in §§ 19 ff. gegebenen gesetzlichen Grenzen hält (s. RG. vom 28. Nov. 1893 Slg. 24, 424; Reger 15, 76). Umgekehrt ist es nicht zulässig, daß die Polizeibehörde ihre Zuständigkeit zur Erlassung seuchenpolizeilicher Anordnungen auf den Amtstierarzt überträgt. Anordnungen des beamteten Tierarztes, die auf Grund einer solchen allgemeinen Ermächtigung getroffen wurden, haben nicht die Eigenschaft behördlicher Anordnungen i. S. des VSG. (vgl. RG. vom 17. Febr. 1885 Slg. 12, 70; Reger 5, 445, s. auch RG. vom 12. Oktober 1893 Slg. 24, 332; Reger 15, 72).

6. Die neu eingeführte Verpflichtung der Polizeibehörde, „dafür zu sorgen, daß usw." ist natürlich gegenstandslos, wenn der Viehbesitzer selbst bereits entsprechende Maßnahmen getroffen hat. Die für die Verdachtsfälle bei Tuberkulose vorgesehene Ausnahme ist damit begründet, daß eine Absonderung aller verdächtigen Tiere in diesen Fällen wegen der Schwierigkeit der Diagnose vor der amtstierärztlichen Untersuchung zu Mißgriffen führen könnte, und daß ferner im Hinblick auf die Natur der Seuche ein Aufschub der Absonderung regelmäßig keine besonderen Gefahren mit sich bringen wird (Begr. S. 45). Für Maul- und Klauenseuche s. AusfVorschr. d. BR. § 154; Bay. VB. § 166.

7. Die Fassung „Tieren aus anderen Ställen" statt „anderen Tieren" (der Regierungsvorlage) wurde von der RTK. eingefügt; die Absonderung der kranken und verdächtigen Tiere von den gesunden eigenen Tieren ist für kleine Besitzer oft wegen Mangels der erforderlichen Räumlichkeiten nahezu unmöglich.

8. Die **Ermittelung der Krankheitsursachen** umfaßt vor allem die Erforschung des Seuchenherdes (vgl. AusfVorschr d. BR. §§ 128, 155, 177, 201, 229, 246, 259; Bay. VB. §§ 140, 157, 189, 213, 241, 258, 271). Die neu eingeführte Verpflichtung des Amtstierarztes zur Äußerung über die erforderlich erscheinenden Seuchenbekämpfungsmaßregeln entspricht lediglich der bisherigen, wohl allgemein geübten Praxis.

Abs. II. 9. Während im allgemeinen die **Obliegenheiten des beamteten** (bzw. des an seiner Stelle zugezogenen privaten) **Tierarztes** sich in der Seuchenermittelung, der Gutachtensabgabe gegenüber der Polizeibehörde und der Kontrolle über die sachgemäße Durchführung der polizeilich angeordneten Bekämpfungsmaßregeln erschöpfen, ist demselben *in Eilfällen ein selbständiges Anordnungsrecht* für gewisse, teils durch das VSG. selbst, teils durch Vorschrift der Landesregierungen im einzelnen bezeichnete Maßregeln eingeräumt. Über diese Schranken hinausgehende Anordnungen des Amtstierarztes sind unwirksam. Dagegen ist gegenüber Anordnungen des Amtstierarztes, die nach Abs. II an sich zulässig sind, die Prüfung der Frage, ob ein eiliger Fall vorliegt und die getroffene Anordnung notwendig war, dem Strafrichter entzogen; diese Frage ist ausschließlich von dem Amtstierarzt selbst, event. von seiner vorgesetzten Dienstesstelle zu würdigen. Die vorläufigen Anordnungen des Amtstierarztes sind solange verbindlich, als sie nicht zurückgenommen oder abgeändert sind (vgl. RG. vom 3. Jan. 1909 Slg. 42, 134; Reger 29, 430). Rückwirkende Kraft wird der Aufhebung nicht zukommen. S. AusfVorschr. d. BR. §§ 95, 131, 156, 179, 202, 230, 262; Bay. VB. §§ 107, 143, 168, 191, 214, 242, 274.

10. Während für die **Form** der von den Polizeibehörden anzuordnenden Seuchenbekämpfungsmaßregeln ausschließlich das Landesrecht maßzugeben hat (§ 2 Abs. III) und reichsgesetzlich keinerlei Formerfordernisse vorgeschrieben sind (s. RG. vom 13. Okt. 1892 Slg. 23, 258; Reger 14, 82 und vom 16. Mai 1904 Reger 25, 481), ist für die vom Amtstierarzte zu erlassenden vorläufigen Maßregeln reichsgesetzlich die Formvorschrift getroffen, daß sie dem Viehbesitzer oder dessen Vertreter entweder zu Protokoll oder durch schriftliche Verfügung eröffnet werden müssen. Die Rechtsverbindlichkeit der amtstierärztlichen Anordnungen hängt von der Beobachtung dieser Form ab. (RG. vom 8. Okt. 1885 Slg. 12, 437; Reger 6, 329). Das Erfordernis der Eröffnung zu Protokoll ist erfüllt, wenn der Tierarzt die zu befolgende Maßregel inhaltlich durch das Protokoll selbst feststellt, wenn er ferner in irgend welcher Weise, sei es auch nur mündlich, seine Anordnungen als solche dem Beteiligten bekannt macht und wenn drittens aus dem Protokoll hervorgeht, daß dies geschehen ist; die Verlesung des Protokolls und dessen Genehmigung von Wort zu Wort ist nicht wesentlich (RG. vom 28. Juni 1906 Slg. 39, 122; Reger 27, 332). Die Erstattung der vorgeschriebenen unverzüglichen Anzeige an die Polizeibehörde von den vom Amtstierarzt getroffenen vorläufigen Anordnungen ist selbstverständlich nicht Voraussetzung für deren Gültigkeit.

RG. vom 20. Mai 1913 Reger 34, 400. Auch die (nicht von der Polizeibehörde, sondern) vom beamteten Tierarzt auf Grund des § 11 Abs. 2 VSG. getroffene Anordnung der Absonderung erkrankter oder verdächtiger Tiere hat die Wirkung, daß Kadaver solcher Tiere nicht ohne polizeiliche Genehmigung beseitigt werden dürfen.

Abs. III. 11. Vorsteher des Seuchenortes; in Bayern die Ortspolizeibehörde (VB. § 10).

12. Auch für die **Aufhebung der Seuchenbekämpfungsmaßregeln** nach dem Erlöschen der Seuche ist zwar nicht nach dem VSG. selbst, wohl aber nach den AusfVorschr. des BR. (vgl. §§ 106, 108, 109, 152, 176, 200, 228, 243, 244, 257, 276, 298, 310, 314; Bay. VB. §§ 118, 120, 121, 164, 188, 212, 240, 255, 256, 269, 288, 310, 322, 323) bei den meisten Viehseuchen die vorgängige Zuziehung des beamteten Tierarztes erforderlich.

Vgl. §§ 6 u. 9 des RG. vom 30. Juni 1900 betr. die Bekämpfung gemeingefährlicher Krankheiten (RGBl. S. 306ff.).

§ 12.

Wenn über den Ausbruch einer Seuche nach dem Gutachten des beamteten Tierarztes nur mittels Tötung und Zerlegung eines verdächtigen Tieres oder nur mittels Impf- oder Blutprobe Gewißheit zu erlangen ist, so können diese Maßregeln von der Polizeibehörde angeordnet werden.

§ 12 bezieht sich, wie aus seiner Stellung im Zusammenhang hervorgeht, nur auf die bei ersten Seuchenausbrüchen erforderlichen Ermittelungen. Ermittelungsmaßregeln, die sich im späteren Verlauf des Verfahrens als notwendig erweisen, können im Rahmen der §§ 19ff. des Gesetzes ohne jedesmalige Einholung eines amtstierärztlichen Gutachtens vorgeschrieben werden. (Über Tötung und Impfung als Seuchenbekämpfungsmaßregeln s. u. §§ 23, 24). Die Maßnahmen des § 12 dürfen nur auf Grund eines gesetzlich seinem Inhalt nach bestimmten amtstierärztlichen Gutachtens angeordnet werden, müssen dies aber nicht selbst beim Vorliegen eines solchen Gutachtens. Das Fehlen eines vorschriftsmäßigen amtstierärztlichen Gutachtens benimmt den auf Grund des § 12 erlassenen polizeilichen Anordnungen nicht die Rechtsgültigkeit (s. o. Erl. 5 zu § 11 Abs. I).

Der Denkschrift (S. 12ff.) sei Nachstehendes entnommen:

Für die Feststellung einer Seuche kommt neben der klinischen Untersuchung des lebenden Tieres und der pathologisch-anatomischen Untersuchung des Kadavers eine mikroskopische und bakteriologische Untersuchung in Betracht. Diese kann vielfach mit Erfolg an Blutproben, Ausscheidungen und Auswurfsstoffen, welche lebenden Tieren entnommen sind, ausgeführt werden und ermöglicht deshalb oft eine schon recht frühzeitige Erkennung der Krankheit. In zweifelhaften Fällen muß außer der mikroskopischen Untersuchung die Züchtung der Krankheitserreger in Reinkulturen, in anderen der Tierversuch, d. h. die Impfung kleiner Versuchstiere (Mäuse, Meerschweinchen, Kaninchen) mit dem verdächtigen Materiale vorgenommen werden. Die Impfung erfolgt durch Einspritzung von Bakterien aus einer Reinkultur unter die Haut, in die Blutbahn oder Bauchhöhle der Versuchstiere oder dadurch, daß Teile des zu untersuchenden verdächtigen Materials unter die Haut gebracht oder, nachdem sie mit Wasser oder dünner Kochsalzlösung verrieben sind, unter die Haut oder in die Bauchhöhle eingespritzt werden. Auch in die Muskulatur und in die Schädelhöhle können Impfungen stattfinden (Tollwut). Von den Kadavern dienen als Untersuchungsmaterialien Blut, ferner Milzsaft, Lymphdrüsen, nach Umständen auch Nieren, Leber, Lungen, Knochenmark, Gehirn, Saft von Geschwülsten, Eiter und andere Krankheitsprodukte.

Zum Nachweis von Protozoen ist das Blut im ungefärbten Zustande (hängende Tropfen) und im gefärbten Zustande zu untersuchen. Als Farblösungen kommen bestimmte Farben und Farbenzusammenstellungen (Eosin = Methylenblau) in Betracht. Durch Verimpfung auf empfängliche Tiere (Ratten, Mäuse, Geflügel u. dgl.) kann unter Umständen gleichfalls der Nachweis der Protozoen erbracht werden, indem sich diese im Blute der Versuchstiere vermehren und auf die oben angegebene Weise mikroskopisch nachgewiesen werden können.

Nach dem heutigen Stand der Wissenschaft ist es ferner möglich, bestimmte, verborgen verlaufende Krankheiten an lebenden Tieren mit Sicherheit oder großer Wahrscheinlichkeit dadurch festzustellen, daß die Stoffwechselprodukte derjenigen Bakterien, die die Krankheit erzeugen, unter die Haut der verdächtigen Tiere gespritzt werden. In dieser Hinsicht kommt das „Tuberkulin" für die Tuberkulose des Rindviehs und das „Mallëin" für den Rotz der Pferde und sonstiger Einhufer in Betracht. Dadurch, daß die mit der Seuche behafteten Tiere auf die Einspritzung einer bestimmten Menge des Mittels in der Regel durch vorübergehende Erhöhung der Körperwärme reagieren, die bei gesunden Tieren nicht eintritt, ist es möglich, die verborgen kranken Tiere von den gesunden zu unterscheiden (Diagnostische Impfung). Es hat sich ferner herausgestellt, daß bei der Feststellung der Rotzkrankheit mit Erfolg auch die sogen. Agglutinationsprobe in zweifelhaften Fällen herangezogen werden kann, die darin besteht, daß im Blutserum, das von den zu untersuchenden Pferden entnommen und in bestimmten Verdünnungen mit einer Aufschwemmung von Rotzbazillen gemischt worden ist, beim Vorhandensein von Rotz die Rotzbazillen sich in eigenartiger Weise am Boden absetzen, eine Erscheinung, die in gesundem Blutserum nicht eintritt. Impfungen mit Blut und sonstigem verdächtigen Material werden behufs Feststellung der Seuche in Verdachtsfällen bei Milzbrand und Rotz meist mit Erfolg vorgenommen. Bei Milzbrand wird das Material kleinen Versuchstieren, meist Mäusen, unter die Haut gespritzt. Sind lebende Milzbrandbazillen vorhanden, so gehen die Tiere in kurzer Zeit, meist in 24 bis 48 Stunden, an Milzbrand ein. Bei Rotz wird das verdächtige Material auf Meerschweinchen übertragen, insbesondere in die Bauchhöhle von männlichen Meerschweinchen gebracht, bei denen sich dann einer Beobachtung von Straus zufolge bei Vorhandensein von lebenden Rotzerregern eine eigenartige Entzündung der Hodenhäute entwickelt. Durch die Anstellung von Probeimpfungen an verdächtigen Tieren oder durch die Entnahme von Blutproben solcher Tiere kann die Diagnose meist mit wenig Unkosten sicher gestellt werden, so daß in vielen Fällen die Tötung der Tiere behufs Feststellung der Seuche entbehrlich ist.

S. **AusfVorschr. d. BR.** § 4 nebst Anl. B, § 181, ferner §§ 113, 117, 138, 141, 144, 149; **Bay. VV.** § 16 nebst Anl. B, § 193, ferner §§ 125, 129, 150, 153, 156, 161.

Vgl. nunmehr Bayer. VO. vom 5. Juni 1913 über die Veterinärpolizeiliche Anstalt (GVBl. 1913 S. 201).

Vgl. § 7 des RG. vom 30. Juni 1900 betr. die Bekämpfung gemeingefährlicher Krankheiten (RGBl. S. 306 ff.).

§ 13.

Auf die gutachtliche Erklärung des beamteten Tierarztes, daß der Ausbruch der Seuche festgestellt sei, oder daß der begründete Verdacht eines Seuchenausbruches vorliege, hat die Polizeibehörde die erforderlichen Schutzmaßregeln nach diesem Gesetz und den zu dessen Ausführung erlassenen Vorschriften (§ 79) zu treffen und wirksam durchzuführen.

1. Die Polizeibehörde darf in den Fällen des § 11 Schutzmaßregeln, abgesehen von den in § 11 Abs. I genannten, im allgemeinen erst nach Eintreffen des amtstierärztlichen Gutachtens anordnen (s. aber unten Erl. 1 zu § 18). Lautet dieses auf Seuchenausbruch oder Seuchenverdacht und erachtet die Polizeibehörde das Gutachten in dieser Hinsicht als zutreffend, so hat sie die nach dem Gesetze (§§ 19—30) und den Ausführungsbestimmungen (s. § 79) erforderlichen Schutzmaßregeln zu treffen, ohne jedoch an die vom Amtstierarzt im Einzelfall gemäß § 11

Abs. I a. E. begutachteten Maßnahmen schlechthin gebunden zu sein. Erachtet die Polizeibehörde das auf Seuchenausbruch oder Seuchenverdacht lautende amtstierärztliche Gutachten für unzutreffend, mithin einen Seuchenausbruch oder -verdacht nicht für gegeben, so sind gleichwohl die für diesen Fall im Gesetz und den Ausführungsbestimmungen vorgeschriebenen Schutzmaßregeln anzuordnen und ist sofort ein tierärztliches Obergutachten einzuholen (s. u. § 15 Abs. II). Einschneidendere Schutzmaßregeln werden jedoch bis zu dessen Eintreffen tunlichst zu unterlassen sein. Verneint das amtstierärztliche Gutachten den Seuchenausbruch oder Seuchenverdacht und hält die Polizeibehörde einen solchen gleichwohl für gegeben, so ist ein tierärztliches Obergutachten einzuholen und bis zu dessen Eintreffen nach § 11 Abs. I zu verfahren. Weitergehende Maßregeln dürfen diesfalls von der Polizeibehörde wohl nicht getroffen werden.

2. Auf die gutachtliche Erklärung des beamteten Tierarztes, daß die Seuche erloschen oder der Seuchenverdacht beseitigt sei, sind die anläßlich dieses Seuchenfalles angeordneten Schutzmaßregeln wieder aufzuheben (folgt unmittelbar aus § 13). Doch wird die Polizeibehörde befugt sein, wenn sie das amtstierärztliche Gutachten für unzutreffend hält, ein tierärztliches Obergutachten einzuholen und bis zu dessen Eintreffen die angeordneten Schutzmaßregeln aufrecht zu halten.

3. § 13 bezieht sich nur auf Seuchen- und Seuchenverdachtsfälle innerhalb des Bezirkes der betr. Polizeibehörde. Bezüglich von auswärts drohender Seuchengefahr s. u. § 18.

4. Die Form der polizeilichen Schutzmaßregeln bemißt sich ausschließlich nach Landesrecht (s. o. § 2 Abs. III u. Erl. 10 zu § 11 Abs. II).

5. Wegen Beschwerde gegen polizeiliche Schutzmaßregeln s. u. § 80.

Vgl. § 8 des RG. vom 30. Juni 1900 betr. die Bekämpfung gemeingefährlicher Krankheiten (RGBl. S. 306).

§ 14.

I Ist der Ausbruch der Maul- und Klauenseuche, des Bläschenausschlags der Pferde oder des Rindviehs, des Rotlaufs der Schweine, der Geflügelcholera oder der Hühnerpest (§ 10 Abs. 1 Nr. 4, 7, 10, 11) durch das Gutachten des beamteten Tierarztes festgestellt, so kann die Polizeibehörde auf die Anzeige neuer Seuchenausbrüche in dem Seuchenorte selbst oder in unmittelbar angrenzenden Ortschaften sofort die erforderlichen Schutzmaßregeln anordnen, ohne daß es einer nochmaligen Zuziehung des beamteten Tierarztes bedarf. Dieser ist jedoch durch die Polizeibehörde von jedem weiteren Seuchenfalle zu benachrichtigen.

II Das Gleiche kann für die Schweineseuche (§ 10 Abs. 1 Nr. 9) und für diejenigen Seuchen, auf die

gemäß § 10 Abs. 2 die Anzeigepflicht ausgedehnt worden ist, von den Landesregierungen bestimmt werden.

Abs. I. 1. Die weiteren Ausbrüche der in Abs. I aufgeführten Seuchen im Seuchenort oder in dessen Nähe sind auch von Nichttierärzten unschwer zu erkennen; die jedesmalige Zuziehung des beamteten Tierarztes zur Feststellung der einzelnen Ausbrüche würde bei der vielfach starken Verbreitung dieser Seuchen das amtstierärztliche Personal erheblich belasten und unverhältnismäßig hohe Kosten verursachen. Die Zuziehung des Amtstierarztes kann aber in geeigneten Fällen gleichwohl erfolgen und von den Landesregierungen unter Umständen allgemein angeordnet werden (Begr. S. 47). Für Bayern s. BB. § 11.

2. Unmittelbar angrenzende Ortschaften; statt des Ausdrucks „Umgegend" im früheren Gesetz.

3. Erforderlichen Schutzmaßregeln. Hierunter fällt an sich selbst die Tötung bei Maul- und Klauenseuche (§ 49). Doch wird die Entscheidung über das Vorliegen der in § 49 VSG. vorgesehenen Voraussetzungen von der Polizeibehörde kaum ohne Zuziehung des beamteten Tierarztes getroffen werden können.

4. Es ist notwendig, daß der beamtete Tierarzt über den Stand der Seuchen in seinem Amtsbezirke vollständig unterrichtet wird. Die Benachrichtigung des beamteten Tierarztes von jedem Seuchenausbruche, zu dem er nicht zugezogen wurde, ist namentlich auch wegen des von ihm für die Viehseuchenstatistik zu liefernden Materials unentbehrlich.

5. Die Bestimmung im bisherigen Gesetze, wonach auch in solchen Bezirken, in welchen sich der Milzbrand ständig zeigt, die Zuziehung des beamteten Tierarztes nicht in jedem Falle dieser Seuche erforderlich war, wurde gestrichen, da der Milzbrand schwer festzustellen ist und in jedem Falle sachverständige Anordnungen über die unschädliche Beseitigung des Kadavers und die Desinfektion erfordert (s. Begr. S. 48).

§ 15.

[I] In allen Fällen, in denen dem beamteten Tierarzte die Feststellung des Krankheitszustandes eines verdächtigen Tieres obliegt, ist es dem Besitzer unbenommen, das Gutachten eines anderen approbierten Tierarztes einzuholen. Die Anordnung und die Ausführung der Schutzmaßregeln werden hierdurch nicht aufgehalten. Bei Ermittlung einer Seuche durch Zerlegung eines Tieres sind aber die für die Feststellung der Seuche erforderlichen Teile aufzubewahren, falls der Besitzer oder dessen Vertreter bei Mitteilung des amtstierärztlichen Befundes sofort erklärt, daß er das Gutachten eines anderen approbierten Tierarztes einzuholen beabsichtigt. Die Aufbewahrung hat unter sicherem Verschluß

oder unter Überwachung auf Kosten des Besitzers so zu geschehen, daß eine Verschleppung von Krankheitskeimen nach Möglichkeit vermieden wird.

II Die vorgesetzte Behörde hat im Falle erheblicher Meinungsverschiedenheit zwischen dem beamteten Tierarzt und dem von dem Besitzer zugezogenen approbierten Tierarzt über den Ausbruch oder Verdacht einer Seuche, oder wenn aus sonstigen Gründen erhebliche Zweifel über die Richtigkeit der Angaben des beamteten Tierarztes obwalten, sofort ein tierärztliches Obergutachten einzuziehen und dementsprechend das Verfahren zu regeln.

Abs. I. **1.** Das in § 15 dem Viehbesitzer (s. Erl. 5 zu § 9) eingeräumte Recht ist bedeutungsvoll hauptsächlich wegen der Entschädigungsfrage, weil, wenn sich herausstellt, daß ein auf polizeiliche Anordnung getötetes oder infolge einer polizeilich angeordneten Impfung eingegangenes Tier gesund war, der volle Wert ersetzt werden muß (s. u. § 68 Abs. I).

2. Die nach dem bisherigen Recht dem Viehbesitzer gegebene Befugnis, zu den amtstierärztlichen Untersuchungen seinerseits einen appr. Tierarzt zuzuziehen, war praktisch ziemlich wertlos, weil wohl in den seltensten Fällen ein Viehbesitzer im Hinblick auf die bloße Möglichkeit eines Irrtums des beamteten Tierarztes auf seine Kosten einen privaten Tierarzt zuzog; der Anlaß hiefür ergibt sich in der Regel erst nach der amtlichen Untersuchung, wenn der Viehbesitzer Anlaß findet, an der Richtigkeit des amtstierärztlichen Gutachtens zu zweifeln.

3. Die Zuziehung eines privaten Tierarztes durch den Viehbesitzer kann nunmehr in jedem Stadium des Verfahrens erfolgen, ohne daß die hierauf gerichtete Absicht vorher erklärt zu werden braucht. Die diesbezügliche Erklärung des Viehbesitzers ist lediglich geboten, um die Aufbewahrung der für die Seuchenfeststellung erforderlichen Teile sicher zu stellen. Vgl. AusfVorschr. d. BR. § 96 und Anlage C § 4; Bay. VB § 108 und Anlage C § 4.

4. Nicht nur die Überwachung, sondern auch die Aufbewahrung selbst erfolgt auf Kosten des Besitzers (s. Begr. S. 49).

5. Natürlich können in Zweifelsfällen auch Teile von Tieren zur genauen, z. B. bakteriologischen Untersuchung in ein wissenschaftliches Institut eingesandt werden. Für Bayern s. AB. vom 5. Juni 1913 (GVBl. S. 201). über die Veterinärpolizeiliche Anstalt (Sitz nunmehr Oberschleißheim). Dazu MB. vom 27. Juli 1914 (MABl. S. 404).

Abs. II. **6.** Zufolge der veränderten Fassung des Abs. I genügt es zur Erfüllung der Voraussetzung für die Anhörung eines Obergutachters, wenn auch nur in dem nachträglich eingeholten Gutachten des anderen Tierarztes eine erhebliche Meinungsverschiedenheit gegenüber dem Ausspruche des beamteten Tierarztes zutage tritt.

7. In Bayern ist das in § 15 Abs. II bezeichnete tierärztliche Obergutachten von dem tierärztlichen Referenten der Regierung, K. d. J., zu erstatten; die Abgabe des Gutachtens ist bei der Regierung, K. d. J., zu beantragen (VB. § 12).

8. Daß das Obergutachten stets auf eigene Untersuchung des betr. Falles gegründet wird, ist nicht notwendig, unter Umständen nicht einmal möglich.

9. Der zweite Halbsatz des Abs. II („oder wenn aus sonstigen Gründen ....") bezieht sich wohl nur auf die Angabe des beamteten Tierarztes über den Seuchenausbruch oder Seuchenverdacht. Hält die Polizeibehörde das amtstierärztliche Gutachten lediglich hinsichtlich der erforderlichen Schutzmaßregeln für unzutreffend, so wird sie auf eigene Verantwortung die nach dem Gesetz und den Ausführungsbestimmungen erforderlichen Schutzmaßregeln anordnen können, ohne zur Einholung eines Obergutachtens verpflichtet zu sein.

10. Die Bestimmungen in § 15 gelten nur für die Seuchenbekämpfung im Inland. Gegenüber den auf Grund der §§ 6 und 7 getroffenen amtstierärztlichen Feststellungen besteht kein Anspruch auf Zuziehung eines privaten Tierarztes (vgl. RGZ. vom 4. März 1887 Reger 9, 367).

§ 16.

I Alle Viehmärkte sowie die Viehhöfe und Schlachthöfe einschließlich der öffentlichen Schlachthäusern sind durch beamtete Tierärzte zu beaufsichtigen.

II Jahr- und Wochenmärkte, auf denen Vieh nur in geringem Umfange gehandelt wird, können von den Landesregierungen ausnahmsweise von der Beaufsichtigung befreit werden.

III Die Beaufsichtigung kann auf die zu Handelszwecken oder zum öffentlichen Verkaufe zusammengebrachten Viehbestände, auf die zu Zuchtzwecken öffentlich aufgestellten männlichen Zuchttiere, auf öffentliche Tierschauen, auf die durch obrigkeitliche Anordnung veranlaßten Zusammenziehungen von Vieh, auf private Schlachthäuser und Gastställe, auf Ställe und Betriebe von Viehhändlern und Abdeckern sowie auf gewerbliche Viehmästereien ausgedehnt werden.

Abs. I. 1. Viehmärkte sind an bestimmten öffentlichen Orten und zu bestimmten Zeiten mit behördlicher Genehmigung stattfindende Zusammenziehungen von Vieh zum Zwecke des Viehhandels. Die Jahr- und Wochenmärkte, auf denen auch Vieh gehandelt wird, sind vom seuchenpolizeilichen Standpunkt aus wie die eigentlichen Viehmärkte zu beurteilen (Begr. S. 49).

Viehhöfe sind ständige, meist von öffentlichen Körperschaften für den Handel mit Vieh, und zwar vorzugsweise mit Nutz- und Zuchtvieh, bereit gestellte Anstalten.

Schlachthöfe sind Viehhöfe, die ausschließlich für den Handel mit Schlachtvieh bestimmt sind.

Unter einem **öffentlichen Schlachthaus** ist nicht nur ein solches zu verstehen, das im Eigentum des Staates oder der Gemeinde steht und von ihnen unmittelbar betrieben wird, sondern jedes unter öffentlicher Autorität errichtete und der allgemeinen Benutzung gewidmete Schlachthaus, insbesondere also auch ein solches, dessen Errichtung und Betrieb einem Privatunternehmer, z. B. einer Fleischerinnung, überlassen ist Begr. S. 83).

2. zu beaufsichtigen. Die dauernde amtstierärztliche Überwachung der in § 16 genannten Betriebe, Unternehmungen und Veranstaltungen dient in erster Linie der Ermittelung etwaiger Seuchenausbrüche, aber sie gibt auch die Handhabe zur Vorbereitung des Seuchenschutzes und zur beschleunigten Anordnung von Schutzmaßregeln gegen die Seuchengefahr (Begr. S. 21). Erleichtert wird die amtstierärztliche Beaufsichtigung durch die in § 17 Ziff. 3, 4, 12, 13 und 14 vorbehaltenen Maßnahmen und durch die in § 78 vorgesehene Anzeigepflicht. Für das bisherige Recht vgl. RG. vom 8. Febr. 1910 Reger IV. ErgBd. S. 148.

Abs. II. 3. in geringem Umfange. Maßgebend wird insbesondere sein, ob der Markt lediglich lokalen Bedürfnissen dient oder den Viehhandel aus und nach entfernter gelegenen Gegenden vermittelt.

Abs. III. 4. kann; Zuständigkeit s. u. § 79.

5. zu Handelszwecken oder zum öffentlichen Verkaufe. Die frühere Fassung „von Unternehmern behufs öffentlichen Verkaufs in öffentlichen oder privaten Räumlichkeiten" hat sich als zu eng und gegenüber den durch die Steigerung des Verkehrs mit Handelsvieh an die Seuchenverhütung zu stellenden Ansprüchen als nicht mehr ausreichend erwiesen (Begr. S. 50).

Ein öffentlicher Verkauf liegt auch dann vor, wenn keine Versteigerung, sondern ein freihändiger Verkauf des zusammengebrachten Viehs an beliebige Käufer stattfindet (Preuß. OVerwG. vom 21. Dez. 1908 Reger 30, 527).

6. zusammengebracht; vgl. Erlaß des sächsischen Ministeriums des Innern vom 4. Juli 1902, abgedruckt bei Reger 25, 167. Unter Zusammenbringen wird nach den im Handel und Wandel bestehenden Begriffen das Zusammenkaufen von Vieh zum Zweck des Wiederverkaufs, als Zusammenbringungsort aber derjenige Ort zu gelten haben, wo das zusammengekaufte Vieh zusammengetrieben oder wo das mit der Eisenbahn zugeführte Vieh ausgeladen und zum Verkauf aufgestellt worden ist. Vgl. auch RG. vom 15. April 1901 Reger 22, 117: Unter dem Ausdruck „zusammengebracht" kann nach der allgemeinen begrifflichen Bedeutung des Wortes „zusammenbringen" nur ein Vereinigen von Gegenständen verstanden werden, die zuvor räumlich getrennt waren, sich also an verschiedenen Orten befanden; aus verschiedenen Ursprungsquellen herrührten. Vgl. ferner Kammerger. vom 10. März 1910 Reger IV. Erg.-Bd. S. 337: Es ist nicht anzunehmen, daß die auf Fuhrwerken beförderten Tiere als zusammengebracht im Sinne des Gesetzes gelten können.

7. Zusammenziehungen von Vieh; z. B. Musterungen, Körungen.

8. Die amtstierärztliche Beaufsichtigung kann künftig nicht nur, wie bisher für die Ställe, sondern auch für den sonstigen, außerhalb der Ställe sich vollziehenden Betrieb der Viehhändler (als solche werden auch die Viehhandel und -Vermittlung treibenden Genossenschaften, Vereinigungen usw. zu erachten sein), ferner auch für die Ställe und Betriebe der Abdecker (s. o. § 9 Abs. III), endlich für die gewerblichen Viehmästereien angeordnet werden. Gewerbsmäßig wird eine Viehmästerei dann betrieben, wenn sie auf Gewinnerzielung gerichtet ist, sowie fortgesetzt und selbständig ausgeübt wird. Die Mästung im landwirtschaftlichen Betrieb bildet regelmäßig einen Nebenbetrieb der Landwirtschaft und wird daher unter dieser Voraussetzung von der Vorschrift nicht betroffen (Begr. S. 50).

9. Wer die Kosten der amtstierärztlichen Beaufsichtigung zu tragen hat, bemißt sich nach Landesrecht. Für Bayern s. AusfG. Art. 6, 7, VB. §§ 335, 336.

s. **AusfVorschr. d. BR.** §§ 6, 7, 75; **Bay. VB.** §§ 18, 19, 87, ferner § 2 der MinBek. vom 30. Oktober 1920 (StAnz. Nr. 257).

Außer bei den in § 16 VSG. bezeichneten Unternehmungen usw. ist eine amtstierärztliche Beaufsichtigung vorgeschrieben für Sammelmolkereien und Impfstoffgewinnungsanstalten (AusfVorschr. d. BR. §§ 30, 82; Bay. VB. §§ 42, 94).

c) Schutzmaßregeln gegen Seuchengefahr.

§ 17.

Zum Schutze gegen die ständige Gefährdung der Viehbestände durch Viehseuchen können folgende Maßnahmen angeordnet werden:

1. Amtstierärztliche oder tierärztliche Untersuchung von Vieh vor dem Verladen und vor oder nach dem Entladen im Eisenbahn- und Schiffsverkehre;
2. Verbot oder Beschränkung des Treibens von Vieh, das sich im Besitze von Viehhändlern befindet, auf öffentlichen Wegen und des Treibens von Vieh auf dem Wege zum oder vom Markte sowie Beschränkung des Treibens von Wanderherden;
3. Beibringung von Ursprungs- und Gesundheitszeugnissen für das im Besitze von Viehhändlern befindliche und für das auf Märkte oder öffentliche Tierschauen gebrachte Vieh;
4. Führung von Kontrollbüchern durch die Viehhändler und Kennzeichnung von Vieh;
5. Regelung der Einrichtung und des Betriebs von Molkereien, insbesondere für Sammelmolkereien das Verbot der Abgabe oder der sonstigen Verwertung von Magermilch und anderen Milchrückständen, sofern nicht vorher eine Erhitzung bis zu einem bestimmten Wärmegrad und für eine bestimmte Zeitdauer stattgefunden hat;

6. Verbot des Umherziehens mit Zuchthengsten zum Decken von Stuten und Beschränkung des Handels mit Vieh, der ohne vorgängige Bestellung entweder außerhalb des Gemeindebezirkes der gewerblichen Niederlassung des Händlers oder ohne Begründung einer solchen stattfindet;
7. Überwachung der beim Bergwerks- oder Schifffahrtsbetrieb und der beim Gewerbebetrieb im Umherziehen benutzten Zugtiere;
8. Bezeichnung der Hunde durch Halsbänder mit Namen und Wohnort oder Wohnung des Besitzers;
9. Einführung von Deckregistern für Pferde- und Rindvieh;
10. Herstellung von undurchlässigem Boden auf Viehladestellen für den öffentlichen Verkehr;
11. Reinigung und Desinfektion der zur Beförderung von Vieh, tierischen Erzeugnissen oder tierischen Rohstoffen dienenden Fahrzeuge mit Einschluß von Schiffen sowie der bei einer solchen Beförderung benutzten Behältnisse und Gerätschaften und der Ladeplätze;
12. Regelung der Einrichtung und des Betriebs von Viehausstellungen, Viehmärkten, Viehhöfen, Schlachthöfen und gewerblichen Schlachtstätten, insbesondere auch räumliche Trennung der Viehhöfe von den Schlachthöfen, Anlegung getrennter Zu- und Abfuhrwege für Viehmärkte, Viehhöfe und Schlachthöfe sowie Verbot des Abtriebs von Vieh von Schlachtviehmärkten zu anderen Zwecken als zur Schlachtung oder zum Auftrieb auf andere Schlachtviehmärkte;
13. Regelung der Einrichtung und des Betriebs von Gastställen und Ställen von Viehhändlern;
14. Regelung der Einrichtung und des Betriebs von Abdeckereien einschließlich der Anlagen zur gewerbsmäßigen Beseitigung oder Verarbeitung von Kadavern und tierischen Teilen;

15. **Regelung der Beseitigung oder der Reinigung von Abwässern und Abfällen in Gerbereien, Fell- und Häutehandlungen;**
16. **Regelung des Verkehrs mit Viehseuchenerregern und ihrer Aufbewahrung sowie Bestimmung der Vorsichtsmaßregeln, die bei der Ausführung wissenschaftlicher Arbeiten mit solchen Erregern zu beobachten sind;**
17. **Regelung der Herstellung und Verwendung von Impfstoffen, die zum Schutze gegen Viehseuchen oder zu deren Heilung bestimmt sind;**
18. **Regelung des Gewerbebetriebs der Viehkastrierer.**

§ 17 enthält eine Reihe sehr weitgehender Vorbehalte für Anordnungen des Bundesrates, event. der obersten Landesbehörden bzw. der höheren Polizeibehörden (s. § 79). Diese sämtlichen Anordnungen ergehen ohne Rücksicht auf das Bestehen einer besonderen Seuchengefahr (s. §§ 18ff.) zum Zwecke eines dauernden Schutzes gegen die ständige Gefährdung der Viehbestände durch Viehseuchen. Ein Teil der in § 17 zugelassenen ständigen Seuchenschutzmaßregeln bezieht sich auf gewerbliche Unternehmungen und Betriebe, für die in der Gewerbeordnung bereits einschränkende Vorschriften enthalten sind (z. B. die Konzessionspflicht). Diese Vorschriften bleiben von dem § 17 unberührt; für dessen Anwendung dürfen nur die durch die Gewerbeordnung nicht genügend geschützten veterinärpolizeilichen Rücksichten maßgebend sein. Die auf Grund des § 17 erlassenen Schutzmaßregeln können auch bereits bestehende Gewerbebetriebe ergreifen (vgl. AusfVorschr. d. BR. §§ 45, 46, 54, 61, 81; Bay. VB. §§ 56, 57, 58, 66, 73, 93).

Ziff. 1. Bezweckt ist hauptsächlich, die Abschiebung von Vieh aus verseuchten Gegenden zu verhindern und die Aufdeckung der Seuchenherde zu erleichtern.

s. **AusfVorschr. d. BR.** §§ 8—10; **Bay. VB.** §§ 20—22.

Ziff. 2. Durch die Bestimmung in Ziff. 2 sollen unabhängig von den bei besonderer Seuchengefahr nach § 20 Abs. II zulässigen Anordnungen für die seuchengefährlichsten Formen des Treibens Einschränkungen als ständige Schutzmaßregeln zugelassen werden.

Der Transport von Vieh auf Fuhrwerken kann auf Grund der Ziff. 2 nicht beschränkt werden.

Viehhändler i. S. der Ziff. 2 sind auch Viehankaufs- und Viehverkaufsgenossenschaften (Begr. S. 52). Viehhändler, die zugleich Landwirte sind, unterliegen einem auf Grund der Ziff. 2 angeordnetem Verbot bezüglich der im landwirtschaftlichen Betrieb gehaltenen Tiere nur dann nicht, wenn der Viehhandelsbetrieb vom landwirtschaftlichen Betrieb völlig losgelöst und dieser an eine andere Stelle verlegt ist (Erklärung eines Regierungsvertreters KB. S. 23).

Das **Treiben von Marktvieh** kann auf allen Zu- und Abgangswegen zum und vom Markte, auch auf Privatwegen, und auch dann verboten werden, wenn es sich nicht im Besitz von Viehhändlern befindet.

Wanderherden sind solche Herden, die meist aus zahlreichen Beständen verschiedener Besitzer zusammengesetzt, zum Zweck des Aufsuchens von Weideflächen über mehrere Feldmarken getrieben werden (Begr. S. 52). Vgl. OLG. München vom 4. Juli 1899 Slg. 10, 243; Reger 19, 462; MABl. 397: Eine Herde hört erst dann auf, Wanderherde zu sein, wenn sie an dem schon bei Beginn der Wanderung ins Auge gefaßten Endpunkt anlangt, nicht schon mit der Ankunft auf dem Weideplatz, auch nicht schon mit dem Verlassen desselben wegen Ablaufs der Weidezeit oder aus anderen Gründen. S. ferner OLG. München vom 4. Juni 1898 Slg. 10, 55; MABl. 417: Für den Begriff der Wanderherde ist nur erforderlich, daß die Herde zum Zweck des Weideganges wandert und daß sie nach einem vom Ausgangspunkt entfernten Ort wandert. Ob die Weideplätze der Herde im voraus bestimmt sind oder nicht, ist belanglos. Die Beantwortung der Frage, ob der Ort, nach dem die Herde wandert, ein vom Ausgangspunkt entfernter Ort ist, gehört im wesentlichen zur tatsächlichen Beurteilung (s. auch ObLG. vom 9. Mai 1905 Slg. 5, 415; Reger 26, 303 und vom 21. Juni 1906 Slg. 7, 38).

s. **AusfVorschr. d. BR.** §§ 11—15; **Bay. VB.** §§ 23—27, ferner MinBek. vom 8. März 1921 über das Treiben von Weideschafen (StAnz. Nr. 58).

Ziff. 3. Durch die hier vorbehaltenen Maßnahmen soll vor allem die Ermittelung von Seuchenherden erleichtert werden; auch sollen die Viehhändler abgehalten werden, Vieh aus verseuchten Gegenden auf die Märkte usw. zu bringen.

s. **AusfVorschr. d. BR.** §§ 16—19; **Bay. VB.** §§ 28—31.

Ziff. 4. Die Frage, ob Viehhändler durch Polizeiverordnung zur **Führung von Kontrollbüchern** angehalten werden können, war bisher in der Rechtsprechung bestritten (vgl. RG. vom 19. Nov. 1903 Slg. 37, 9; Reger III E. S. 175 und vom 28. Sept. 1905 Slg. 38, 166; Kammerger. 14. Mai 1903 Reger 24, 464; OLG. München vom 28. Dez. 1898 Reger 20, 395 [vgl. hiezu nunmehr aber § 148 Ziff. 4a GewO.]; ObLG. vom 8. Okt. 1907 Slg. 8, 28).

RG. vom 27. Febr. 1913 Reger 34, 402; Seit der Geltung des VSG. vom 26. Juni 1909 sind landespolizeiliche Anordnungen, die zur **Abwehr** oder Unterdrückung einer bestimmten Seuchengefahr den Viehhändlern die Führung von Viehkontrollbüchern aufgeben, nicht mehr zulässig und haben daher die diesbezüglichen, auf der Grundlage des VSG. vom $\frac{\text{23. Juni 1880}}{\text{1. Mai 1894}}$ erlassenen polizeilichen Anordnungen ihre Rechtsgültigkeit **verloren.**

ObLG. vom 20. Mai 1913 Reger 34, 197: Der Viehhändler hat nicht nur das in seinem Stalle befindliche Vieh, sondern jedes Pferd, Rind oder Schwein, das er von einem anderen übernommen hat, sofort nach der Übernahme in das Kontrollbuch einzutragen, auch wenn das Vieh vorerst noch beim Verkäufer oder sonstwo belassen wird.

s. **AusfVorschr. d. BR.** §§ 20—24; 178², 234², 304; **Bay. VB.** §§ 32—36, 190², 246², 316.

Über die Art der Buchführung der Viehhändler können auch auf Grund des § 38 Abs. II der Gewerbeordnung Vorschriften erlassen werden.

Ziff. 5. Molkereien sind Anstalten zur gewerbsmäßigen Milchverarbeitung.

Sammelmolkereien; Begriff s. AusfVorschr. d. BR. § 26; Bay. VB. § 38. Molkereien können erfahrungsgemäß durch die Verbreitung von ansteckenden Krankheiten für Menschen und Tiere gefährlich werden. Denn es läßt sich nicht mit Sicherheit vermeiden, daß Milch von Tieren, die an einer übertragbaren Krankheit leiden, zur Verarbeitung geliefert wird. In Sammelmolkereien kann auf diese Weise der Ansteckungsstoff, besonders bei der Tuberkulose und der Maul- und Klauenseuche, in die Mischmilch gelangen, wenn auch nur eines der beteiligten Gehöfte von der Seuche betroffen ist. Durch die Abgabe der entrahmten Mischmilch (Magermilch) und von sonstigen Molkereirückständen in rohem Zustand an die Milchlieferanten und an andere Personen wird der Ansteckungsstoff leicht in zahlreiche Gehöfte verschleppt. Auch die Erreger von ansteckenden Krankheiten der Menschen, wie des Typhus, der Diphtherie, des Scharlachs und der Pocken, können durch Milch aus Gehöften, in denen die Krankheit unter den Bewohnern herrscht, nachweislich verbreitet werden und zu Epidemien Anlaß geben. Der Gefahr kann dadurch begegnet werden, daß die Magermilch und die Molkereirückstände vor der Abgabe für eine bestimmte Zeitdauer bis zu einem Wärmegrad erhitzt werden, der die Abtötung des Ansteckungsstoffs als sicher annehmen läßt, ferner dadurch, daß die Milchgefäße, Milchfuhrwerke und die Kleider von Personen, die in Molkereien den Verkehr mit Milch und Molkereierzeugnissen vermitteln, gereinigt und desinfiziert werden, endlich, daß schädliche Molkereiabfälle, wie der Zentrifugenschlamm, unschädlich gemacht werden.

Kammerger. vom 2. April 1914 Reger 35, 402: Sammelmolkereien i. S. des VSG. sind Betriebe, in denen aus verschiedenen Wirtschaften bezogene Milch zu Butter und Käse verarbeitet und die Magermilch regelmäßig *an die Milchlieferanten zurückgegeben* wird. Der Betrieb eines Milchhändlers, der aus verschiedenen landwirtschaftlichen Betrieben bezogene Milch zu *Verkaufszwecken* entrahmt, ist nicht als Sammelmolkerei anzusehen.

oder der sonstigen Verwertung; von der RTK. eingefügt.

s. **AusfVorschr. d. BR.** §§ 25—30; **Bay. VB.** §§ 37—42.

Ziff. 6. Verbot des Umherziehens mit Zuchthengsten; s. **AusfVorschr. d. BR.** § 34; **Bay. VB.** § 43.

Handel mit Vieh, der .... stattfindet. Diese Fassung wurde von RTK. beschlossen gegenüber der Fassung der Regierungsvorlage: „Handel mit Vieh im Umherziehen". Durch die Fassungsänderungs wurde außer Zweifel gestellt, daß in Ziff. 6 nicht nur derjenige Viehhandel gemeint ist, der außerhalb des Wohnbezirkes eines Händlers stattfindet, welcher überhaupt kein stehendes Gewerbe betreibt, sondern auch ein Handel, der seitens eines Händlers mit stehendem Gewerbebetrieb an Orten ausgeübt wird, wo er keine gewerbliche Niederlassung hat (Erklärung eines Regierungsvertreters KB. S. 59). Es fällt sohin unter Ziff. 6 sowohl der Gewerbebetrieb nach § 55 Ziff. 1 und 2 der Gewerbeordnung, als auch der nach §§ 44, 44a a. a. O.

Ein *Verbot* dieses Handels kann zum Schutze gegen die ständige Seuchengefahr nicht angeordnet werden, sondern nur bei besonderer Seuchengefahr (s. u. § 20 Abs. III).

Die Vorschriften in Ziff. 6 und in § 20 Abs. III ersetzen und erweitern die Bestimmung in § 56b Abs. III der Gewerbeordnung. Vgl. hieher folgende grundlegende Entscheidungen:

RG. vom 6. Okt. 1899 Slg. 32, 292; Reger 20, 177: Ein auf Grund des § 56 b Abs. III GewO. erlassenes zeitweises Verbot des Handels im Umherziehen begreift nicht nur das Feilbieten der unter das Verbot fallenden Tiere, sondern auch das Aufsuchen von Bestellungen auf solche seitens des Händlers ohne Mitführen von Tieren außerhalb seines Niederlassungsortes (a. M. auf Grund Auslegung im Einzelfall ObLG. München vom 4. Febr. 1902 Slg. 2, 235). S. nunmehr AusfVorschr. d. BR. § 32; Bay. VB. § 44. RG. vom 4. Dez. 1899 Slg. 32, 414: Ein Handel im Umherziehen liegt auch vor, wenn der Händler nur auf Viehmärkten außerhalb seines Niederlassungsortes ein- und verkauft; die irrige Annahme des Händlers, der von ihm betriebene Viehhandel sei deshalb, weil er ihn nur auf Märkten betreibe, kein Handel im Umherziehen, ist kein Strafausschließungsgrund. Dies wäre lediglich ein nicht zu berücksichtigender Irrtum über den Inhalt und die Tragweite des Strafgesetzes (a. M. ObLG. München 1, 218).

RG. vom 30. Okt. 1913 Reger 35, 204: Das Aufkaufen von Tieren durch den Händler fällt nur dann, wenn es zum Zwecke des Wiederverkaufs erfolgt, unter das von der zuständigen Behörde .... angeordnete Verbot des Handels mit Kleinvieh im Umherziehen. Ein „Aufkaufen" liegt auch in dem Falle vor, daß ein Kaufvertrag unter einer aufschiebenden Bedingung abgeschlossen wird. Der Begriff des Aufkaufens ist als Bestandteil der Strafvorschriften des VSG. anzusehen, ein Irrtum über ihn entschuldigt daher den Täter nicht.

RG. vom 19. Okt. 1915 Reger 36, 415: Der Begriff des „Aufkaufens" in § 168 Abs. 1 b der AusfVorschr. des BR. z. VSG. (§ 180 Abs. 1 b der bayer. AusfVorschr.) wird erfüllt durch Nachfragen nach verkäuflichem Vieh; Abschluß von Kaufverträgen ist nicht erforderlich.

ObLG. vom 15. Okt. 1916 Slg. 16, 126: Der Umstand, daß der Viehhändler einen Stall hat, das gekaufte Vieh regelmäßig dort einstellt und dort auch Geschäfte abschließt, ist kein sicheres Kennzeichen für einen stehenden Gewerbebetrieb.

OLG. München vom 15. März 1898 Slg. 10, 28; MABl. S. 215: Hausierhandel liegt auch vor, wenn der Händler nur einer einzigen Person außerhalb des Gemeindebezirks seines Wohnortes und seiner gewerblichen Niederlassung ohne vorgängige Bestellung Vieh feilbietet, desgleichen (OLG. München vom 25. Juni 1898 Slg. 10, 61), wenn er einer Person Vieh feilbietet, die ohne eine förmliche Bestellung sich zum Kauf nur geneigt gezeigt hat und zwar selbst dann, wenn die Person das feilgebotene Tier gekauft hat.

Vgl. auch OLG. München vom 2. Juli 1898 Slg. 10, 77; Reger 20, 403: Eine Zuwiderhandlung gegen das Verbot des Hausierens mit Vieh liegt nicht vor, wenn der Händler weder beim Aufsuchen von Bestellungen, noch beim Feilbieten ohne vorgängige Bestellung Vieh mit sich führt, sondern es an einen im voraus bestimmten Ort bringt und feilhält, auch wenn dieser Ort weder sein Wohnort, noch der Ort seiner gewerblichen Niederlassung ist (im gleichen Sinn ObLG. München vom 12. Dez. 1905 Slg. 6, 233).

S. ferner ObLG. München vom 12. Mai 1900 Slg. 1, 77; Reger 20, 398; MABl. S. 386: Als Beschränkung des Gewerbebetriebs im Umherziehen erscheint auch das Verbot des Betriebs von Wanderlagern mit Rindvieh. Vgl. hierüber auch ObLG. München vom 16. Okt. 1900 Slg. 1, 166; Reger 22, 435 und vom 1. Dez. 1900 Slg. 1, 218.

Über den Begriff „Hausieren" siehe ObLG. München vom 2. Jan. 1901 Slg. 1, 240, über den Begriff „feilbieten" s. ObLG. München vom 4. Febr. 1902 Slg. 2, 235 und vom 30. Jan. 1906 Slg. 6, 312, über „vorgängige Bestellung" s. OLG. München vom 16. Sept. 1899 Reger 20, 118; ObLG. vom 1. Okt. 1903 Slg. 4, 57; vom 16. Jan. 1904 Slg. 4, 198; vom 2. März 1905 Slg. 5, 275; vom 3. Jan. 1906 Slg. 6, 258; vom 11. April 1907 Slg. 7, 290; vom 29. Okt. 1910 Slg. 10, 328 und vom 10. Dez. 1910 Slg. 10, 414.

s. **AusfVorschr. d. BR.** § 32; **Bay. VB.** § 44.

Ziff. 7. Die beschränkten Räumlichkeiten für die Unterbringung von Zugvieh in Bergwerken tragen ungemein zur raschen Verbreitung der Seuche bei, wenn eine solche einmal in die Bestände eingeschleppt ist. Besonders unangenehme Erfahrungen sind in dieser Hinsicht mit dem Rotz der Pferde gemacht worden, der auch die Bergleute gefährdet (Begr. S. 54).

Beim Gewerbebetrieb im Umherziehen „benutzt" sind auch solche Zugtiere, welche dem betreffenden Gewerbetreibenden nicht eigentümlich gehören, sondern von ihm nur gemietet sind; nicht hieher fallen Hunde, die von Wandergewerbetreibenden lediglich zur Bewachung ihres Eigentums gehalten werden.

s. **AusfVorschr. d. BR.** § 33; **Bay. VB.** § 45.

Ziff. 8. Die vorbehaltene Vorschrift soll namentlich bei Tollwut die Ermittelung der Herkunft seuchenkranker und verdächtiger Hunde, die oft weit umherschweifen, und der von ihnen durchstreiften Gebiete erleichtern. Ein eigener Vorbehalt erschien erforderlich, weil das Tragen von Halsbändern möglicherweise von den Gerichten nicht als „Kennzeichnung" i. S. der Ziff. 4 erachtet werden könnte. Vgl. Kammerger. vom 15. März 1915 Reger 35, 535.

s. **AusfVorschr. d. BR.** §§ 34, 116; **Bay. VB.** §§ 56, 128.

Ziff. 9. Deckregister für männliche Zuchttiere erleichtern die Ermittelung der gedeckten und daher möglicherweise angesteckten weiblichen Tiere.

s. **AusfVorschr. d. BR.** §§ 35, 36; **Bay. VB.** §§ 47, 48.

Vgl. auch bayer. Körgesetz vom 13. Aug. 1910 (GVBl. 609) und VollzBek. hiezu vom 12. Nov. 1911 (GVBl. 1087), insbesondere § 2.

Ziff. 10. Hiedurch soll die Reinigung und Desinfektion dieser Viehladestellen erleichtert werden. S. auch unten Erl. zu § 27 Abs. I.

s. **AusfVorschr. d. BR.** § 37; **Bay. VB.** § 49.

Ziff. 11. Das RG. vom 25. Febr. 1876 betr. die Beseitigung von Ansteckungsstoffen bei Viehbeförderungen auf Eisenbahnen (RGBl. 163), welches durch das VSG. unberührt bleibt (s. u. § 81) und die Ausführungsbestimmungen zu diesem Gesetz finden auf andere Beförderungsmittel als Eisenbahnen, namentlich auf Schiffe, ferner auf die zur Beförderung von tierischen Rohstoffen, Abfällen und Erzeugnissen benutzten Wagen keine Anwendung; ebenso können die Behältnisse für Tiere und die bei der Beförderung benutzten Gerätschaften, die nicht der Eisenbahnverwaltung gehören, der Reinigungs- und Desinfektionspflicht auf Grund der erwähnten Bestimmungen nicht allgemein unterworfen werden. Diese Lücke soll durch die in Ziff. 11 vorbehaltenen Vorschriften ausgefüllt werden.

s. **AusfVorschr. d. BR.** §§ 38—40; **Bay. VB.** §§ 50—52.

Ziff. 12. Durch die in Ziff. 12—14 vorbehaltenen Maßnahmen soll hauptsächlich die in § 16 vorgesehene amtstierärztliche Beaufsichtigung erleichtert und wirksam gemacht werden; die auf Grund von Ziff. 12 getroffenen Anordnungen bezwecken außerdem insbesondere die Beschränkung etwaiger Seuchenausbrüche auf den unmittelbaren Seuchenherd zu sichern. Über die Begriffe „Viehmärkte", „Viehhöfe", „Schlachthöfe" s. o. § 16 Erl. 1.

Über Errichtung und Veränderung von Viehmärkten s. § 70 der Reichsgewerbeordnung, § 30 Abs. II und V der bayer. VollzVorschr. vom 29. März 1892; über Marktordnungen vgl. Art. 146 Abs. I des bayer. PolStGB. und § 149 Ziff. 6 der Reichsgewerbeordnung. Über Errichtung und Veränderung gewerblicher Schlachtstätten s. §§ 16ff., § 23 Abs. II, § 25 GewO., Art. 145 Ziff. 2 PolStGB. Unter Ziff. 12 fallen sowohl öffentliche als auch private, gewerblich betriebene Schlachtstätten; die AusfVorschr. d. BR. und die Bay. VB. enthalten indes Bestimmungen **nur für öffentliche Schlachthäuser.**

Das Treiben von Schlachtvieh von einem Schlachtviehmarkt zum andern kann durch ein gemäß § 17 Ziff. 2 erlassenes Verbot betroffen werden.

s. **AusfVorschr. d. BR.** §§ 41—53; **Bay. VB.** §§ 53—65.

Ziff. 13. Es handelt sich hier hauptsächlich um die Schaffung von Stalleinrichtungen, die eine wirksame Desinfektion ermöglichen, z. B. die Herstellung undurchlässiger Fußböden, die zweckmäßige Anlegung von Jaucherinnen, die Verwendung von glattem, dauerhaftem Material für Krippen, Wände usw., ferner um die Bereithaltung gesonderter Stallräume für die etwa erforderliche Unterbringung kranker oder verdächtiger Tiere (Erklärung eines Regierungsvertreters KB. S. 23).

Über die Einrichtung und den Betrieb anderer Ställe als der Gastställe und der Händlerställe können vom seuchenpolizeilichen Gesichtspunkt Vorschriften nicht erlassen werden (s. aber bayer. PolStGB. Art. 94).

s. **AusfVorschr. d. BR.** §§ 54—56; **Bay. VB.** §§ 66—68.

Ziff. 14. Abdeckereien und zwar sowohl gewerblicher als nicht gewerblicher. Die Errichtung gewerblicher Abdeckereien ist genehmigungspflichtig gemäß §§ 16ff. GewO. S. auch § 9 Abs. III und oben die allgem. Erl. letzter Satz. Kammerger. vom 9. Nov. 1914 Reger 35, 246: Auch eine durch viehseuchenpolizeiliche Anordnungen notwendig werdende Abänderung einer Abdeckerei bedarf der Genehmigung gemäß §§ 16 Abs. II, 25 GewO.

Über den Begriff der „Abdeckerei" vgl. ObLG. vom 31. Mai 1913 Reger 34, 5, Slg. 53, 261.

s. **AusfVorschr. d. BR.** §§ 57—76; **Bay. VB.** §§ 69—88.

Vgl. RG. vom 17. Juni 1911 über die Beseitigung von Tierkadavern (RGBl. 248) und AusfBest. d. BR. hiezu vom 29. März 1912 (RGBl. S. 230), geändert durch Bek. vom 5. Mai 1916 RGBl. 361; Bay. AusfG. vom 31. März 1917 GVBl. 70, Bay. VO. über Beseitigung von Tierkadavern vom 1. April 1919 GVBl. 141, oberpol. Vorschr. vom 1. April 1919, GVBl. 142.

über Verwertung von Tierkörpern und Schlachtabfällen s. BRBek vom 29. Juni 1916 RGBl. 631, geändert durch VO. vom 17. Aug. 1917 RGBl. S. 715.

über Vergütung für die an Abdeckereien abzuliefernden Tiere, Tierkörper und Tierkörperteile s. VO. vom 4. Mai 1920 RGBl. S 891 und Bay. MinBek. vom 29. Juli 1920 MinBl. S. 219 und 220.

Ziff. 15. Abwässern; neben den hier vorbehaltenen Vorschriften sind gegebenenfalls die wasserrechtlichen Bestimmungen der Landesgesetze zu beachten (für Bayern vgl. Wassergesetz vom 23 März 1907 Art. 37 bis 41, VollzVorschr. §§ 94—105).

Abfälle in Gerbereien usw.; für die Seuchenverschleppung kommen namentlich in Betracht unbearbeitete Felle von Tieren, an denen die Seuchen nicht erkannt oder verheimlicht wurden, besonders Häute von milzbrandkranken Schafen (sog. „Sterblingsfelle"), ferner die aus dem Ausland, meist überseeischen Ländern eingeführten rohen Felle und Häute (sog. „Wildhäute", „Kypse").

Ziff. 16. Der Vorbehalt entspricht dem § 27 des RG. betr. die Bekämpfung gemeingefährlicher Krankheiten vom 30. Juni 1900 (RGBl. S. 306).

s. **AusfVorschr. d. BR.** § 77 i. d. F. vom 28. Febr. 1918 RGBl. 129, dazu BRBek. vom 21. Nov. 1917 RGBl. 1069; **Bay. VB.** § 89 i. d. F der Bek. vom 4. Sept. 1920 GVBl. 425, dazu MinBek. vom 4. Sept 1920 MinBl. 311 und 313.

Ziff. 17. Durch Ziff. 17 wird die Möglichkeit gegeben, je nach Bedarf, sowohl für die Herstellung solcher Impfstoffe eine staatliche Kontrolle einzuführen, als auch ihre Verwendung an Regeln zu binden, die einen unrichtigen oder unangemessenen Gebrauch hindern (Begr. S. 59) S. auch § 3 Erl. 10 und § 24 Abs. III.

s. **AusfVorschr. d. BR.** §§ 78—88; **Bay. VB.** §§ 90—100.

Ziff. 18. über die Anzeigepflicht der Viehkastrierer s. § 9 Abs III s. **AusfVorschr. d. BR.** §§ 89—93; **Bay. VB.** §§ 101—105

§ 18.

Zum Schutze gegen eine besondere Seuchengefahr und für deren Dauer können unter Berücksichtigung der beteiligten Wirtschafts- und Verkehrsinteressen die nachstehenden Maßregeln (§§ 19 bis 30) angeordnet werden.

1. Das Vorhandensein einer **besonderen Seuchengefahr** ist — wie schon in der Gesetzesnovelle vom 1. Mai 1894 durch Streichung der Einschaltung („§ 14") nach dem Worte „Seuchengefahr" klargestellt wurde — nicht etwa von der Feststellung eines Seuchenfalles oder Seuchenverdachts in dem Bezirk, für den die Schutzmaßregeln angeordnet werden sollen, abhängig; es genügt auch schon die Bedrohung des Bezirkes durch eine Seucheneinschleppungsgefahr von anderswoher zur Erfüllung der Voraussetzung dieses Paragraphen (s. Begr. S. 59). Selbst in den Fällen des § 11 (Seuchenausbrüche oder Seuchenverdachtsfälle in dem betr. Polizeibezirk), in denen die Zuziehung des beamteten Tierarztes behufs Feststellung der Seuche oder des Seuchenverdachtes gesetzlich ausdrücklich vorgeschrieben ist, können gemäß § 18 Schutzmaßregeln nach §§ 19—30 schon vor dem Eintreffen des amtstierärztlichen Gutachtens angeordnet werden (vgl

AusfVorschr. d. BR. §§ 99, 100, 110 Abs. 2—4, 154, 260, 277, 289, 295; **Bay. VB.** §§ 111, 112, 122 $^{2-4}$, 166, 272, 289, 301, 307), wie denn auch das Gesetz in den besonderen Vorschriften für einzelne Seuchen vielfach Schutzmaßregeln enthält, die von einer vorgängigen amtstierärztlichen Feststellung eines Seuchenfalls oder Seuchenverdachts völlig unabhängig sind (z. B. §§ 32—34, 36—38, 41, 57). Die zur Anordnung von Schutzmaßregeln im Einzelfall zuständige Polizeibehörde wird sich allerdings in den Fällen des § 11 grundsätzlich, soweit die gemäß § 79 Abs. I und II erlassenen Ausführungsvorschriften nicht weitergehende Maßregeln vorsehen (s. AusfVorschr. d. BR. § 154, **Bay. VB.** § 166), bis zum Eintreffen des amtstierärztlichen Gutachtens auf die in § 11 Abs. I aufgeführten vorläufigen Maßnahmen zu beschränken haben. Vgl. ObLG. vom 21. Jan. 1909 Slg. 9, 160; Reger 30, 528.

2. Die Frage, ob eine „besondere Seuchengefahr" besteht und ob diese noch fortdauert, ist a u s s c h l i e ß l i c h durch die Polizeibehörden zu würdigen und der richterlichen Nachprüfung entzogen (RG. vom 24. Jan. 1888 Reger 9, 79 und vom 6. Juli 1903 Slg. 36, 359; Reger 24, 460; OLG. München vom 4. April 1895 Slg. 8, 293; ObLG. München vom 8. Okt. 1908 Slg. 9, 12; Reger 29, 432). Die Polizeibehörden sind durch § 18 verpflichtet, die getroffenen Maßregeln nach dem Erlöschen der Seuchengefahr wieder aufzuheben, bis zu ihrer Aufhebung aber sind sie rechtsverbindlich.

3. Anordnungen i. S. der §§ 18 ff. sind lediglich p o l i z e i l i c h e Anordnungen. Dem Tierbesitzer ist es selbstverständlich unbenommen, innerhalb der Grenzen seiner privatrechtlichen Verfügungsmacht weitergehende Anordnungen zu treffen. Nicht besonders aufgeführt sind in §§ 19—30 solche Maßregeln, die einer besonderen gesetzlichen Ermächtigung nicht bedürfen, wie z. B. die öffentliche Belehrung über die Erkennung und Beseitigung der Seuchengefahr, die Befugnis der Polizeibehörde zu wiederholten Besichtigungen und Untersuchungen, welch letztere sich entweder als eine Fortsetzung des Ermittelungsverfahrens darstellen oder im Begriff der angeordneten Schutzmaßregel selbst liegen (z. B. der polizeilichen Beobachtung) oder lediglich als Kontrolle der Ausführung und Wirkung der angeordneten Maßregeln erscheinen.

4. Weitergehende polizeiliche Anordnungen, als in §§ 19—30 vorgesehen, dürfen nicht erlassen werden (s. Erl. 3 zu § 1 und Erl. zu § 31 a. E.).

5. Welche der in §§ 19—30 vorgesehenen Anordnungen bei den einzelnen verschiedenen Seuchen vorzukehren sind, bemißt sich zunächst nach den Bestimmungen in §§ 32—61 des Gesetzes und den Ausführungsvorschriften des Bundesrats, weiterhin nach den von den obersten Landesbehörden oder mit deren Ermächtigung von den höheren Polizeibehörden angeordneten allgemeinen Vorschriften. Daneben bilden aber auch die §§ 19—30 selbst die erforderliche Grundlage für etwa — mit Ermächtigung der obersten Landesbehörden (s. u. § 79 Abs. II) — zu erlassende polizeiliche Anordnungen (s. u. § 31 und die dort angeführten Entscheidungen).

RG. vom 18. Juni 1914 Reger 35, 532: Zum Eintritt der in den §§ 265—269 der preuß. viehseuchenpolizeilichen Anordnung vom 1. Mai 1912 (übereinstimmend mit §§ 277—281 der bay. VollzVorschr. vom 27. April 1912) festgesetzten Wirkungen einer Gehöftabsperrung im Falle des Ausbruches der Schweinepest bedarf es des Erlasses einer b e s o n d e r e n viehseuchenpolizeilichen Anordnung. Ist für eine solche Anordnung (wie in § 3 des preuß. AusfG. z. VSG.) eine bestimmte Form vorgeschrieben, so hängt die Gültigkeit der Anordnung auch noch von der Beachtung dieser Form ab.

6. Welche Anforderungen an die veterinärpolizeilichen Anordnungen hinsichtlich der für ihre Gültigkeit notwendigen **Form**, insbesondere hinsichtlich der Hinweise auf die zugrunde liegenden Vorschriften zu stellen sind, bemißt sich nach Landesrecht (s. o. § 2 Abs. III).

7. Berücksichtigung der beteiligten Wirtschafts- und Verkehrsinteressen. Unter ersteren sind vorzugsweise die Interessen der betroffenen Viehbesitzer, unter letzteren die der Allgemeinheit zu verstehen.

8. Die Worte des früheren Gesetzes: „vorbehaltlich der in diesem Gesetz rücksichtlich einzelner Seuchen erteilten besonderen Vorschriften, je nach Lage des Falles und nach der Größe der Gefahr" wurden teils als selbstverständlich, teils als durch § 79 entbehrlich gestrichen.

9. Über **Beschwerderecht des Viehbesitzers** s. u. § 80.

10. Ein wichtiges Mittel zur Viehseuchenbekämpfung bildet der einheitlich im Reich geregelte **Nachrichtendienst in Viehseuchenangelegenheiten.** Vgl. hierüber ME. vom 19. Juni 1912 MABl. S. 699 betr. Viehseuchenstatistik und Nachrichtendienst bei Viehseuchen, geändert bezüglich der Pferdeinfluenza durch MB. vom 2. Nov. 1920 MABl. S. 407.

S. ferner AusfVorschr. d. BR. §§ 115²,⁴, 132, 135², 158², 182², 204², 229², 231, 246², 263²; **Bay. VB.** §§ 127²,⁴, 144, 147³, 170², 194², 216², 241², 243, 258², 275²; § 1 der MBek. über Bekämpfung der Tollwut in den Grenzbezirken des Deutschen Reichs und Österreich-Ungarns vom 9. Jan. 1911 (GVBl. 14).

11. Vgl. auch § 3 des FleischbeschauG. (Ausdehnung der Schlachtviehbeschau bei Seuchenausbrüchen) und § 11 des RG. vom 30. Juni 1900 (RGBl. 306).

§ 19.

1. I Absonderung, Bewachung oder polizeiliche Beobachtung der an der Seuche erkrankten, der verdächtigen und der für die Seuche empfänglichen Tiere.

II Beschränkungen des Personenverkehrs innerhalb der Räumlichkeiten (Gehöft, Stall, Standort, Hofraum, Weidefläche, Viehausstellung, Marktplatz usw.), in denen sich derartige Tiere befinden, und auf öffentlichen Wegen.

III Für Räumlichkeiten, in denen sich nicht kranke oder verdächtige, sondern nur für die Seuche empfängliche Tiere befinden, und auf öffentlichen Wegen darf die Beschränkung des Personenverkehrs nur angeordnet werden, soweit sie in diesem Gesetz ausdrücklich vorgesehen ist.

IV Der Besitzer eines der Absonderung oder polizeilichen Beobachtung unterworfenen Tieres ist verpflichtet, solche Einrichtungen zu treffen, daß das Tier für die Dauer der Absonderung oder Beobachtung die ihm bestimmte Räumlichkeit nicht verlassen kann und außer aller Berührung und Gemeinschaft mit anderen Tieren bleibt. **Auch dürfen die Kadaver abgesonderter, bewachter oder polizeilich beobachteter Tiere nicht ohne polizeiliche Genehmigung geöffnet oder beseitigt werden.**

Abs. I. 1. Absonderung ist Trennung von anderen Tieren unter gleichzeitiger Beschränkung der Bewegungsfreiheit (s. u. Abs. IV).

Vgl. AusfVorschr. d. BR. §§ 94, 108, 109, 110, 114[3], 136, 139, 154a, 163, 172, 185, 193, 216, 255, 264, 270, 279, 284, 291, 295, 304, 307, 311, 312; **Bay. VB.** §§ 106, 120, 121, 122, 126[3], 148, 151, 166a, 175, 184, 197, 205, 228, 267, 276, 282, 291, 296, 303, 307, 316, 319, 323, 324.

2. Bewachung; vgl. AusfVorschr. d. BR. §§ 94, 101, 112[2]; **Bay. VB.**

3. Polizeiliche Beobachtung; sie besteht meist in Beschränkungen der Bewegungsfreiheit, amtstierärztlichen Untersuchungen und der Verpflichtung des Viehbesitzers zur Anzeige verdächtiger Krankheitserscheinungen.

Vgl. hierüber OLG. München vom 10. Juni 1897 Slg. 9, 261; Reger 19, 127: Die polizeiliche Anordnung, daß sämtliche am Seuchenorte vorhandenen Wiederkäuer und Schweine unter polizeiliche Beobachtung gestellt werden und ohne ausdrückliche polizeiliche Genehmigung aus dem Beobachtungsgebiet nicht entfernt werden dürfen, erstreckt sich auch auf solche Wiederkäuer und Schweine, welche zu Wagen zum Zwecke der Durchfuhr in den Seuchenort verbracht worden sind.

Vgl. AusfVorschr. d. BR. §§ 111, 112, 117, 119, 120, 140, 143, 165ff., 171, 194, 195, 217, 236, 238, 241, 274; **Bay. VB.** §§ 123, 124, 129, 131, 132, 152, 155, 177ff., 183, 206, 207, 229, 248, 250, 253, 286.

4. verdächtigen; s. § 1 Abs. IV.

5. Als **für die Seuche empfänglich** sind diejenigen Tiere anzusehen, die auf natürlichem Wege den Ansteckungsstoff aufnehmen und an der Seuche erkranken können. Für die Lungenseuche ist z. B. empfänglich das Rind, für Schweineseuche und Schweinepest das Schwein, für den Rotz sind empfänglich das Pferd und die übrigen Einhufer, sowie die Tiere des Katzengeschlechtes (in Menagerien), für die Maul- und Klauenseuche die Wiederkäuer und Schweine, für den Milzbrand alle landwirtschaftlich nutzbaren Tiere (Rind, Schaf, Ziege, Pferd, Schwein). Nicht hieher gehören solche Arten von Tieren, die erfahrungsgemäß unter gewöhnlichen Umständen von der Seuche nicht befallen werden, also auch diejenigen nicht, auf welche, wie z. B. die Versuchstiere in den Laboratorien, die Seuche nur künstlich, z. B. durch Impfung, übertragen werden kann, ferner alle diejenigen Tiere, die zwar als Zwischenträger des Ansteckungsstoffes die Seuche verschleppen können, jedoch nicht selbst von ihr befallen werden (Begr. S. 61).

Abs. II. Bildet die Ergänzung zu den Vorschriften in § 22 (Sperre gegen den Verkehr mit Tieren).

6. Beschränkungen des Personenverkehrs. Bei leicht übertragbaren Seuchen, insbesondere bei der Maul- und Klauenseuche, aber auch der Pockenseuche, der Schweineseuche, den Geflügelseuchen, wird der Ansteckungsstoff oft durch Menschen übertragen, die regelmäßig in Stallungen, Gehöften oder in anderen Unterkunftsräumen für Vieh verkehren (Händler, Schlächter, Hirten, Kastrierer usw.). Nach § 19 Abs. II des bisherigen Gesetzes konnte der Besitzer von polizeilich abgesonderten oder beobachteten Tieren zwar angehalten werden, Einrichtungen zur wirksamen Durchführung der Absonderung oder Beobachtung zu treffen, und er selbst konnte für die Unterlassung solcher Einrichtungen haftbar gemacht werden; es fehlten ihm aber, soferne nicht etwa Hausfriedensbruch vorlag, die Mittel, seinen Einrichtungen und Anordnungen gegenüber den von den Gehöften fern zu haltenden Personen Nachdruck zu verschaffen (vgl. auch RG. vom 29. März 1900 Slg. 33, 225; Reger II. ErgBd. S. 141). Ob an solche Personen direkt gerichtete behördliche Verbotsanordnungen nach dem bisherigen Rechte zulässig waren, ist angesichts des Wortlautes des Gesetzes mindestens nicht zweifelsfrei gewesen, wenngleich tatsächlich solche Verbote vielfach erlassen worden sind, weil sie durchaus unentbehrlich zur Verhütung der Seuchenübertragung sind. Um diese Zweifel zu beseitigen, sind in dem neuen Abs. II unter den zulässigen Schutzmaßregeln gegen eine besondere Seuchengefahr Beschränkungen des Personenverkehrs in Räumlichkeiten aufgeführt, in denen sich erkrankte oder verdächtige oder auch nur für die Seuche empfängliche Tiere befinden (vgl. Begr. S. 61).

7. Als Räumlichkeiten im Sinne der Abs. II bis IV werden ganze Ortschaften oder Teile von solchen nicht zu erachten sein.

8. Gehöft: Die Beschränkungen des Personenverkehrs können sich auf das ganze Gehöft, nicht nur auf die zur Viehwirtschaft benutzten Teile desselben erstrecken, also z. B. auch, wenn sich in dem betr. Gehöft eine Gast- oder Schankwirtschaft befindet, auf die Wirtschaftslokalitäten (vgl. KB. S. 25 und AusfVorschr. d. BR. § 162 Abs. 5; **Bay.** VB. § 174[5]).

9. öffentliche Wege, von der RTK. eingefügt.

Vgl. AusfVorschr. d. BR. §§ 97[4], 108, 109, 130, 154a, 162[3,4,5], 170, 186, 207, 265, 280, 292; **Bay. VB.** §§ 109[4], 120, 121, 142, 166a, 174[3,4,5], 182, 198, 219, 277, 292, 304; vgl. auch § 102[1].

Abs. III. 10. Insoweit die Beschränkungen des Personenverkehrs solche Räumlichkeiten betreffen sollen, in denen sich kranke oder verdächtige Tiere befinden, sind sie veterinärpolizeilich so wichtig, daß die Maßregel bei allen Seuchen geboten erscheinen kann. Darüber hinaus aber für Räumlichkeiten, in denen sich nur für die Seuche empfängliche Tiere befinden, ist die Beschränkung des Personenverkehrs von so einschneidenden Folgen, daß sie nur in den im Gesetz selbst bezeichneten Fällen angeordnet werden darf. Das gleiche gilt hinsichtlich der öffentlichen Wege. S. u. § 47 (Maul- und Klauenseuche), § 50 (Lungenseuche), §§ 52, 55 (Pockenseuche der Schafe) und AusfVorschr. d. BR. §§ 163[3], 164b, 189[4], 206[3]; **Bay. VB.** §§ 175[3], 176b, 201[4], 218[3].

Abs. IV. 11. Die Worte des früheren Gesetzes „auf Erfordern" nach „verpflichtet" wurden gestrichen. Die in Abs. IV festgelegten Pflichten obliegen dem Viehbesitzer nunmehr ohne besondere behördliche Anordnung. Der Besitzer hat nicht nur die durch die Bundesratsinstruktion und allgemein polizeilichen Anordnungen getroffenen Bestimmungen zu beachten, sondern auch die zur Erfüllung der ihm in Abs. IV auferlegten gesetzlichen Verpflichtung nach Lage der Sache selbstverständlichen Einrichtungen ohne weitere behördliche Anordnung zu treffen. Natürlich ist es Pflicht der Polizeibehörden und des beamteten Tierarztes, die Viehbesitzer zu den nach Lage des Falles zweckmäßig erscheinenden Einrichtungen anzuhalten (vgl. Begr. S. 62).

RG. vom 20. Mai 1913 Reger 34, 404: Der bisherige Viehеigentümer ist auch nach Verkauf und Übergabe seiner unter polizeiliche Beobachtung gestellten Viehstücke als Täter zu bestrafen, wenn er öffentlich duldet, daß die Käufer (Metzger) den verbotenen „Wechsel des Standortes" vornehmen, indem sie die gekauften Viehstücke aus seinem Stalle entfernen.

12. Das Schlachten abgesonderter usw. Tiere ist nach § 19 Abs. IV nicht verboten; s. aber §§ 32, 38, 43 Abs. II.

13. Über **Öffnen der Kadaver** vgl. VGH. v. 6. Dez. 1897 Reger 18, 276 (unten bei § 32 Abs. II).

14. Unter **beseitigen** wird jede Handlung zu verstehen sein, welche bezweckt, die polizeiliche Untersuchung der Kadaver zu verhindern oder zu erschweren, ohne daß ein Verbringen des Kadavers in eine andere räumliche Lage gegeben zu sein braucht; auch Verdecken oder Zerstören des Kadavers wird als Beseitigung zu gelten haben (vgl. auch die Rechtsprechung zu § 288 RStGB.).

Vgl. AusfVorschr. d. BR. §§ 141², 149², 266, 281; **Bay. VB.** §§ 153², 161², 278, 293.

Vgl. §§ 12, 14 des RG. vom 30. Juni 1900 betr. die Bekämpfung gemeingefährlicher Krankheiten (RGBl. 306).

§ 20.

2. I **Beschränkungen der Benutzung, der Verwertung oder des Transports kranker oder verdächtiger Tiere, ihrer Kadaver, der von ihnen stammenden Erzeugnisse oder solcher Gegenstände, die mit kranken oder verdächtigen Tieren oder ihren Kadavern in Berührung gekommen oder sonst geeignet sind, die Seuche zu verschleppen.**

II **Beschränkungen des Transports und der Benutzung der für die Seuche empfänglichen und solcher Tiere, die geeignet sind, die Seuche zu verschleppen.**

III **Verbot oder Beschränkung des Handels mit Tieren, der ohne vorgängige Bestellung entweder außerhalb des Gemeindebezirkes der gewerblichen Niederlassung des Händlers oder ohne Begründung einer solchen stattfindet.**

Abs. I. 1. In der bisherigen Fassung des § 20 war nur von Tieren, tierischen Produkten und Gegenständen die Rede, obwohl die darin vorgesehenen Beschränkungen auch für die Kadaver kranker oder verdächtiger Tiere usw. angezeigt sein können. Um die dem Sinne nach übrigens schon der bisherigen Vorschrift entsprechende Ausdehnung auf solche Kadaver gegenüber einer möglichen engeren Auslegung sicherzustellen, ist Abs. I ergänzt worden (vgl. Begr. S. 62).

2. Beschränkungen der Benutzung usw. können sich auch auf die Art der Benutzung usw. beziehen; es soll hierunter jede einschränkende Anordnung verstanden werden können, die nicht auf ein völliges Verbot hinausläuft (Erklärung eines Regierungsvertreters KB. S. 61). Hierunter fällt auch das Verbot des Betriebes von Wanderlagern mit Vieh, ferner das Verbot des Mitführens von Vieh beim Handel im Umherziehen (ObLG. München vom 12. Mai 1900 Slg. 1, 77; Reger 20, 398; OLG. München vom 29. Okt. 1896 Slg. 9, 148; Reger 18, 391). Derartige Anordnungen können künftig auch auf die neue Bestimmung in § 20 Abs. III gestützt werden. Vgl. auch die bei § 19 Erl. 3 angeführte Entsch. des OLG. München vom 10. Juni 1897.

3. Verdächtige s. § 1 Abs. IV.

4. Geeignet sind. Zur Seuchenverschleppung ungeeignete Gegenstände können, wie sich aus dem Wort „sonst" ergibt, Beschränkungen in der Benutzung usw. auch dann nicht unterworfen werden, wenn sie mit kranken oder verdächtigen Tieren oder ihren Kadavern in Berührung gekommen sind.

Abs. II. 5. Für die Seuche empfänglichen; s. § 19 Erl. 5.

Zu Abs. I und II vgl. AusfVorschr. d. BR. §§ 98, 101, 102, 108, 109, 110, 114, 119, 125, 133, 134^2, 136^2, 137, 146, 149^2, 154^3, 160^2, 162^6, 164c, 166, 172^2, 173, 184, $186^{3 u. 4}$, 189, 190, 192, 193, 194, 206, 209, 211, 213, 215, 216, 217, 234, 235, 240, 244, 245, 250, 254, 260, 266, 267, 270, 277, 284, 289, 292^2, 293, 295, 296, 307, 312; **Bay. VV.** §§ 110—113, 114, 120—122, 126, 131, 137, 145, 146^2, 148^2, 149, 158, 161^2, 166^2, 172^2, 174^6, 176c, 178, 184^2, 185, 196, $198^{3 u. 4}$, 201, 202, 204—206, 218, 221, 223, 225, 227—229, 246, 247, 252, 256, 257, 262, 266, 272, 278, 279, 282, 289, 296, 301, 304^2, 305, 307, 308, 319, 324.

Abs. III. 6. S. Erl. zu § 17 Ziff. 6 und die dort angeführten Entscheidungen, ferner RG. vom 18. Dez. 1916, Reger 37, 404.

7. Tieren, nicht nur mit Vieh (s. § 1 Abs. II), wie im Falle des § 17 Ziff. 6.

Zu Abs. III vgl. AusfVorschr. d. BR. §§ 168b; **Bay. VV.** § 180b.

Vgl. RG. vom 30. Juni 1900 betr. die Bekämpfung gemeingefährlicher Krankheiten (RGBl. 306) § 15 Ziff. 1 und 2.

§ 21.

3. [I] Verbot des gemeinschaftlichen Weideganges von Tieren aus den Viehbeständen verschiedener Besitzer und der Benutzung bestimmter Weideflächen, ferner der gemeinschaftlichen Benutzung von Brunnen, Tränken und Schwemmen und des Verkehrs mit seuchenkranken oder verdächtigen Tieren auf öffentlichen oder gemeinschaftlichen Straßen und Triften.

[II] Verbot des freien Umherlaufens der Haustiere mit Ausnahme der Katzen und des Geflügels.

Abs. I. 1. Als gemeinschaftlicher Weidegang wird nicht nur der gleichzeitige Weidegang, sondern überhaupt die Benutzung der gleichen Weidefläche zu verstehen sein.

2. Die Worte **„den Viehbeständen verschiedener Besitzer"** wurden von der RTK. statt der Worte des RegEntw. „verschiedenen Stallungen" gesetzt. Diese Worte sind lediglich auf das Verbot des gemeinschaftlichen Weideganges, nicht auch auf Verbote der gemeinschaftlichen Benutzung von Brunnen usw. zu beziehen.

Vgl. AusfVorschr. d. BR. §§ 103, 129, 167, 189, 206, 269, 272e; Bay. VB. §§ 115, 141, 179, 201, 218, 281, 284e.

Abs. II. 3. Haustiere; im früheren Gesetz hieß es nur „Hunde". Die Ausnahme bezüglich der Katzen und des Geflügels wurde von der RTK. beschlossen mit Rücksicht auf die große Schwierigkeit der Einsperrung dieser Tiere; allerdings wurden nach der Begr. des RegEntw die Ansteckungsstoffe von Viehseuchen gerade durch Katzen und Geflügel leicht verbreitet.

Vgl. AusfVorschr. d. BR. § 164a, 167, 209; Bay. VB. §§ 176a, 179, 221; s aber auch §§ 162 Ic (174 I)

§ 22.

4. I Sperre des Stalles oder sonstigen Standorts seuchenkranker oder verdächtiger Tiere, des Gehöfts, des Ortes, der Weidefläche, der Feldmark oder eines ohne Rücksicht auf Feldmarkgrenzen bestimmten, tunlichst eng zu bemessenden Gebiets gegen den Verkehr mit Tieren und mit solchen Gegenständen, die Träger des Ansteckungsstoffs sein können.

II Die Sperre der Feldmark oder eines über die Feldmark hinausgehenden Gebiets darf erst dann verfügt werden, wenn der Ausbruch der Seuche durch das Gutachten des beamteten Tierarztes festgestellt ist, und wenn die Seuche ihrer Beschaffenheit nach eine größere und allgemeinere Gefahr einschließt.

III Die Sperre kann auf einzelne Straßen oder Teile des Ortes oder Feldmark beschränkt werden.

IV Die Sperre eines Stalles oder sonstigen Standorts, eines Gehöfts oder einer Weidefläche verpflichtet den Besitzer, die zur wirksamen Durchführung der Sperre vorgeschriebenen Einrichtungen zu treffen.

Abs. I. 1. Die Sperre umfaßt im Zweifel nicht nur ein Verbot der Ausfuhr, sondern auch ein Verbot der Einfuhr von Tieren; sie kann sich aber auch auf eine dieser Maßregeln beschränken (Begr. S. 63). Die Sperre kann den Verkehr mit Tieren überhaupt (nicht nur mit Haustieren) treffen, oder auch nur gegen einzelne Tiergattungen gerichtet sein.

2. Weidefläche; früher hieß es „Weide". Durch die geänderte Fassung wurde klargestellt, daß die Sperre sich nicht auf das Weiden überhaupt, sondern nur auf abgegrenzte Weideräume erstrecken soll. (So auch für das bisherige Recht ObLG. vom 14 Juni 1902 Slg. 2, 415; Reger 23, 323; MABl. S. 319.)

3. Träger des Ansteckungsstoffes sein können, d. h. der Art nach. Eine besondere Gefahr der Übertragung im Einzelfall braucht nicht vorzuliegen. Vgl § 164c der AusfVorschr. d. BR.; Bay. VB. § 176c

Abs. II. 4. Nach der bisherigen Fassung durfte auch die Sperre des Gehöftes, des Ortes und der Weide erst nach amtstierärztlicher Feststellung des Seuchenausbruches erfolgen. Diese Einschränkung wurde beseitigt hauptsächlich mit Rücksicht auf die bei Bekämpfung der Maul- und Klauenseuche gemachten Erfahrungen, weil sich nicht selten in nachweislich verdächtigen Viehbeständen oder in solchen, bei denen die Aufnahme des Ansteckungsstoffs mit Sicherheit angenommen werden muß, mangels ausgesprochener Krankheitserscheinungen oder aus anderen äußeren Gründen die amtstierärztliche Feststellung des wirklichen Seuchenausbruches verzögert. Die frühzeitige Anordnung der Sperre in solchen Fällen bietet aber eine sehr wirksame Handhabe, um schon beim Vorhandensein einer drohenden Seuchengefahr der Seuchenausbreitung entgegen zu wirken (Begr. S. 63). Vgl. § 154 [1 b u. 2] der AusfVorschr. d. BR.; **Bay. VB.** § 166 [1 b u. 2]. Aus ähnlichen Erwägungen wurde die bisher schon für die Anordnung der Ortssperre geltende Voraussetzung, daß „die Seuche ihrer Beschaffenheit nach eine größere und allgemeinere Gefahr einschließt", nur mehr als Voraussetzung für die Sperre der Feldmark oder eines über die Feldmark hinausgehenden Gebietes beibehalten.

5. Ihrer Beschaffenheit nach ist nicht gleichbedeutend mit „ihrer Ausdehnung nach"; eine Mehrzahl von Seuchenfällen ist schon seit der Novelle von 1894 nicht mehr Voraussetzung für die Anordnung der in Abs. II bezeichneten Sperren.

Abs. IV. 6. Ist die Sperre einer Feldmark oder eines größeren Gebietes angeordnet, so wird die in Abs. IV bezeichnete Verpflichtung der örtlichen Polizeibehörde obliegen.

7. Vgl. zu § 22 folgende Entscheidungen:

OLG. München vom 29. April 1897 Slg. 9, 241; Reger 19, 91: Wenn eine Gehöftsperre angeordnet ist, so ist der Besitzer auch strafbar, wenn er das Verweilen fremder Wiederkäuer in seinem Gehöft duldet, die dieses ohne sein Wissen betreten haben.

RG. vom 15. Mai 1899 Slg. 32, 153; Reger 20, 120: Der Verkauf und die Bereitstellung verkaufter, aber unter polizeiliche Sperre gestellter Schweine zum Zweck der Ausführung derselben ist nach § 66 Ziff. 4 (nun § 74 Ziff. 3 bzw. 76 Ziff. 1) des VSG. strafbar.

OLG. München vom 19. Febr. 1895 Slg. 8, 244; Reger 16, 192; MABl. S. 231: Die Anbringung von Tafeln mit der Aufschrift „Maul- und Klauenseuche" an den Grenzen der verseuchten Ortschaft ist zur Wirksamkeit der verhängten Ortschaftssperre nicht erforderlich.

OLG. München vom 8. Mai 1897 Slg. 9, 244; Reger 19, 90; MABl. S. 163: Wer durch eine wegen Ausbruchs der Maul- und Klauenseuche gegen den Durchtrieb von Wiederkäuern gesperrte Ortschaft Wiederkäuer auf einem Wagen befördert, begeht keine Zuwiderhandlung gegen jene Absperrungsmaßregel.

RG. vom 23. Nov. 1915 Reger 37, 91: Zum freiwilligen Schlachten von Schweinen in einem wegen Maul- und Klauenseuche gesperrten Stalle ist zwar nicht Erlaubnis der Behörde, polizeiliche Aufsicht beim Schlachten und Zuziehung des beamteten Tierarztes nötig, wohl aber sind auch in diesem Falle beim Wegbringen der geschlachteten Tiere aus dem Stalle die Sicherungsvorschriften gegen Seuchenverschleppung voll zu beachten.

RG. vom 31. Jan. 1916 Reger 37, 94: Die auf Grund des § 22 VSG. angeordnete „Sperre über einen Stall" ist für sich allein eine inhaltlich ausreichende Anordnung im Sinne des § 74 Abs. 1 Ziff. 3 a. a. O.

ObLG. vom 19. Nov. 1912 Reger 33, 509: Auch nach dem neuen VSG. kann zwar nicht auf Grund des § 21 Abs. II, wohl aber auf Grund des § 22 Abs. I dieses Ges. mit der Sperre des Gehöftes usw. die Geflügelsperre verbunden werden.

KammerG. vom 11. März 1912 Reger 33, 133: Unzulässigkeit polizeilicher Anordnung der Errichtung eines Stalles auf wegen Viehseuchengefahr gesperrter Weide.

Vgl. auch RG. vom 21. Okt. 1879 Reger 4, 73.

Vgl. AusfVorschr. d. BR. §§ 94, 102, 114, 117, 154b, 161ff., 170, 185ff., 192, 205, 220f., 253, 264, 272, 279ff., 291ff., **Bay. VB.** §§ 106, 114, 126, 129, 166b, 173ff., 182, 197ff., 204, 217, 232f., 265, 276, 284, 291ff., 303ff.

§ 23.

5. Impfung der für die Seuche empfänglichen Tiere, tierärztliche Behandlung der erkrankten und der verdächtigen Tiere sowie Beschränkungen in der Befugnis zur Vornahme von Heilversuchen.

Abs. I. 1. Bisher durfte die Impfung und die tierärztliche Behandlung nur in den vom Gesetz ausdrücklich bezeichneten Fällen polizeilich angeordnet werden, nämlich die Impfung bei Pockenseuche und Lungenseuche, die tierärztliche Behandlung bei Räude. Bei dem gegenwärtigen Stand der tierärztlichen Wissenschaft ist zu erwarten, daß sowohl die Impfung wie die Heilbehandlung ein brauchbares Mittel für die polizeiliche Seuchenbekämpfung sein werden, und zwar die Impfung in ihren drei Formen: als Schutzimpfung (um die Tiere widerstandsfähig gegen die Einwirkung des Seuchenerregers zu machen), als Notimpfung (um nach dem Ausbruch der Seuche die noch nicht erkrankten Tiere des verseuchten Bestandes zu schützen oder doch einen gleichmäßigeren, rascheren und milderen Verlauf der Seuche zu erreichen) und als Heilimpfung (um eine Heilwirkung bei den erkrankten Tieren zu erzielen). Außer als Seuchenbekämpfungsmittel kommt die Impfung auch als Seuchenerkennungsmittel zur Anwendung (s. o. § 12). Die Impfung kann, wie die tierärztliche Behandlung, nunmehr bei allen Seuchen polizeilich angeordnet werden, natürlich innerhalb der in den Sondervorschriften für die einzelnen Seuchen (s. u. § 60) und den Ausführungsbestimmungen festgesetzten Schranken.

S. u. §§ 51 Abs. II, 54—56, 60 und AusfVorschr. d. BR. §§ 104, 108, 198, 222—226, 285; **Bay. VB.** §§ 116, 120, 210, 234—238, 297.

2. für die Seuche empfänglichen s. § 19 Erl. 5.

3. Die bisherige Vorschrift, daß die polizeilich angeordnete Impfung unter Aufsicht des beamteten Tierarztes oder durch diesen zu erfolgen hat, wurde gestrichen, weil es einerseits Fälle geben kann, in denen die Aufsicht des beamteten Tierarztes entbehrlich ist (z. B. Rotlaufimpfungen), weil andererseits, namentlich bei gefährlicheren Impfungen, z. B. gegen Milzbrand, oder wenn es sich um schwieriger zu beurteilende

Methoden handelt, die bloße Aufsicht als nicht ausreichend erachtet werden, sondern eine Ausführung der Impfungen durch den beamteten Tierarzt selbst zweckmäßig sein könnte; durch die Streichung des Absatzes wurde die nähere Regelung dieser Frage den Ausführungsvorschriften überwiesen (Begr. S. 65.)

4. über Entschädigung für Impfverluste s. u. § 66 Ziff. 3.

5. Tierärztliche Behandlung (s. u. § 59 Abs. I und AusfVorschr. d. BR. §§ 249ff., **Bay. VB.** §§ 261ff.) Amtstierärztliche Behandlung kann nicht vorgeschrieben werden.

6. verdächtigen s. § 1 Abs. IV; bisher konnte die tierärztliche Behandlung nur für erkrankte Tiere angeordnet werden; dies hat sich in den Fällen von Räude der Pferde und Schafe als unzureichend erwiesen (s. u. § 59).

7. Beschränkung von Heilversuchen: s. u. §§ 33, 37 und § 59 Abs. II und AusfVorschr. d. BR. §§ 99, 124, 249[2]; **Bay. VB.** §§ 111, 136, 261[2].

§ 24.

6. [I] Tötung der an der Seuche erkrankten oder verdächtigen Tiere.

[II] Die Tötung darf nur in den Fällen angeordnet werden, die in diesem Gesetz ausdrücklich vorgesehen sind.

[III] Die Vorschrift unverzüglicher Tötung der an einer Seuche erkrankten oder verdächtigen Tiere findet, wo sie in diesem Gesetz enthalten ist, keine Anwendung auf Tiere, die einer der Staatsaufsicht unterworfenen höheren Lehranstalt übergeben sind, um dort für deren Zwecke verwendet zu werden, ferner auf Tiere, die unter staatlicher Aufsicht für die Erforschung oder Bekämpfung von Seuchen benutzt werden.

Abs. I. 1. verdächtigen s. § 1 Abs. IV, also auch der ansteckungsverdächtigen.

Abs. II. 2. Die polizeiliche Anordnung der Tötung als Seuchenbekämpfungsmaßregel ist vorgesehen in § 25, ferner in §§ 39, 40 (Tollwut), §§ 42, 44 (Rotz), § 49 (Maul- und Klauenseuche), § 51 (Lungenseuche), § 61 (Rindertuberkulose), § 65 (Schlachtvieh), ferner als Seuchenermittelungsmaßregel im Falle des § 12.

S. AusfVorschr. d. BR. §§ 112, 117, 118, 135, 138, 150, 159, 160, 183, 302; **Bay. VB.** §§ 124, 129, 130, 147, 150, 162, 171, 172, 195, 314.

3. über **Entschädigung** s. § 66 Ziff. 1 und 2.

Abs. III. 4. Hier werden im wesentlichen die unter § 3 Abs. II und Abs. III Ziff. 2 und 3 fallenden Anstalten in Betracht kommen.

§ 25.

7. Tötung von Tieren, die bestimmten Verkehrs- oder Nutzungsbeschränkungen oder der Absperrung unterworfen sind und in verbotswidriger Benutzung oder außerhalb der ihnen

angewiesenen Räumlichkeit oder an Orten betroffen werden, zu denen der Zutritt verboten ist.

1. Die Tötung nach § 25 kann nunmehr für gewisse Fälle allgemein vorgeschrieben werden, ohne daß es einer besonderen polizeilichen Anordnung im Einzelfall, die vielfach zu spät käme, bedarf (s. u. § 40).

2. Bei Vorliegen der in § 25 gegebenen Voraussetzungen ist die Tötungsanordnung bei allen Seuchen gesetzlich zulässig, und zwar ohne Rücksicht auf deren Ausdehnung. Zu den Bestimmungen, deren Verletzung die Anordnung der Tötung nach § 25 rechtfertigt, gehören nicht nur die auf Grund der §§ 17, 19, 20, 21, 22 getroffenen Anordnungen, sondern auch die auf Grund des § 11 Abs. I und II getroffenen vorläufigen Maßnahmen. Dagegen werden Verletzungen der in § 9 allgemeinen festgesetzten Verpflichtung der Fernhaltung kranker und verdächtiger Tiere von gesunden nicht die Anwendung des § 25 begründen, da es sich in § 9 wohl nicht um bestimmte Verkehrs- oder Nutzungsbeschränkungen handelt.

3. Da die auf Grund der vorangeführten Paragraphen zulässigen polizeilichen Anordnungen ihrerseits keineswegs stets die amtstierärztliche Feststellung eines Seuchenausbruches oder Seuchenverdachtes voraussetzen, ist auch die Tötungsbefugnis nach § 25 nicht an diese Feststellung gebunden.

4. Über Wegfall des Entschädigungsanspruches vgl. § 72 Ziff. 3.

S. AusfVorschr. d. BR. §§ 112³, 114³, 116, 142, 174, 191, 197², 309, 313; **Bay. VB.** §§ 124³, 126³, 128, 154, 186, 203, 209², 321, 325.

§ 26.

8. Unschädliche Beseitigung der Kadaver oder Kadaverteile (Fleisch, Häute, Blut, Eingeweide, Hörner, Klauen usw.), der Streu, des Düngers oder anderer Abfälle von kranken oder verdächtigen Tieren.

Unter die Vorschrift in § 26 fallen auch Kadaver oder Kadaverteile derjenigen Tiere, die zwar zur Zeit des Todes an einer übertragbaren Seuche gelitten haben, jedoch nicht an einer solchen verendet und auch nicht infolge einer Seuche oder eines Seuchenverdachtes getötet worden sind, sowie das Fleisch geschlachteter Tiere, die nach der Schlachtung mit einer ansteckenden Krankheit behaftet befunden wurden (s. Begr. S. 66). Vgl. auch § 19 Abs. IV Schlußsatz.

S. u. §§ 34, 35, 41, 45 und AusfVorschr. d. BR. § 5 nebst Anl. C, §§ 100, 101, 107, 108, 109, 123, 126, 134, 160, 184, 210, 266, 281, 291; **Bay. VB.** § 17 nebst Anl. C, ferner §§ 112, 113, 119, 120, 121, 135, 138, 146, 172, 196, 222, 278, 293, 303.

Vgl. RG. betr. die Beseitigung von Tierkadavern vom 17. Juni 1911 (RGBl. S. 248) und die in Erl. zu § 17 Ziff. 14 angef. Ausführungsbestimmungen.

§ 27.

9. [I]Reinigung und Desinfektion der Ställe, Standorte, Ladestellen, Marktplätze und Wege,

die von kranken oder verdächtigen oder von zusammengebrachten und für die Seuche empfänglichen Tieren benutzt sind.

II Reinigung und Desinfektion oder, falls diese Maßnahmen sich nicht wirksam durchführen lassen, unschädliche Beseitigung des Düngers, der Streu- und Futtervorräte, der Gerätschaften, Kleidungsstücke und sonstigen Gegenstände, die mit kranken oder verdächtigen Tieren in Berührung gekommen sind oder von denen sonst anzunehmen ist, daß sie Ansteckungsstoffe enthalten.

III Erforderlichenfalls auch Reinigung und Desinfektion von Tieren, die Träger des Ansteckungsstoffs sein können, und von Personen, die mit kranken oder verdächtigen Tieren in Berührung gekommen sind.

IV Die Durchführung dieser Maßregeln erfolgt unter Beobachtung etwaiger Anordnungen des beamteten Tierarztes und unter polizeilicher Überwachung.

Abs. I. 1. Die **Reinigung** auf mechanischem Wege hat der Desinfektion mit chemischen Mitteln stets voranzugehen, um die volle Wirksamkeit zu sichern.

2. Ladestellen. Dieser Begriff umfaßt nicht nur die Eisenbahnrampen, sondern auch die nicht aus Rampen bestehenden Ladestellen im Eisenbahnverkehr, ferner die für Schiffe und andere Fahrzeuge dienenden Ladeplätze (Begr. S. 67).

3. Zusammengebracht s. § 16 Erl. 6, vgl. auch Kammergericht vom 10. März 1910 Reger IV. ErgBd S. 337.

4. für die Seuche empfängliche s. § 19 Erl. 5. Die Reinigung und Desinfektion der Ställe usw. bloß seuchenempfänglicher Tiere darf nur angeordnet werden, falls diese „zusammengebracht" (vgl. Erl. 6 zu § 16) sind.

5. Wege. Nach der Erklärung eines Regierungsvertreters bei der Kommissionsberatung wird die Befugnis zur Anordnung der Desinfektion von Wegen auf diejenigen Fälle eingeschränkt werden, in denen ein dringendes veterinärpolizeiliches Bedürfnis hiefür vorhanden ist, also einer Verschleppung des Ansteckungsstoffes ohnedies nicht wirksam vorgebeugt werden kann, und ferner die entstehenden Kosten in angemessenem Verhältnis zu dem mit der Desinfektion verfolgten Zweck bleiben (KB. S. 27).

Abs. II. 6. Die Anordnung der Reinigung und Desinfektion, event. der unschädlichen Beseitigung ist in Erweiterung des bisherigen Gesetzeswortlautes auch für Streu- und Futtervorräte, sowie solche Gegenstände zugelassen worden, die mit verdächtigen Tieren in Berührung gekommen sind oder von denen sonst anzunehmen ist, daß sie den Ansteckungsstoff enthalten. Streu- und Futtervorräte (auch Futtersäcke u.

bgl.) können Krankheitskeime in sich aufnehmen, ohne daß sie mit kranken Tieren in Berührung kommen, z. B. bei Milzbrand. Durch die neue Bestimmung ist es ferner ermöglicht, Fleisch, das nicht von kranken Tieren stammt, wohl aber bei einer Berührung mit solchen Krankheitskeime aufgenommen hat, unschädlich zu beseitigen. Auch beim Dünger — wozu auch die Jauche gehört (ObLG. vom 19. Juni 1902 Slg. 2, 421; Reger 23, 321; MABl. S. 342) — kommt es nicht immer bloß auf die Herkunft, sondern häufig darauf an, ob eine Berührung mit kranken oder verdächtigen Tieren stattgefunden hat (s. Begr. S. 66).

7. Anzunehmen ist, daß .....; nach den Umständen des Einzelfalles; vgl. Erl. 11 zu § 6.

Abs. III. 8. Träger ..... sein können. In Betracht kommen hauptsächlich durchgeseuchte oder auch gesund gebliebene Tiere, an deren Haarkleid usw. der Ansteckungsstoff haftet; durch die Tierdesinfektion soll vor allem eine schnellere Aufhebung von Stallsperren und sonstigen Verkehrsbeschränkungen ermöglicht werden (KB. S. 28).

Abs. IV. 9. Es ist nicht mehr, wie früher, vorgeschrieben, daß die Desinfektion stets „nach Anordnung des beamteten Tierarztes" zu erfolgen hat, da bei minderwichtigen Seuchen unter Umständen eine jedesmalige besondere amtstierärztliche Anordnung nicht notwendig erscheinen, vielmehr eine allgemeine Anweisung an die Polizeibehörden genügen wird. Die *polizeiliche Überwachung* der Desinfektion muß in allen Fällen erfolgen.

10. Wer die Kosten der Desinfektion trägt, bemißt sich nach Landesrecht (§ 2 Abs. III), für *Bayern* s. Art. 6—9 AusfG.

S. AusfVorschr. d. BR. § 3 nebst Anl. A, ferner §§ 105, 108, 109, 127, 151, 175, 199, 227, 256, 275, 286, 297, 315; §§ 136^{2}, 140^{2}, 154c, 160^{4}, $162^{1 f u. h, 2, 3}$, $168^{1 e}$, 186^{4}, 207^{3}, 211, 249, 250, 266, 270, 284, 293; **Bay. VB.** § 15 nebst Anl. A i. d. F. vom 28. Februar 1921 GVBl. S. 64, ferner §§ 117, 120, 121, 139, 163, 187, 211, 239, 268, 287, 298, 309, 327; § 148^{2}, 152^{2}, 166c, $172^{4,5}$, $174^{1 f u. h, 2, 3}$, $180^{1 e}$, 198^{4}, 219^{3}, 223, 261, 262, 278, 282, 296, 305.

Vgl. § 19 des RG. vom 30. Juni 1900 betr. die Bekämpfung gemeingefährlicher Krankheiten (RGBl. S. 306).

§ 28.

10. Einstellung oder Beschränkung der Viehmärkte, der Jahr- und Wochenmärkte, der Körungen, Viehversteigerungen und öffentlichen Tierschauen. Viehversteigerungen auf dem eigenen nicht gesperrten Gehöfte des Besitzers können nur dann verboten werden, wenn Tiere zum Verkaufe kommen, die sich weniger als drei Monate im Besitze des Versteigerers befinden.

1. Die Frage, innerhalb welcher *räumlicher Grenzen* die Viehmärkte usw. einzustellen oder zu beschränken sind, ist dem polizeilichen Ermessen anheimgestellt. Die einschränkenden Worte des VSG. von

1880 „innerhalb des Seuchenortes oder dessen Umgebung" wurden schon in der Novelle von 1894 gestrichen.

2. Beschränkung. Zulässig ist nicht nur eine sachliche, sondern auch eine örtliche Beschränkung und nicht nur die Fernhaltung von Tieren, sondern auch von Personen, so daß es künftig möglich ist, je nach Bedürfnis Vieh überhaupt oder einzelne Viehgattungen oder Personen aus bestimmten (verseuchten oder gefährdeten) Ortschaften von dem Besuch der genannten Veranstaltungen auszuschließen (Begr. S. 68).

3. Jahr- und Wochenmärkte, und zwar ohne Rücksicht ob auf ihnen Vieh gehandelt wird; auch die Ansammlung von Personen bietet Gelegenheit zur Verschleppung von Seuchenkeimen, zumal diese Personen häufig mit Gespannen oder Zugtieren auf den Märkten erscheinen.

4. Der von der RTK. eingefügte zweite Satz bezweckt die Erleichterung des Viehabsatzes für Landwirte, die nicht zugleich Viehhändler sind.

S AusfVorschr. d. BR. §§ $168^{1\,a,\,c,\,d,\,2}$, 194^2, 217c, 271, 296; **Bay. VB.** §§ 180, 206^2, 229c, 283, 308; s. auch § 1^3.

Über „marktähnliche Veranstaltungen" vgl. RG. vom 7. Dezember 1915 Reger 36, 417: Hierunter fällt zwar die Veranstaltung von sog. Privatmärkten, dagegen nicht auch eine Veranstaltung, die lediglich Waren eines Verkäufers dem Publikum zugänglich zu machen bestimmt ist.

Vgl. § 15 Ziff. 3 des RG. betr. die Bekämpfung gemeingefährlicher Krankheiten vom 30. Juni 1900 (RGBl. 306).

§ 29.

11. Amtstierärztliche oder tierärztliche Untersuchung der am Seuchenort oder in dessen Umgegend vorhandenen, für die Seuche empfänglichen Tiere.

1. Die Entscheidung, ob amtstierärztliche oder tierärztliche Untersuchung stattzufinden hat, steht nicht dem Tierbesitzer, sondern der anordnenden Polizeibehörde zu (vgl. o. § 23 und die Erl. 5 hiezu).

2. Der Begriff **Umgegend** ist hier nicht, wie in § 14 Abs. I, gesetzlich umgrenzt, sondern bemißt sich ausschließlich nach dem veterinärpolizeilichen Bedürfnis.

3. für die Seuche empfängliche; s. § 19 Erl. 5.

4. Die Kostentragungspflicht bemißt sich nach Landesrecht (§ 2 Abs. III). Für Bayern s. AusfG. **Art.** 6—9.

Vgl. AusfVorschr. d. BR. §§ 129, 157, 180, 203, 218, 232, 236, 247, 261; ferner §§ 111, 117, 140, 144, 155^2, 178, 214, 220, 238, 241, 242, 249, 301, 314; **Bay. VB.** §§ 141, 169, 192, 215, 230, 244, 248, 259, 273; ferner §§ 123, 129, 152, 156, 167^2, 190, 226, 232, 250, 253, 254, 261, 313, 326.

§ 30.

12. Öffentliche Bekanntmachung des Ausbruchs der Seuche. Ist diese Bekanntmachung erfolgt, so muß auch das Erlöschen der Seuche unverzüglich öffentlich bekannt gemacht werden.

Die öffentliche Bekanntmachung des Ausbruchs und Erlöschens der Seuche steht in keinerlei Beziehung zu dem Inkrafttreten und Außerkrafttreten der aus Anlaß dieses Seuchenausbruches erlassenen Bekämpfungsmaßregeln. Die formellen Gültigkeitsvoraussetzungen für diese bemessen sich ausschließlich nach Landesrecht (§ 2 Abs. III). Vgl. RG. vom 16. Mai 1904 Reger 25, 481.

Für Bayern vgl. Ziff. 5 Abs. II der ME. vom 26. Sept. 1898 Nachrichtendienst betr. (MABl. S. 545).

S. AusfVorschr. d. BR. §§ 115, 135, 152, 158, 161, 176, 182, 200, 204, 228, 233, 248, 257, 263, 276, 278, 290, 296, 298; **Bay. VB.** §§ 127, 147, 164, 170, 173, 188, 194, 212, 216, 240, 245, 260, 269, 275, 288, 290, 302, 308, 310.

2. Besondere Vorschriften für einzelne Seuchen.

§ 31.

Bei den nachbenannten Seuchen greifen folgende besonderen Vorschriften mit der Maßgabe Platz, daß außerdem alle nach den sonstigen Vorschriften dieses Gesetzes zulässigen Maßregeln angeordnet werden können.

Sonstige Vorschriften, nämlich §§ 19 bis 30.

Die Vorschriften in §§ 31—65 sind nur da ausschließender Natur, wo dies durch ausdrückliche Hinweise in den allgemeinen Vorschriften gerechtfertigt ist, also durch § 19 Abs. III und § 24 Abs. II, wo für gewisse Beschränkungen des Personenverkehrs und für die polizeiliche Anordnung der Tötung bestimmt ist, daß sie nur in den in diesem Gesetz ausdrücklich vorgesehenen Fällen Platz greifen dürfen (s. u. §§ 39, 42, 44, 49, 51, 61; §§ 47, 50, 52, 55). Im übrigen können neben den in den Sonderbestimmungen vorgeschriebenen oder zugelassenen Maßregeln auch andere, selbst weitergehende, im Rahmen des Gesetzes angeordnet werden; auch können die in den Sonderbestimmungen vorgesehenen Maßregeln nicht nur unter den dort gegebenen Voraussetzungen getroffen werden, sondern auch unter anderweitigen Voraussetzungen, soweit diese nach den allgemeinen Bestimmungen (§§ 19—30) die betr. Maßregel rechtfertigen (s. Begr. S. 69). Für die zur Anordnung der Seuchenbekämpfungsmaßregeln im Einzelfall zuständige Polizeibehörde sind hiebei selbstverständlich in erster Linie die zur Ausführung des Gesetzes vom Bundesrat, den obersten Landesbehörden bzw. den höheren Polizeibehörden erlassenen allgemeinen Vorschriften maßgebend (s. § 1 der Ausf.-Vorschr. d. BR.; Bay. VB. § 13). Neben den in den allgemeinen Vorschriften vorgesehenen Anordnungen können jedoch auch im Einzelfall mit Ermächtigung der obersten Landesbehörde (s. u. § 79) — in Bayern nur durch die Regierungen, K. d. J. (VB. § 13) — weitergehende Maßregeln innerhalb der gesetzlichen Schranken getroffen werden (s. RG. vom 12. Juli 1897 Slg. 30, 220; Reger 18, 389, ferner OLG. München vom 20. Mai 1885 Slg. 3, 392; Reger 6, 332, ObLG. vom 10. Jan. 1907 Slg. 7, 178; Reger 28, 140 (Hundesperre über einen ganzen Amtsbezirk) und vom 21. Jan. 1909 Slg. 9, 160; Reger 30, 528), ferner RG. vom 20. Dez. 1913 Reger 36, 420. Polizeiliche Anordnungen, die weitergehende Schutzmaßregeln und damit weitergehende Beschränkungen an Person und Eigentum bestimmen, als im Gesetz zugelassen, sind ungültig (s. RG. vom 14. Jan. 1890 Slg. 20, 177; Reger I. ErgBd. S. 141, ferner Kammerger. vom 19. Jan. 1899 Reger 19, 464; vgl. auch ObLG. München vom 14. Juni 1902 Slg. 2, 415).

a) Milzbrand, Rauschbrand, Wild- und Rinderseuche.

Vorbemerkung.

Der Milzbrand ist nach den amtlichen Jahresberichten über die Verbreitung der Tierseuchen im Deutschen Reich in den letzten Jahren beträchtlich zurückgegangen. Im Jahre 1906 waren befallen 5055 Gehöfte mit 6226 Tieren, im Jahre 1914 5624 Gehöfte mit 7181 Tieren, 1919 581 Gehöfte mit 741 Tieren.

Der Denkschrift sei Nachstehendes entnommen:

Die bisher wenig befriedigenden Erfolge bei Bekämpfung des Milzbrandes unter den Haustieren beruhen in erster Linie darauf, daß der Milzbrandbazillus nicht nur im tierischen Körper, sondern auch in der Erde die Bedingungen für seine Entwicklung findet, und im Zusammenhange mit diesem Charakter des Milzbrandes als einer Bodenkrankheit auf einer unzweckmäßigen Beseitigung der Kadaver und der Ausscheidungen milzbrandkranker Tiere, die teils auf Unkenntnis der Merkmale der Krankheit und ihrer Gefährlichkeit, teils auf fahrlässige Unterlassung oder mangelhafte Ausführung der angeordneten Maßregeln zurückzuführen ist. Es gehen zwar die die Krankheit hervorrufenden Bakterien alsbald nach dem Tode im Tierkörper zugrunde; indessen bilden sich außerhalb desselben aus Bakterien Dauersporen, die viele Jahre lebensfähig bleiben und weitere Ansteckungen vermitteln können. Am gefährlichsten haben sich diejenigen Örtlichkeiten erwiesen, an denen Milzbrandkadaver oberflächlich vergraben worden waren, so daß die oberste Erdschicht und die darauf wachsenden Pflanzen, die vielfach als Futter oder Streumaterial verwendet werden, Träger des Ansteckungsstoffes bilden. Eine besondere Bedeutung kommt in dieser Hinsicht der vorschriftswidrigen Verwendung von Schafkadavern zu, die von den Schäfern auf freiem Felde abgehäutet und liegen gelassen werden. Sie verseuchen nicht nur den Boden und die Vegetation an Ort und Stelle, sondern werden auch von Raubtieren und Aasvögeln weiter verschleppt. Nicht zu unterschätzen ist ferner die Verbreitung des Ansteckungsstoffes durch Fliegen. Die Erkrankungen der Haustiere und des für Milzbrand empfänglichen Haarwildes erfolgen in der Regel durch die Aufnahme von Futter, das an infizierten Stellen gewonnen wurde oder an solchen gelagert hatte, sowie durch dergleichen Streumaterialien, wenn sie von den Tieren gefressen werden.

Aus dem Ausland eingeschleppt wird der Milzbrand häufig durch tierische Felle, Häute, Haare (Roßhaare, Borsten, Wolle) und Futtermittel (wie Baumwollsamenmehl, Gerste, Hafer, Kleie, Heu usw.).

Die Feststellung des Milzbrandes erfolgt in der Praxis in der Regel nicht am lebenden Tier auf Grund der äußeren Krankheitserscheinungen, sondern meist durch die Obduktion des gefallenen oder getöteten (geschlachteten) Tieres und durch die bakteriologische Untersuchung (mikroskopischer Nachweis der Milzbrandbazillen in Ausstrichpräparaten des Herzblutes oder der Organe; Tierversuch durch Impfung weißer oder grauer Mäuse mit Blut oder verdächtigem Material; Kulturversuch).

Da der Ansteckungsstoff sich viele Jahre außerhalb des Tierkörpers lebens- und ansteckungsfähig zu erhalten vermag und die Verseuchung des Bodens und des von solchen Stellen gewonnenen Viehfutters und Streumaterials fast ausschließlich durch mangelhafte Beseitigung von Kadavern und Ausscheidungen milzbrandkranker Tiere erfolgt, muß als Hauptziel bei der Bekämpfung die unschädliche Beseitigung aller Milzbrandkadaver und die gründliche Desinfektion der verseuchten Örtlichkeiten angesehen werden. Diesem Zwecke dienen in erster Linie die Erweiterung der Anzeigepflicht (§ 9); die Erleichterung ihrer Erfüllung durch Gewährung einer reichsgesetzlichen Entschädigung (§ 66 Ziff. 4), die Vorschrift, daß der Tierarzt nunmehr zu jedem Seuchenfall zugezogen werden muß (durch Streichung der bisherigen §§ 11 und 15 Abs. II), ferner die in § 17 Ziff. 14, 15 und 16 vorbehaltenen Bestimmungen.

Für die Bekämpfung des Milzbrandes durch Impfung kommen zurzeit drei Verfahren in Betracht: das Pasteursche (Schutzimpfung), das Sobernheimsche (Heilimpfung) und die von Sobernheim eingeführte kombinierte Schutzimpfung. Die Impfung bei Milzbrand kann nunmehr polizeilich angeordnet werden (§ 23 VSG. und § 104 AusfVorschr. d. BR., Bay. VB. § 116).

Der Milzbrand wird durch erkrankte Tiere, Kadaver und tierische Rohstoffe leicht auf den Menschen übertragen. Den Schutz des Menschen gegen Ansteckung bezwecken neben den §§ 32 und 33 VSG. die Vorschriften in §§ 9 und 33 der AusfBest. A zum Fleischbeschaugesetz, ferner insbesondere die RKBek. vom 22. Okt. 1902 (RGBl. S. 269) über die Einrichtung und den Betrieb der Roßhaarspinnereien, Haar- und Borstenzurichtereien, sowie der Bürsten- und Pinselmachereien. Für Bayern s. außerdem MBek. vom 11. Juni 1899 Milzbranderkrankungen im Gewerbebetrieb betr. (MABl. S. 214) und vom 16. Mai 1904 gl. Betr. (MABl. S. 189). S. auch RKBek. vom 28. September 1909 betr. die Anzeigepflicht bei Erkrankungen und Todesfällen an Milzbrand (RGBl. 1909, 933) und MBek. vom 9. Mai 1911 die Bekämpfung übertragbarer Krankheiten betr. (GVBl. S. 426).

s. **AusfVorschr. d. BR.** §§ 94—107; **Bay. VB.** §§ 106—119, **Anl. A** § 15, **Anl. B** § 20. Vgl. auch Bay. MinBek. vom 2. April 1912 MABl. S. 470.

Der **Rauschbrand** ist dem Milzbrand ähnlich, aber nicht, wie früher angenommen wurde, eine bloße Unterart desselben. Er wird durch besondere sporenbildende Spaltpilze (Rauschbrandbakterien) hervorgerufen, befällt hauptsächlich Jungrinder, seltener ältere Rinder, Schafe, nur ausnahmsweise andere Tierarten und endet regelmäßig nach 1½ bis 3 Tagen tödlich. Die Ansteckung erfolgt nicht unmittelbar von Tier zu Tier; sie kommt in der Regel dadurch zustande, daß Rauschbranderreger, die im infizierten Futter, Trinkwasser, in der Streu oder Erde vorhanden sind, durch Haut- oder Schleimhautwunden in den Tierkörper eindringen. Die weitaus meisten Ansteckungen erfolgen auf der Weide und zwar beim ersten und zweiten Weidegang des Jungviehs. Der Rauschbrand tritt, von vereinzelten Seuchenausbrüchen abgesehen, vorzugsweise in bestimmten Gegenden (Rauschbranddistrikten) auf.

Der Rauschbrand ist nach den amtlichen Jahresberichten weit weniger zurückgegangen als der Milzbrand; es waren befallen 1906: 1853 Gehöfte mit 1981 Tieren, 1913: 1904 Gehöfte mit 2199 Tieren, 1919: 1345 Gehöfte mit 1611 Tieren.

Die Bekämpfung ist im wesentlichen die gleiche wie beim Milzbrand; auch hier spielt die Schutzimpfung eine Hauptrolle. In Bayern werden die Kosten der Schutzimpfung auf die Staatskasse übernommen und etwaige Verluste durch Impfrauschbrand entschädigt, der Impfstoff von der veterinärpolizeilichen Anstalt in Schleißheim unentgeltlich geliefert und die Impfung selbst von den beamteten Tierärzten kostenfrei vorgenommen.

Der Rauschbrand ist als solcher auf den Menschen nicht übertragbar (s. Denkschr. S. 36).

s. **AusfVorschr. d. BR.** § 108; **Bay. VV.** § 120, **Anl. A** § 16, **Anl. B** § 20.

Die **Wild- und Rinderseuche** befällt Rot- und Schwarzwild, ferner Rinder, seltener Pferde und Hausschweine. Übertragungen auf den Menschen sind noch nicht beobachtet.

s. **AusfVorschr. d. BR.** § 109; **Bay. VV.** § 121, **Anl. A** § 16, **Anl. B** § 20. Vgl. auch Bay. VV. § 102.

§ 32.

Tiere, die an Milzbrand oder Rauschbrand erkrankt oder einer dieser Seuchen verdächtig sind, dürfen nicht geschlachtet werden.

1. Die Ansteckung erfolgt am häufigsten durch Berührung mit dem Blute.

2. Dieser Seuchen verdächtig; s. § 1 Abs. IV erster Halbsatz.

3. Geschlachtet s. AusfVorschr. d. BR. § 98; **Bay. VV.** § 110; vgl. auch VGH. vom 5. April 1904 Slg. 25, 264; Reger 25, 167: Schlachtung ist jede das Abschlachten des Tieres bezweckende Handlung; auch die Vornahme des Gurgelschnittes fällt hierunter. Vgl. auch § 9 der AusfBest. A zum Fleischbeschaugesetz.

§ 33.

I **Die Vornahme blutiger Operationen an Tieren, die an Milzbrand oder Rauschbrand erkrankt oder einer dieser Seuchen verdächtig sind, ist nur approbierten Tierärzten gestattet.**

II **Eine Öffnung des Kadavers darf ohne polizeiliche Erlaubnis nur von approbierten Tierärzten vorgenommen werden.**

1. Als blutige Operationen i. S. des § 33 sind nur solche Operationen zu erachten, welche am noch lebenden Tier vorgenommen werden. Die Herausnahme der inneren Teile (Milz usw.) aus dem Tierkadaver stellt sich als „Fortsetzung der Öffnung des Kadavers" i. S. des Abs. II dar. Als solche Öffnung kann schon ein vor der Offenlegung der inneren (für eine etwaige Obduktion in Betracht kommenden) Kadaverteile vorgenommener Eingriff in den Tierleib erachtet werden, welcher geeignet ist, das Blut des verendeten Tieres zu verbreiten oder mit demselben den Manipulanten oder Dritte in Berührung zu bringen. (BGH. vom 21. Oktober 1901 Slg. 23, 54; Reger 22, 118 und vom 5. April 1904 Slg. 25, 264; Reger 25, 167).

2. Öffnung des Kadavers; hierunter fällt nicht nur der Beginn der Kadaveröffnung, sondern auch diejenigen Handlungen, durch welche die Öffnung des Kadavers fortgesetzt und vollendet wird. (BGH. vom 6. Dez. 1897 Reger 18, 276).

§ 34.

I Die Kadaver gefallener oder getöteter Tiere, die mit Milzbrand oder Rauschbrand behaftet waren oder bei denen der Verdacht einer dieser Seuchen vorliegt, müssen sofort nach Anweisung des beamteten Tierarztes unschädlich beseitigt werden. Bis dahin ist für eine Aufbewahrung Sorge zu tragen, durch die eine Verschleppung von Krankheitskeimen nach Möglichkeit vermieden wird.

II Das Abhäuten der Kadaver ist verboten. Jedoch kann das Abhäuten von Rauschbrandkadavern unter ausreichenden Vorsichtsmaßregeln gestattet werden.

III Die gleichen Vorschriften finden beim Ausbruche des Milzbrandes oder Rauschbrandes unter Wildständen auf das gefallene oder getötete Wild Anwendung.

Abs. I. 1. Nach Anweisung des beamteten Tierarztes; weil von einer sachgemäßen Unschädlichmachung des Ansteckungsstoffes die Unterdrückung des Milzbrandes und Rauschbrandes wesentlich abhängt und deshalb den Polizeibehörden ohne jedesmalige sachverständige Unterweisung die Beseitigung nicht überlassen werden darf.

Vgl. auch § 33 Ziff. 1—3 der AusfBest. A zum FleischbeschauG.

2. Der zweite Satz lautete nach dem RegEntw.: „sind bis dahin derart aufzubewahren, daß eine Verschleppung von Krankheitskeimen ausgeschlossen ist". Die von der RTK. beschlossene Neufassung beruht auf der Erwägung, daß ein vollständiger Ausschluß der Seuchenverschleppung vielfach unmöglich ist; gefordert muß jedenfalls werden die Fernhaltung von Tieren und Menschen. Vgl. AusfVorschr. d. BR. § 101 Abs. 4 und 5; **Bay. VB.** § 113 4 u. 5. Die Vorschrift in Satz 2 wird nicht nur eine Anweisung für den Tierbesitzer, sondern auch für die Polizeibehörde enthalten.

Abs. II. 3. Von der zugunsten der Rauschbrandkadaver vorgesehenen Ausnahme wird etwa Gebrauch gemacht werden können, wenn das Abhäuten in einer unter veterinärpolizeilicher Aufsicht stehenden Abdeckerei erfolgt, wenn es ferner gelingt, für die Unschädlichmachung des den Häuten anhaftenden Ansteckungsstoffes ein wirksames Desinfektionsverfahrens ausfindig zu machen und wenn die Häute unmittelbar nach der Desinfektion in eine Gerberei verbracht werden (Begr. S. 69).

S. AusfVorschr. d. BR. § 108; **Bay. VB.** § 120.

Abs. III. 4. Die in Abs. I genannten Verpflichtungen werden hier denjenigen treffen, der die tatsächliche Verfügungsmacht über die Kadaver der betr. Wildstücke besitzt.

§ 35.

Die Vorschriften der §§ 32 bis 34 können auf die Wild- und Rinderseuche ausgedehnt werden.

Ausgedehnt; Zuständigkeit 1. § 79. AusfVorschr. d. BR § 109; **Bay. VB.** § 121.

Die Wild- und Rinderseuche ist bisher tatsächlich den gleichen Vorschriften wie Milz- und Rauschbrand unterworfen worden. Neuere wissenschaftliche Untersuchungen und praktische Erfahrungen machen es jedoch zweifelhaft, ob die fortdauernde Anwendung gleichstrenger Maßregeln auch für diese Seuche als notwendig erweisen wird. Deshalb ist in dem neuen § 35 eine solche Anwendung nur fakultativ vorgesehen (Begr. S. 69).

Vgl. Bayer. MinBek. vom 21. Januar 1918 Nr. 398a 1.

b) Tollwut.

Vorbemerkung.

Die Verbreitung der Tollwut im Deutschen Reich hat in den letzten Jahren stark geschwankt; sie ist von 659 befallenen Tieren in 621 Gemeinden im Jahre 1906 auf 250 Tiere in 219 Gemeinden im Jahre 1914 zurückgegangen, um im Jahre 1919 auf 1014 befallene Tiere in 615 Gemeinden anzusteigen.

Die Tollwut ist seit vielen Jahren hauptsächlich nur in den östlichen und südlichen Grenzgebieten des Reiches verbreitet gewesen, in die sie aus den ständig verseuchten benachbarten Gebieten in Österreich und Rußland durch überlaufen wutkranker Hunde über die Grenze eingeschleppt wurde. (Vgl. Denkschr. S. 39). In anderen Teilen des Reiches ist sie meist nur in vereinzelten Herden und vorübergehend aufgetreten.

Ein wichtiges Mittel der Tollwutbekämpfung bildet die Regelung der Hundehaltung, insbesondere die Einführung der Hundesteuer und Hundemarken (s. § 17 Ziff. 8), die Anlegung und Fortführung von Hundelisten in den einzelnen Gemeinden, der Erlaß von Vorschriften über die Verwahrung von Hunden, soweit sie nicht als Jagd-, Hirten-, Fleischerhunde usw. tätig sind, sowie die Tötung der herrenlos umherschweifenden Hunde, vor allem in den verseuchten Grenzbezirken (Denkschr. S. 40). Für Bayern s. Hundeabgabengesetz vom 14. August 1910 GVBl. S. 604 mit VollzBek. vom 13. Juni 1911 GVBl. S. 909, und Oberpol. Vorschr. zur Sicherung und Überwachung der Hundeabgabe vom 13. Juni 1911 GVBl. S. 907, ferner Art. 83 PStGB.

Menschen, die von wutkranken oder wutverdächtigen Tieren gebissen worden sind, schützen sich am besten gegen den Ausbruch der gefürchteten, stets tödlich verlaufenden Wasserscheu durch Unterwerfung unter das Pasteursche Impfverfahren, das bei der Wutimpfstation am Institut für Infektionskrankheiten in Berlin unentgeltlich durchgeführt wird. Das Impfverfahren dauert 21 Tage; es ist eine aktive Immunisierung mit einem durch fortwährende Umzüchtung in Kaninchenkörpern abgeschwächten Tollwutgift. Die Tollwutschutzimpfung bei Menschen hat sich durchaus bewährt: von 330 i. J. 1904 geimpften Personen sind nur 5, d. i. 1,5% an Tollwut gestorben, während von 13 ärztlich behandelten Personen 1 = 7,7% und von 17 nicht behandelten Personen 2 = 11,7% an Tollwut starben (Denkschr. S. 42). Im Jahre 1910 ist von 247 verletzten Personen, die sich im Institute für Infektionskrankheiten zu Berlin und im hygienischen Universitätsinstitute zu Breslau der Impfung unterzogen, eine einzige an Tollwut verstorben.

s. AusfVorschr. d. BR. §§ 110—127; Bay. VB. §§ 122—139, Anl. A § 17. Anl. B § 21.

Für Bayern s. Bek. vom 9. Januar 1911 über Bekämpfung der Tollwut in den Grenzgebieten des Deutschen Reichs und Österreich-Ungarns (GVBl. S. 14). S. ferner MBek. über die Bekämpfung übertragbarer Krankheiten vom 9. Mai 1911 (GVBl. S. 426).

§ 36.

Hunde oder sonstige Haustiere, die der Seuche verdächtig sind, müssen von dem Besitzer oder demjenigen, unter dessen Aufsicht sie stehen, sofort getötet oder bis zu polizeilichem Einschreiten in einem sicheren Behältnis eingesperrt werden.

1. **Der Seuche verdächtige** s. § 1 Abs. IV erster Halbsatz.
2. **Besitzer**; s. o. § 9 Erl. 5.
3. **getötet**; Entschädigung kann für die Tiere, die vom Besitzer als tollwutsverdächtig getötet wurden, nach dem VSG. nicht verlangt werden. Die allgemeine gesetzliche Vorschrift in § 36 steht der im Einzelfall getroffenen polizeilichen Tötungsanordnung (§ 66 Ziff. 1) nicht gleich; s. übrigens § 71 Ziff. 1 und 3 und bayer. AusfG. Art. 1 Abs. II.

AusfVorschr. d. BR. §§ 110, insbes. Abs. 1, 117, 119; Bay. VB. §§ 122, 129, 131.

§ 37.

Vor polizeilichem Einschreiten dürfen bei wutkranken oder der Seuche verdächtigen Tieren keinerlei Heilversuche angestellt werden.

§ 37 bezweckt in erster Linie den Schutz der Menschen gegen die Ansteckungsgefahr. S. o. § 23.

§ 38.

Das Schlachten wutkranker oder der Seuche verdächtiger Tiere und jeder Verkauf oder Verbrauch einzelner Teile, der Milch oder sonstiger Erzeugnisse solcher Tiere sind verboten.

Schlachten; Begriff s. o. § 9 Erl. 23.

Vgl. auch § 9 der AusfBest. A zum FleischbeschauG.

§ 39.

I Für Tiere, bei denen die Tollwut festgestellt ist, ist die sofortige Tötung polizeilich anzuordnen, für Hunde und

Katzen auch dann, wenn das tierärztliche Gutachten nur auf Verdacht der Seuche lautet. Wenn ein der Seuche verdächtiger Hund oder eine der Seuche verdächtige Katze einen Menschen gebissen hat, so kann das Tier eingesperrt und bis zur Bestätigung oder Beseitigung des Verdachts polizeilich beobachtet werden.

II Für Hunde und Katzen, von denen anzunehmen ist, daß sie mit wutkranken Tieren oder der Seuche verdächtigen Hunden oder Katzen (Abs. I) in Berührung gekommen sind, ist gleichfalls die sofortige Tötung polizeilich anzuordnen. Andere Tiere sind unter der gleichen Voraussetzung sofort der polizeilichen Beobachtung zu unterstellen. Auch kann für Hunde statt der Tötung ausnahmsweise eine mindestens dreimonatige Einsperrung gestattet werden, falls sie nach dem Ermessen der Polizeibehörde mit genügender Sicherheit durchzuführen ist, und der Besitzer des Hundes die daraus und aus der polizeilichen Überwachung erwachsenen Lasten trägt.

Abs. I. 1. Bei festgestelltermaßen **tollwutkranken** Tieren muß ausnahmslos die sofortige Tötung polizeilich angeordnet werden. Wegen Wegfalls der Entschädigungspflicht s. u. § 71 Ziff. 1 und 3 und bayer. AusfG. Art. 1 Abs. II.

2. Bezüglich der seuchenverdächtigen Tiere ist zu unterscheiden:

a) Bei seuchenverdächtigen Hunden und Katzen ist gleichfalls regelmäßig die Tötung polizeilich anzuordnen. Diese vom bisherigen Recht abweichende Vorschrift ist damit begründet, daß bei dem unbezähmbaren Freiheitsdrang tollwutkranker Hunde und Katzen die Einsperrung trotz aller Vorsichtsmaßregeln immer mit Gefahren verknüpft ist. Eine Ausnahme von der Vorschrift der Tötung gilt allein für den Fall, daß ein seuchenverdächtiger Hund oder eine seuchenverdächtige Katze einen Menschen gebissen hat; hier kann statt der Tötung die Einsperrung und polizeiliche Beobachtung des betr. Tieres bis zur Bestätigung oder Beseitigung des Verdachtes angeordnet werden. Der Grund dieser Ausnahme liegt darin, daß es für die gebissene Person von allergrößter Wichtigkeit ist, sobald als möglich Gewißheit darüber zu erlangen, ob das Tier, das sie gebissen hat, tollwutkrank war; denn die Pasteursche Schutzimpfung wirkt um so zuverlässiger, je früher nach der Verletzung sie erfolgt. Bei dem raschen Verlauf der Seuche kann dem Gebissenen durch Einsperrung des verdächtigen Tieres schleuniger und einfacher als durch den Impfversuch mit Material von dem getöteten Tiere schon nach wenigen Tagen diese Gewißheit verschafft werden (Denkschr. S. 39). Vgl. auch Preuß. OVerwGer. vom 22. Dezember 1905 Reger 27, 334: Die Vorschrift, daß ein der Tollwut verdächtiger Hund, der bereits einen Menschen gebissen hat, eingesperrt werden soll, gilt für den Besitzer des Hundes, beschränkt aber die Behörde nicht in ihrer Befugnis, die sofortige Tötung des Hundes anzuordnen.

Wegen Wegfalls der Entschädigungspflicht s. u. § 71 Ziff. 3 und bayer. AusfG. Art. 1 Abs. II.

b) Für seuchenverdächtige andere Tiere ist die polizeiliche Tötungsanordnung im Gesetz nicht vorgesehen. Die Bestimmung des früheren Gesetzes, wonach die Tötung solcher Tiere anzuordnen war, wenn sich Spuren von Tollwut an ihnen zeigten, wurde gestrichen. S. Ausf.-Vorschr. d. BR. § 119; **Bay. VB.** § 131.

Abs. II. 3. handelt von **ansteckungsverdächtigen Tieren.** Dieser Begriff ist hier gesetzlich festgelegt. Die im bisherigen Gesetz bestimmte Voraussetzung „Verdacht des Bisses durch ein wutkrankes Tier" wurde fallen gelassen, weil unbedeutende Bißverletzungen im Haarkleid leicht übersehen werden; es genügt die Annahme einer Berührung mit einem wutkranken Tier (gleichviel welcher Art) oder einem der Seuche verdächtigen Hund oder einer seuchenverdächtigen Katze; denn mit Rücksicht auf die bei der Tollwut vorhandene Beißsucht muß in diesen Fällen stets mit einer Verletzung der mit solchen kranken oder verdächtigen Tieren in Berührung gekommenen Tiere gerechnet werden.

4. Auch bei ansteckungsverdächtigen Tieren i. S. der vorstehenden Erl. ist zu unterscheiden:

a) für **ansteckungsverdächtige Hunde und Katzen** ist gleichfalls regelmäßig die sofortige polizeiliche Tötung anzuordnen. Ausnahmsweise kann für Hunde (nicht auch für Katzen) unter den in Absatz II Satz 2 näher bezeichneten Voraussetzungen statt der Tötung die mindestens dreimonatige Einsperrung gestattet werden. Die Tötung soll jedoch auch hier die Regel bilden. Ein im Reichstag gestellter Antrag, die dreimonatige Frist auf 10 Wochen zu verkürzen, wurde abgelehnt, nachdem von veterinärwissenschaftlicher Seite hervorgehoben worden war, daß die Inkubationszeit bei der Tollwut zuweilen sogar weit mehr als drei Monate betrage.

Wegen Wegfalls der Entschädigungspflicht s. o. Erl. 2a.

Lasten trägt; die Einsperrung ist also hier, abweichend von dem Fall des Abs. I S. 2, nur mit Einwilligung des Besitzers zulässig.

Für den Fall, daß ein ansteckungsverdächtiger Hund oder eine ansteckungsverdächtige Katze einen Menschen gebissen hat, ist eine besondere Vorschrift (vgl. o. Abs. I Satz 2) nicht vorgesehen.

b) für andere ansteckungsverdächtige Tiere als Hunde und Katzen ist lediglich die polizeiliche Beobachtung ausdrücklich vorgeschrieben; neben dieser können alle übrigen, nach den allgemeinen Bestimmungen (§§ 19 bis 30) zulässigen Maßnahmen — also nicht die Tötung — Anwendung finden. Vgl. AusfVorschr. d. BR. §§ 120—123; **Bay. VB.** §§ 132—135.

§ 40.

Ist ein wutkranker oder der Seuche verdächtiger Hund frei umhergelaufen, so muß für die Dauer der Gefahr die Festlegung aller in dem gefährdeten Bezirke vorhandenen Hunde polizeilich angeordnet werden. Der Festlegung ist das Führen der mit einem sicheren Maulkorbe versehenen Hunde an der

Leine gleich zu erachten. Auch kann für mindergefährdete Bezirksteile zugelassen werden, daß die Hunde entweder ohne Maulkorb an der Leine geführt werden oder mit Maulkorb unter gewissenhafter Überwachung frei laufen dürfen. Es kann angeordnet werden, daß Hunde, die diesen Vorschriften zuwider umherlaufend betroffen werden, sofort zu töten sind.

Gefährdeter Bezirk: s. AusfVorschr. d. BR. § 174 Abs. 5; **Bay. VB.** § 126[5]; für das bish. Recht s. ObLG. München v. 10. Jan. 1907 Slg. 7, 178; Reger 28, 140.

Satz 3 wurde von der RTK. eingefügt; durch Einschaltung einer Zwischenzone sollte für den eigentlich gefährdeten Bezirk mit seinen strengeren Vorschriften eine engere Abgrenzung ermöglicht werden.

Zum letzten Satz s. Erl. zu § 25 und AusfVorschr. d. BR. § 114 Abs. 8; **Bay. VB.** § 126[8].

Vgl. Urteil OLG. München vom 18. Juni 1891 Slg. 6, 464; Reger 11, 346. Die auf Grund des § 38 (nun § 41) erlassenen Anordnungen treffen alle in dem gefährdeten Bezirk vorhandenen Hunde, ohne Unterschied, ob sie schon zur Zeit der Anordnung der Sperre in dem gefährdeten Bezirk vorhanden waren, oder ob sie während der Dauer der Sperre in denselben aus einem nicht gefährdeten Bezirk eingebracht wurden. S. nunmehr AusfVorschr. d. BR. § 114 Abs. 1; **Bay. VB.** § 126[1].

S. auch OLG. München vom 26. Sept. 1899 Slg. 10, 329, Reger 21, 434: Das wegen Gefahr der Tollwut erlassene Verbot, Hunde ohne polizeiliche Erlaubnis aus dem gefährdeten Bezirk auszuführen, wird schon dadurch verletzt, daß ein Hund ohne polizeiliche Erlaubnis zu ganz kurzem vorübergehenden Aufenthalt an einen außerhalb des gefährdeten Bezirkes gelegenen Ort mitgenommen wird.

RG. vom 20. Dez. 1913 Reger 36, 420: Eine viehseuchenpolizeiliche Anordnung, daß zum Schutz gegen die Tollwut alle Hunde festzulegen (anzuketten oder einzusperren) sind und nicht mit einem Maulkorb an der Leine geführt werden dürfen, ist rechtswirksam.

RG. vom 7. März 1916 Reger 37, 95: Wirkung einer seuchenpolizeilichen Bestimmung über den Bezirk der die Vorschrift erlassenden Behörde hinaus.

Über die Frage der Gebührenpflicht bezirksamtl. Verfügungen, gem. § 126 Abs. VII Satz 2 der Bay. VB. vgl. BlAdmPr. Bd. 63 S. 399.

§ 41.

Die Kadaver der gefallenen oder getöteten wutkranken oder der Seuche verdächtigen Tiere müssen sofort unschädlich beseitigt werden.

Das Abhäuten solcher Kadaver ist verboten.

Vgl. auch § 33 Ziff. 4 der AusfBest. A z. FleischbeschG.

Die Bestimmung in § 30 der Bundesratsinstr. vom 27. Juni 1895, wonach die durch die vorgeschriebene unschädliche Beseitigung von Kadavern gewonnenen Produkte frei verwendet werden können, wurde offenbar als überflüssig gestrichen, da eine derartige Verwendung bei keiner Seuche verboten ist (vgl. § 67³ und Anl. C der AusfVorschr. d. BR.; **Bay. VV.** § 79² und Anl. C).

c) Rotz.

Vorbemerkung.

Von Rotz wurden im Deutschen Reich befallen nach den amtlichen Jahresberichten im Jahre 1906 398 Tiere in 180 Gehöften

„	„	1911	265	„	„	101	„
„	„	1915	2206	„	„	593	„
„	„	1919	1071	„	„	488	„

Der Rotz verläuft im Anfangsstadium meist verborgen; es ist deshalb die sofortige Anzeige aller verdächtigen Erscheinungen von größtem Wert. Außerdem müssen die Ergebnisse der wissenschaftlichen Forschung mit Rücksicht auf die alsbaldige sichere Erkennung der Seuche für die Praxis nutzbar gemacht werden. In Betracht kommen hauptsächlich drei Untersuchungsmethoden, denen zwar noch verschiedene Mängel anhaften, aber gleichwohl die größte Bedeutung für die Bekämpfung des Rotzes zugesprochen werden muß; es sind dies die Impfung von Meerschweinchen mit rotzverdächtigem Material, die Malleïn- und die Agglutinationsprobe. Bei der erstgenannten Methode wird das verdächtige Material (Ausflüsse, Gewebsteile u. dgl.) entweder unter die Haut von Meerschweinchen verimpft oder nach dem Vorgang von Straus männlichen Meerschweinchen in die Bauchhöhle gebracht. Sind in dem Material lebende Rotzbazillen vorhanden, so tritt im Verlauf von einigen Tagen eine starke Entzündung der Hodenhäute mit Knötchenbildung auf (Strausscher Versuch). Das Malleïn, ein die Stoffwechselprodukte der Rotzbazillen enthaltendes Serum, wird mit Wasser verdünnt verdächtigen Pferden unter die Haut gespritzt; beim Vorhandensein von Rotz tritt regelmäßig nach etwa 8 Stunden ein etwa 8 Stunden anhaltendes fieberhaftes Ansteigen der Körperwärme ein; außerdem entsteht 6—8 Stunden nach der Impfung an der Impfstelle eine anfangs scharf umschriebene, derbe, heiße, später mehr flache, teigige Geschwulst. Nicht rotzige Pferde reagieren auf Malleïneinspritzung meist überhaupt nicht. Es kommen jedoch auch Ausnahmen nach beiden Richtungen vor. Die Agglutinationsprobe besteht darin, daß das Blutserum von verdächtigen Tieren in bestimmten Verdünnungen mit einer Aufschwemmung von Rotzbazillen gemischt wird; hiebei ist darauf zu achten, ob unter dem Einfluß des Serums ein eigenartiger Niederschlag der Bazillen (Agglutination) und damit eine Klärung der vorher trüben Flüssigkeit eintritt. (Näheres s. Denkschr. S. 44 f.).

Die diagnostische Impfung mit Malleïn und die Agglutinationsprobe können nunmehr zufolge der Neufassung des § 12 allgemein angeordnet werden. Für die Seuchenermittlung spielen außerdem die in § 16 Abs. III, § 17 Ziff. 6, 7, 9, 12, 13, 14 vorbehaltenen Maßnahmen eine wichtige Rolle.

Über **Nachrichtendienst** bei Rotz s. § 18 Erl. 10.

S. **AusfVorschr. d. BR.** §§ 128—153; **Bay. VV.** §§ 140—165, **Anl. A** § 18, **Anl. B** § 22; Bay. MinBek. vom 11. März 1920 (GVBl 78); ME. vom 11. März 1920 (MinBl. S. 109); MinBek. vom 27. Mai

1921 (StAnz. Nr. 121) und vom 9. Juli 1921 (StAnz. Nr. 158), sowie MB. vom 17. Oktober 1921, StAnz Nr. 243 Diese enthalten vor allem nähere Bestimmungen über Vornahme der Blutuntersuchung und der Malleïnaugenprobe Vgl. auch VB. § 102.

Für Bayern vgl. Bek. v. 9. Mai 1911 die Bekämpfung übertragbarer Krankheiten betr. (GVBl. 426).

§ 42.

Sobald der Rotz bei Tieren festgestellt ist, muß deren unverzügliche Tötung angeordnet werden.

Zuständig ist in Bayern die Distriktspolizeibehörde (§ 147[1] VB.). Wegen Entschädigung s. u. §§ 66 Ziff. 1 und 2, § 68.

§ 43.

I **Verdächtige Tiere unterliegen der Absonderung und polizeilichen Beobachtung mit den nach Lage des Falles erforderlichen Verkehrs- und Nutzungsbeschränkungen oder der Sperre (§§ 19 bis 22).**

II **Das Schlachten rotzkranker oder der Seuche verdächtiger Tiere ist verboten.**

Zu **Abs. I.** vgl. OLG. München vom 20. Mai 1885 Slg. 3, 392; Reger 6, 332.

Abs. II. Das neueingeführte Schlachtungsverbot in Abs. II rechtfertigt sich damit, daß der Rotz ebenso wie Milzbrand und Tollwut auf den Menschen übertragbar ist. Vgl. auch § 9 der AusfBest. A z. FleischbeschauG.

§ 44.

Die Tötung verdächtiger Tiere muß von der Polizeibehörde angeordnet werden,

wenn von dem beamteten Tierarzte der Ausbruch der Rotzkrankheit auf Grund der vorliegenden Anzeichen für wahrscheinlich erklärt wird oder

wenn durch anderweite, den Vorschriften dieses Gesetzes entsprechende Maßregeln ein wirksamer Schutz gegen die Verbreitung der Seuche nach Lage des Falles nicht erzielt werden kann;

sie darf außerdem angeordnet werden,

wenn die beschleunigte Unterdrückung der Seuche im öffentlichen Interesse erforderlich ist.

Die bisher für den dritten der in § 44 aufgeführten Fälle polizeilicher Tötung im Gesetz enthaltene Voraussetzung, daß „der Besitzer die Tötung beantragt", wurde fallen gelassen, zumal nach den bisherigen Erfahrungen der Tierbesitzer ausnahmslos die schleunige Tötung der verdächtigen Tiere den lange dauernden Gebrauchsbeschränkungen und

Sperren vorziehen; ferner ist im dritten Fall die Tötung nicht mehr, wie bisher, zwingend vorgeschrieben, weil ohnehin die Würdigung der Frage, ob ein öffentliches Interesse an der beschleunigten Seuchenunterdrückung vorliegt, dem polizeilichen Ermessen anheimgestellt bleiben muß (vgl. Begr. S. 71).

Zuständig zur Anordnung der Tötung in den Fällen des § 44 ist in Bayern die Regierung, K. d. I. (Näheres s. § 150, 162 der VB.).

§ 45.

I Die Kadaver gefallener oder getöteter rotzkranker oder der Seuche verdächtiger Tiere müssen sofort nach Anweisung des beamteten Tierarztes unschädlich beseitigt werden. Bis dahin ist für eine Aufbewahrung Sorge zu tragen, durch die eine Verschleppung von Krankheitskeimen nach Möglichkeit vermieden wird.

II Das Abhäuten solcher Kadaver ist verboten.

Die Beseitigung der Kadaver muß stets nach Anweisung des beamteten Tierarztes erfolgen, teils wegen der Ansteckungsgefahr für Menschen, teils im Interesse der zuverlässigen Hintanhaltung einer Seuchenverschleppung. Aus den gleichen Erwägungen wurde die Vorschrift der unschädlichen Beseitigung auch auf die Kadaver seuchenverdächtiger Tiere ausgedehnt.

Zu Satz 2 vgl. § 34 Abs. I Satz 2.

S. auch § 33 Ziff. 5 der AusfBest. A z. FleischbeschG.

§ 46.

Die Polizeibehörde hat von jedem ersten Seuchenverdacht und von jedem ersten Seuchenausbruch in einer Ortschaft sowie von dem Verlauf und von dem Erlöschen der Seuche dem Generalkommando desjenigen Armeekorps sowie dem Vorstande desjenigen landesherrlichen oder Staatsgestüts, in dessen Bezirke der Seuchenort liegt, sofort schriftlich Mitteilung zu machen. Ist der Seuchenort ein Truppenstandort, so ist die Mitteilung auch dem Gouverneur, Kommandanten oder Garnisonsältesten zu machen.

Die Benachrichtigung der lokalen Militärbehörden hat nunmehr neben, nicht wie bisher, an Stelle der Benachrichtigung des Generalkommandos zu erfolgen, damit die Generalkommandos stets über den Seuchenbestand ihres Bezirkes unterrichtet sind und etwaige Entschließungen sofort treffen können (s. Begr. S. 72).

d) Maul- und Klauenseuche.

Vorbemerkung.

Die Verbreitung der Maul- und Klauenseuche hat in den letzten Jahren stark geschwankt. I. J. 1906 waren im Deutschen Reich befallen 397 Gehöfte mit insgesamt 25430 Tieren, i. J. 1909 33 Gehöfte mit insgesamt 1807 Tieren, i. J. 1911 245646 Gehöfte mit insgesamt 7578341 Tieren, 1919 12208 Gehöfte mit insgesamt 181864 Tieren. Neuerdings hat die Maul- und Klauenseuche i. J. 1920 ganz Deutschland schwer heimgesucht.

Die Natur des Seuchenerregers ist noch nicht bekannt; er ist in dem Inhalt der Blasen, die am Maul, an den Klauen und am Euter sitzen, enthalten. Auch durch den Speichel kranker Tiere kann, wenn die Blasen im Maul platzen und ihr Inhalt sich dem Speichel beimengt, der Krankheitserreger auf Streu und Futter gelangen und so die Seuche verbreiten. Durch die Blasen am Euter können die Krankheitskeime auch in die Milch übergehen. Gegen Eintrocknen ist der Seuchenerreger sehr empfindlich, halbstündige Einwirkung von 60° tötet ihn ab, ebenso die gebräuchlichen Desinfektionsmittel. In infizierter Milch wird durch Erhitzen auf 85° der Krankheitskeim in einigen Minuten unschädlich gemacht. In Streu und Dünger hält sich der Ansteckungsstoff regelmäßig nur kurze Zeit, sofern er nicht gegen Eintrocknen und vor Belichtung geschützt ist; in geschichtetem Dünger geht er infolge der Wärmeentwicklung rasch zugrunde.

Empfänglich für die Seuche sind alle Wiederkäuer und die Schweine. Die Aufnahme der Krankheitskeime durch Tiere erfolgt meist durch die Schleimhaut der Nase und des Maules, außerdem durch den Klauenspalt (wohl infolge kleiner Hautrisse an dieser Stelle).

Die Verbreitung des Ansteckungsstoffes erfolgt

1. durch seuchenkranke Tiere;
2. durch Tiere, die die Seuche kurz vorher überstanden haben und an denen der Ansteckungsstoff noch haftet;
3. durch gesunde Tiere als Zwischenträger des Ansteckungsstoffes, und zwar
   a) Wiederkäuer und Schweine,
   b) andere Tiere, wie Pferde, Hunde, Katzen, Kaninchen, Ratten, Mäuse, Geflügel, Wildschweine, Rehe, Federwild;
4. durch Rohstoffe und Ausscheidungen von seuchenkranken Tieren, wie Häute, Milch, Dünger;
5. durch Personen, an deren Kleidern, Schuhwerk, Haaren und entblößten Körperteilen der Ansteckungsstoff haftet;
6. durch infizierte Räumlichkeiten (Ställe, Weiden, Wege, Eisenbahnwagen, Rampen, Schiffe, öffentliche Brunnen), Gerätschaften (Stall- und Ackergeräte, Milchgefäße, Zaumzeug) und sonstige giftfangende Sachen, wie Futter, Streu u. dgl.

Ein besonders gefährlicher Zwischenträger des Ansteckungsstoffes ist die M i l ch. Namentlich durch Sammelmolkereien, in denen der Ansteckungsstoff durch die Mischmilch in die als Viehfutter an die Milchlieferanten abgegebenen Rückstände (Magermilch usw.) gelangt und so in zahlreiche Gehöfte verschleppt wird, ist vielfach die Maul- und Klauenseuche verbreitet worden (vgl. oben § 17 Ziff. 5).

Als zweckmäßige Bekämpfungsmittel haben sich im allgemeinen bisher erwiesen:

1. die absichtliche Übertragung der Seuche auf die gesunden Tiere des verseuchten Bestandes, wodurch meist eine Abkürzung, vielfach auch eine Milderung des Seuchenverlaufes erzielt wurde,

2. das Verbot der Abgabe ungekochter Milch aus Seuchengehöften und aus Sammelmolkereien in Zeiten der Seuchengefahr,
3. die tierärztliche Beaufsichtigung der Viehmärkte, Schlachthäuser, Abdeckereien, der zusammengebrachten größeren Viehbestände, Händlerstallungen und Treibherden,
4. das Verbot der Viehmärkte und des Hausierhandels mit Vieh; es sind jedoch hierüber vielfach Klagen laut geworden von Landwirten, Händlern und Gewerbetreibenden.

Eines der wichtigsten Bekämpfungsmittel ist gerade bei Maul- und Klauenseuche ein gut funktionierender Nachrichtendienst (s. Erl. 10 zu § 18 und Bayer. MinBek. vom 6. Januar 1914 (MinBl. S. 29) und vom 25. November 1915 (MinBl. S. 298). Die Bekämpfung erfordert ferner ein unverzügliches Einschreiten der Behörden bei drohender Gefahr, da in den meisten Fällen die Seuche tatsächlich schon weiter um sich gegriffen hat, als bei der Anzeige und Feststellung der Ausbrüche amtlich bekannt zu werden pflegt. Die wichtigsten Neuerungen in dem Gesetze, die als allgemeine Maßregeln hinsichtlich der Abhaltung von Seuchen aus dem Auslande, der Anzeigepflicht, der Ermittelung der Seuchenausbrüche, der Schutzmaßregeln gegen Seuchengefahr sowie hinsichtlich der Abschlachtung verseuchter Bestände auf Viehhöfen und Schlachthöfen getroffen sind, stützen sich in der Hauptsache auf die langjährigen Erfahrungen bei der Bekämpfung der Maul- und Klauenseuche und sind auch vorwiegend wegen dieser Seuche eingeführt worden (vgl. zu Vorstehendem Denkschr. S. 47 ff.).

Über verschiedene neuere Schutz- und Heilmittel gegen Maul- und Klauenseuche liegen endgültige Ergebnisse noch nicht vor.

Entschädigung für Verluste an Rindvieh infolge von Maul- und Klauenseuche wurde bisher gewährt in Württemberg (seit 1893) und im Königreich Sachsen (seit 1900). In Bayern wurden bei den letzten Seuchengängen wiederholt Staatsmittel (i. J. 1920 30 Millionen) zur Gewährung nicht rückzahlbarer Zuschüsse oder gering verzinslicher Darlehn an die geschädigten Viehbesitzer zur Verfügung gestellt. Geschädigte, die trotz Vorhandenseins eines Viehversicherungsvereines diesem nicht angehören, sollen nur verkürzte Beschaffungsbeihilfen und im allgemeinen nur Darlehen erhalten; gleiches gilt für schlechte Ablieferer.

AusfVorschr. d. BR. §§ 154—176; **Bay. VB.** §§ 166—188, **Anl.** A § 19, **Anl.** B § 23; vgl. auch VB. § 102.

S. auch §§ 15, 30 Ziff. 1 g, 35 Ziff. 7 der AusfBest. A z. FleischbeschauG.

§ 47.

[1] Für einen verseuchten Ort oder einen bestimmten gefährdeten Bezirk kann der Verkehr von Personen auch in Räumlichkeiten (Gehöft, Stall, Standort, Hofraum, Weidefläche, Viehausstellung, Marktplatz usw.), in denen sich für die Seuche empfängliche Tiere befinden, beschränkt oder insoweit ausgeschlossen werden, als er nicht zur Wartung und

Pflege des Viehes sowie zur Einbringung der Ernte erforderlich ist.

II Innerhalb eines gefährdeten Bezirkes dürfen, unbeschadet der nach den allgemeinen Vorschriften zulässigen Beschränkungen des Verkehrs mit Tieren, öffentliche Wege vorübergehend gegen den Verkehr auch von Personen gesperrt werden, wenn dadurch die Benutzung von Tieren, die einer Sperre (§ 22) unterliegen, zur Feldarbeit oder der Auftrieb solcher Tiere auf die Weide ermöglicht oder erleichtert wird.

1. Die Rechtfertigung der in § 47 vorgesehenen Maßregeln ergibt sich aus der Vorbemerkung.

2. Vgl. § 19 Abs. II und III, AusfVorschr. d. BR. §§ 164b, 163³, **Bay. VV.** §§ 176b, 175³.

3. § 47 geht über den in § 19 Abs. II enthaltenen Vorbehalt („Beschränkungen des Personenverkehrs") nicht hinaus. Auch die Worte „insoweit ausgeschlossen werden als . . ." enthalten in Wirklichkeit nur eine Verkehrsbeschränkung. Unter Beschränkung i. S. des § 47 sind nicht nur der Ausschluß bestimmter Personenklassen (Händler, Schlächter, Kastrierer usw.) oder aller Personen mit Ausnahme des nötigen Pfleger- und Wartepersonales sowie des zur Einbringung der Ernte erforderlichen Personales, sondern auch andere Maßregeln zu verstehen, z. B. die Auferlegung der Bedingung, daß vor dem Betreten der gesperrten Räumlichkeiten besonderes Schuhwerk und besondere Überkleider angelegt und vor dem Verlassen wieder abgelegt werden müssen, oder daß eine Reinigung und Desinfektion der Kleidung oder der Personen selbst erfolgen muß, oder daß zum Betreten jedesmalige polizeiliche Erlaubnis erforderlich sei oder daß das Betreten nur unter polizeilicher Aufsicht erfolgen darf, daß der Zutritt auf bestimmte Zeiten beschränkt wird usw. Derartige Beschränkungen können unter Umständen auch, natürlich unter Berücksichtigung der notwendigen Instandhaltung des Wirtschaftsbetriebes, auch für das Pfleger-, Wärter- und Erntepersonal vorgeschrieben werden (vgl. Begr. S. 73).

4. **Abs. II** wurde auf Grund Beschlusses der RTK. eingefügt. Die stimmung in Abs. II bezweckt, die polizeilichen Seuchenbekämpfungsmaßregeln für den betroffenen Viehbesitzer erträglicher zu gestalten.

5. **Unbeschadet der**; . . . s. §§ 19—22, aber auch § 17 Ziff. 2 und 6.

6. Die auf Grund des Abs. II verfügte Sperre kann eine allgemeine sein, oder auch sich nur gegen bestimmte Personenklassen richten.

7. **Vorübergehend.** Eine bestimmte zeitliche Umgrenzung wird nicht zu fordern sein. Die zeitliche Grenze für die Zulässigkeit der in Abs. II vorgesehenen Maßregel wird gemäß § 18 die Dauer der besonderen Seuchengefahr sein.

§ 48.

I Das Weggeben roher Milch aus Sammelmolkereien und die sonstige Verwertung solcher Milch können in Zeiten der Seuchengefahr und für deren Dauer verboten werden.

II **Ist der Ausbruch der Maul- und Klauenseuche festgestellt, so muß das Weggeben von Milch aus dem Seuchengehöft an die Bedingung der vorherigen Erhitzung bis zu einem bestimmten Wärmegrad und für eine bestimmte Zeitdauer geknüpft werden. Kann eine wirksame Erhitzung nicht gewährleistet werden, so ist das Weggeben von Milch aus dem Seuchengehöfte zu verbieten. Für die Abgabe von Milch an Sammelmolkereien, in denen eine wirksame Erhitzung der gesamten Milch gewährleistet ist, können Ausnahmen zugelassen werden.**

III **Für Gehöfte, in denen die Seuche nicht herrscht, die jedoch in einem Sperrgebiete (§ 22) liegen, können die nach Abs. 2 zulässigen Anordnungen getroffen werden.**

1. Abs. I betrifft die Milchabgabe aus Sammelmolkereien, Abs. II und III aus Einzelgehöften.

Abs. I. 2. Milch; s. AusfVorschr. d. BR. § 26; **Bay. VB.** § 38.

3. Roher Milch; früher hieß es „ungekochte“. Die Fassungsänderung erfolgte deshalb, weil zur Abtötung des Ansteckungsstoffes in der Regel auch eine geringere Erhitzung genügt, als zum Kochen erforderlich ist. (S. AusfVorschr. d. BR. § 28. **Bay. VB.** § 40[3]).

4. Weggeben umfaßt nicht nur die (entgeltliche wie unentgeltliche Veräußerung; Weggabe i. S. des § 48 liegt auch vor, wenn die Milch — ohne Wechsel im Besitzer — von einem Gehöft in ein anderes, demselben Besitzer gehöriges außerhalb des Sperrbezirks gelegenes Gehöft verbracht wird (RG. vom 12. Juni 1911, Reger 32, 107). Vorsätzliche oder fahrlässige Abgabe der Milch seuchenkranker Tiere zum Genuß für Menschen wird, da die Maul- und Klauenseuche auch auf Menschen, insbesondere kleine Kinder übertragbar und daher der Genuß derartiger Milch die menschliche Gesundheit zu schädigen geeignet ist, auch als Verfehlung gegen das Nahrungsmittelgesetz vom 17. Mai 1879 (s. § 12 Ziff. 1, § 14 a. a. O.) strafbar sein.

5. Sonstige Verwertung, vom Reichstag eingefügt.

6. Können; ein gesetzlicher Zwang zur Erlassung des in Abs. I vorgesehenen Verbotes besteht selbst dann nicht, wenn eines der an der Sammelmolkerei beteiligten Gehöfte selbst von der Seuche betroffen ist. (Anders Abs. II S. 2 des früheren Gesetzes); in diesem Fall müssen lediglich gegenüber dem Seuchengehöfte die in Abs. II angeführten Maßnahmen getroffen werden. S. aber AusfVorschr. d. BR. §§ 154c, 168e; **Bay. VB.** §§ 166c, 180e.

7. Unter **Sammelmolkereien** sind nicht nur diejenigen Anlagen zu verstehen, in denen die Milch aus verschiedenen Gehöften zu Butter und Käse verarbeitet wird, sondern auch die sog. Sammelentrahmstationen, in denen lediglich die Entrahmung der Milch stattfindet, während die Sahne nicht in der Station selbst verarbeitet, sondern zu diesem Zwecke weiter in eine Molkerei geliefert wird, die Magermilch dagegen direkt an die Milchlieferanten zurückgegeben wird (s. Ausf.-Vorschr. d. BR. § 26; Bay. VB. § 38). Vgl. auch Erl. zu § 17 Ziff. 5

8. zu Zeiten der Seuchengefahr, d. h. einer besonderen Seuchengefahr i. S. des § 18 (vgl. Erl. 1 zu diesem Paragraphen).

Abs. II. 9. festgestellt, nämlich durch Gutachten des beamteten Tierarztes (§ 13). Über vorläufige Maßregeln s. AusfVorschr. d. BR. § 154c; **Bay. VB.** § 166c.

10. muß; früher hieß es „kann". Nach der jetzigen Fassung kann bei festgestelltem Seuchenausbruch eine Rücksichtnahme auf die wirtschaftlichen Verhältnisse des einzelnen Betriebes nicht mehr Platz greifen. **Bay. VB.** § 174 [1] e.

11. Das Verbot der Weggabe von Milch aus dem Seuchengehöft ist nicht mehr, wie bisher, wahlweise neben der Bedingung der vorherigen Abkochung, sondern nur dann zulässig, wenn eine wirksame Erhitzung nicht gewährleistet werden kann.

12. Gesamten Milch. Die wirksame Erhitzung der aus dem Seuchengehöft stammenden Milch allein genügt nicht, weil der Ansteckungsstoff nicht nur an der Milch, sondern auch am Milchgeschirr, den Transportgeräten, der Kleidung, dem Schuhwerk usw. der aus dem Seuchengehöft kommenden Personen haften und auf dem Wege in die Milch aus den seuchenfreien Gehöften gelangen und durch diese oder die Molkereierzeugnisse oder die Rückstände weiter verschleppt werden kann (Begr. S. 74).

Abs. III. S. AusfVorschr. d. BR. § 163 [5]; **Bay. VB.** 175 [5].

§ 49.

Wenn die Maul- und Klauenseuche in einer sonst seuchenfreien Gegend nur vereinzelt herrscht, so kann die Tötung der seuchenkranken Tiere und der verdächtigen Tiere angeordnet werden, sofern anzunehmen ist, daß die Seuche dadurch getilgt werden kann.

Die Tötung sämtlicher seuchekranken und verdächtigen (s. § 1 Abs. IV) Tiere ist das wirksamste Bekämpfungsmittel gegenüber ersten Seuchenausbrüchen in seuchenfreien Gegenden sowie gegenüber den nach stärkerer Verseuchung noch übrig bleibenden einzelnen Seuchenherden. Mit der Tötung wurden in Dänemark, Großbritannien, den Vereinigten Staaten Amerikas, vereinzelt auch in Deutschland, günstige Erfolge erzielt. Hat die Seuche bereits weiter um sich gegriffen oder ist nach der Entstehung eines vereinzelten Ausbruchs zu vermuten, daß der Ansteckungsstoff bereits in größerem Umfange verschleppt worden ist, z. B. bei Ausbreitung der Seuche von einem größeren Viehmarkt aus, dann muß die Tötung, weil voraussichtlich nutzlos, unterbleiben (Begr. S. 75).

Für die auf polizeiliche Anordnung getöteten Tiere ist Entschädigung zu gewähren (§ 66 Ziff. 1; vgl. auch § 67 Abs. 1 Buchst. b und § 68 Abs. II Ziff. 2). Die Entschädigungskosten werden jedoch dadurch erheblich herabgemindert, daß das Fleisch auch der kranken Tiere gewöhnlich nach Entfernung der veränderten, meist nur geringwertigen Teile ohne Beschränkung zum Genuß für Menschen verwendet werden kann (s. § 35 Ziff. 7 der AusfBest. A z. FleischbeschauG.).

s. AusfVorschr. d. BR. §§ 159, 160; Bay. VB. §§ 171, 172.
Für Bayern s. Art. 1 Abs. II des AusfG.

e) Lungenseuche des Rindviehs.

Vorbemerkung.

Die Lungenseuche war ehemals in einzelnen Teilen Mitteldeutschlands stark verbreitet. Als zur Ausrottung des ständigen Seuchenherdes i. J. 1899 die schleunige Abschlachtung der verseuchten Bestände im Regierungsbezirk Magdeburg angeordnet wurde, folgte ein mehrmaliges Aufflackern der Seuche, im 1. Viertel des Jahres 1904 aber das Erlöschen im Deutschen Reiche. Im Jahre 1907 trat die Seuche wahrscheinlich infolge von Einschleppung aus Rußland erneut auf und erreichte i. J. 1908 wieder einen etwas höheren Stand, doch war sie im 2. Vierteljahr 1909 bereits wieder erloschen und erst im 4. Vierteljahr 1910 ist noch ein weiterer Einzelfall aufgetreten (vgl. Jahresbericht über die Verbreitung von Tierseuchen im Deutschen Reiche. 25. Jahrgang 1910). In den Jahren 1918 mit 153 Tieren in 30 Gehöften und 1919 mit 2283 befallenen Tieren in 155 Gehöften hat sie wieder stärkere Verbreitung gefunden. Die Schutzimpfung hat sich bei Lungenseuche keineswegs durchaus bewährt, sondern im Gegenteil nicht selten zur Verbreitung der Seuche beigetragen, indem der Ansteckungsstoff durch die Impflymphe in bislang seuchenfreie Bestände hineingetragen, durch die Impfkrankheit vermehrt und in der Folge verstreut wurde, ferner dadurch, daß ein, wenn auch geringer Prozentsatz der geimpften Rinder keine Immunität erlangte und diese scheinbar immunen Tiere, wenn sie später latent erkrankten, eine dauernde Infektionsquelle für die gesunden bildeten (s. Denkschr. S. 55ff., Begr. S. 75).

S. auch §§ 15, 35 Ziff. 3 der AusfBest. A z. FleischbeschauG.
Über Nachrichtendienst bei Lungenseuche s. Erl. 10 zu § 18.
AusfVorschr. d. BR. §§ 177—200; Bay. VB. §§ 189—212, Anl. A § 20, Anl. B § 24; vgl. auch VB. § 102.

§ 50.

Die Vorschrift des § 47 Abs. 2 findet sinngemäße Anwendung.

Beschränkungen des Personenverkehrs in Räumlichkeiten, in denen sich nur für die Seuche empfängliche Tiere befinden, dürfen bei Lungenseuche nicht angeordnet werden (§ 19 Abs. III).

§ 51.

Die Polizeibehörde hat die Tötung der nach dem Gutachten des beamteten Tierarztes an der Lungenseuche erkrankten Tiere anzuordnen und kann auch die Tötung verdächtiger Tiere anordnen.

II Außer in dem Falle polizeilicher Anordnung darf eine Lungenseuche-Impfung nicht vorgenommen werden.

Abs. I. 1. Tötung s. o. § 24 und AusfVorschr. d. BR. § 183; **Bay. VB.** § 195. Wegen der Entschädigung s. §§ 66 ff.

2. Verdächtiger s. o. § 1 Abs. IV und AusfVorschr. d. BR. § 185; **Bay. VB.** § 197.

3. Zu **Abs. II** vgl. die Vorbemerkung. Die Vorschrift in Abs. II geht strenggenommen über die im allgemeinen Teil (§§ 19—30) vorgesehenen Anordnungen noch hinaus, da die Schutzimpfung weder eine „Benutzung" des Tieres darstellt, noch als „Heilversuch" erachtet werden kann.

S. AusfVorschr. d. BR. § 198; **Bay. VB.** § 210.

4. Wegen der Entschädigung bei Impfverlusten s. §§ 66 ff.

f) Pockenseuche der Schafe.

Vorbemerkung.

Über **Wesen und Kennzeichen** siehe gemeinfaßliche Belehrung.

Die Pockenseuche war seit dem Schlusse des Jahres 1908 im Reich erloschen. Erst i. J. 1919 wurde die Pockenseuche im Reich wieder festgestellt (8 Tiere in 1 Gehöft). Die Verbreitung der Schafpocken erfolgt ausschließlich durch Übertragung des Ansteckungsstoffes von pockenkranken auf gesunde Schafe, sei es direkt oder durch Zwischenträger. Durch einmaliges Überstehen der Krankheit werden die Schafe für die ganze Dauer ihres Lebens vor einer neuen Ansteckung geschützt.

S. auch § 15 der AusfBest. A z. FleischbeschauG.

AusfVorschr. d. BR. §§ 201—228; **Bay. VB.** §§ 213—240, **Anl.** A § 21, **Anl.** B § 25; vgl. auch **VB.** § 102.

§ 52.

Die Vorschrift des § 47 Abs. 2 findet sinngemäße Anwendung.

Vgl. die Erl. zu § 50.

§ 53.

I Ist die Pockenseuche in einer Schafherde festgestellt, so muß die Impfung aller zurzeit noch seuchenfreien Stücke der Herde angeordnet werden.

II Auf den Antrag des Besitzers der Herde oder seines Vertreters kann für die Vornahme der Impfung eine Frist gewährt werden, wenn nach dem Gutachten des beamteten Tierarztes die sofortige Impfung nicht zweckmäßig ist.

III Auch kann auf den Antrag des Besitzers oder seines Vertreters von der Anwendung der Impfung ganz Abstand genommen werden, sofern die Abschlachtung der noch seuchenfreien Stücke der Herde innerhalb 10 Tagen nach Feststellung des Seuchenausbruchs gesichert ist.

Abs. I. Die Impfung ist hier **Notimpfung**; sie bezweckt, den Seuchenverlauf abzukürzen und zu mildern.

Wegen der Entschädigung bei Impfverlusten s. u. § 66 Ziff. 3.

Abs. II. **Nicht zweckmäßig,** z. B. zur kalten Jahreszeit oder in der Lammzeit der Mutterherde.

Abs. III. Die Abschlachtung wird nicht polizeilich angeordnet, sondern erfolgt auf Grund freier Entschließung des Besitzers; eine Entschädigung für die abgeschlachteten Tiere wird nicht gewährt.

§ 54.

Gewinnt die Seuche eine größere Ausdehnung oder ist nach den örtlichen Verhältnissen die Gefahr einer Verschleppung der Seuche in die benachbarten Schafherden nicht auszuschließen so kann die Impfung der von der Seuche bedrohten Herden und aller in demselben Orte befindlichen Schafe polizeilich angeordnet werden.

§ 54 wurde wörtlich aus dem früheren Gesetz übernommen; während er bisher neben § 53 die nach § 23 dieses Gesetzes (s. die Erl. zu § 23) erforderliche gesetzliche Grundlage für die Pockenimpfung bildete, kann diese nunmehr nicht nur in den Fällen der §§ 53, 54, sondern innerhalb der Schranken des § 23 auch in anderen Fällen polizeilich angeordnet werden. Eine ausschließende Wirkung gegenüber dieser letztgenannten Bestimmung wird dem § 54 nicht zukommen (vgl. die Erl. zu § 31). Die AusfVorschr. d. BR. sind jedoch über die in §§ 53, 54 des Gesetzes vorgesehenen Fälle nicht hinausgegangen (§ 222, 223), ebensowenig die Bay. VB. (§§ 234, 235).

§ 55.

Die geimpften Schafe sind rücksichtlich der polizeilichen Schutzmaßregeln den pockenkranken gleich zu behandeln.

Die geimpften Schafe sind ebenso Träger des Ansteckungsstoffes wie die kranken.

§ 56.

Außer in dem Falle polizeilicher Anordnung (§§ 53, 54) darf eine Pockenimpfung der Schafe nicht vorgenommen werden.

Die Vorschrift rechtfertigt sich damit, daß durch die Impfung immer eine gewisse Gefahr der Verschleppung des Ansteckungsstoffes hervorgerufen wird (s. die Erl. zu § 55).

g) Beschälseuche der Pferde und Bläschenausschlag der Pferde und des Rindviehs.

Vorbemerkung.

Die Beschälseuche ist seit Jahren nur vorübergehend und in ganz geringem Maß in Deutschland aufgetreten.

Der Bläschenausschlag ist von 1906 bis 1917 ständig zurückgegangen (1906 : 6614 befallene Tiere in 5081 Gehöften; 1917 : 1135 befallene Tiere in 934 Gehöften). Erst in den letzten Jahren hat er wieder stärkere Verbreitung gefunden (1919 : 2171 befallene Tiere in 1765 Gehöften).

Von den ständigen Seuchenschutzmaßregeln sind hier einschlägig vor allem die in § 17 Ziff. 6 vorbehaltenen Anordnungen.

S. auch § 15 der AusfBest. A z. FleischbeschauG.

AusfVorschr. d. BR. §§ 229—245; **Bay. VB.** §§ 241—257, **Anl. A** §§ 22.

§ 57.

Pferde, die an der Beschälseuche, und Pferde oder Rindviehstücke, die an dem Bläschenausschlage der Geschlechtsteile leiden, sowie Tiere der genannten Arten, die einer dieser Seuchen oder der Ansteckung verdächtig sind, dürfen so lange nicht zur Begattung zugelassen werden, als nicht durch den beamteten Tierarzt die vollständige Heilung und Unverdächtigkeit der Tiere festgestellt ist.

Die Ausdehnung des Begattungsverbotes auf seuchen- und ansteckungsverdächtige Tiere ist damit begründet, daß die Seuchenerscheinungen nicht immer in dem Maße wahrnehmbar hervortreten, daß die Seuchen mit Sicherheit erkannt werden können; in solchen Fällen findet aber gleichwohl eine Übertragung der Seuche durch den Begattungsakt statt. Eine nicht seltene Erscheinung ist ferner, daß sich an männlichen Zuchttieren, die nachweislich seuchenkranke oder seuchenverdächtige Tiere gedeckt hatten, keinerlei Zeichen der Krankheit oder eines Verdachtes feststehen lassen, daß jene Tiere aber dennoch die Seuche beim Begattungsakt übertragen (Begr. S. 76).

Das Verbot der Zulassung kranker und verdächtiger Tiere zur Begattung richtet sich nicht nur, wie bisher, gegen den Besitzer, sondern gegen jedermann, also insbesondere auch gegen das Pfleger- und Wärterpersonal (s. u. § 74 Ziff. 1, § 75 Abs. I).

§ 58.

Tritt die Beschälseuche in einem Bezirk in größerer Ausdehnung auf, so kann die Zulassung der Pferde zur Begattung für die Dauer der Gefahr allgemein von einer vorgängigen Untersuchung durch dem beamteten Tierarzt abhängig gemacht werden.

h) Räude der Einhufer und der Schafe.

Vorbemerkung.

Die Räude der Einhufer, die im Deutschen Reich i. J. 1906 655 Tiere in 343 Gehöften, i. J. 1914 583 Tiere in 260 Gehöften befiel, ist infolge der Kriegsverhältnisse stark angewachsen; i. J. 1919 wurden 92 780 Tiere in 49 493 Gehöften befallen.

Die Seuche ist hauptsächlich unter den herabgekommenen minderwertigen Pferden kleinerer Besitzer verbreitet, die oft einen lebhaften Tauschhandel führen und ihre Tiere in Ställen unterzubringen gezwungen sind, die sich nur mangelhaft desinfizieren lassen. Wesentlich befördert wird unter solchen Verhältnissen die Verbreitung der Pferderäude durch gemeinsame Verwendung von Putzzeugen, Decken, Geschirrteilen u. dgl. Bisher war die veterinärpolizeiliche Behandlung nur für Fälle der festgestellten Erkrankung an Räude vorgeschrieben. Da in zahlreichen Fällen die Räude zwar vorhanden, aber nicht bestimmt nachgewiesen ist, entgingen diese nur als verdächtig anzusehenden Tiere der polizeilichen Behandlung. Die Erfahrung hat gelehrt, daß eine wirksame Bekämpfung der Seuche nur dann zu erwarten ist, wenn alle Pferde und sonstigen Einhufer, bei denen auch nur ein Verdacht vorliegt, dem Heilverfahren eines appr. Tierarztes unterworfen werden, sofern der Besitzer nicht die Tötung der Tiere vorzieht (vgl. Denkschr. S. 60).

Die Verbreitung der Schafräude hat in den letzten Jahren geschwankt. 1906 wurden 740 Gehöfte mit insgesamt 53 955 Tieren, 1912 400 Gehöfte mit insgesamt 38 607 Tieren, 1919 3714 Gehöfte mit insgesamt 85 406 Tieren von ihr ergriffen.

Verbreitet wird die Schafräude, abgesehen von der Einschleppung aus dem Ausland, hauptsächlich durch Neueinstellung bereits angesteckter Tiere in die Herden, durch den Wanderherdenbetrieb und durch mangelhafte Desinfektion der verseuchten Räumlichkeiten, vor allem aber dadurch, daß in allen verseuchten Beständen, auch nach Entfernung oder Heilung der notorisch räudigen Tiere, fortwährend neue Fälle bekannt werden, solange nicht durch ein radikales Verfahren die Gelegenheit zur Ansteckung ausgeschlossen ist. Eine nicht zu unterschätzende Rolle bei der Verschleppung der Schafräude bilden Tiere, die aus Herden stammen, welche durch die Schmier- oder Badekur scheinbar geheilt worden sind, aber die Keime der Räude gleichwohl zurückbehalten oder infolge Unterlassung oder mangelhafter Ausführung der gleichzeitig mit dem Heilverfahren vorzunehmenden Desinfektion der Stallungen, Hürden u. dgl. neu erworben haben (Denkschr. S. 62).

Eine notwendige Voraussetzung für die wirksame Bekämpfung der Schafräude ist die sichere Ermittelung aller Seuchenherde. Von den Schafhaltern und Schäfern wird der Ausbruch der Räude häufig erst zur Anzeige gebracht, wenn er sich nicht mehr verheimlichen läßt und Bestrafungen befürchtet werden.

Die langjährigen Erfahrungen bei der Bekämpfung der Schafräude weisen darauf hin, daß ein dauernder Erfolg nur zu erwarten ist, wenn sämtliche Schafbestände in den verseuchten Gebieten regelmäßig, etwa alljährlich vor der Schur, einer amtstierärztlichen Kontrolle in bezug auf ihre Räudefreiheit unterworfen werden, ferner wenn sämtliche Tiere einer verseuchten Herde, gleichviel ob sie offensichtliche Erscheinungen der Räude zeigen oder nicht, einer tierärztlichen Behandlung bis zur vollständigen Tilgung der Seuche unterworfen und gleichzeitig die verseuchten Räumlichkeiten, Gerätschaften usw. unter amtstierärztlicher Aufsicht gründlich desinfiziert werden (Denkschr. S. 63).

AusfVorschr. d. BR. §§ 246—258; **Bay. VB.** §§ 258—270, **Anl. A** § 23.

§ 59.

I **Wird die Räude bei Einhufern (sarcoptes- oder dermatocoptes-Räude) oder Schafen (dermatocoptes-Räude) festgestellt, so kann der Besitzer angehalten werden, die räudekranken und verdächtigen Tiere und die Schafherden, in denen die Räude herrscht, sofort dem Heilverfahren eines approbierten Tierarztes zu unterwerfen, sofern er nicht die Tötung der Tiere vorzieht.**

II **Bei Schafherden, in denen die Räude herrscht, soll die Auswahl des Heilverfahrens dem Besitzer auf dessen Verlangen zunächst überlassen werden. Wird durch das vom Besitzer gewählte Heilverfahren die Räude nicht binnen drei Monaten nach ihrer Feststellung getilgt, so kann die Polizeibehörde die Anwendung eines bestimmten Heilverfahrens vorschreiben.**

Abs. I. 1. Da nach § 23 die tierärztliche Behandlung erkrankter und verdächtiger Tiere nunmehr bei allen Seuchen polizeilich angeordnet werden kann, ist die Notwendigkeit einer besonderen Vorschrift für den Zwang zur tierärztlichen Behandlung der Räude weggefallen. Sie könnte daher auch den Ausführungsvorschriften überlassen bleiben. Da indes die Räude auf anderem Wege als durch den Behandlungszwang veterinärpolizeilich schwer zu bekämpfen sein würde und tatsächlich auch mittels solchen Zwanges seit langen Jahren bekämpft ist, erschien es angemessen, auf diese Maßregel unter den Vorschriften für die einzelnen Seuchen nach wie vor hinzuweisen (s. Begr. S. 77).

2. Über die Gründe der Ausdehnung der veterinärpolizeilichen Behandlung auf die verdächtigen Tiere und die Schafherden, in denen die Räude herrscht, s. die Vorbemerkung.

3. Schafherden, in denen die Seuche herrscht; es wird genügen, wenn mindestens ein Tier der Herde seuchenkrank ist. Schafe von Herden, in denen die Räude herrscht, sind immer mindestens der Ansteckung verdächtig. Letzterer Begriff ist der weitere. Es können sämtliche Schafe einer Herde ansteckungsverdächtig sein, ohne daß die Räude in der Herde herrscht, z. B. wenn die Herde in einem Stall genächtigt hat, in dem kurz vorher räudekranke Schafe untergebracht waren und der Stall seitdem nicht desinfiziert wurde.

4. Tötung; eine Entschädigung wird nicht gewährt, da die Tötung hier nicht auf polizeiliche Anordnung erfolgt.

Abs. II. 5. beruht auf einem Beschluß der RTK.; s. Ausf.-Vorschr. d. BR. § 249 Abs. 2; **Bay. BB.** § 261[2].

i) Rotlauf der Schweine, einschließlich des Nesselfiebers (Backsteinblattern).

Vorbemerkung.

Vgl. auch die Erl. zu § 10 Ziff. 10.

Vom Schweinerotlauf wurde im Deutschen Reich befallen

1906 76 723 Tiere in 47 790 Gehöften
1916 171 234 Tiere in 104 172 Gehöften
1919 47 566 Tiere in 34 850 Gehöften

Der Rotlauf kommt in allen Teilen des Reichs vor, tritt jedoch in stärkerer Ausdehnung regelmäßig nur an Örtlichkeiten auf, wo der Ansteckungsstoff im Boden vorhanden oder durch Kadaver, Fleisch und Schlachtabfälle von rotlaufkranken Schweinen eingeschleppt wurde. Die Schwere der Seuche ist außerordentlich verschieden je nach der Virulenz des Rotlaufbazillus, den klimatischen und Bodenverhältnissen, der Rasse und dem Lebensalter der Schweine; je gröber die Rasse, desto geringer im allgemeinen die Empfänglichkeit. Tiere unter 5 Monaten erkranken gar nicht oder nur leicht, zwischen 6 und 14 Monaten ist die Widerstandsfähigkeit am geringsten, ältere Schweine erkranken wieder seltener. Infektionsquellen sind hauptsächlich Boden und Wasser; die Ansteckung erfolgt meist durch die verletzte Haut.

Da die Exkremente erkrankter Schweine die hauptsächlichste Ansteckungsquelle darstellen, muß auf eine sorgfältige Reinhaltung und Desinfektion der Ställe gesehen werden; Mist und Streu sind am besten zu verbrennen. Kadaver müssen an unzugänglicher Stelle vergraben werden. Auch eine besondere Überwachung der Notschlachtungen bei Rotlauf erscheint wegen der Verschleppungsgefahr durch Blut, Fleisch, Schlachtabfälle und Abwässer angezeigt, wenngleich der Genuß der nicht veränderten Teile des Fleisches erfahrungsgemäß unschädlich ist. Hauptziel der Rotlaufbekämpfung muß sein ein wirksamer Schutz der Bestände gegen Ansteckung in solchen Gegenden, in denen der Boden verseucht ist und Ausbrüche des Rotlaufs in der wärmeren Jahreszeit regelmäßig wiederkehren (s. Denkschr. S. 77 f.).

Mit der Schutz- und Heilimpfung gegen Rotlauf wurden große Erfolge erzielt. In Bayern wurden die Kosten für Beschaffung des Impfstoffes auf die Staatskasse übernommen (ME. vom 28. Juli 1899 MABl. S. 417). Neben der Impfung empfiehlt sich die Absonderung zugekaufter Schweine von gesunden Beständen für etwa 8 Tage.

Der Schweinerotlauf wurde zuweilen auch auf Menschen übertragen.

AusfVorschr. d. BR. §§ 277—288; **Bay. BB.** §§ 289—300, **Anl.** A § 25, **Anl.** B § 27; vgl. auch BB. § 102. Vgl. auch Bay. MinBek. vom 7. Oktober 1916 Nr. 395 a 90.

Anhang: Schweineseuche und Schweinepest.

Vgl. auch Erl. zu § 10 Ziff. 9.

Schweineseuche und Schweinepest sind in den letzten Jahren stark zurückgegangen. Es wurden befallen

1906 104 728 Tiere in 21 918 Gehöften
1913 204 536 Tiere in 25 592 Gehöften
1919 7458 Tiere in 2 359 Gehöften

Die Verbreitung der Seuchen erfolgte, abgesehen von der Einschleppung aus dem Ausland, vielfach durch den Handelsverkehr, insbesondere durch die Abgabe von Zuchtschweinen aus verseuchten Beständen. Die Schweineseuche und Schweinepest werden hauptsächlich dadurch gefährlich, daß sie in Beständen, die bislang seuchenfrei waren, nach Einschleppung des Ansteckungsstoffes entweder in akuter Form auftreten und binnen kurzem den größten Teil der Tiere wegraffen oder in chronischer Form, vielfach unerkannt, allmählich um sich greifen und durch die Abgabe von Tieren zu Zucht- oder Mastzwecken in andere Bestände verschleppt werden.

Die Schweinezüchter und Mäster können selbst wesentlich zum Schutz ihrer Bestände beitragen durch sorgfältige Auswahl der anzukaufenden Tiere, Quarantänierung derselben vor Einbringung in die alten Bestände und naturgemäße Haltung der Tiere; erfahrungsgemäß werden Schweine hochgezüchteter Rassen, die behufs Erzielung von Frühreife und dadurch ermöglichter rascherer Umsetzung des in ihnen ruhenden Betriebskapitals den natürlichen Verhältnissen in der Zucht, Fütterung und Haltung entrückt werden, weit häufiger von Seuchen befallen als andere. Der Grund liegt in der Schwächung der Konstitution und dem dadurch bedingten Mangel an Widerstandsfähigkeit gegen schädliche Einflüsse. Bei Rückkehr zu natürlicheren Verhältnissen wird der Ausfall an Fleisch und Fett durch größere Fruchtbarkeit und Seuchenfestigkeit der Schweinebestände sicher ausgeglichen werden (s. Denkschr. S. 67).

Mit der Bekämpfung der Schweineseuche und Schweinepest durch I m p f u n g wurden bisher durchschlagende Erfolge nicht erzielt. Der Regierungsentwurf hatte die Anordnung der Tötung kranker und verdächtiger Tiere als zulässig vorgesehen. Da diese Bestimmung auf Grund der Kommissionsberatung gestrichen wurde, haben lediglich die nach den allgemeinen Vorschriften (§§ 19—30) zulässigen Bekämpfungsmaßregeln Anwendung zu finden.

AusfVorschr. d. BR. §§ 259—276; **Bay. VB.** §§ 271—288, **Anl.** A § 24, **Anl.** B § 26; vgl. auch VB. § 102.

Für B a y e r n s. MinBek. vom 16. November 1913 (GVBl. S. 798): Forderung von Ursprungszeugnissen, Kennzeichnung und amtstierärztliche Untersuchung für nach Bayern eingeführte Händlerschweine.

S. auch §§ 15, 30 Ziff. 1 g und n, 33 Ziff. 9 und 10, 35 Ziff. 10 bis 12, 37 Abs. III Ziff. 2 und 3, 38 Abs. II Buchst. b der Ausf.-Best. A zum FleischbeschauG.

Über **Nachrichtendienst** bei Schweineseuche und Schweinepest s. Erl. 10 zu § 18.

§ 60.

[1] **Gewinnt der Rotlauf der Schweine eine größere Ausdehnung, so kann die Impfung der**

gefährdeten Schweinebestände eines Gehöfts, einer Ortschaft oder eines größeren Bezirkes angeordnet werden.

II Den Landesregierungen bleibt die Bestimmung überlassen, ob und unter welchen Bedingungen eine Schutzimpfung in anderen Fällen polizeilich angeordnet werden darf.

Eine Impfung gefährdeter Schweinebestände darf nach Abs. I für Gehöfte, Ortschaften oder größere Bezirke zunächst dann vorgeschrieben werden, wenn der Rotlauf eine größere Ausdehnung erlangt hat. Insoweit besteht an der Rotlaufbekämpfung auf diesem Wege ein allgemeines Interesse, dem nach § 79 durch Ausführungsvorschriften des Bundesrats weiter Rechnung getragen werden kann. In anderen Fällen ist es gemäß Abs. II den Landesregierungen überlassen, Bestimmungen über die Voraussetzungen des Impfzwanges zu treffen, namentlich weil mit einer Schutzimpfung in größerem Umfange nicht unerhebliche Kosten verknüpft sein würden, deren Aufbringung innerhalb der einzelnen Bundesstaaten gesichert sein muß, ehe damit vorgegangen werden kann (Begr. S. 79).

Für Bayern s. VB. § 297²; vgl. auch MBek. vom 28. Juli 1899 (MABl. S. 417) über Rotlaufschutzimpfung.

Wegen Entschädigung bei Impfverlusten s. u. § 66 Ziff. 3.

Zwischenbemerkung: Geflügelcholera und Hühnerpest.

Über Wesen unn Kennzeichen siehe gemeinfaßliche Belehrung.

Vgl. die Erl. zu § 10 Ziff. 11.

Die Geflügelcholera wurde seit mehr als einem Jahrzehnt hauptsächlich durch das aus dem Ausland eingeführte Geflügel stark verbreitet.

Stand 1906 : 74 329 befallene Tiere in 2700 Gehöften
1919 : 27 812 befallene Tiere in 1602 Gehöften

Die Hühnerpest wurde vor mehrenen Jahren aus Italien nach Deutschland eingeschleppt und besonders durch eine im Februar 1901 in Braunschweig abgehaltene Geflügelausstellung ausgebreitet.

Stand 1906 : 1029 befallene Tiere in 76 Gehöften
1919 : 280 befallene Tiere in 76 Gehöften

Die Ansteckung erfolgt bei Geflügelcholera meist durch Aufnahme von Kot kranker Tiere mittels der Nahrung oder des Trinkwassers, ferner durch Verfütterung von Abfällen geschlachteten cholerakranken Geflügels, bei Hühnerpest gleichfalls durch die Abgänge (Kot und Nasenschleim), ferner durch das Blut, die Eingeweide und Kadaver notgeschlachteter sowie verendeter seuchenkranker Tiere. Eine tierärztliche Behandlung des erkrankten Geflügels ist umständlich und meist erfolglos; auch Impfversuche hatten bisher keinen durchschlagenden Erfolg (s. Denkschr. S. 72ff.).

Nach dem RegEntw. war, wenn die Geflügelcholera oder die Hühnerpest in einer sonst seuchenfreien Gegend nur vereinzelt herrscht, die Tötungsanordnung für kranke und verdächtige Tiere als zulässig vorgesehen, „sofern anzunehmen ist, daß die Seuche dadurch getilgt werden kann". Da diese Bestimmung infolge der Verhandlungen im Reichstag gestrichen wurde, hat die Bekämpfung der beiden Seuchen lediglich auf Grund der allgemeinen Gesetzesbestimmungen (§§ 19—30) zu erfolgen.

AusfVorschr. d. BR. §§ 289—299; **Bay. VB.** §§ 301—311, **Anl.** A § 26, **Anl.** B § 28; vgl. auch VB. § 102.

k) Tuberkulose des Rindviehs (§ 10 Abs. 1 Nr. 12).

Vorbemerkung.

Die Tuberkulose ist die verbreitetste Seuche unter den Haustieren; sie befällt hauptsächlich Rindvieh und Schweine, selten Pferde, Schafe, Ziegen, zuweilen auch Geflügel. Hauptsächlich wird sie in solchen Beständen angetroffen, in denen die Tiere den für eine gedeihliche Entwicklung erforderlichen natürlichen Bedingungen entrückt sind und zu bestimmten Nutzungszwecken in einem oft auf das höchste gesteigerten Maß in Anspruch genommen werden. Wirtschaftlich und gesundheitspolizeilich am wichtigsten ist die Rindertuberkulose (Perlsucht), nicht nur wegen der durch sie verursachten Kapitalsverluste (Abmagerung und verminderte Nutzleistung der befallenen Tiere, Untauglichkeit oder Minderwertigkeit des Fleisches [vgl. § 33 Ziff. 8, § 34 Ziff. 1, § 35 Ziff. 4, § 37 Abs. I, II und III Ziff. 1, § 40 Ziff. 1 der AusfBest. A z. Fleischbeschaugesetz] und der Milch als Nahrungsmittel), sondern vor allem auch deshalb, weil nach den neuesten wissenschaftlichen Forschungen die Übertragung der Rindertuberkulose auf Menschen, namentlich Kinder, nicht als ausgeschlossen zu erachten ist (Denkschr. S. 75). Die Rindertuberkulose ist verhältnismäßig selten angeboren; ihre Häufigkeit wächst mit dem Alter der Tiere; auch kommt sie bei Kühen weit häufiger vor als bei Ochsen und Bullen. Im Jahre 1904 wurden in Deutschland bei der Fleischbeschau 17,89% des geschlachteten Rindviehs wegen Tuberkulose beanstandet; gänzlich untauglich zum Genuß für Menschen waren freilich nur 0,35%. Leider ist bisher die Rindertuberkulose in unaufhaltsamen Fortschreiten begriffen.

Zur *Ermittelung der Seuche* wird vielfach die Tuberkulinprobe angewendet (s. für *Bayern* ME. vom 12. Februar 1895 MABl. S. 75); hiebei ist jedoch zu beachten, daß einerseits in der Regel auch schon diejenigen Tiere auf die Einspritzung mit Tuberkulin reagieren, die nur kleinste, für die veterinärpolizeiliche Praxis völlig belanglose tuberkulöse Veränderungen aufweisen, und daß anderseits Tiere, die auf die Einspritzung reagiert haben, innerhalb der nächsten Wochen auf eine zweite Tuberkulineinspritzung häufig nicht mehr reagieren, eine Erscheinung, die wiederholt zu betrügerischem Vorgehen ausgenutzt wurde (s. Denkschr. S. 78).

Die *polizeiliche Bekämpfung* der Tuberkulose wurde mit Rücksicht auf ihre außerordentliche Verbreitung, um ein allzutiefes Eingreifen in die wirtschaftlichen Verhältnisse und zu große Verluste für das Volksvermögen zu vermeiden, auf die sog. *offene Tuberkulose des Rindviehs* beschränkt, nämlich diejenigen Formen der Rindertuberkulose, die infolge der damit verbundenen Ausscheidung des Ansteckungsstoffes gefährlich sind (s. o. § 10 Abs. I Ziff. 12).

Als Hauptbekämpfungsmaßregel kommt die Tötung und unschädliche Beseitigung der an gefährlicher Tuberkulose erkrankten Tiere in Betracht. Es liegt im eigenen Interesse des Viehbesitzers, gefährlich tuberkulöse Tiere frühzeitig auszumerzen, um seinen übrigen Bestand vor weiterer Ansteckung zu schützen und das Fleisch der geschlachteten Tiere noch gut zu verwerten.

Über den Schutz gegen Einschleppung der Rindertuberkulose aus dem Ausland s. o. § 6, insbes. Erl. 4 und § 7 Erl. 11 Abs. 4.

Zur Verhütung der Einschleppung der Tuberkulose in gesunde Viehbestände empfiehlt sich vorsichtige Auswahl der Tiere beim Zukaufe, der nur aus nachweislich gesunden Zuchten erfolgen sollte. Als Vorprüfung für die Auswahl von Zuchttieren, ferner für die Einreihung von Tieren in die Herden von Zucht- und Molkereigenossenschaften empfiehlt sich die Tuberkulinprobe. Diese wird auch als Bedingung für die Aufnahme in die Viehversicherung vielfach angewandt. Die Erhöhung der Widerstandsfähigkeit der Rinder gegen die Ansteckungsgefahr läßt sich durch geeignete Auswahl der Tiere, Vervollkommnung der hygienischen Einrichtungen und rationellen Wirtschaftsbetrieb erreichen und ist nicht Aufgabe der Veterinärpolizei (Denkschr. S. 83). Vgl. auch die Ausführungen des K. Bayer. Staatsministeriums des Innern in der Sitzung der K. d. Abg. vom 14. Juni 1910 (StenBer. 11, 725).

Über verschiedene, von Behring, Koch und Schütz für die Praxis empfohlene Immunisierungsverfahren liegt ein abschließendes Urteil noch nicht vor.

AusfVorschr. d. BR. §§ 300—315; **Bay. VV.** §§ 312—327, **Anl.** A § 27, **Anl.** B § 29.

§ 61.

I **Die Tötung von Tieren, bei denen das Vorhandensein der Tuberkulose im Sinne des § 10 Abs. 1 Nr. 12 festgestellt oder in hohem Grade wahrscheinlich ist, kann polizeilich angeordnet werden.**

II **Wird die Tötung nicht angeordnet oder wird sie aufgeschoben, so sind gegen die Weiterverbreitung der Krankheit Schutzmaßregeln zu erlassen (§§ 19, 20, 27); insbesondere ist die Kennzeichnung der Tiere anzuordnen.**

III **Die Milch von Kühen, bei denen das Vorhandensein der Tuberkulose im Sinne des § 10 Abs. 1 Nr. 12 festgestellt oder in hohem Grade wahrscheinlich ist, darf nicht weggegeben oder verwertet werden, bevor sie bis zu einem bestimmten Wärmegrad und für eine bestimmte Zeitdauer erhitzt worden ist.**

IV **Die Milch der mit Eutertuberkulose behafteten Kühe darf auch nach dem Erhitzen weder als Nah-**

rungsmittel für Menschen weggegeben noch zur Herstellung von Molkereierzeugnissen verwendet werden.

Abs. I. 1. Festgestellt oder in hohem Grade wahrscheinlich, nämlich zufolge amtstierärztlichen Gutachtens (§ 13). Die hohe Wahrscheinlichkeit wurde der positiven Feststellung gleich gesetzt, weil diese am lebenden Tier selbst für den Tierarzt nicht immer sofort möglich ist (s. AusfVorschr. d. BR. § 300[2–4]; **Bay. VB.** § 312[2–5].

2. kann (vgl. Begr. S. 80): „Es ist im Gesetze vermieden, den Behörden die Anordnung der Tötung zwingend vorzuschreiben, sowohl deswegen, weil es die Vorsicht gebietet, sich für den immerhin möglichen Fall künftiger ungünstiger Erfahrungen die Einstellung oder Beschränkung der Tötung auch ohne Gesetzesänderung offen zu halten, als auch weil selbst bei grundsätzlicher Anwendung der Tötungsbefugnis immerhin besondere wirtschaftliche oder örtliche Verhältnisse Ausnahmen rechtfertigen können. Allerdings muß davon ausgegangen werden, daß zunächst die Anordnung der Tötung als Regel festzuhalten sein wird, weil einerseits, wie schon gesagt, die bisherigen praktischen Erfahrungen zu einer Verallgemeinerung des auf Beseitigung gefährlich kranker Tiere beruhenden Tilgungsverfahrens durchaus ermutigen, andererseits dieses Verfahren ohne eine Anwendung auf breiterer Grundlage nicht genügend erprobt werden könnte" (s. AusfVorschr. d. BR. § 302; **Bay. VB.** § 314).

3. Wegen **Entschädigung** s. u. §§ 66 ff., insbes. § 68 und für Bayern AusfG. Art. 1.

Abs. II. 4. Ein Aufschub der Tötung wird namentlich dann in Frage kommen, wenn der Besitzer hiefür ein dringendes wirtschaftliches Bedürfnis geltend macht und wenn es möglich ist, mit anderen Maßregeln die Seuchenverschleppung zu verhindern. Die Fristen werden jedoch im Hinblick auf die mit dem Fortschreiten der Seuche wachsende Ansteckungsgefährlichkeit bereits offensichtlich erkrankter Tiere nur ausnahmsweise über 6 Wochen und höchstens auf 10 Wochen zu erstrecken sein (Begrdg. S. 81). S. AusfVorschr. d. BR. § 303; **Bay. VB.** § 315.

5. Die Vorschrift des Abs. II bezieht sich in ihrer zwingenden Form nur auf die unter Abs. I fallenden Tiere; damit soll aber der Kreis aller überhaupt zulässigen Schutzmaßregeln gegen die Tuberkulose keineswegs begrenzt sein, vielmehr können erforderlichenfalls auch weitergehende Anordnungen getroffen werden, sofern sie sich nur im Rahmen der §§ 19—30 halten; solchen Anordnungen können unter Umständen auch nur ansteckungsverdächtige oder für die Seuche empfängliche Tiere unterworfen werden (vgl. Begr. S. 81 und oben § 31).

Abs. III. 6. Milch; s. AusfVorschr. d. BR. § 26. **Bay. VB.** § 38. Die Milch gefährlich tuberkuloser Kühe kann Tuberkelbazillen enthalten und die Krankheit auf Menschen und Tiere übertragen.

7. weggegeben oder verwertet; vgl. oben § 48 Abs. I und die Erl. 4 hiezu. Nach Abs. III ist das Weggeben und die Verwertung unerhitzter Milch nicht nur als Nahrungsmittel für Menschen, sondern auch als Viehfutter verboten.

Abs. IV. 8. Die Milch der mit Eutertuberkulose behafteten Kühe ist wegen ihres starken Bazillengehaltes als verdorben i. S. des Nahrungsmittelgesetzes zu erachten und daher als Nahrungsmittel für Menschen und zur Herstellung von Molkereierzeugnissen auch nach Erhitzung ungeeignet. Dagegen kann sie nach Tötung der Bazillen anderweitig ausgenutzt, insbesondere ohne Nachteil an Tiere verfüttert werden (s. Begr. S. 82).

9. Auch die Vorschriften in Abs. III und IV sind nicht ausschließender Natur (s. § 31). Innerhalb der gesetzlichen Schranken (§§ 19—30) können daher auch weitergehende Bestimmungen erlassen werden. Vgl. AusfVorschr. d. BR. § 311 b, **Bay. VB.** § 323 b.

10. Zu Abs. III und IV vgl. auch die unten bei § 76 Ziff. 1 abgedr. Entsch. des OLG. München Reger 14, 84.

8. Besondere Vorschriften für die Viehhöfe und Schlachthöfe einschließlich öffentlicher Schlachthäuser.

Vorbemerkung.

Über die Begriffe „Viehhöfe", „Schlachthöfe", „öffentliche Schlachthäuser" s. die Erl. 1 zu § 16.

Die Sondervorschriften in §§ 62—65 rechtfertigen sich durch die an den „Zentralpunkten des Viehhandels" drohende außerordentliche Gefahr der Seuchenverschleppung.

s. **AusfVorschr. d. BR.** § 2; **Bay. VB.** § 14.

§ 62.

Auf die Viehhöfe und Schlachthöfe einschließlich der öffentlichen Schlachthäuser und auf das daselbst aufgestellte Vieh finden die vorstehenden Bestimmungen dieses Gesetzes mit den Änderungen Anwendung, die sich aus dem nachfolgenden besonderen Vorschriften ergeben.

§ 63.

Wird unter dem daselbst aufgestellten Vieh der Ausbruch einer übertragbaren Seuche ermittelt oder zeigen sich bei solchem Vieh Erscheinungen, die nach dem Gutachten des beamteten Tierarztes den Ausbruch einer solchen Seuche befürchten lassen, so sind die erkrankten und alle verdächtigen Tiere sofort in polizeiliche Verwahrung zu nehmen und von jeder Berührung mit den übrigen auszuschließen.

1. Diese Bestimmung richtet sich nicht an den Tierbesitzer, sondern an die mit der Aufsicht über die betr. Anstalt betraute Polizeibehörde.

2. **Vieh**; nicht nur Schlachtvieh, sondern auch Nutz- und Zuchtvieh (in Magerviehhöfen).

§ 64.

Nach Feststellung des Seuchenausbruchs können Viehhöfe und Schlachthöfe einschließlich der öffentlichen

Schlachthäuser ganz oder teilweise für die Dauer der Seuchengefahr gegen den Abtrieb der für die Seuche empfänglichen Tiere gesperrt werden.

1. Die Sperrung gegen den Viehabtrieb kann nunmehr auch „teilweise" angeordnet werden. Hiedurch sollen die mit der völligen Sperre meist verbundenen erheblichen Vermögensschädigungen auf ein mit den veterinären Rücksichten noch zu vereinendes, möglichst geringes Maß z. B. in solchen Fällen herabgedrückt werden, in denen der Seuchenausbruch sich auf getrennte Abteilungen der Viehhöfe und Schlachthöfe beschränkt und in denen nach den Umständen anzunehmen ist, daß eine Seuchenübertragung auf die anderen Abteilungen noch nicht stattgefunden hat. Der Hinweis auf die Zulässigkeit einer Teilsperre empfiehlt sich um so mehr, als in den neueren Vieh- und Schlachthofanlagen auf eine weitgehende Trennung der für die einzelnen Viehgattungen oder auch für verdächtiges und anderes Vieh oder auch für einzelne Transporte bestimmten Abteilungen und auf den Ausschluß einer gegenseitigen Berührung beim Auftrieb ein immer größerer Wert gelegt wird (Begr. S. 83). Vgl. AusfVorschr. d. BR. § 46c; **Bay. VB.** § 58c.

2. Die Bestimmung in § 56 Abs. II des früheren Gesetzes, wonach strengere Absperrungsmaßregeln nur in dringenden Fällen angewendet werden durften, wurde gestrichen, da die Veterinärpolizeibehörden schon nach § 18 verpflichtet sind, bei Erlassung ihrer Anordnungen den beteiligten Wirtschafts- und Verkehrsinteressen gebührend Rechnung zu tragen. Als weitergehende Absperrungsmaßregel käme beispielsweise ein Abtriebsverbot nicht nur hinsichtlich der für die Seuche empfänglichen, sondern auch hinsichtlich anderer Tiere in Betracht, die Träger des Ansteckungsstoffes sein können, ferner Zutriebsverbote für Nutz- und Zuchtviehhöfe. Ein Zutriebsverbot für Schlachtviehhöfe — das u. U. den Nahrungsstand größerer Städte gefährden könnte —, wird veterinärpolizeilich regelmäßig nicht erforderlich sein, da Schlachtvieh die Schlachthäuser lebend nicht mehr verläßt (vgl. Begr. S. 84).

§ 65.

I Soweit Schlachtvieh in Frage kommt und die Art der Krankheit es gestattet (vgl. §§ 32, 35, 38, 43 Abs. 2), kann der Besitzer der erkrankten oder verdächtigen Tiere oder sein Vertreter angehalten werden, die sofortige Schlachtung unter Aufsicht des beamteten Tierarztes in den dazu bestimmten Räumen vorzunehmen.

II Die Schlachtung kann in dringenden Fällen auch ohne vorherige Benachrichtigung des Besitzers oder seines Vertreters vorgenommen und auf alles andere in der betreffenden Räumlichkeit vorhandene, für die Seuche empfängliche Schlachtvieh ausgedehnt werden. Den Besitzern der so geschlachteten Tiere ist unverzüglich von der Schlachtung Mitteilung zu machen.

Abs. I. 1. Schlachtvieh s. § 1 Abs. III.

2. Eine Entschädigung für das auf Grund des § 65 geschlachtete Schlachtvieh wird gemäß § 71 Ziff. 2 VSG. und Art. 1 Abs. II des bayr. AusfG. nicht gewährt.

Abs. II. 3. Für die Seuche empfänglich; s. o. § 19 Erl. 5.

4. Entschädigung für Viehverluste.

Vorbemerkung.

Die im Gesetz unter gewissen Voraussetzungen vorgesehene Gewährung einer Entschädigung für Viehverluste verfolgt den doppelten Zweck, das Risiko des einzelnen Viehbesitzers zu mindern, hauptsächlich aber, dem Viehbesitzer die Erfüllung der Anzeigepflicht zu erleichtern und damit die rechtzeitige polizeiliche Seuchenbekämpfung zu ermöglichen. Bei Verletzung der Anzeigepflicht durch den Viehbesitzer oder seinen Stellvertreter wird daher keine Entschädigung gewährt. Anderseits aber fand eine im Reichstag gemachte Anregung, den ersten Anzeiger eines Seuchenausbruches an einem Ort mit Rücksicht auf die ihm durch das polizeiliche Seuchenermittelungsverfahren erwachsenden Unannehmlichkeiten eine besondere Entschädigung zu gewähren, keine Aufnahme in das Gesetz.

Das VSG. bestimmt nur diejenigen Fälle, in denen Entschädigung gewährt werden muß und überläßt es dem Landesrecht, auch in weiteren Fällen Entschädigung zu gewähren. Für Bayern vgl. AusfG. Art. 11. Desgleichen sind die Bestimmungen über Versagung der Entschädigung (§§ 70—72) nur für die im Gesetz vorgesehenen Entschädigungsfälle maßgebend (s. u. Erl. zu § 67 Abs. III).

Vgl. §§ 28—34 des RG. vom 30. Juni 1900 betr. die Bekämpfung gemeingefährlicher Krankheiten (RGBl. 306).

§ 66.

Vorbehaltlich der in diesem Gesetze bezeichneten Ausnahmen ist eine Entschädigung zu gewähren:

1. **für Tiere, die auf polizeiliche Anordnung getötet oder nach dieser Anordnung an derjenigen Krankheit gefallen sind, die zu der Anordnung Veranlassung gegeben hat;**
2. **für Tiere, die nach rechtzeitig erstatteter Anzeige an Rotz oder Lungenseuche gefallen sind, wenn die Voraussetzungen gegeben waren, unter denen die polizeiliche Anordnung der Tötung erfolgen muß;**
3. **für Tiere, von denen anzunehmen ist, daß sie infolge einer polizeilich angeordneten Impfung eingegangen sind;**

4. für Rinder und Pferde, die an Milzbrand oder Rauschbrand gefallen sind oder an denen nach dem Tode eine dieser Krankheiten festgestellt worden ist.

Vgl. oben Abs. II der Vorbemerkung.

Ziff. 1. Polizeiliche Anordnung s. §§ 12, 24, 39, 42, 44, 49, 51, 61. Infolge der Neuzulassung der Tötung bei Maul- und Klauenseuche und gefährlicher Rindertuberkulose wurden die Entschädigungsfälle nach Ziff. 1 nicht unerheblich vermehrt. Wenn die Polizeibehörde, welche die Tötung angeordnet hat, hiezu örtlich oder selbst sachlich unzuständig war, wird dies den Entschädigungsanspruch nicht beeinträchtigen, sondern nur event. eine Ersatzpflicht des betreffenden Beamten begründen.

VGH. vom 23. Febr. 1914 Reger 34, 536: Für Tiere, die ohne polizeiliche Anordnung, wenn auch mit Zustimmung des Viehbesitzers und auf Betreiben des Amtstierarztes, getötet worden sind, kann eine Entschädigung nach dem VSG. nicht beansprucht werden.

Derjenigen Krankheit .... gegeben hat; damit ist dem Sinne nach die ursprüngliche Fassung des Gesetzes von 1880: „nach dieser Anordnung an der Seuche gefallenen" wiederhergestellt, nachdem in der Gesetzesnovelle von 1894 die Worte „an der Seuche", und zwar lediglich infolge eines Redaktionsversehens, weggeblieben waren.

Ziff. 2. Die Vorschrift rechtfertigt sich damit, daß bei den genannten beiden Seuchen nicht selten nach rechtzeitiger Anzeige des Seuchenausbruches ohne jedes Verschulden des Tierbesitzers die Feststellung der Voraussetzungen für die nach dem Gesetz gebotene Tötungsanordnung einige Zeit in Anspruch nimmt und während dieser Zeit ein von den Voraussetzungen des Tötungszwanges betroffenes Tier eingeht (s. Begr. S. 86). Vgl. o. §§ 42, 44, 51. Für das bisherige Recht vgl. VGH. vom 26. Juni 1905 Reger III. ErgBd. S. 577.

Nach rechtzeitig erstatteter Anzeige. Ist die Anzeige zwar rechtzeitig, aber erst nach dem Tode des Tieres erstattet worden, so besteht kein Entschädigungsanspruch.

Gefallen. Ist ein rotz- oder lungenseuchekrankes Tier nach rechtzeitig erstatteter Anzeige, ohne die polizeiliche Tötungsanordnung abzuwarten, vom Besitzer getötet worden (die Tötung braucht nicht stets eine Schlachtung im Sinne des § 43 Abs. II zu sein, vgl. Erl. 22 zu § 9), so wird eine Entschädigung nicht zu gewähren sein (vgl. VGH. vom 19. Dez. 1882 Slg. 4, 265; Reger 3, 437).

Ziff. 3. 3. **polizeilich angeordneten**, sei es behufs Seuchenermittelung (§ 12) oder behufs Seuchenbekämpfung (§ 23). Da die Impfung als polizeiliche Bekämpfungsmaßregel nunmehr bei allen Seuchen gesetzlich zugelassen ist, werden auch die Entschädigungsfälle nach Ziff. 3 eine erhebliche Mehrung erfahren.

Anzunehmen ist. Es ist nicht immer möglich, den ursächlichen Zusammenhang zwischen Tod und Impfung mit der für einen juristischen Beweis genügenden Sicherheit zu begutachten. Deshalb soll den Sachverständigen ein gewisser Spielraum gelassen werden, der die Vermeidung von Ungerechtigkeiten gegenüber dem Tierbesitzer ermöglicht (Begr. S. 85).

Ziff. 4. Entspricht bezüglich des Milzbrandes und Rauschbrandes der bisherigen landesgesetzlichen Regelung in Bayern (s. Art. 1 des Gesetzes vom 26. Mai 1892 GVBl. S. 142). Dagegen wird reichsrechtlich keine Entschädigung gewährt für Verluste an Wild- und Rinderseuche (für Bayern s. AusfG. Art. 11). Keine Entschädigung wird ferner, ebenso wie bisher in Bayern, gewährt bei Milzbrandfällen unter Schafen, Ziegen und Schweinen.

Daß die Anzeige vor dem Tode des Tieres erstattet wurde, ist in den Fällen der Ziff. 4 nicht gefordert, weil Milzbrand und Rauschbrand meist plötzlich auftreten und in kürzester Zeit tödlich verlaufen. Die Hauptsache ist hier, daß die Anzeige noch rechtzeitig genug erfolgt, um eine unschädliche Beseitigung des Kadavers zu ermöglichen. Für geschlachtete milzbrand- oder rauschbrandkranke Tiere wird Entschädigung nur dann gewährt, wenn die Schlachtung in entschuldbarer Unkenntnis der Erkrankung an einer der genannten Seuchen vorgenommen wurde (s. §§ 32, 72 Ziff. 3).

Anhang. Gegen die ursprünglich von der Mehrheit der RTK. beantragte Gewährung einer Entschädigung für an Maul- und Klauenseuche oder deren Nachkrankheiten und an Schweinepest oder Schweineseuche gefallenen Tiere wurde seitens der verbündeten Regierungen geltend gemacht: abgesehen davon, daß bei diesen Fällen ein veterinärpolizeilicher Eingriff, der grundsätzlich die Unterlage für einen Entschädigungsanspruch bilden müsse, gar nicht vorliege, würde, soweit die Schweine in Frage kämen, den Entschädigungspflichtigen eine ganz enorme Kostenlast aufgebürdet und für die Feststellung der Entschädigungswerte ein unverhältnismäßig kostspieliger Apparat notwendig werden. Die Gewährung von Entschädigung bei den Nachkrankheiten von Maul- und Klauenseuche würde aber — abgesehen von der Schwierigkeit sicherer veterinärer Feststellung — die Gefahr absichtlicher Vernachlässigung der erkrankten Tiere mit sich bringen. Der Antrag wurde hierauf fallen gelassen (vgl. KB. S. 36f., 45f. und für Bayern Vorbem. vor § 47 a. E.).

§ 67.

[I] Die Bestimmungen darüber:

1. von wem die Entschädigung zu gewähren und wie sie aufzubringen ist,
2. wie die Entschädigung im einzelnen Falle zu ermitteln und festzustellen ist,

sind von den Einzelstaaten zu treffen, jedoch mit der Maßgabe, daß die Entschädigungen für Tiere, die auf polizeiliche Anordnung getötet worden sind, aus Staatsmitteln bestritten werden müssen;

a) in vollem Umfange, wenn die Tiere nicht mit der Seuche behaftet waren, derentwegen die Tötung angeordnet worden ist,
b) mindestens zur Hälfte, wenn sie mit Maul- und Klauenseuche behaftet waren,

c) **mindestens zu einem Drittel, wenn sie mit Tuberkulose (§ 10 Abs. 1 Nr. 12) behaftet waren,**

und wenn in den Fällen zu b und c die Tötung wegen der dortgenannten Seuche erfolgt ist.

II **Mit diesen Maßgaben bleiben die in dieser Hinsicht in den Einzelstaaten bestehenden Vorschriften unberührt. Mit der gleichen Einschränkung und insoweit solche Vorschriften nicht entgegenstehen, sind die Landesregierungen befugt, zu bestimmen, daß die Entschädigungen bis zum Eintritt einer anderweiten landesverfassungsmäßigen Regelung durch Beiträge der Besitzer der betreffenden Tiergattungen nach Maßgabe der über die Verteilung und Erhebung der Beiträge von der Landesregierung zu treffenden näheren Anordnung aufgebracht werden.**

III **In allen Fällen sollen jedoch die Vorschriften der §§ 68 bis 73 dieses Gesetzes dabei maßgebend sein.**

Während nach dem RegEntw. bezüglich der Aufbringung, Ermittelung und Feststellung der Entschädigungen eine Änderung des bisherigen Rechtszustandes nicht vorgesehen war, wurde auf Drängen des Reichstages nach langwierigen Verhandlungen, nachdem verschiedene viel weitergehende Anträge an dem Widerstand der verbündeten Regierungen gescheitert waren, schließlich die nunmehr in Abs. I enthaltene Bestimmung eingefügt, wonach die Entschädigungen für auf polizeiliche Anordnung getötete Tiere unter gewissen Voraussetzungen ganz oder teilweise aus Staatsmitteln aufgebracht werden müssen. Abgelehnt wurde insbesondere der Antrag, den gesamten Entschädigungsaufwand, wie beim Rinderpestgesetz, auf die Reichskasse zu übernehmen.

Für Bayern s. AusfG. Art. 1—5.

Maßgebend hinsichtlich der Gewährung, Aufbringung, Ermittelung und Feststellung der Entschädigung wird jeweils das Recht desjenigen Bundesstaates sein, in dessen Gebiet der Entschädigungsfall eingetreten ist, ohne Rücksicht auf den Wohn- oder Betriebssitz des Entschädigungsberechtigten.

Abs. II. Besitzer: s. o. Erl. 5 zu § 9. Ob ein Viehbesitzer, der für nicht in seinem Eigentum befindliche Tiere Beiträge zu leisten hat, von dem Eigentümer Ersatz dieser Aufwendungen beanspruchen kann, wird sich nach dem zwischen beiden bestehenden Rechtsverhältnis zu bemessen haben.

Abs. III. Diese Bestimmung gilt nur für die im VSG. selbst vorgesehenen Entschädigungsfälle. Wird nach Landesrecht in weiteren Fällen Entschädigung für Viehverluste infolge von Viehseuchen gewährt, so können landesrechtlich von den Vorschriften in §§ 68—73 abweichende Bestimmungen getroffen werden (vgl. z. B. für das bisherige Recht Art. 2, 4 Abs. I Ziff. 5 und Abs. II des bayer. Milzbrandentschädigungsgesetzes vom 26. Mai 1892).

Vgl. § 94 des RG. vom 30. Juni 1900 betr. die Bekämpfung gemeingefährlicher Krankheiten.

§ 68.

I Der Entschädigung **wird** der gemeine Wert des Tieres **zugrunde gelegt, und zwar, abgesehen von der Tuberkulose** (§ 10 **Abs.** 1 **Nr.** 12), ohne Rücksicht auf den Minderwert, den das Tier dadurch erlitten hat, daß es von der Seuche ergriffen oder der Impfung unterworfen worden ist. Die Entschädigung **beträgt** bei den mit **Rotz** behafteten Tieren drei Viertel, bei **den mit Milzbrand, Rauschbrand,** Lungenseuche **oder Tuberkulose** (§ 10 **Abs.** 1 **Nr.** 12) behafteten **Tieren** vier Fünftel, **im übrigen die volle Höhe** des **in der angegebenen** Weise berechneten Wertes.

II Auf die zu leistende Entschädigung werden angerechnet:

1. die aus Privatverträgen zahlbare Versicherungssumme, und zwar bei Rotz zu drei Viertel, bei **Milzbrand, Rauschbrand,** Lungenseuche **und Tuberkulose** (§ 10 **Abs.** 1 **Nr.** 12) zu vier Fünftel, in allen anderen Fällen zum vollen Betrage;
2. der Wert derjenigen Teile des getöteten Tieres, welche dem Besitzer nach Maßgabe der polizeilichen Anordnungen zur Verfügung bleiben.

Abs. I. 1. Die Vorschriften des § 68 über die Höhe der Entschädigung sind für die Bundesstaaten bindend (s. o. § 67 Abs. III). Der dem einzelnen Tier gebührende gemeine (Verkaufs-, Verkehrs-) Wert muß jedesmal ermittelt werden. Die landesgesetzliche Festsetzung bestimmter Wertsätze für die verschiedenen Tiergattungen und Altersklassen mit der Wirkung, daß die Entschädigung auf diese Sätze selbst dann zu beschränken wäre, wenn der tatsächliche gemeine Wert höher eingeschätzt werden müßte, stünde in Widerspruch mit § 68. Dagegen wäre es nicht als unzulässig zu erachten, wenn die Bundesstaaten in einer Anleitung für die zur Ermittelung der Entschädigungen berufenen Schätzungskommissionen gewisse Normalwertsätze für die verschiedenen Tiergattungen, Geschlechter, Altersklassen usw. der Tiere aufstellten, an die sich die Kommissionen zu halten hätten, aber nur, soweit nicht besondere wertsteigernde oder wertmindernde Umstände (z. B. Zuchtwert) vorlägen. (Erklärung eines Regierungsvertreters KB. S. 41).

2. Der Ausdruck „**gemeiner Wert**" darf **nicht** etwa als gleichbedeutend mit einem Durchschnittswert (Normalwert) angenommen werden, sondern soll nur den Gegensatz zu einem sogenannten Affektionswert (Liebhaberwert) darstellen, den eine Sache für einen bestimmten Besitzer hat; es ist also der allgemeine Wert oder Verkehrswert gemeint, der ganz zweifellos die Berücksichtigung der wertsteigernden Eigenschaft eines Tieres als Zuchttier nicht nur gestattet, sondern auch erfordert (Erklärung eines Regierungsvertreters KB. S. 36).

3. Ohne Rücksicht auf den Minderwert . . . .; die Nichtberücksichtigung der durch die Seuche oder die Impfung veranlaßten Wertminderung rechtfertigt sich damit, daß die Entschädigung eben wegen der Seuche bzw. der Impfung gewährt wird. Die Wertermittelung ohne Berücksichtigung des durch die Seuche hervorgerufenen Minderwertes soll wie eine Prämie für die rechtzeitige Anzeige wirken.

4. abgesehen von der Tuberkulose. Bei der Tuberkulose wird der wirkliche, nach Gebrauchszweck, Alter und Nahrungszustand bemessene gemeine Wert des lebenden Tieres unter Berücksichtigung des durch die Krankheit verursachten Minderwertes, jedoch ohne Rücksicht auf das Schlachtergebnis zugrunde gelegt.

Diese Ausnahme ist damit begründet, daß bei dem langsamen Verlauf der Tuberkulose der Wert des Tieres ohne Rücksicht auf seine Erkrankung in den meisten Fällen überhaupt nicht festgestellt werden kann, ferner damit, daß bei Nichtberücksichtigung des durch die Seuche verursachten Minderwertes manche Tierbesitzer sich verleiten ließen, den Seuchenausbruch zu verheimlichen und ihre gefährlich erkrankten Tiere in veterinärpolizeilich bedenklicher Weise so lange als möglich auszunutzen, da ja hierunter die Höhe der zu erwartenden Entschädigung nicht leiden würde. Die im Gesetz vorgesehene Art der Wertberechnung wird dagegen zu möglichst frühzeitiger Anzeige anregen, weil die Entschädigung mit der fortschreitenden Entwickelung der Tuberkulose naturgemäß sinken, also in den ersten Stadien der Krankheit am höchsten sein wird (s. Begr. S. 88).

Satz 2. **5.** Die Festsetzung der Entschädigung auf einen Teilbetrag des gemeinen Wertes beruht auf dem Grundsatz der Schadensteilung und bezweckt, das eigene Interesse des Tierbesitzers an der Seuchenverhütung wach zu halten.

Die für Lungenseuche festgesetzte Wertquote stimmt überein mit dem bisherigen VSG., die für Milzbrand und Rauschbrand festgesetzte Quote entspricht dem bisherigen Rechtszustand in den meisten Bundesstaaten. Die Festsetzung einer geringeren Quote für Rotz ist damit gerechtfertigt, daß der Rotz stets unbedingt tödlich ist, so daß durch die Tötung dem Viehbesitzer kein besonderer Schaden erwächst; die Entschädigung bei Rotz erscheint vorzugsweise als Prämie für rechtzeitige Anzeigeerstattung.

6. Volle Entschädigung ist — sofern keiner der §§ 70—72 aufgeführten Versagungsgründe vorliegt — zu gewähren:

a) für Tiere, die auf polizeiliche Anordnung (§§ 12, 24, 39, 42, 44, 49, 51, 61) getötet wurden, wenn diese an keiner der in Abs. I genannten Seuchen erkrankt waren, also insbesondere für polizeilich getötete maul- und klauenseuchekranke Tiere und für polizeilich getötete gesunde Tiere (s. auch unten Abs. II Ziff. 2).

b) für Tiere, von denen anzunehmen ist, daß sie infolge einer polizeilich angeordneten Impfung eingegangen sind (§ 66 Ziff. 2). Die polizeilich angeordnete Impfung ist, wie die Tötung gesunder Tiere, ein Eingriff in die Privatvermögenssphäre, der den Anspruch auf volle Entschädigung bei entstehendem Verlust begründet (Begr. S. 89). Waren aber die geimpften Tiere zur Zeit der Impfung an einer der in Satz 2 genannten Seuchen erkrankt — was keineswegs, z. B. bei schleichenden Krankheiten wie Lungenseuche und Tuberkulose, stets die Annahme ausschließt, daß der Tod infolge der Impfung erfolgt ist — so wird auch hier nur der in Satz 2 festgesetzte Teilbetrag als Entschädigung zu gewähren sein.

Abs. II Ziff. 1. 7. **Privatverträge**; s. § 117 Ziff. 1 des RG. über den Versicherungsvertrag vom 30. Mai 1908 (RGBl. S. 263ff.):

„Die Versicherung umfaßt nicht den infolge einer Seuche oder Krankheit entstehenden Schaden, soweit dem Versicherungsnehmer nach gesetzlicher Vorschrift ein Anspruch auf eine Entschädigung aus öffentlichen Mitteln zusteht oder zustehen würde, wenn der Anspruch nicht durch eine Zuwiderhandlung gegen seuchenpolizeiliche Vorschriften verwirkt worden wäre."

Diese Gesetzesbestimmung findet zufolge Art. 4 des EG. vom 30. Mai 1908 (RGBl. S. 305) auf Versicherungsverhältnisse, die zur Zeit des Inkrafttretens des Gesetzes über den Versicherungsvertrag — nämlich am 1. Januar 1910 — schon bestanden haben, nicht Anwendung.

Vgl. auch BGH. vom 11. April 1882 Slg. 3, 632; Reger 3, 112: Um die Anwendbarkeit der Ziff. 1 auszuschließen, genügt die Erklärung der betreffenden Versicherungsanstalt, daß sie im gegebenen Fall ihre Entschädigungspflicht nicht anerkenne; dem entschädigungspflichtigen Fiskus bleibt jedoch das Recht vorbehalten, je nach Lage der Sache die Auszahlung der vollen Entschädigung an den Beschädigten von der Bedingung abhängig zu machen, daß dieser die ihm an die betreffende Versicherungsanstalt zustehenden Rechtsansprüche rechtsförmlich an den Fiskus abtrete.

8. Für die — dem öffentlichen Recht angehörenden — Rechtsverhältnisse, die durch Beitritt zu einem der bayerischen staatlich geleiteten Vieh- oder Pferdeversicherungsanstalt angeschlossenen Verein entstehen, s. § 192 Abs. II des RG. über den Versicherungsvertrag und § 30 Buchst. b des Normalstatuts vom 23. April 1910 für Ortsviehversicherungsvereine, die der bayerischen Viehversicherungsanstalt beitreten (GVBl. 1910, 208), sowie § 29 Abs. II Buchst. b des Normalstatuts vom 23. April 1910 für Pferdeversicherungsvereine, die der bayer. Pferdeversicherungsanstalt beitreten (GVBl. 1910, 224), wonach eine Entschädigung aus Versicherungsmitteln nicht geleistet wird, „wenn ein Tier infolge einer Seuche oder Krankheit umsteht oder getötet wird, soweit dem Versicherten ein Anspruch auf Entschädigung aus öffentlichen Mitteln nach gesetzlicher Vorschrift zusteht oder zustehen würde, wenn der Anspruch nicht wegen Zuwiderhandlung gegen seuchenpolizeiliche Vorschriften verwirkt worden wäre." Vgl. auch Ziff. 13b der Allgem. Versicherungsbedingungen der Bay. Schlachtviehversicherung (StAnz. 1920 S. 226).

Ziff. 2. Wie die Wertsermittelung zu erfolgen hat, ist der einzelstaatlichen Regelung überlassen (s. o. § 67 Abs. I Ziff. 2 und für Bayern Art. 2, 4 und 5 des AusfG.).

Vgl. §§ 34, 35, 41, 45 VSG., §§ 101, 108, 109, 126, 134, 160, 266, 281 der AusfVorschr. d. BR.; Bay. VV. §§ 113, 120, 121, 138, 146, 172, 278, 293; §§ 33—38 der AusfBest. A z. FleischbeschauG.

Vgl. § 30 des RG. vom 30. Juni 1900 betr. die Bekämpfung gemeingefährlicher Krankheiten (RGBl. S. 306)

§ 69.

I Die zu leistende Entschädigung wird, sofern ein anderer Berechtigter nicht bekannt ist, demjenigen gezahlt, in dessen

Gewahrsam oder Obhut sich das Tier zur Zeit des Todes befand.

II Mit dieser Zahlung ist jeder Entschädigungsanspruch Dritter erloschen.

Dieser Paragraph enthält lediglich eine Auszahlungsermächtigung für den Entschädigungspflichtigen. Dagegen bestimmt er nicht, wem der Entschädigungsanspruch zusteht Wer entschädigungsberechtigt ist, bemißt sich nach den Vorschriften des bürgerlichen Rechtes. Im Zweifel wird dies der Eigentümer des zu entschädigenden Tieres sein. Bei Tieren im Fremdbesitz (z B. eines Pächters, Nutznießers) wird für die Frage, wem der Entschädigungsanspruch zusteht, das zwischen dem Eigentümer und dem Besitzer bestehende Rechtsverhältnis maßzugeben haben.

Der Entschädigungsanspruch entsteht mit dem Tode des Tieres (s VGH. 5, 104). Verzugszinsen aus der Entschädigungssumme können jedoch für die Zeit vor der rechtskräftigen Feststellung des Anspruchs nicht verlangt werden (VGH. vom 14. Januar 1889 Slg. 10, 361; Reger 10, 480). Der Entschädigungsanspruch ist vererblich, übertragbar, auch verzichtbar (vgl AusfVorschr. d BR § 146 Abs 5; **Bay. VB.** § 158[5]) und fällt daher gegebenenfalls in die Konkursmasse Lehnt der Konkursverwalter die Verfolgung des Anspruches ab, so ist der Gemeinschuldner selbst zu seiner Geltendmachung berechtigt (VGH. vom 3. Februar 1885 Slg. 6, 43; Reger 6, 125) über die Verjährung des Entschädigungsanspruches siehe für Bayern Art 125 des AusfG. BGB. vom 9. Juni 1899. Die — wohl zu bejahende — Frage, ob der Entschädigungsanspruch dem öffentlichen Recht angehört, ist hier nicht näher zu erörtern Für Bayern s AusfG. Art 5

Vgl. § 31 des RG. vom 30 Juni 1900 betr die Bekämpfung gemeingefährlicher Krankheiten

§ 70.

Keine Entschädigung wird gewährt:

1. **für Tiere, die dem Reiche, den Einzelstaaten oder zu den landesherrlichen Gestüten gehören;**
2. **für Tiere, die der Vorschrift des § 6 zuwider in das Reichsgebiet eingeführt sind;**
3. **für Tiere, die innerhalb einer bestimmten Frist vor der Feststellung der Seuche in das Reichsgebiet eingeführt sind, wenn nicht der Nachweis erbracht wird, daß ihre Ansteckung erst nach der Einführung in das Reichsgebiet stattgefunden hat. Diese Frist beträgt bei Milzbrand, Rauschbrand und bei Maul- und Klauenseuche 14 Tage, bei Rotz 90 Tage, bei Lungenseuche 180 Tage und bei Tuberkulose (§ 10 Abs. 1 Nr. 12) 270 Tage.**

Ziff. 1. zu den landesherrlichen Gestüten; gleichviel in wessen Eigentum sie stehen

Ziff. 2. Die Bestimmung hat eine viel größere Tragweite als die entsprechende Vorschrift des früheren Gesetzes, weil nunmehr auch die Einfuhr verdächtiger Tiere verboten ist. Wird nachgewiesen, daß ein aus dem Ausland eingeführtes Tier schon zur Zeit der Einfuhr seuche- oder ansteckungsverdächtig war, so besteht kein Entschädigungsanspruch bezüglich dieses Tieres, auch wenn die Feststellung einer Seuche an dem betr. Tier erst nach Ablauf der in Ziff. 3 bezeichneten Fristen erfolgt ist.

Für Tiere, die entgegen einer nach § 7 getroffenen Anordnung in das Reichsgebiet eingeführt sind, kann die Entschädigung nur versagt werden, wenn die unter Ziff. 3 oder die in § 72 Ziff. 3 bezeichneten Voraussetzungen zutreffen (s. u. § 72 Erl. 15).

eingeführt; s. Erl. 2 zu § 6.

Ziff. 3. Diese Bestimmung beruht auf der Vermutung, daß die betr. Tiere den Ansteckungsstoff schon vor ihrer Einfuhr in das Reichsgebiet aufgenommen haben, und soll die Importeure zu besonderer Vorsicht hinsichtlich des Gesundheitszustandes der einzuführenden Tiere veranlassen. Die Fristen sind nach der praktisch und wissenschaftlich festgestellten längsten Dauer des Inkubationsstadiums bemessen. Für die Feststellung der Identität der eingeführten Tiere wird die in § 17 Ziff. 4 vorbehaltene Anordnung der Kennzeichnung von Vieh bedeutungsvoll werden.

Der Ausschluß der Entschädigung gemäß Ziff. 3 trifft auch Tiere inländischer Viehbesitzer, die zeitweise auf Weiden oder im landwirtschaftlichen Betriebe im benachbarten außerdeutschen Grenzgebiete sich befanden, wenn sie innerhalb der in Ziff. 3 bestimmten Fristen vor der Feststellung der Seuche an den im Reichsgebiete gelegenen Betriebssitz des Viehbesitzers zurückverbracht wurden. Die in Art. 4 Abs. II des früheren bayer. Milzbrandentschädigungsgesetzes vom 26. Mai 1892 für solche Fälle vorgesehene Ausnahme ist nunmehr weggefallen (s. Art. 12 des bayer. AusfG. z. VSG. vom 13. August 1910).

Vgl. hieher Entsch. d. VGH. vom 19. Oktober 1891 Slg. 13, 276; Reger 13, 83: Unter Feststellung der Rotzkrankheit ist die Konstatierung des Rotzausbruches durch den beamteten Tierarzt zu verstehen und als Zeitpunkt dieser Feststellung jener Tag anzunehmen, an welchem von demselben die charakteristischen Rotzerscheinungen zum erstenmal wahrgenommen worden sind.

VGH. vom 3. Februar 1885 Slg. 6, 43; Reger 6, 125: Läßt sich bei seuchenkranken Tieren die Provenienz nicht verfolgen und steht hienach die Einführung aus dem Ausland nicht fest, so kann hieraus ein Grund zur Versagung der Entschädigung nicht abgeleitet und auch eine Verpflichtung des Tierbesitzers zur Erbringung des in Ziff. 3 erforderten Nachweises nicht anerkannt werden.

Im RegEntw. war eine Bestimmung vorgesehen, wonach auch für Geflügel, das mit der Geflügelcholera oder der Hühnerpest behaftet befunden ist, keine Entschädigung gewährt werden sollte. Diese Bestimmung wurde gleichzeitig mit der Vorschrift des § 52c RegEntw., die unter gewissen Voraussetzungen die polizeiliche Anordnung der Tötung verseuchter Geflügelbestände zuließ, gestrichen. Infolge des Wegfalls der polizeilichen Tötungsbefugnis als Seuchenbekämpfungsmaßregel kann bei Geflügelcholera und Hühnerpest ein Entschädigungsanspruch nur erwachsen, falls etwa die Tötung behufs Seuchenermittelung oder eine Impfung polizeilich angeordnet werden sollte. Waren jedoch die getöteten oder geimpften Tiere an Geflügelcholera oder Hühnerpest erkrankt, so wird auf Grund der Vorschrift in § 71 Ziff. 1 VSG. und Art. 1 Abs. II des bayer. AusfG. die Entschädigung zu versagen sein, da diese Seuchen wohl als unheilbar und unbedingt tödlich zu erachten sind.

Vgl. § 32 des RG. vom 30. Juni 1900 betr. die Bekämpfung gemeingefährlicher Krankheiten.

§ 71.

Durch Landesrecht kann die Entschädigung versagt werden.

1. für Tiere, die an einer ihrer Art oder dem Grade nach unheilbaren und unbedingt tödlichen Krankheit gelitten haben, es sei denn, daß diese Krankheit bestanden hat in Milzbrand, Rauschbrand, Rotz, Lungenseuche, Maul- und Klauenseuche oder Tuberkulose (§ 10 Abs. 1 Nr. 12), oder daß das Tier an einer infolge polizeilich angeordneter Impfung aufgetretenen Krankheit verendet ist;

2. für das in Viehhöfen oder in Schlachthöfen einschließlich der öffentlichen Schlachthäuser aufgestellte Schlachtvieh;

3. für Hunde und Katzen, die aus Anlaß der Tollwut getötet sind (§§ 12, 36, 39, 40).

1. Landesrecht; in Bayern nur durch Gesetz (VerfUrk. Tit. VII § 2) s. bayer. AusfG. Art. 1 Abs. II.

Die landesrechtliche Versagung der Entschädigung gemäß § 71 kann selbstverständlich nur allgemein, nicht von Fall zu Fall, erfolgen.

Ziff. 1. **2.** Die Frage, ob zu den „ihrer Art und dem Grade nach unheilbaren und unbedingt tödlichen Krankheiten" auch solche zu rechnen sind, die zwar unheilbar sind, aber erst nach längerer Zeit zum Tode des Tieres geführt hätten, wird, entsprechend der bisherigen Praxis, zu verneinen sein, jedenfalls dann, wenn das Tier trotz der Erkrankung zu den gewöhnlichen Nutzungszwecken noch mit Vorteil hätte verwendet werden können (Begr. S. 91; vgl. auch den bei Reger 7, 483 abgedr. württemb. MErl. vom 1. Februar 1887).

3. Die Ausnahme in Ziff. 1: „es sei denn . . . ." rechtfertigt sich damit, daß ohne sie die Entschädigung mehr oder minder ihre Bedeutung verlieren und jedenfalls den mit ihrer Gewährung verfolgten veterinärpolizeilichen Zweck einer Beförderung der Neigung zur Erstattung von Seuchenanzeigen nicht erreichen würde (Begr. S. 91). Wenn das betreffende Tier neben den im 2. Halbsatz der Ziff. 1 aufgeführten Seuchen noch mit einer anderen ihrer Art oder dem Grade nach unheilbaren und unbedingt tödlichen Krankheit behaftet war, kann die Entschädigung versagt werden (s. VGH. vom 19. Februar 1885 Slg. 6, 46; Reger 6, 125). Eine Nachforschung im Sinne des vorstehenden Satzes wird jedoch nur angängig sein, wenn sie ohne Gefahr der Verbreitung von Ansteckungsstoffen der in Ziff. 1 genannten Seuchen geschehen kann; diese Gefahr dürfte namentlich stets dann gegeben sein, wenn behufs Feststellung des Vorliegens einer anderen ihrer Art oder dem Grad nach unheilbaren und unbedingt tödlichen Krankheit die Zerlegung eines Tieres in Frage käme, das an Milzbrand oder Rauschbrand gelitten hat.

4. Zum letzten Halbsatz: Es braucht nicht feststehen, daß die Krankheit, an welcher das Tier verendet ist, infolge einer polizeilich angeordneten Impfung aufgetreten ist, sondern es wird genügen, wenn die nur anzunehmen ist; andernfalls bestünde eine kaum zu lösende Unstimmigkeit mit der Vorschrift in § 66 Ziff. 3.

Ziff. 2. Vgl. oben §§ 62—65. Hiedurch sollen die Viehhändler abgehalten werden, angestecktes Vieh auf die für die Seuchenverschleppung so überaus gefährlichen Zentralstellen des Viehhandels zu bringen. Überdies wird der Viehbesitzer nicht geschädigt, da er selbst das Vieh zur Schlachtung bestimmt hat und ihm die Verwertung der Produkte, sowie die sanitäts- und veterinärpolizeilichen Rücksichten es gestatten, unbenommen bleibt (Begr. zum früheren Gesetz). Eine Ausnahme von der Vorschrift in Ziff. 2 mit Rücksicht auf Größe oder Betrieb des einzelnen Schlachthofes findet nicht statt (s. VGH. 26, 168).

Schlachtvieh; vgl. § 1 Erl. 10.

Ziff. 3. Die Entschädigung kann versagt werden, gleichviel ob die Tötung im Seuchenermittelungs- oder im Seuchenbekämpfungsverfahren angeordnet wurde und gleichviel ob die getöteten Hunde und Katzen tollwutkrank oder überhaupt krank oder gesund waren. Bei Tieren anderer Gattung, die aus Anlaß der Tollwut auf polizeiliche Anordnung getötet werden, wird die Ausnahme unter Ziff. 1 in Frage kommen und, wenn diese nicht zutrifft, Entschädigung zu gewähren sein (vgl. Begr. zu Art. 2 des bayer. AusfG. z. VSG. vom 21. März 1881).

§ 72.

Der Anspruch auf Entschädigung fällt weg:

1. wenn der Besitzer der Tiere oder der Vorsteher der Wirtschaft, der die Tiere angehören, oder der mit der Aufsicht über die Tiere an Stelle des Besitzers Beauftragte vorsätzlich oder fahrlässig den Vorschriften der §§ 9, 10 zuwider die ihm obliegende Anzeige unterläßt oder länger als vierundzwanzig Stunden, nachdem er von der anzuzeigenden Tatsache Kenntnis erhalten hat, verzögert, es sei denn, daß die Anzeige von einem anderen Verpflichteten rechtzeitig gemacht worden ist;

2. **wenn der Besitzer eines der Tiere mit der Seuche behaftet gekauft oder durch ein anderes Rechtsgeschäft unter Lebenden erworben hat und von diesem kranken Zustande beim Erwerbe des Tieres Kenntnis hatte;**

3. **im Falle des § 25, oder wenn dem Besitzer oder dessen Vertreter die Nichtbefolgung oder Übertretung der angeordneten Schutzmaßregeln zur Abwehr der Seuchengefahr zur Last fällt.**

1. Der Verlust des Entschädigungsanspruches unter den in § 72 bestimmten Voraussetzungen ist reichsgesetzlich zwingend vorgeschrieben; eine abweichende landesrechtliche Regelung ist ausgeschlossen.

2. fällt weg; ist nicht wörtlich zu verstehen; in der Regel gelangt in den Fällen des § 72 ein Entschädigungsanspruch überhaupt gar nicht zum Entstehen, nämlich dann, wenn eine der in § 72 aufgeführten Voraussetzungen bereits vor dem Tode des betreffenden Tieres, mit welchem an sich der Entschädigungsanspruch erst entstehen würde, eingetreten ist (s. Erl. zu § 69).

Ziff. 1. 3. Teilweise abweichend von dem bisherigen Rechtszustand tritt der Verlust des Entschädigungsanspruches infolge Verletzung der Anzeigepflicht nur dann ein, wenn diese Verletzung zur Last fällt:

1. dem Viehbesitzer selbst (s. Erl. 5 zu § 9), oder
2. dem Vorsteher der Wirtschaft, der die Tiere angehören (diese Bezeichnung wird bei dem engen Zusammenhange der Ziff. 1 mit der Vorschrift in § 9 als gleichbedeutend zu erachten sein mit der dort gewählten Bezeichnung: „wer in Vertretung des Besitzers der Wirtschaft vorsteht"),
3. dem mit der Aufsicht über die Tiere an Stelle des Besitzers Beauftragten (s. Erl. 15 zu § 9).

Verletzung der Anzeigepflicht durch eine andere der in § 9 Abs. II aufgeführten oder durch eine der in § 9 Abs. III genannten Personen ist ohne Einfluß auf den Entschädigungsanspruch. Ob dem an sich Entschädigungsberechtigten (s. Erl. zu § 69), dessen Entschädigungsanspruch ausschließlich infolge des Verschuldens eines Dritten — Tierbesitzers oder Wirtschaftsstellvertreters — weggefallen ist, gegen diesen ein Ersatzanspruch zusteht, bemißt sich nach bürgerlichem Recht.

4. Vorsätzlich; der Vorsatz erfordert: 1. Kenntnis von dem Vorhandensein der objektiven Seuchenmerkmale, 2. Kenntnis dessen, daß diese Merkmale einen Seuchenausbruch oder den Verdacht eines solchen bekunden und 3. Kenntnis der bestehenden Verpflichtung zur Anzeige.

5. Fahrlässigkeit liegt vor bei schuldhafter Unkenntnis eines, mehrerer oder sämtlicher vorstehend aufgeführter Tatbestandsmerkmale.

Vgl. hiezu nachstehende Entscheidungen:

RGZ. vom 27. Juni 1885 Reger 7, 116: Der Anspruch auf Entschädigung fällt nicht erst dann weg, wenn der Anzeigepflichtige, nachdem er selbst Verdacht auf Seuche geschöpft hat, die Anzeigefrist versäumt; das Gesetz hat die Unaufmerksamkeit des einzelnen, mit welcher er dies nicht erkennt, was jeder andere unter gleichen Verhältnissen erkannt haben würde, nicht für genügend ansehen können, um von der Anzeigepflicht zu entbinden.

RG. vom 10. Mai 1893 Reger 14, 83: Die Wahrnehmung allgemeiner, bei mehrfachen Krankheiten auftretender Erscheinungen begründet eine Anzeigepflicht nicht, wenn nicht je nach Lage der Sache anderweitige Umstände, wie etwa der bereits erfolgte Ausbruch der Seuche in die Besorgnis der Ansteckung nahelegender Umgebung, auch diesen allgemeinen Erscheinungen eine Bedeutung beilegen, die ihnen unter anderen Verhältnissen, wie zu seuchenfreier Zeit oder an seuchenfreiem Ort, nicht zukäme.

RG. vom 4. Mai 1893 Reger 14, 84: Es muß dem Laien gestattet sein, sich auf die Sachkunde des Sachverständigen zu verlassen; demnach kann das Vertrauen in die Sachkunde eines nicht zu beanstandenden Sachverständigen keine Fahrlässigkeit begründen.

BGH. vom 17. Oktober 1882 Slg. 4, 188; Reger 3, 438: Der Verlust des Entschädigungsanspruchs bei Verletzung der Anzeigepflicht erstreckt sich nicht nur auf dasjenige Tier, bezüglich dessen die Anzeigepflicht verletzt wurde, sondern auf alle Tiere, welche von diesem angesteckt oder aus Anlaß der Seuche getötet wurden. (Der in dieser Entscheidung ausgesprochene Grundsatz wird im Hinblick auf die nunmehr erweiterte Entschädigungspflicht (§ 66 Ziff. 1—4) dahin verallgemeinert werden müssen, daß die Verletzung der Anzeigepflicht bezüglich eines Tieres den Verlust des Entschädigungsanspruches für alle gelegentlich des treffenden Seuchenfalles zugrunde gegangenen Viehstücke des anzeigesäumigen Besitzers zur Folge hat; ausgenommen jedoch bei Milzbrand und Rauschbrand, weil bei der Natur dieser Seuchen von einer abgeschlossenen Seuchenperiode nicht gesprochen werden kann. Näheres s. BGH. 15, 68).

BGH. vom 31. Oktober 1882 Slg. 4, 212; Reger 3, 438: Der Umstand, daß der Besitzer eines auf polizeiliche Anordnung getöteten Tieres wegen Übertretung der Vorschriften des § 9 bestraft worden ist, reicht für sich allein nicht hin, um die Verweigerung der Entschädigung für dieses Tier zu rechtfertigen. Vielmehr ist die Frage der Entschädigungspflicht in freier Würdigung der über das Verschulden des Viehbesitzers gepflogenen Erhebungen zu entscheiden (ebenso auch BGH. vom 9. Januar 1905 Reger III. ErgBd. S. 366).

BGH. vom 22. September 1885 Slg. 6, 202: Eine unterlassene oder verspätete Anzeige über Erscheinungen, die sowohl dem Rotz als der Kehlsucht eigen sind, kann bei Erhebung des Entschädigungsanspruches nicht damit entschuldigt werden, daß die Krankheit nur für Kehlsucht gehalten wurde (s. auch die bei § 9 Erl. 4 angef. Entsch. d. BGH. 24, 177).

BGH. vom 21. April 1885 Slg. 6, 139; Reger 6, 124: Der Entschädigungsanspruch geht für den Tierbesitzer wegen unterlassener Anzeige über den Seuchenausbruch oder Seuchenverdacht auch dann verloren, wenn der Tierbesitzer in der betreffenden Zeit abwesend war, gleichviel ob er für die Dauer seiner Abwesenheit einen Wirtschaftsstellvertreter aufgestellt oder die Sorge für die Tiere lediglich dem Gesinde überlassen hatte.

BGH. vom 14. Januar 1889 Slg. 10, 361; Reger 10, 480: Die Anzeigepflicht besteht hinsichtlich aller objektiv verdächtigen Krankheitserscheinungen, demnach hinsichtlich aller Erscheinungen, die nach der „gemeinfaßlichen Belehrung" den Krankheitsausbruch befürchten lassen.

BGH. vom 21. Januar 1889 Slg. 10, 371; Reger 10, 180: Das Gesetz fordert von dem Viehbesitzer Vorsicht und Umsicht in bezug auf den Gesundheitszustand seiner Haustiere. Demselben ist hienach auch die Pflicht auferlegt, sich bezüglich der Krankheitserscheinungen, welche eine Seuche anzeigen, genau zu unterrichten.

BGH. vom 21. Oktober 1895 Slg. 17, 52; Reger 16, 322: Wenn auch der Viehbesitzer an sich verpflichtet ist, in bezug auf den Gesundheitszustand seiner Haustiere und aller objektiven Krankheitserscheinungen, welche eine Seuche anzeigen, Vorsicht und Umsicht walten zu lassen, so muß doch zum Verlust der Entschädigung infolge versäumter Anzeigepflicht eine Fahrlässigkeit in Ausübung dieser Pflicht vorliegen. Die Anzeige ist auch nach dem Verenden des Tieres noch rechtzeitig erstattet, wenn der Viehbesitzer innerhalb 24 Stunden von dem Momente an gerechnet, in dem er von dem Ausbruch der Seuche oder des Seuchenverdachtes ohne Vernachlässigung der eingangs erwähnten Verpflichtung Kenntnis erhalten hatte und mußte, Anzeige erstattete.

BGH. vom 16. November 1896 Slg. 18, 63: Fahrlässigkeit des Tierbesitzers liegt vor, wenn die Anzeige bei der Ortspolizeibehörde nicht rechtzeitig erstattet wurde, mag dies auf Unkenntnis der gesetzlichen Bestimmungen beruhen oder in einer etwaigen Zusicherung des beamteten Tierarztes, die Anzeige bei der Ortspolizeibehörde erstatten zu wollen, seinen Grund haben; der Viehbesitzer muß sich darüber vergewissern, ob die ihm obliegende Anzeige wirklich und rechtzeitig bei der Ortspolizeibehörde erstattet wurde.

BGH. vom 18. November 1912 Reger 33, 134: Die Unterlassung der Anzeige des Viehbesitzers ist nicht fahrlässig, falls der zugezogene Tierarzt dem Viehbesitzer die Anzeigeerstattung (namens des Viehbesitzers) bei der zuständigen Polizeibehörde zugesichert hatte.

6. 24 Stunden; ist die Anzeige innerhalb dieser Frist erstattet worden, so ist die Frage, ob ein schuldhaftes Zögern des Anzeigepflichtigen vorliegt (s. o. § 9 Erl. 6) nicht zu prüfen. Der Lauf der 24 Stundenfrist wird durch Sonn- und Feiertage nicht unterbrochen (BGH. vom 29. September 1902 Reger 23, 133). Der Entschädigungsberechtigte handelt nicht fahrlässig, wenn er die Anzeige so rechtzeitig zur Post gibt, daß sie bei ordnungsmäßigem Postdienst binnen 24 Stunden seit seiner Kenntnis vom Seuchenausbruch der Polizeibehörde zugeht. Die auf der Post eingetretene Verzögerung ist ihm unnachteilig (RG. vom 13. März 1886 Reger 9, 368). Vgl. auch die oben abgedruckte Entsch. des BGH. 17, 52 und RG. vom 12. Juni 1911 Reger 32, 107. Ob die Verfehlung gegen die Vorschrift in Ziff. 1 vor oder erst nach dem Tode des Tieres begangen wurde, ist selbstverständlich belanglos (vgl. u. Erl. 14).

7. es sei denn, daß . . .; dieser ausdrückliche Vorbehalt entspricht der dem Gesetz schon bisher in der Praxis überwiegend gegebenen Auslegung (Abw. dagegen für das bisherige Recht RG. vom 5. Jan. 1893 Reger 13, 327). Ebenso wird die Anzeigepflicht als gegenstandslos zu erachten sein, wenn bereits vor Ablauf der 24stündigen Frist ein polizeiliches Einschreiten gemäß §§ 11 ff. erfolgt ist, oder wenn dem

Viehbesitzer vor Ablauf der Anzeigefrist bekannt geworden ist, daß die zuständige Polizeibehörde von dem Seuchenausbruch bereits offiziell Kenntnis habe (s. die oben angeführten Reichsgerichtsentsch. und BGH. 3, 689; s. auch BGH. 4, 105 und die oben bei § 9 Erl. 7 abgedr. RGEntsch. Reger 34, 398).

Ziff. 2. **8. eines der Tiere.** Auch der Entschädigungsverlust nach Ziff. 2 tritt nicht nur hinsichtlich desjenigen Tieres ein, das wissentlich mit der Seuche behaftet erworben wurde, sondern auch hinsichtlich aller übrigen Tiere desselben Besitzers, die gelegentlich des treffenden Seuchenfalles zugrunde gegangen sind. Seuchen v e r d a c h t beim Erwerbe genügt nicht zur Versagung der Entschädigung.

Vgl. BGH. vom 22. Januar 1884 Slg. 5, 116; Reger 4, 461: Durch das Verhalten des Vorbesitzers eines Tieres in bezug auf die vorgeschriebene Anzeigepflicht wird der Entschädigungsanspruch des Besitzers in keiner Weise berührt. Überhaupt kann gegenüber dem Tierbesitzer aus dem Krankheitszustand des Tieres während der Zeit, da dasselbe noch nicht in seinem Besitz war, ein Grund für den Ausschluß der Entschädigung nur dann abgeleitet werden, wenn er bei dem Erwerb des Tieres von dem kranken Zustand desselben Kenntnis hatte.

Ziff. 3. **9. Besitzer oder dessen Vertreter;** Übertretungen der Schutzmaßregeln (z. B. der Beschränkungen des Personenverkehrs) durch dritte Personen berühren den Entschädigungsanspruch nicht (vgl. o. Erl. 3 a. E.).

10. Angeordnete Schutzmaßregeln zur Abwehr der Seuchengefahr. Im früheren Gesetz hieß es „p o l i z e i l i c h angeordnete Schutzmaßregeln . . .". Hierunter wurden nur solche polizeiliche Maßregeln verstanden, die in bezug auf einen bereits konstatierten Fall des Ausbruchs oder des Verdachts einer Viehseuche angeordnet wurden, nicht dagegen die ohne Bezug auf einen solchen besonderen Fall als allgemeine gesundheitspolizeiliche Maßnahme angeordnete Fleischbeschau (BGH v. 28. Dezember 1822 Slg. 4, 269; Reger 3, 438). Das Wort „polizeilich" wurde nach der Begründung zum neuen VSG. (S. 91) deshalb gestrichen, weil die Zuwiderhandlungen gegen die nach § 11 Abs. II vom beamteten Tierarzt in eiligen Fällen getroffenen vorläufigen Anordnungen denen gegen polizeiliche Anordnungen im Sinne dieser Vorschrift gleichzustellen sind. Eine weitergehende Änderung des bestehenden Rechtszustandes war nach den Gesetzgebungsverhandlungen offenbar nicht beabsichtigt. Es erscheint indes zweifelhaft, ob diese Absicht des Gesetzgebers gegenüber dem jetzigen Gesetzeswortlaut maßgeben kann. Denn der Ausdruck des Gesetzes „angeordnete Schutzmaßregeln" umfaßt nicht nur die polizeilichen, sondern auch die im Gesetz selbst enthaltenen Anordnungen. S. nunmehr BGH. v. 6. Okt. 1913 Reger 34, 202: Als eine den Verlust des Entschädigungsanspruchs nach sich ziehende „Nichtbefolgung oder Übertretung der angeordneten Schutzmaßregeln zur Abwehr der Seuchengefahr" ist nur die Nichtbeachtung solcher Schutzmaßregeln zu erachten, die (durch die Polizeibehörde oder den beamteten Tierarzt) a n g e o r d n e t worden sind, nicht auch solcher, die im Gesetz selbst vorgeschrieben sind. Die — wenn auch im Widerspruch mit § 32 VSG. erfolgende — voreilige Schlachtung eines an Milzbrand erkrankten, oder dieser Seuche verdächtigen Viehstückes hat daher den Verlust des Entschädigungsanspruches nicht zur Folge.

11. Weiterhin ist fraglich, ob auch künftig nur die in bezug auf einen bestimmten Seuchenfall erlassenen Anordnungen als unter Ziff. 3 fallend zu erachten sind, oder ob nicht auch die auf Grund des § 17 zum Schutze gegen die ständige Seuchengefahr getroffenen Maßregeln wenigstens dann hieher gehören, wenn der ursächliche Zusammenhang zwischen ihrer Verletzung und dem betreffenden Seuchenfall feststeht. Auch diese Frage dürfte zu bejahen sein.

12. Abwehr der Seuchengefahr im Sinne der Ziff. 3 ist gleichbedeutend mit „Bekämpfung" im Sinne des § 1 und umfaßt sowohl die gegen Seucheneinschleppung wie die gegen Seuchenverbreitung gerichteten Maßnahmen (vgl. VGH. vom 8. Januar 1884 Slg. 5, 104; Reger 4, 462).

13. Der Entschädigungsverlust nach Ziff. 3 tritt ein ohne Rücksicht darauf, ob durch die Zuwiderhandlung ein Nachteil entstanden ist und erstreckt sich auf alle Tiere des betreffenden Besitzers, die aus Anlaß derselben Seuche kontumaziert wurden. (VGH. vom 30. Mai 1882 Slg. 3, 734; Reger 3, 215; s. auch die oben bei Ziff. 1 Erl. 5 anführte VGHE. 4, 188 und die Bem. hiezu).

14. Der Entschädigungsverlust gemäß Ziff. 3 wird auch dann einzutreten haben, wenn die Verfehlung gegen eine bezüglich des zu entschädigenden Tieres angeordnete Schutzmaßregel erst nach dem Tode dieses Tieres begangen wurde (z. B. bei Verletzung von Anordnungen über unschädliche Kadaverbeseitigung). Denn der gesetzgeberische Grundgedanke für die Vorschrift in Ziff. 3 wird nicht die Annahme sein, daß bei Verfehlungen des Tierbesitzers gegen seuchenpolizeiliche Anordnungen dieser selbst möglicherweise die Schuld an dem Tode des betreffenden Tieres trägt — eine Annahme, die bei allen unbedingt tödlichen Seuchen, z. B. Milzbrand, Rauschbrand, Tollwut, Rotz, hinfällig wäre —, vielmehr die Erwägung, daß der Ungehorsam des Tierbesitzers wegen der durch ihn herbeigeführten Seuchenverschleppungsgefahr mit allen Mitteln geahndet werden muß (a b w e i c h e n d RGZ. vom 31. März 1897 Slg. 39, 85; Reger 18, 273; VGH. 5, 104).

15. zur Last fällt. Der Entschädigungsverlust nach Ziff. 3 tritt nur bei vorsätzlicher oder fahrlässiger Zuwiderhandlung ein.

Zu Ziff. 2 und 3 vgl. § 33 des RG. vom 30. Juni 1900 betreffend die Bekämpfung gemeingefährlicher Krankheiten (RGBl. S. 306).

§ 73.

Wenn zur Bestreitung der Entschädigungen Beiträge nach Maßgabe des vorhandenen T i e r b e s t a n d e s erhoben werden, dürfen diese Beiträge für Tiere, die dem Reiche, den Einzelstaaten oder zu den landesherrlichen Gestüten gehören, und im Falle des § 71 Nr. 2 für das in V i e h h ö f e n o d e r i n S c h l a c h t h ö f e n einschließlich ö f f e n t l i c h e r S c h l a c h t h ä u s e r aufgestellte Schlachtvieh nicht beansprucht werden.

Für B a y e r n gegenstandslos; s. Art. 1 des AusfG.

III. Strafvorschriften.

Vorbemerkung.

Die Strafbestimmungen wegen Zuwiderhandlungen gegen das VSG. und die zu dessen Ausführung erlassenen Anordnungen waren bisher verstreut in §§ 65—67 des VSG. und § 328 StGB. Erstgenannte Strafvorschriften fanden nur Anwendung, „sofern nicht nach den bestehenden gesetzlichen Bestimmungen eine höhere Strafe verwirkt ist". § 328 StGB. aber bedroht mit Gefängnis bis zu 1 Jahr, eventuell (wenn infolge der Verfehlung Vieh von der Seuche ergriffen wurde), von 1 Monat bis zu 2 Jahren denjenigen, der „die Absperrungs- oder Aufsichtsmaßregeln, welche von der zuständigen Behörde zur Verhütung des Einführens oder Verbreitens von Viehseuchen angeordnet worden sind, wissentlich verletzt". An diese Bestimmungen knüpfte sich eine Reihe von Streitfragen. Bestritten war vor allem, ob die im VSG. selbst enthaltenen Absperrungs- und Aufsichtsmaßregeln oder Einfuhrverbote als „Anordnungen der zuständigen Behörde" zu erachten sind (vgl. RG. verein. Straffen. vom 27. April 1904 Slg. 37, 178; Reger 25, 445; ObLG. München vom 1. Febr. 1908 Slg. 8, 175); ferner bestand Streit, welche Anforderungen einerseits in bezug auf Inhalt und Umfang der dem Täter nachzuweisenden Kenntnis von den Zweck der einzelnen veterinärpolizeilichen Anordnung (vgl. RGSt. 5. Januar 1892 Slg. 22, 296), anderseits in bezug auf deren Form (s. o. § 2 Abs. III) zu stellen sind. Außerdem war bestritten, was unter „Absperrungs- und Aufsichtsmaßregeln" zu verstehen (vgl. RG. vom 29. November 1910 Reger 31, 67; Slg. 44, 149) und ob damit alles getroffen sei, was den Gegenstand veterinärpolizeilicher Anordnungen bilden könne, z. B. auch Desinfektionen, unschädliche Beseitigungen. Außerdem erwies sich die in § 328 ausschließlich angedrohte Gefängnisstrafe in einer Reihe von Fällen als zu hart.

Die § 74—77 enthalten nunmehr eine *erschöpfende* Regelung der Strafbestimmungen bei Zuwiderhandlungen gegen das VSG. und die auf Grund desselben getroffenen Maßregeln. Vgl. RG. v. 25. Nov. 1912 Reger 33, 513. § 328 StGB. kann nur mehr zur Anwendung kommen bei Zuwiderhandlungen gegen das Rinderpestgesetz vom 7. April 1869, jedoch auch hier nur insoweit, als nicht das Gesetz, betreffend Zuwiderhandlungen gegen die zur Abwehr der Rinderpest erlassenen Vieh-Einfuhrverbote vom 21. Mai 1878 Platz zu greifen hat (s. hierüber RG. vom 20. Februar 1880 Slg. 1, 213; Reger 4, 73; vom 15. Juni 1880 Reger 4, 75; vom 2. Juli 1883 Slg. 9, 190; Reger 4, 340 und vom 27. Januar 1885 Reger 6, 290; vom 28. April 1892 Slg. 23, 107; Reger 13, 62; vom 28. November 1892 Slg. 23, 312; Reger 13, 208). Unberührt bleibt die Strafbestimmung in § 5 des RG. betr. die Beseitigung von Ansteckungsstoffen bei Viehbeförderungen auf Eisenbahnen vom 25. Februar 1876 (s. u. § 81).

Verfehlungen gegen §§ 74—76 können im *rechtlichen Zusammenhang* (§ 73 StGB.) stehen vor allem mit Zuwiderhandlungen gegen das Nahrungsmittelgesetz vom 14. Mai 1879 (RGBl. S. 145) insbesondere § 10 Ziff. 2, § 11, § 12 Ziff. 1, § 14, mit Zuwiderhandlungen gegen das Fleischbeschaugesetz vom 3. Juni 1900

(RGBl. S. 547) insbesondere § 26 Ziff. 1, 2, § 27 Ziff. 1—4, ferner mit Übertretungen des § 367 Abs. I Ziff. 7 StGB., sowie der auf Grund des Art. 75 des bayer. PolStGB. erlassenen Polizeivorschriften über Zusammentreffen mit Zolldefraudation s. RG. vom 24. November 1885 Slg. 13, 69; über Zusammentreffen mit Kontrebande s. RG. vom 1. November 1884 Reger 5, 359, vom 5. Dezember 1895 Slg. 28, 51 und vom 3. April 1905 Slg. 38, 26; ferner ObLG. München vom 11. Oktober 1904 Slg. 5, 62. Über das Verhältnis zu § 327 StGB. s. RG. vom 12. Oktober 1893 Slg. 24, 337; Reger 15, 72: Für die Entscheidung, ob § 327 oder § 328 verletzt ist, ist der Zweck maßgebend, den die verletzte Vorschrift ankündigt oder wenigstens klar erkennen läßt. Darum kann eine Verletzung der Vorschriften gegen den Milzbrand nie die Anwendung des § 327 rechtfertigen, solange diese Vorschriften sich nur auf das Gesetz zur Abwehr von Viehseuchen stützen. Wo dagegen die betreffenden Vorschriften einen solchen beschränkten Zweck nicht haben, wie z. B. die zur Abwehr der Trichinenkrankheit, oder wo das VSG. selbst erkennen läßt, daß es auch die Abwehr der Krankheit von Menschen unmittelbar bezweckt, wie bei den Vorschriften über die Tollwut in § 65 Ziff. 4 des Ges. vom 23. Juni 1880, da gibt der wichtigere Zweck den Ausschlag zugunsten des § 327.

Vgl. §§ 44—46 des RG. vom 30. Juni 1900 über die Bekämpfung gemeingefährlicher Krankheiten.

§ 74.

I Mit Gefängnis bis zu zwei Jahren oder mit Geldstrafe von fünfzehn bis zu dreitausend Mark wird bestraft:

1. wer vorsätzlich den Vorschriften der §§ 6, 32 bis 34, 36 bis 38, 41, des § 43 Abs. 2, des § 45, des § 51 Abs. 2, der §§ 56, 57, des § 61 Abs. 3, 4 zuwiderhandelt;
2. wer vorsätzlich den Vorschriften der §§ 9, 10 zuwider die ihm obliegende Anzeige unterläßt oder länger als 24 Stunden, nachdem er von der anzuzeigenden Tatsache Kenntnis erhalten hat, verzögert oder es unterläßt, die kranken und die verdächtigen Tiere von Orten, an denen die Gefahr der Ansteckung fremder Tiere besteht, fernzuhalten; die Strafverfolgung wegen unterlassener oder verzögerter Anzeige tritt nicht ein, wenn die Anzeige von einem anderen Verpflichteten rechtzeitig gemacht worden ist;
3. wer vorsätzlich den auf Grund des § 7 Abs. 1 des § 11 Abs. 1, 2, der §§ 19 bis 23, 26 bis

28, 35, 39, 40, des § 43 Abs. 1, der §§ 47 48, 58, 59, des § 61 Abs. 2, der §§ 63, 64, 78 von der zuständigen Behörde oder dem beamteten Tierarzte getroffenen Anordnungen zuwiderhandelt;

4. wer vorsätzlich die gemäß § 17 Nr. 4, § 61 Abs. 2 angebrachten Kennzeichen unbefugterweise beseitigt oder verändert;

5. wer vorsätzlich Kadaver, die auf polizeiliche Anordnung vergraben sind, oder Teile von solchen unbefugterweise ausgräbt oder wer vorsätzlich Kadaver, die auf polizeiliche Anordnung vergraben waren, oder Teile von solchen unbefugterweise an andere überläßt oder an sich bringt.

II Neben der Gefängnisstrafe kann auf Geldstrafe bis zu eintausend fünfhundert Mark erkannt werden.

1. Die Delikte des § 74 sind Vergehen i. S. des § 1 RStGB.; zu ihrer Aburteilung sind gemäß § 73 Ziff 1 GVG. die Strafkammern der Landgerichte zuständig.

2. Bei sämtlichen in § 74 bezeichneten Straftaten wird **Vorsatz** gefordert. Es muß also der Täter in Kenntnis der sämtlichen, den Tatbestand der Straftat bildenden, in den Nr. 1—5 durch Bezugnahme auf die in Betracht kommenden Vorschriften bezeichneten Merkmale gehandelt, und soweit das Vorliegen einer besonderen behördlichen Anordnung vorausgesetzt ist, auch diese gekannt haben. (Begr. S. 94; RG. v. 3. Juli 1913 Reger 35, 209; ObLG. vom 29. März 1913 Reger 34, 208 Vgl. auch für das bisherige Recht die zu § 328 StGB. ergangenen Urteile des RG. vom 9. Dezember 1879; Reger 2, 419; vom 5. Jan. 1892 Slg. 22, 296; vom 21. Februar 1896 Slg. 28, 195; Reger 16, 443 und vom 6. Juli 1903 Reger 24, 460; ferner ObLG. v. 11. Oktober 1904 Slg. 5, 62 und vom 7. Dez. 1904 Slg. 5, 154; Reger 26, 132.) Die Kenntnis des Täters, daß die von ihm übertretene Anordnung den Schutz gegen Seuchengefahr bezweckt, ist zum Vorsatz jedenfalls insoweit nicht erforderlich, als Zuwiderhandlungen nach Ziff. 1 in Frage kommen, da die sämtlichen dort angeführten gesetzlichen Anordnungen dieses Tatbestandsmoment nicht selbst enthalten und die Heranziehung des einleitenden § 18 zur Ergänzung des Tatbestandes der späteren Paragraphen wohl nicht angängig sein dürfte. Inwieweit bei Übertretung behördlicher Anordnungen (Ziff. 3) die oben angeführte Kenntnis des Täters zum Vorsatz gefordert werden muß, wird sich danach zu bemessen haben, ob nach Landesrecht (s. o. § 2 Abs. III) die Konstatierung, daß sie zum Schutze gegen Seuchengefahr erlassen sind, zum notwendigen Inhalt dieser Vorschriften gehört. Ob der Täter unmittelbar durch die amtliche Bekanntmachung oder nur durch Mitteilung und Warnung anderer Personen von der betreffenden Vorschrift Kenntnis hatte, ist selbstverständlich belanglos (s OLG. München vom 19 Februar 1895 Slg 8, 244, Reger 16, 192) Irrtum über die Rechtsgültigkeit einer polizeilichen Anordnung schließt den Vorsatz aus (RG vom 6. Juli 1903 Slg. 36, 359; Reger 24, 460).

3. Die Zulassung der wahlweisen Geldstrafe statt der Gefängnisstrafe beruht auf Reichstagsbeschluß, während nach dem RegEntw die Gefängnisstrafe die Regel bilden und Geldstrafe nur beim Vorliegen mildernder Umstände zulässig sein sollte. Sowohl der Mindestbetrag als der Höchstbetrag der neben der Gefängnisstrafe zulässigen Geldstrafe bleiben hinter den für die allein auszusprechende Geldstrafe festgesetzten Grenzbeträgen zurück. Durch Verhängung ergiebiger Geldstrafen soll vor allem der gewinnsüchtigen Absicht, welcher die in § 74 behandelten Verfehlungen nicht selten entspringen, begegnet werden (Begr S 94)

4. In **Ziff. 1 und** 2 sind alle für einen Strafschutz überhaupt in Betracht kommenden gesetzlichen Verbote und Gebote zusammengefaßt, soweit sie sich an das Publikum richten. Die an Behörden und Beamte gerichteten gesetzlichen Weisungen (z B. § 3 Abs V und VI, §§ 11, 13, 14, 46) sind lediglich dienststrafrechtlich geschützt. Die Vorschriften in § 19 Abs IV und § 22 Abs IV wurden in Ziff. 1 deshalb nicht aufgeführt, weil diese lediglich die nähere Bestimmung des Inhalts einer behördlichen Anordnung (Absonderung und Beobachtung in § 19, Sperre in § 22) enthalten (Begr S. 94) S. u. Ziff. 3.

Zu Ziff. 2. **5. vierundzwanzig Stunden.** Eine Verzögerung der Anzeige von weniger als 24 Stunden ist strafrechtlich belanglos (vgl o § 72 Ziff 1).

6. anzuzeigende Tatsache; das ist der Seuchenausbruch oder das Auftreten von Erscheinungen, welche einen solchen befürchten lassen (Hierüber vgl. Erl. 3 und 4 zu § 9).

7. oder es unterläßt . . . fern zu halten; diese Strafdrohung berührt nur die in § 9 Abs. I und II aufgeführten Personen, nicht die in Abs. III a. a. O. genannten, ebenso wie auch nur den ersteren, nicht den letzteren in § 9 eine Verpflichtung zur Fernhaltung auferlegt ist

8. Zu Ziff 2 letzter Halbsatz vgl. Erl 7 zu § 72 Ziff 1 Die dortigen Ausführungen sind sämtlich auch hier einschlägig

9. Ziff. 3 behandelt die vorsätzlichen Zuwiderhandlungen gegen die auf Grund des Gesetzes getroffenen behördlichen Anordnungen zum Schutze gegen die Seucheneinschleppung aus dem Ausland (ausgenommen die gemäß § 7 Abs. II für die Grenzbezirke angeordneten Verkehrsbeschränkungen) und zum Schutze gegen eine besondere Seuchengefahr im Inland.

Vorsätzliche Übertretungen der zum Schutz gegen die ständige Seuchengefahr auf Grund von §§ 16 und 17 erlassenen Vorschriften, der auf Grund des § 7 Abs II für die Grenzbezirke erlassenen Verkehrsbeschränkungen und der gemäß § 12 behufs Ermittelung einer Seuche getroffenen Anordnungen fallen nicht unter § 74 Ziff. 3, sondern unter § 76 Ziff. 1. Von den Gesetzesparagraphen, die behördliche Anordnungen zum Schutze gegen eine besondere Seuchengefahr vorbehalten, sind nicht angeführt nur die §§ 50 und 52 (Beschränkungen des Personenverkehrs bei Lungenseuche und Pockenseuche), ferner diejenigen Paragraphen, welche ausschließlich die Tötung und die tierärztliche Untersuchung von Tieren, die öffentliche Bekanntmachung von Seuchenausbrüchen und die Regelung der polizeilichen Impfung bei einzelnen Seuchen zum Gegenstand haben. (§§ 24, 25, 29, 30, 42, 44, 49, 51 Abs. I, 53, 54, 55, 60, 61 Abs. I, 65.) Die Weglassung der erstgenannten beiden Paragraphen, die erst durch die RTK. in das Gesetz eingefügt wurden, dürfte auf einem Redaktionsversehen beruhen, zumal da die wörtlich gleichlautende Bestimmung für Maul- und Klauenseuche (§ 47 Abs. II) unter Strafschutz gestellt wurde. Verfehlungen gegen die auf Grund der §§ 50 und 52 erlassenen Anordnungen dürften übrigens schon deshalb nach § 74 Ziff. 3 strafbar sein, weil die gedachten Paragraphen lediglich Einzelanwendungen des in § 19 enthaltenen allgemeinen Vorbehaltes darstellen. Die Anführung der §§ 53, 54, 60 konnte deshalb unterbleiben, weil diese Paragraphen Einzelanwendungen der in § 23 gegebenen allgemeinen gesetzlichen Ermächtigung enthalten. Zuwiderhandlungen gegen die auf Grund des Gesetzes erlassenen Anordnungen der Tötung, tierärztlichen Untersuchung und der Veröffentlichung von Seuchenausbrüchen werden dagegen nicht nach § 74 Ziff. 3, sondern, soweit durch die treffende Anordnung eine Verpflichtung des Tierbesitzers oder eines Dritten zu einem Tun oder Unterlassen begründet wird, nach § 76 Ziff. 1 strafbar sein; im übrigen sind die §§ 113, 114 StGB. einschlägig. (Abw. für das bisherige Recht [Tötung] ObLG. München vom 23. April 1901; Reger 21, 189).

10. beamteten Tierarzt, oder dem behördlich zugezogenen privaten Tierarzt (s. o. Erl. 6 zu § 2).

Zu Ziff. 3 vgl. Entsch. d. Kammerger. vom 23. Mai 1908, Reger 29, 261: Das Abreißen einer Tafel, die von der Behörde an einem Gehöft zum Zeichen dafür angebracht ist, daß über das Gehöft die Sperre wegen Viehseuchengefahr angeordnet ist, ist an sich keine Zuwiderhandlung gegen § 328 StGB. oder § 66 Ziff. 4 VSG. (alt), es kann aber ein Vergehen nach § 134 StGB. in Frage kommen.

Wer ein der Gefahr der Erkrankung an Maul- und Klauenseuche ausgesetztes, durch die Polizeibehörde unter polizeiliche Beobachtung gestelltes Tier, daß ein anderer ohne ausdrückliche Genehmigung der Polizeibehörde aus dem Beobachtungsgebiet entfernt hat, in seinem Stall aufnimmt, begeht hiedurch allein keine Zuwiderhandlung gegen die polizeilich angeordnete Schutzmaßregel (OLG. München vom 8. Juni 1899 Slg. 10, 213; Reger II. ErgBd. S. 240).

11. Bei Ziff. 4 und 5 erscheint der Tatbestand nicht lediglich als Zuwiderhandlung gegen eine gesetzliche oder auf Grund des Gesetzes getroffene Anordnung; es handelt sich hier vielmehr darum, einen durch veterinärpolizeiliche Anordnung geschaffenen Zustand gegen unbefugte und den Zweck dieser Anordnungen in Frage stellende Eingriffe zu sichern (Begr. S. 94).

§ 75.

[1]Mit Geldstrafe von zehn bis einhundertfünfzig Mark oder mit Haft nicht unter einer Woche wird bestraft, wer den im § 74 Abs. I Nr. 1, 2 bezeichneten Vorschriften aus Fahrlässigkeit zuwiderhandelt.

"Eine Bestrafung wegen fahrlässiger Verzögerung der in den §§ 9, 10 vorgeschriebenen Anzeige findet nur statt, wenn die Anzeige länger als vierundzwanzig Stunden nach erhaltener Kenntnis von der anzuzeigenden Tatsache verzögert worden ist. Die Strafverfolgung wegen fahrlässiger Unterlassung oder Verzögerung der Anzeige tritt nicht ein, wenn die Anzeige von einem anderen Verpflichteten rechtzeitig gemacht worden ist.

1. Die in § 75 aufgeführten strafbaren Handlungen sind Übertretungen i. S. des § 1 StGB.; zu ihrer Aburteilung sind die Schöffen- bzw. Amtsgerichte zuständig.

2. § 75 enthält die Strafbestimmung für fahrlässige Übertretung aller an das Publikum gerichteten Gesetzesbestimmungen.

3. Die **Fahrlässigkeit** kann sowohl in der Unkenntnis der gesetzlichen Anordnungen selbst als auch in der schuldhaften Unkenntnis derjenigen Tatumstände beruhen, an deren Vorliegen die Anordnungen des Gesetzes geknüpft sind. Vgl. die bei § 72 Erl 5 angeführten Entscheidungen

4. Die **Haftstrafe**, die an Stelle einer uneinbringlichen Geldstrafe auszusprechen ist, braucht nicht mindestens 1 Woche zu betragen; es kann hier nach der allgemeinen Regel in §§ 28, 29 StGB. bis auf 1 Tag heruntergegangen werden (vgl. Entschl. des württemb. Min d. J. bei Reger 2, 203).

Der Höchstbetrag der nach § 75 zulässigen Haftstrafe ist 6 Wochen (§§ 18, 29 Abs. II StGB.).

5. Abs. II entspricht der Vorschrift in § 74 Ziff 2

§ 76.

Mit Geldstrafe bis zu einhundertfünfzig Mark oder mit Haft wird bestraft:

1. wer außer den Fällen des § 74 Abs. 1 Nr. 3 den auf Grund dieses Gesetzes getroffenen Anordnungen zuwiderhandelt;
2. wer eine der im § 74 Abs. 1 Nr. 4, 5 bezeichneten Handlungen aus Fahrlässigkeit begeht.

Zu Ziff. 1 Hierunter fallen:

1. alle fahrlässigen Zuwiderhandlungen gegen die in § 74 Ziff 3 bezeichneten polizeilichen oder amtstierärztlichen Anordnungen,
2. alle vorsätzlichen und fahrlässigen Zuwiderhandlungen gegen die auf Grund von § 7 Abs. II für die Grenzbezirke erlassenen Bestimmungen, gegen die nach § 12 angeordneten Maßnahmen, gegen die gemäß §§ 16 und 17 getroffenen Schutzmaßregeln gegen die ständige Seuchengefahr und gegen diejenigen auf Grund des VSG. erlassenen behördlichen Anordnungen bei besonderer Seuchengefahr, die nicht durch § 74 Ziff. 3 gedeckt sind (s Erl. zu § 74 Ziff. 3).

Vgl. hierher folgende Entscheidungen:

RG. vom 8. April 1913 Reger 34, 407: Ein fahrlässiges Zuwiderhandeln gegen die in § 74 Abs. 1 Ziff. 3 des VSG. bezeichneten seuchenpolizeilichen Anordnungen ist nach § 76 Ziff. 1 strafbar.

OLG. München vom 8. Januar 1898 Slg. 10, 4; Reger 20, 123: Ein Viehhändler, der einer im Fall einer Seuchengefahr für den Transport des für den Handel bestimmten Viehs polizeilich angeordneten, ihm unbekannten Schutzmaßregel zuwiderhandelt, ist wegen fahrlässiger Zuwiderhandlung strafbar, wenn die Unkenntnis darauf beruht, daß er es unterließ, sich über den Inhalt der Anordnung an der zuständigen Stelle zu erkundigen, obwohl er auf das Bestehen der polizeilichen Anordnung aufmerksam gemacht und eine Einziehung der Erkundigung ihm möglich war.

OLG. München Slg. 7, 144; Reger 14, 84: Der Viehbesitzer haftet allein für die vorschriftsmäßige Verwendung der Produkte kranker Tiere und darf sich nicht damit begnügen, seinen Abnehmern vom Ausbruch der Seuche Kenntnis zu geben und sie zur Abkochung der Milch vor dem Genusse aufzufordern; er darf solche vielmehr zum unmittelbaren Genuß überhaupt nicht und zu anderen Zwecken nur dann abgeben, wenn er sich bei Abgabe des Produktes der Art und Ausführung der beabsichtigten Verwendung genugsam versichert.

RG. vom 15. Mai 1899 Slg. 32, 153: Der Verkauf und die Bereitstellung verkaufter, aber unter polizeilich angeordnete Sperre gestellter Schweine zum Zweck der Ausführung derselben kann aus § 66 Ziff. 4 (nun § 76 Ziff. 1) bestraft werden. Die in § 59 Ziff. 7 der Bundesratsinstruktion an die Erfüllung dort genannter Vorbedingungen geknüpfte Gestattung der Ausführung der ansteckungsverdächtigen Schweine zum Zweck der sofortigen Abschlachtung wird nicht dadurch beseitigt, daß der Täter sich zwar in gutem Glauben an die Beschaffung des dort ebenfalls zur Bedingung gemachten amtstierärztlichen Gesundheitszeugnisses befindet, dieser Glaube aber auf Fahrlässigkeit beruht

§ 77.

I Im Falle der Zuwiderhandlung gegen die Vorschriften des § 6 oder gegen die auf Grund des § 7 Abs. 1 getroffenen Anordnungen ist neben der Strafe auf die Einziehung der verbotswidrig eingeführten Tiere, Kadaver und Teile von Tieren, tierischen Erzeugnisse und Rohstoffe sowie der Gegenstände, die Träger des Ansteckungsstoffs sein können, zu erkennen, ohne Unterschied, ob sie dem Verurteilten gehören oder nicht.

II Ist die Verfolgung oder Verurteilung einer bestimmten Person nicht ausführbar, so kann auf die Einziehung selbständig erkannt werden.

Zufolge § 77 ist die gerichtliche Einziehung der im Gesetz bezeichneten Tiere und sonstigen Gegenstände zwingend vorgeschrieben bei allen — vorsätzlichen wie fahrlässigen — Verfehlungen gegen die gesetzlichen und die behördlich angeordneten Einfuhrverbote und -Beschränkungen gegenüber dem Ausland, soweit eine bestimmte Person als Täter verfolgt wird. Soweit dies nicht der Fall ist, kann auf die Einziehung im sog. objektiven Strafverfahren (§§ 477—480 StPO.) erkannt werden.

Die Vorschriften des § 77 über die Einziehung werden jedoch nicht als erschöpfend zu erachten sein. Neben den in § 77 genannten Fällen ist die Einziehung nach den allgemeinen Vorschriften in §§ 40, 42 StGB. zulässig hinsichtlich derjenigen Gegenstände, die durch ein vorsätzliches Vergehen (§ 74) hervorgebracht oder zur Begehung eines solchen gebraucht oder bestimmt sind, sofern sie dem Täter oder einem Teilnehmer gehören (z. B. Wagen und Zugtiere, die zur vorsätzlichen Beförderung von Vieh entgegen einer angeordneten Transportbeschränkung [§ 20] benutzt wurden), nicht aber Gegenstände, an denen ein Vergehen begangen wurde, z. B. Tiere, die vorsätzlich aus einem Sperrgebiet entfernt oder in ein solches verbracht wurden (vgl. RG. vom 27. April 1891 Slg. 21, 431). Ferner ist die Einziehung ohne Rücksicht auf die Eigentumsverhältnisse zulässig, falls rechtlicher Zusammenhang mit Verfehlungen gegen § 367 Abs. I Ziff. 7 RStGB. gegeben ist (s. Abs. II a. a. O.) und geboten bei rechtlichem Zusammenhang mit Verfehlungen gegen Art. 75 PolStGB. (s. Abs. III a. a. O.). Über das Verhältnis des § 77 zu § 134 des VZollges. vgl. RG. vom 13. Januar 1915 Reger 36, 259.

IV. Schlußbestimmungen.

§ 78.

Zur wirksamen Ausführung der in den §§ 7, 16, 17, 19 bis 29 bezeichneten Maßregeln kann eine Anzeige über das Vorhandensein, den Ab- und Zugang oder über Ortsveränderungen von Tieren oder über die in den §§ 16 und 17 aufgeführten Betriebe, Unternehmungen und Veranstaltungen vorgeschrieben werden.

Die in § 78 vorgesehene Anzeigepflicht kann sowohl als ständige, wie auch als vorübergehende Maßregel bei besonderer Seuchengefahr eingeführt werden. Die Anzeigepflicht kann auch auf einzelne Gebietsteile (z. B. Grenzbezirke) und bestimmte Klassen von Tierhaltern, z. B. Viehhändler, beschränkt werden.

Über die Zuständigkeit zur Erlassung der in § 78 vorbehaltenen Vorschriften s. u. § 79.

AusfVorschr. d. BR. §§ 7, 10, 30, 36, 49, 75, 115; **Bay. VB.** § 19, 22, 42, 48, 61, 87, 127.

§ 79.

I Die näheren Vorschriften über die Anwendung und Ausführung der nach den §§ 16 bis 30 zulässigen Maßregeln erläßt der Bundesrat unter Berücksichtigung der in den §§ 32 bis 65 gegebenen besonderen Bestimmungen. Das gleiche gilt für die nach § 78 zulässigen Maßregeln, soweit sie sich auf die vorstehend bezeichneten Paragraphen beziehen.

II Weitergehende Vorschriften über die Anwendung und Ausführung der im Abs. 1 bezeichneten Bestimmungen können die obersten Landesbehörden oder mit deren Ermächtigung die höheren Polizeibehörden innerhalb der Schranken dieses Gesetzes anordnen.

III Vor dem Erlasse der im Abs. 1 bezeichneten Vorschriften und vor der Entscheidung der obersten Landesbehörden über solche nach Abs. 2 zulässige weitergehende Vorschriften, die auf Grund der §§ 16, 17 ergehen, sind Vertretungen der beteiligten Berufsstände zu hören. Bei Gefahr im Verzuge kann die vorherige Anhörung unterbleiben; die Anhörung muß alsdann aber sobald als möglich nachgeholt werden. Welche Vertretungen zu hören sind, wird im Falle des Abs. 1 vom Bundesrat, im Falle des Abs. 2 von den obersten Landesbehörden bestimmt. Die Gültigkeit der Vorschriften hängt von der vorgeschriebenen Anhörung nicht ab.

1. § 79 enthält eine Einschränkung der Bestimmung in § 2 Abs. 1, wonach die Anordnung der Bekämpfungsmaßregeln den Landesregierungen und deren Organen obliegt. Dieser Grundsatz gilt uneingeschränkt nur für den Vollzug des in § 79 nicht aufgeführten § 7 VSG. (Schutzmaßregeln gegenüber dem Ausland). Allein auch die in § 7 vorgesehenen Maßnahmen können auf Grund der dem Reiche zustehenden Gebietshoheit, und zwar nicht nur in den Fällen des § 4 Abs. II, von den Organen des Reiches vorgekehrt werden (vgl. oben § 7 Erl. 8).

2. Die in § 79 dem Bundesrat, den obersten Landesbehörden, ev. den höheren Polizeibehörden vorbehaltene Befugnis zur Erlassung von Ausführungsbestimmungen ermächtigt dieselben nicht nur, Verwaltungsvorschriften für die Vollzugsbehörden zu erlassen, sondern auch für das Publikum verbindliche Bestimmungen, sohin Rechtsvorschriften im staatsrechtlichen Sinn, zu treffen (vgl. § 1 Abs. II der AusfBest. d. BR.; für das bisherige Recht s. RG. vom 8. Dezember 1899 Slg. 32, 417;

Reger II ErgBd. S. 141). Rechtsvorschriften allgemeiner Art, die in Bayern durch die obersten Landesbehörden und die höheren Polizeibehörden getroffen werden, sind Polizeivorschriften i. S. des PolStGB. (s. o. § 2 Abs. III). Ihrem Gegenstande nach sind die in § 79 vorbehaltenen Vorschriften insoferne beschränkt, als sie sich nur mit der Anwendung und Ausführung der gesetzlichen Bestimmungen zu befassen haben und mit diesen keinesfalls in Widerspruch treten dürfen. Vgl. RG vom 7. Dezember 1915 Reger 36, 417; Kammerger. vom 27 Februar 1913, Reger 35, 201.

Abs. I. 3. **Durch die Worte „unter Berücksichtigung der** in §§ 32 bis 65 gegebenen besonderen Bestimmungen" soll selbstverständlich nicht gesagt sein, daß diese Bestimmungen erst durch die Aufnahme in die Ausführungsvorschriften des Bundesrats Wirksamkeit erhalten sollen, sondern nur, daß die zwingenden Gesetzesvorschriften in die Ausführungsvorschriften aufgenommen werden müssen und daß der Bundesrat auch über die Anwendung der in §§ 32—65 nur zugelassenen Maßregeln Ausführungsvorschriften erlassen soll. Insoweit der Bundesrat Ausführungsbestimmungen nicht erläßt, bleiben etwaige landesrechtliche Bestimmungen, die dem Reichsrecht nicht widersprechen, in Kraft (vgl. Begr. S. 97).

4. Neu ist die Erstreckung der Zuständigkeit des Bundesrates auf die Erlassung von Ausführungsbestimmungen zu den §§ 16, 17 und 78 des Gesetzes.

Die vom Bundesrat in der Sitzung vom 7. Dezember 1911 beschlossenen Ausführungsvorschriften zum VSG. wurden durch Reichskanzler-Bekanntmachung vom 25 Dezember 1911 (RGBl. 1912, 3ff.) veröffentlicht.

Abs. II. 5. Oberste Landesbehörden sind die Staatsministerien.

6. Höhere Polizeibehörden sind in Bayern die Regierungen, Kammern des Innern (VB. § 13).

7. Die **Ermächtigung** kann vorgängig oder auch nachträglich erteilt werden, für den Einzelfall oder innerhalb weiterer Grenzen. Auf die erteilte Ermächtigung wird im Text der betr. Vorschriften Bezug zu nehmen sein (vgl. Kammerger. Jahrb. 22, C 82).

8. Abs. II bezieht sich nicht nur auf allgemeine Bestimmungen, sondern auch auf Vorschriften, die anläßlich eines einzelnen Seuchenfalles getroffen werden. Auch zur Erlassung solcher Vorschriften bedürfen daher die höheren Polizeibehörden der Ermächtigung der obersten Landesbehörden, wenn über die vom Bundesrat und den obersten Landesbehörden erlassenen Bestimmungen hinausgegangen werden will.

9. Abs. III wurde auf Grund Reichstagsbeschlusses eingefügt. Die Bestimmung bildet den Ersatz für die ursprünglich von der Mehrheit des Reichstages gewünschte Laienbeteiligung in der Beschwerdeinstanz.

Vgl. § 22 des RG. vom 30. Juni 1900 betr. die Bekämpfung gemeingefährlicher Krankheiten (RGBl. S. 306).

§ 80.

I Beschwerden des Besitzers gegen Anordnungen, die auf Grund der §§ 7, 11 bis 15, 18 bis 65, des § 78,

soweit dieser sich auf die vorstehend bezeichneten Paragraphen bezieht, oder der dazu erlassenen Ausführungsbestimmungen getroffen sind, haben keine aufschiebende Wirkung.

II Beschwerden gegen Anordnungen auf Grund anderer Bestimmungen haben nur dann aufschiebende Wirkung, wenn die Ausführung ohne Nachteil für das Gemeindewohl ausgesetzt bleiben kann.

1. § 80 bezieht sich sowohl auf allgemeine polizeiliche Anordnungen als auch auf Verfügungen, die gegenüber einzelnen Personen von der Polizeibehörde oder dem beamteten Tierarzt getroffen wurden, und ersetzt für das Gebiet der Viehseuchenpolizei den Art 14 Abs. III des bayer. PolStGB. Vgl. o. § 2 Erl. 12.

Nicht unter § 80 fallen Beschwerden, welche im Entschädigungsverfahren erhoben werden, da es sich hier nicht um polizeiliche Anordnungen, sondern um bestrittene Rechtsansprüche und Verbindlichkeiten handelt. Die Zulässigkeit, Form und Wirkung dieser Beschwerden bemißt sich ausschließlich nach Landesrecht.

2. Unter Abs. I fallen alle Anordnungen, die den Schutz gegen Seucheneinschleppung aus dem Ausland bezwecken, der Seuchenermittelung dienen oder zur Bekämpfung einer besonderen Seuchegefahr im Inland erlassen sind.

3. des Besitzers; für Beschwerden dritter Personen z. B. von einer Beschränkung des Personenverkehrs Betroffener ist das Landesrecht maßgebend (§ 2 Abs. III des Ges.).

4. Unter Abs. II fallen die zur Bekämpfung der ständigen Seuchengefahr erlassenen Maßnahmen (s. o. §§ 16 und 17). Ob die Ausführung ohne Nachteil für das Gemeinwohl unterbleiben kann, wird zunächst diejenige Behörde, welche die beschwerende Anordnung erlassen hat, und weiterhin die Beschwerdeinstanz vor der Entscheidung in der Sache selbst zu befinden haben

§ 81.

Das Gesetz, betreffend die Beseitigung von Ansteckungsstoffen bei Viehbeförderungen auf Eisenbahnen, vom 25. Februar 1876 (Reichs-Gesetzbl. S. 163) wird durch das gegenwärtige Gesetz nicht berührt.

S. hiezu RKB. vom 16. Juli 1904 die Ausführung des RG. vom 25. Februar 1876 betreffend (RGBl. S. 311) und RKB. vom 16. Juli 1904 (RGBl. S. 317) betreffend Abänderung der Bestimmungen über die Beseitigung von Ansteckungsstoffen bei der Beförderung von lebendem Geflügel auf Eisenbahnen; f. Bayern s. Bek. vom 24. August 1904 (GVBl. S. 481 und 494), v. 25. Mai 1911 (GVBl. S. 741), v. 28. Aug. 1913 (GVBl. S. 507), v. 22. Dezemb. 1915 (GVBl. S. 741), v. 22. März 1917 (GVBl. S. 64), v. 9. Febr. 1918 (GVBl. S. 42). Vgl. auch RKBek. vom 6. Juli 1904 (RGBl. S. 253) Änderung der Eisenbahnverkehrsordnung betreffend; dieselbe enthält nähere Bestimmungen über die Beförderung von lebenden Tieren auf Eisenbahnen; s. Bayern vgl. die Bek. gleichen Betreffs vom 21. Juli 1904 (GVBl. S. 249).

S. Erl. zu § 17 Ziff. 11.

§ 82.

I Der Zeitpunkt des Inkrafttretens dieses Gesetzes wird durch Kaiserliche Verordnung mit Zustimmung des Bundesrats bestimmt.

II Mit demselben Zeitpunkte tritt das Gesetz vom $\frac{\text{23. Juni 1880}}{\text{1. Mai 1894}}$ betreffend die Abwehr und Unterdrückung von Viehseuchen (Reichs-Gesetzbl. 1894 S. 409), außer Kraft.

Urkundlich unter Unserer Höchsteigenhändigen Unterschrift und beigedrucktem Kaiserlichen Insiegel.

Gegeben Kiel an Bord M. Y. „Hohenzollern", den 26. Juni 1909.

(L. S.) **Wilhelm.**

von Bethmann Hollweg.

Mit dem Inkrafttreten des neuen Gesetzes werden die in ihm vorgesehenen Seuchenbekämpfungsmaßregeln auch bei denjenigen Seuchenfällen anzuwenden sein, die schon vor diesem Zeitpunkt eingetreten sind; ebenso wird die Anzeigepflicht nach § 9 auch für die bereits früher aufgetretenen, aber noch nicht erloschenen Fälle gefährlicher Rindertuberkulose bestehen; dagegen wird, da dem neuen Gesetz rückwirkende Kraft nicht zukommt, ein nach dem bisherigen Gesetz nicht begründeter Entschädigungsanspruch (s. z. B. § 66 Ziff. 2 VSG.) auf Grund des neuen Gesetzes nur dann geltend gemacht werden können, wenn er nach dessen Inkrafttreten entstanden ist. Ebenso werden die Gründe für den Wegfall des Entschädigungsanspruches ausschließlich nach dem zur Zeit ihres Eintrittes geltenden Gesetz zu bemessen sein, so daß z. B. ein vor dem Inkrafttreten des neuen Gesetzes durch Anzeigepflichtverletzung seitens des Begleiters auf dem Transport befindlicher Tiere gemäß § 63 Ziff. 1 des bisherigen Gesetzes weggefallener Entschädigungsanspruch nicht wieder auflebt; andererseits wird für ein unter der Herrschaft des alten Gesetzes in seuchenverdächtigem Zustand aus dem Ausland eingeführtes Tier, das nach dem Inkrafttreten des neuen VSG. unter einer der in § 66 daselbst bezeichneten Voraussetzungen zugrunde geht, Entschädigung beansprucht werden können. Nur für solche Entschädigungsansprüche, die erst durch das neue VSG. gegeben sind, wird ausschließlich dieses auch hinsichtlich der Verlustgründe maßzugeben haben. Vgl. VGH. vom 30. März 1882 Reger 3, 216: Die Voraussetzungen des § 63 (nunmehr § 72) VSG. sind auch dann als gegeben zu erachten, wenn die dort bezeichneten Verhältnisse und Vorgänge in die Zeit vor Einführung des VSG. fallen; denn das Recht auf Entschädigung ist dem Beschwerdeführer erst durch das neue Gesetz, und zwar unter Beschränkungen erwachsen, die er gegen sich gelten lassen muß. Von einer gesetzlich unzulässigen Rückwirkung kann daher deshalb keine Rede sein, weil eine solche Aufstellung eine den Viehbesitzer benachteiligende Änderung der Folgen früherer Handlungen durch das neue Gesetz voraussetzen würde, die, wie gezeigt, nicht gegeben ist.

Bezüglich der Strafbestimmungen s. § 2 Abs. II RStGB.

RG. vom 30. Dezember 1912 Reger 34, 211: Polizeiliche Sperrmaßregel, die auf Grund des alten VSG. vom $\frac{\text{23. Juni 1880}}{\text{1. Mai 1894}}$ erlassenen und auch für die Zeit nach dem Inkrafttreten des neuen VSG. (1. Mai 1912) bestimmt sind, sind nicht mit dem letztbez. Zeitpunkt außer Kraft getreten.

RG. vom 24. März 1913, Reger 34, 405: Absperrungs- und Aufsichtsmaßregeln, die von den zuständigen Behörden zur Verhütung des Verbreitens von Viehseuchen vor Inkrafttreten des VSG. vom 26. Juni 1909 erlassen worden sind, haben fortdauernde Geltung, falls solche Vorschriften auch nach den neuen VSG. erlassen werden können.

Auf die nach Inkrafttreten des VSG. vom 26. Juni 1909 begangene wissentliche Verletzung der bezeichneten Absperrungs- und Aufsichtsmaßregeln ist § 74 VSG. anzuwenden.

Abw. Kammerger. vom 15. Oktober 1914 Reger 36, 97: Landespolizeiliche Anordnungen, die vor dem Inkrafttreten des VSG. vom 26. Juni 1909 erlassen sind, finden strafrechtlichen Schutz weder in diesem Gesetze noch in § 328 RStGB.

Verordnung, betreffend das Inkrafttreten des Viehseuchengesetzes vom 26. Juni 1909.

Vom 29. März 1912.

(RGBl. S. 229).

Wir **Wilhelm**, von Gottes Gnaden Deutscher Kaiser, König von Preußen rc.

verordnen auf Grund des § 82 des Viehseuchengesetzes vom 26. Juni 1909 (Reichsgesetzbl. S. 519) im Namen des Reichs nach erfolgter Zustimmung des Bundesrats, was folgt:

Das Viehseuchengesetz vom 26. Juni 1909 (Reichsgesetzbl. S. 519) tritt am 1. Mai 1912 in Kraft.

Urkundlich unter Unserer Höchsteigenhändigen Unterschrift und beigedrucktem Kaiserlichen Insiegel.

Gegeben Achilleion, den 29. März 1912.

(L. S.) **Wilhelm.**

Delbrück.

B.

Bekanntmachung des Reichskanzlers die Ausführungsvorschriften des Bundesrats zum Viehseuchengesetz betr.

Vom 25. Dezember 1911.

(RGBl. 1912 S. 3).

Der Bundesrat hat in seiner Sitzung vom 7. Dezember v. Jrs. die nachstehenden Ausführungsvorschriften zum Viehseuchengesetze vom 26. Juni 1909 (RGBl. S. 519) beschlossen. Diese treten vom Tage des Inkrafttretens des genannten Viehseuchengesetzes ab an die Stelle der Instruktion vom 27. Juni 1895 (RGBl. S. 357).

Berlin, den 25. Dezember 1911.

Der Reichskanzler.
In Vertretung:
Delbrück.

(Von dem Abdruck der Ausführungsvorschriften des Bundesrats zum Viehseuchengesetze, die in die Bayer. VollzBek. vollinhaltlich aufgenommen sind, mußte der Raumersparnis halber Umgang genommen werden).

C. Bayerisches Ausführungsgesetz
zum Viehseuchengesetz vom 26. Juni 1909
Vom 13. August 1910.
(GVBl. S. 615).

Im Namen Seiner Majestät des Königs. Luitpold, von Gottes Gnaden Königlicher Prinz von Bayern, Regent.

Wir haben nach Vernehmung des Staatsrats mit Beirat und Zustimmung der Kammer der Reichsräte und der Kammer der Abgeordneten beschlossen und verordnen, was folgt:

I. Entschädigung für Viehverluste.

Entschädigung aus der Staatskasse.

Art. 1.

I Die nach dem Viehseuchengesetze vom 26. Juni 1909 zu gewährende Entschädigung für Viehverluste wird vom Staate geleistet.

II In den Fällen des § 71 des Viehseuchengesetzes wird keine Entschädigung gewährt.

1. **Nach dem Viehseuchengesetz vom 26. Juni 1909 zu gewährende Entschädigung** s. § 66 VSG. und die Erl. hiezu.

2. Nach § 1 Abs. II des RegEntw. sollte von der Entschädigung, die nach § 66 Ziff. 1 des VSG. bei Maul- und Klauenseuche und bei Tuberkulose geleistet wird, die Gesamtheit der Besitzer von Vieh der entsprechenden Gattung dem Staate die Hälfte zu ersetzen haben. Diese Bestimmung, die hauptsächlich mit Rücksicht auf die Finanzlage des Staates und um das Eigeninteresse der Viehbesitzer an der Seuchenbekämpfung wach zu halten, vorgesehen war, wurde von den beiden Kammern des Landtages abgelehnt, da die Seuchentilgung im allgemeinen Interesse zu erfolgen habe, da ferner der Viehbesitzer durch den Seuchenausbruch ohnehin meist schwer geschädigt sei und weil die Umlegung und Beitreibung der Ersatzbeträge von den Viehbesitzern unverhältnismäßige Kosten und Arbeit erfordern würde.

3. Abs. III entspricht dem Art. 2 des früheren AusfG.

Verfahren zur Feststellung der Entschädigung.

Art. 2.

Wenn nicht feststeht, daß nach § 70 oder § 72 des Viehseuchengesetzes oder nach Art. 1 Abs. II dieses

Gesetzes ein Entschädigungsanspruch ausgeschlossen ist, so ist die Krankheit des Tieres, soweit sie für den Anspruch in Betracht kommt, festzustellen und der gemeine Wert des Tieres sowie der Wert der Tierteile, die auf die Entschädigung angerechnet werden, durch Schätzung zu ermitteln.

1. **Feststeht, daß . . . ausgeschlossen ist,** und zwar ohne weitere Ermittelung; dies wird, abgesehen von den Fällen in § 70 Ziff. 1, § 71 Ziff. 2 und 3, in der Regel wohl nur dann zutreffen, wenn der Viehbesitzer ausdrücklich erklärt hat, einen Entschädigungsanspruch nicht erheben zu wollen. Sind behufs Feststellung, ob nach den in Art. 2 bezeichneten Bestimmungen ein Entschädigungsanspruch ausgeschlossen ist, weitere Ermittelungen notwendig — die gegebenenfalls von Amts wegen zu pflegen sind —, so wird gleichzeitig die Krankheitsfeststellung und Wertsermittelung wenigstens vorsorglich durchzuführen sein (vgl. Begrdg. z. AusfGes. vom 31. März 1881).

2. **Krankheit des Tieres, soweit sie für den Anspruch in Betracht kommt;** s. hierüber §§ 66, 68 VSG. und die Erl. hiezu; die Feststellung wird sich gegebenenfalls insbesonders auch darauf zu erstrecken haben, ob anzunehmen ist, daß die Krankheit, die zum Tode des Tieres geführt hat, infolge einer polizeilich angeordneten Impfung aufgetreten ist.

3. **Festzustellen;** s. u. Art. 3, Art. 5 Abs. I.

4. **Gemeine Wert des Tieres** s. Erl. 2 zu § 68 VSG.

5. **Tierteile, die auf die Entschädigung angerechnet werden;** s. § 68 Abs. II Ziff. 2 VSG. und die Erl. hiezu.

6. **Schätzung** s. u. Art. 4. Vgl. VGH. vom 17. Mai 1887 Slg. 8, 246; Reger 8, 305: Ist in Fällen, in denen eine Entschädigung auf Grund des VSG. zu gewähren ist, die Abschätzung unterlassen worden, so kann diese Unterlassung den Entschädigungsanspruch nicht aufheben.

S. **BB. §§** 328, 380.

Art. 3.

I Die Krankheit wird durch den Bezirkstierarzt festgestellt. Zieht der Tierbesitzer einen Tierarzt bei (§ 15 Abs. 1 des Viehseuchengesetzes), so erfolgt die Feststellung der Krankheit durch die beiden Tierärzte.

II Stimmen die beiden Tierärzte bei der Feststellung nicht überein oder ergeben sich an ihrer Richtigkeit sonst Zweifel, so wird die Krankheit durch die veterinärpolizeiliche Abteilung des Obermedizinalausschusses festgestellt.

III Die Staatsregierung kann für die Feststellung der Krankheit neben der amtstierärztlichen Unter-

suchung (Abs. I) noch besondere technische Verfahren vorschreiben oder die Feststellung von dem Ergebnis einer Nachprüfung abhängig machen.

Abs. I. **1. Bezirkstierarzt**; vgl. § 2 Ziff. 3, § 5 Ziff. 5, § 7 der K. AB. vom 21. Dezember 1908 die Tierärzte betr. (GVBl. 1141).

2. festgestellt s. u. Art. 5 Abs. I und BB. Anl. B.

3. zieht .... bei; die Beiziehung kann nunmehr auch nachträglich erfolgen (s. Erl. 2 und 3 zu § 15 BSG.).

Abs. II. **4. Zweifel**; nämlich für die zur Entscheidung über den Entschädigungsanspruch berufene Behörde; der Tierbesitzer, der An der Richtigkeit des übereinstimmenden Gutachtens der beiden Tierärzte zweifelt, hat keinen Anspruch auf Einvernahme der veterinärpolizeilichen Abteilung des Obermedizinalausschusses (vgl. § 15 Abs. II BSG.).

Das Obergutachten des obersten Medizinalkollegiums kann in jedem Stadium des Verfahrens, solange nicht eine rechtskräftige Entscheidung über den Entschädigungsanspruch erfolgt ist, sowohl von Amts wegen als auch auf Antrag der Parteien erholt werden. Um für dieses Gutachten die erforderlichen tatsächlichen Unterlagen zu gewinnen, muß das Gutachten des Amtstierarzets, soweit nötig, den bei Öffnung des Kadavers aufgenommenen Befund enthalten (Begrdg. z. AusfG. v. 21. März 1881; s. auch oben Erl. 2).

5. Veterinärpolizeiliche Abteilung des Obermedizinalausschusses; über deren Zusammensetzung s. § 2 der KAllerh. Verordnung vom 21. April 1912.

Abs. III. **6.** Die Feststellung der Krankheit oder des Krankheitsverdachtes kann namentlich bei der Tuberkulose erheblichen technischen Schwierigkeiten begegnen und die Anwendung nicht nur der klinischen, sondern auch einer bakteriologischen Untersuchung sowie anderer Untersuchungsverfahren erfordern. Sodann muß der Staat, der eine Entschädigungsleistung in größerem Umfang übernommen hat, eine erhöhte Sicherheit dafür besitzen, daß er nicht infolge eines Irrtums über die Art der Krankheit zu Unrecht in Anspruch genommen wird. S. BB. § 329.

Schätzung.

Art. 4.

I Die Schätzung erfolgt durch einen Ausschuß, der aus dem Bezirkstierarzt, einem Angehörigen der Gemeinde des Schätzungsorts und einem weiteren Sachverständigen gebildet wird.

II Der gemeindliche Sachverständige wird von der Gemeindebehörde bestimmt, der weitere Sachverständige von der Distriktspolizeibehörde für den einzelnen Schätzungsfall aus der Zahl derjenigen Bezirksangehörigen, die von den Distrikts- räten, in kreisunmittelbaren Städten von den Gemeindebevollmächtigten auf die Dauer ihrer Wahlperioden in genügender Zahl zu bezeichnen sind. Bis zur ersten Distriktsratsversammlung nach dem Inkrafttreten dieses Gesetzes sind die im Vollzuge des Art. 4 des Ausführungsgesetzes vom 21. März 1881 bezeichneten Sachverständigen zur Schätzung beizuziehen.

III Personen, bei denen für den einzelnen Fall eine Befangenheit zu besorgen ist oder die nicht im Besitze der bürgerlichen Ehrenrechte sich befinden, dürfen zur Schätzung nicht beigezogen werden.

Abs. I. 1. Die **Schätzung**; s. o. Art. 2 letzter Halbsatz. An der Feststellung der Krankheit sind die Laienmitglieder des Ausschusses nicht beteiligt.

2. Die **Zusammensetzung des Schätzungsausschusses** ist die gleiche wie bisher.

Abs. II. 3. Gemeindebehörde; s. Art. 6 des SelbstverwGes. vom 22. Mai 1919 (GVBl. 239).

4. An die Stelle der **Distriktsräte** sind nunmehr die Bezirkstage (Art. 1, 9, 18 ff. des SelbstverwG.) getreten.

Abs. III. 6. Über die Frage der **Befangenheit** wird die nach Art. 5 Abs. I zur Entscheidung über die Höhe der Entschädigung berufene K. Regierung, K. d. J., endgültig zu befinden haben.

Hat eine nach Abs. III ausgeschlossene Person an der Schätzung teilgenommen, so dürfte diese als nichtig zu behandeln sein.

VB. §§ 331–333; s. namentlich § 332 (eidl. Verpflichtung); s. auch § 338 (Vergütung).

Entscheidung über die Entschädigung.

Art. 5.

I Über den Anspruch auf Entschädigung und über deren Höhe entscheidet die Regierung, Kammer des Innern. Sie ist bei dieser Entscheidung an die Feststellung der Krankheit (Art. 3) und an das Ergebnis der Schätzung, soweit die Sachverständigen in ihrer Schätzung übereinstimmen, gebunden.

II Vor der Entscheidung sind die Beteiligten einzuvernehmen und auf Antrag von dem Ergebnisse des Feststellungs- und Schätzungsverfahrens zu verständigen.

III Gegen die Entscheidung der Regierung, Kammer des Innern, über die Voraussetzungen des Anspruchs auf Entschädigung ist Beschwerde zum Verwaltungsgerichtshofe zulässig; die Entscheidung der Regierung, Kammer des Innern, über die Höhe der Entschädigung ist endgültig.

Auf die Beschwerdefrist und das Verfahren in zweiter Instanz finden die Vorschriften des Gesetzes über den Verwaltungsgerichtshof vom 8. August 1878 und der K. Deklaration vom 15. Juni 1889 Anwendung.

Abs. I. 1. Anspruch auf Entschädigung; über dessen rechtliche Natur, Entstehung, Erlöschen usw. s. § 69 VSG. und die Erl. hiezu. Die Entscheidung der Regierung erstreckt sich auch auf die Frage, ob und welche Beträge nach § 68 Abs. II Ziff. 1 und 2 VSG. auf die zu leistende Entschädigung anzurechnen sind.

2. entscheidet. Die die Festsetzung der Entschädigung in allen Fällen, auch dann, wenn eine Einigung der Schätzer vorliegt, rechtlich sich als ein Teil der Entscheidung über den Entschädigungsanspruch darstellt, wurde der frühere Ausdruck „festsetzen" durch „entscheiden" ersetzt. Vgl. VGH. 8, 201: die Entschädigungspflicht des K. Ärars wird keineswegs schon durch die Anerkennung seitens der ärarialischen Vertretung begründet, sondern hängt von der instanziellen Beschlußfassung ab.

Über Gebührenfreiheit der Entschädigungsbescheide s. VGH. 4, 188.

3. Regierung, Kammer des Innern, im Bureauweg s. u. Abs. III.

4. Feststellung der Krankheit (Art. 3); für das bish. Recht vgl. VGH. 28, 14.

5. Die Sachverständigen; also Übereinstimmung aller drei Mitglieder des Ausschusses vorausgesetzt. Stimmen die Sachverständigen in ihrer Schätzung nicht überein, so hat die Regierung den zu entschädigenden Wertbetrag nach pflichtgemäßem Ermessen zu bestimmen, ohne hiebei an die von den verschiedenen Sachverständigen begutachteten Höchst- und Mindestziffern gebunden zu sein. In der Regel freilich werden auch in diesem Fall die Gutachten der Schätzer für die Entscheidung der Regierung eine ausreichende Grundlage bieten; soweit dies nicht zutrifft, wird die Regierung weitere Beweise erheben.

6. gebunden; vgl. für das bish. Recht VGH. vom 13. Sept. 1889 Slg. 11, 364; Reger I. ErgBd. S. 362.

Abs. II. 7. Beteiligten. Dies sind der Entschädigungsberechtigte und die entschädigungspflichtige Staatskasse (VGH. 4, 105). In ersterer Beziehung genügt, wenn ein anderer Berechtigter nicht bekannt ist, im Hinblick auf § 69 des VSG. die Vernehmung desjenigen, in dessen Gewahrsam oder Obhut sich das Tier zur Zeit des Todes befand. Auch genügt die Vernehmung vor der Orts- oder Distriktspolizeibehörde, sofern nur dem Entschädigungsberechtigten oder dessen Vertreter in dem der Beschlußfassung vorangegangenen Verfahren Gelegenheit gegeben wurde, seine Ansprüche geltend zu machen (Begrdg. z. AusfG. vom 31. März 1881).

8. Auf Antrag; der Antrag wird sowohl während der Instruktionsverhandlungen beim Bezirksamt als auch bei der Regierung gestellt werden können, solange nur die Regierung eine Entscheidung gemäß Abs. I noch nicht erlassen hat.

9. Von dem Ergebnisse .... zu verständigen; diese Bestimmung ist an die Stelle der früheren Vorschrift getreten, wonach den Beteiligten auf Verlangen Einsicht von den über das Ergebnis der Schätzung und über die Feststellung des Krankheitszustandes des Tieres aufgenommenen Urkunden zu gestatten war.

Abs. III. 10. Voraussetzungen des Anspruchs auf Entschädigung; diese bemessen sich nach §§ 66, 70—72 VSG. mit Art. 1 Abs. II des AusfG. Der verwaltungsrichterlichen Nachprüfung unterliegt daher insbesondere die Frage, ob das Tier unter Umständen zugrunde gegangen ist, die überhaupt einen Entschädigungsanspruch begründen, und ob der Entschädigungsanspruch durch Verletzung der Anzeigepflicht oder durch Zuwiderhandlung gegen gesetzliche oder polizeiliche Schutzmaßregeln verwirkt wurde. Hinsichtlich des Krankheitszustandes des Tieres wird auch der VGH. an die gem. Art. 2, Art. 3 Abs. I und III getroffene tierärztliche Feststellung, die er, soweit noch nicht geschehen, durch ein Obergutachten gem. Art. 3 Abs. II ergänzen lassen kann, gebunden sein.

11. Verwaltungsgerichtshof. Die Geltendmachung von Entschädigungsansprüchen aus dem VSG. auf dem Zivilrechtswege ist hienach in Bayern nicht zugelassen.

12. endgültig; das Anrufen des oberaufsichtlichen Eingreifens des K. Staatsministeriums des Innern ist hiedurch nicht ausgeschlossen; es besteht jedoch kein Recht auf eine ministerielle Entscheidung.

13. Die **Beschwerdefrist** beträgt 14 Tage, von Eröffnung der betr. Verfügung an gerechnet (Art. 45 Abs. II VerwGerG.); der Tag der Eröffnung wird in die Frist nicht eingerechnet (Art. 22 Abs. VI VerwGerG., § 222 Abs. I ZPO., §§ 187 Abs. I, 188 Abs. I BGB.). Die Beschwerde ist bei der Regierung einzureichen (Art. 45 Abs. II des VerwGerG.).

14. Verfahren in II. Instanz; s. Art. 16—44 VerwGerG.

15. Deklaration vom 15. Juni 1898 (GVBl. 294). Hienach ist die Beschwerdefrist auch dann als gewahrt anzusehen, wenn die Beschwerde innerhalb der gesetzlichen Frist bei einer unrichtigen Instanz angebracht wurde. Da zu einer instanziellen Entscheidung im Entschädigungsverfahren nur Regierung und Verwaltungsgerichtshof berufen sind, wird die Einreichung der Beschwerde beim Bezirksamt zur Wahrung der Beschwerdefrist nur dann genügen, wenn die Beschwerdeschrift durch das Bezirksamt noch innerhalb der Frist in den Regierungseinlauf gebracht wurde.

Bay. VerwGH. vom 4. Juni 1914 und vom 4. Okt. 1915 Reger 36, 293 und 295: Die Zuständigkeit des VGH. ist beschränkt auf die Entscheidung der Frage, ob die gesetzlichen Voraussetzungen für den Entschädigungsanspruch vorliegen, erstreckt sich sohin nicht auch auf die Würdigung der weiteren Fragen, ob die Entschädigungssumme richtig (auch unter Beachtung der gesetzlichen Vorschriften) bemessen ist. Bei Streitigkeiten letztbezeichneter Art ist vom VGH. auch die Gesetzmäßigkeit des Verfahrens der Vorinstanz (Zusammensetzung des Entschädigungsausschusses usw.) nicht zu prüfen und ebensowenig die Frage der Einhaltung der Beschwerdefrist.

BB. § 334.

II. Kosten des Verfahrens.

Leistungen des Staates.

Art. 6.

Der Staat bestreitet, soweit in den folgenden Artikeln nicht anders bestimmt ist, die Kosten der Anordnung, Leitung und Überwachung der Maßregeln zur Bekämpfung von Viehseuchen, die Kosten der im Vollzuge des Viehseuchengesetzes ausgeführten amtstierärztlichen Dienstverrichtungen sowie die Vergütung, die den nichtamtlichen Mitgliedern des Schätzungsausschusses als Ersatz für Zeitversäumnis und sonstige Auslagen nach Bestimmung der Staatsregierung zu gewähren ist.

Art. 6 entspricht den Vorschriften in Art. 8 und 9 des bisherigen Gesetzes. S. **VB.** §§ 335—338. Hienach bestreitet der Staat insbesondere auch die Kosten der tierärztlichen Untersuchung von Klauenvieh, das zur Ausfuhr aus Sperrbezirken und Beobachtungsgebieten bestimmt ist.

Leistungen der Unternehmer und Besitzer.

Art. 7.

I Die Kosten der amtstierärztlichen Beaufsichtigung nach § 16 Abs. 1 des Viehseuchengesetzes und die Kosten der amtstierärztlichen Beaufsichtigung der zu Handelszwecken oder zum öffentlichen Verkaufe zusammengebrachten Viehbestände, der zu Zuchtzwecken öffentlich aufgestellten männlichen Zuchttiere und der öffentlichen Tierschauen (Viehseuchengesetz § 16 Abs. 3) fallen dem Unternehmer, die Kosten der amtstierärztlichen oder tierärztlichen Untersuchung nach § 17 Nr. 1 des Viehseuchengesetzes fallen dem Besitzer des Viehes zur Last. Sie werden mangels gütiger Einigung von der Distriktspolizeibehörde festgesetzt.

II Mehrere bei demselben Unternehmen Beteiligte haften als Gesamtschuldner.

1. **amtstierärztlichen Beaufsichtigung nach § 16 Abs. I VSG.**; sohin auch die Kosten für die reichsgesetzlich neu vorgeschriebene amtstierärztliche Beaufsichtigung der Viehhöfe und Schlachthöfe.

2. **über** die Kosten der Beaufsichtigung der durch obrigkeitliche Anordnung veranlaßten Zusammenziehungen von Vieh, von privaten Schlachthäusern und Gastställen, von Ställen und Betrieben von Viehhändlern und Abdeckern sowie von gewerblichen Viehmästereien s. VB. § 336.

3. **Besitzer** s. Erl. 5 zu § 9 VSG.

4. **Distriktspolizeibehörde.** Hinsichtlich der Beschwerde gegen diese Festsetzung s. Art. 10 Abs. II und III.

5. **Gesamtschuldner** vgl. BGB. §§ 421—426.

6. Die Vorschriften in Art. 10 Abs. II des bish. Gesetzes, daß die Kosten im Wege des administrativen Zwangsvollzugs beigetrieben werden, ist bei den Kosten eines Verfahrens des öffentlichen Rechtes selbstverständlich und deshalb entbehrlich (Begr.).

Leistungen der Gemeinden. **Art. 8.**

I Die Gemeinden haben die Kosten der Viehrevision (Viehseuchengesetz § 7 Abs.) 2 sowie die Kosten derjenigen Einrichtungen zu tragen, die zur Durchführung der Orts- und Feldmarksperre in ihren Bezirken vorgeschrieben werden. Außerdem obliegen den Gemeinden folgende Leistungen:

1. Sie haben auf ihre Kosten die zur Durchführung der angeordneten Schutzmaßregeln in ihren Bezirken erforderliche Wachmannschaft zu stellen.
2. Ist die Tötung kranker oder verdächtiger Tiere oder die Zerlegung und unschädliche Beseitigung der Kadaver oder Kadaverteile oder die Impfung der für die Seuche empfänglichen Tiere angeordnet, so hat die Gemeinde des Seuchenorts das notwendige Hilfspersonal und die erforderlichen Transportmittel auf ihre Kosten zu stellen.
3. Fehlt dem Besitzer der verendeten oder getöteten Tiere ein geeigneter Platz zur unschädlichen Beseitigung der Kadaver oder Kadaverteile, der Streu, des Düngers oder anderer Abfälle, so hat die Gemeinde des Seuchenorts einen solchen Platz auf ihre Kosten bereit zu stellen und mit den nötigen Schutzvorrichtungen zu versehen.

II In ausmärkischen Bezirken obliegen die Leistungen des Abs. I den Eigentümern der zum Bezirke gehörigen Grundstücke nach Verhältnis ihres Eigentums.

III Verpflichtungen Dritter, die durch besondere Rechtsverhältnisse begründet sind, werden nicht berührt.

1. Art. 8 gibt die Vorschriften des Art. 11 des bisherigen Gesetzes in veränderter Fassung wieder.

2. Ein in der K. d. Abg. gestellter Antrag, wonach die Staatskasse verpflichtet werden sollte, den Gemeinden und den Eigentümern der zu ausmärkischen Bezirken gehörigen Grundstücken die anfallenden Kosten zu ersetzen, wurde abgelehnt.

3. Vgl. Begr. zu Art. 11 des AusfG. vom 21. März 1881: die Heranziehung der Gemeinden zu den Kosten der Seuchenpolizei rechtfertigt sich im allgemeinen durch das spezielle Interesse, welches jede Gemeinde an der schleunigen Unterdrückung eines in ihrer Gemarkung entstehenden Seuchenherdes hat. Die Leistungen, die den Gemeinden nach Art. 15 des Entwurfes (nun Art. 8 des Gesetzes) überwiesen werden sollen,

sind von der Art, daß sie von dem einzelnen Viehbesitzer häufig gar nicht übernommen, vom Staat aber nur mit unverhältnismäßigen Kosten beschafft werden können, während die Gemeinden meistens in der Lage sein werden, dieselben durch Inanspruchnahme von Hand- und Spanndiensten oder, in größeren Gemeinden, durch Verwendung der hiefür vorhandenen gemeindlichen Organe und Einrichtungen ohne besondere Kosten auszuführen. Die vorgeschlagene Verpflichtung der Gemeinden wurzelt vorzugsweise in dem Bestreben, den unvermeidlichen Aufwand auf die billigste Weise zu beschaffen und einer unwirtschaftlichen Verwendung anderweiter öffentlicher Fonds vorzubeugen. Dieselbe ist übrigens dem Systeme der geltenden Gemeindeordnungen nicht fremd, insofern die Gemeinden schon dermalen verpflichtet sind, die Kosten der örtlichen Polizeiverwaltung und der hiefür erforderlichen Einrichtungen und Anstalten zu tragen.

4. Unter Ziff. 2 fällt insbesondere die Bezahlung des zur Zerlegung und unschädlichen Beseitigung etwa zugezogenen Wasenmeisters.

Abs. III. 5. Besondere Rechtsverhältnisse; sowohl öffentlichrechtliche, wie privatrechtliche.

Sonstige Leistungen.

Art. 9.

Alle übrigen Kosten, die durch Schutzmaßregeln verursacht werden, hat der Polizeibehörde gegenüber, unbeschadet etwaiger Ersatzansprüche, derjenige zu tragen, der für den Vollzug der Schutzmaßregeln verantwortlich ist.

1. Art. 9 entspricht dem Art. 10 des bisherigen Gesetzes, hat aber einen weitergehenden Inhalt insofern, als das neue Reichsviehseuchengesetz neue Schutzmaßregeln einführt.

2. Alle übrigen Kosten; vgl. insbesondere §§ 22, 27, 48 der VollzBek. zum Viehseuchenübereinkommen mit Österreich-Ungarn vom 25. Febr. 1906 (GVBl. 53), § 8 Abs. II der Bek. vom 27. Juli 1911 über die veterinärpolizeiliche Behandlung der Einfuhr von Geflügel aus dem Ausland (GVBl. 1009).

3. Die Vorschrift, wonach der Polizeibehörde gegenüber derjenige die Kosten zu tragen hat, der für den Vollzug der Schutzmaßregeln verantwortlich ist, bringt sachlich keine Änderung gegenüber dem bisherigen Rechtszustand. Wer für den Vollzug einer Schutzmaßregel verantwortlich ist, bemißt sich nach dem VSG. Es sind im allgemeinen die gleichen Personen, die in Art. 13 des alten AusfG. als kostentragungspflichtig bezeichnet sind, nämlich Personen, welche die zur Ausführung der Anordnung erforderliche rechtliche oder tatsächliche Verfügungsgewalt besitzen.

Entscheidung über die Pflicht zur Kostentragung.

Art. 10.

[1] Die Distriktspolizeibehörde entscheidet im Streitfall über die Verpflichtung zur Kostentragung nach Art. 6 bis 9.

II Gegen die Entscheidung der Distrikspolizeibehörde ist Beschwerde an die Regierung, Kammer des Innern, zulässig.

III Die Beschwerde ist binnen zwei Wochen nach der Zustellung der Entscheidung bei der Distriktspolizeibehörde oder bei der Regierung, Kammer des Innern, einzulegen.

Abs. I. 1. Falls die Kostentragungspflicht des Staatsärars in Frage ist, steht dessen Vertretung den Regierungsfinanzkammern zu.

2. Verpflichtung zur Kostentragung; die Entscheidung wird sich nötigenfalls auch auf die Höhe der zu tragenden Kosten zu erstrecken haben (vgl. o. Art. 7 Abs. I letzter Satz).

Abs. II. 3. Die Regierung entscheidet im Bureauweg. Gegen den Regierungsbescheid kann Oberaufsichtsbeschwerde zum Staatsministerium des Innern erhoben werden (vgl. o. Erl. 10 zu Art. 5). Im Rahmen des Art. 10 Ziff. 2 VerwGerG. wird auch eine Zuständigkeit des Verw.-Gerichtshofes in Frage kommen.

III. Freiwillige Leistungen des Staates bei Viehverlusten.

Art. 11.

Die Staatsregierung wird ermächtigt, bei Viehverlusten, bei denen ein Entschädigungsanspruch nach diesem Gesetze nicht besteht, auf Ansuchen eine teilweise Vergütung des Schadens aus der Staatskasse zu gewähren,

1. wenn Rinder oder Pferde an Wild- und Rinderseuche fallen oder wenn an diesen Tieren nach dem Tode Wild- und Rinderseuche festgestellt wird,
2. wenn Rinder oder Pferde, die zu einem in Bayern gelegenen landwirtschaftlichen Betriebe gehören und sich zeitweise auf Weiden oder im landwirtschaftlichen Betrieb im benachbarten Grenzgebiete befinden, dort nachweislich an Milzbrand, Rauschbrand oder Wild- und Rinderseuche fallen oder wenn an ihnen nach dem Tode eine dieser Seuchen festgestellt wird.

1. Das — nunmehr aufgehobene (s. Art. 12) — bayerische Milzbrandgesetz vom 26. Mai 1892 findet nach seiner Begründung auch Anwendung auf die Wild- und Rinderseuche bei Rindern und Pferden. Das neue VSG. dagegen sieht eine Entschädigung nur bei Milzbrand und Rauschbrand, nicht aber bei Wild- und Rinderseuche vor. Durch die Bestimmung in Ziff. 1 soll die sich hieraus für die beteiligten Viehbesitzer

ergebende Härte vermieden werden. Hiebei tritt allerdings an Stelle des Rechtsanspruchs auf Entschädigung nur eine freiwillige Schadloshaltung auf Ansuchen. Demgegenüber kommt jedoch in Betracht, daß die Wild- und Rinderseuche sehr selten auftritt und daß das neue VSG. die Schlachtung und Verwertung der an dieser Seuche erkrankten und der Seuche verdächtigen Tiere nicht wie bei Milzbrand und Rauschbrand unbedingt verbietet. (Begrdg.).

2. Die Bestimmung in Ziff. 2 entspricht der Vorschrift in Art. 6 des Gesetzes vom 26. Mai 1892.

3. **Benachbarten Grenzgebiete**; hierunter sind nicht nur die österreichischen Grenzgebiete, sondern auch die Grenzgebiete der benachbarten deutschen Bundesstaaten zu verstehen (vgl. die Kammerverhandlungen über den Entwurf des Milzbrandentschädigungsgesetzes v. 26. Mai 1892).

BB. §§ 339, 340.

IV. Schlußvorschriften.

Art. 12.

I Dieses Gesetz tritt mit dem Viehseuchengesetze vom 26. Juni 1909 in Kraft. Gleichzeitig treten das Gesetz vom 21. März 1881, die Ausführung des Reichsgesetzes über die Abwehr und Unterdrückung von Viehseuchen betreffend, und das Gesetz vom 26. Mai 1892, die Entschädigung für Viehverluste infolge von Milzbrand betreffend, außer Wirksamkeit.

II Die erforderlichen Vollzugsvorschriften erläßt die Staatsregierung.

Gegeben zu Hohenschwangau, den 13. August 1910.

Luitpold,
Prinz von Bayern,
des Königreichs Bayern Verweser.

Dr. **Frhr. v. Podewils.** Dr. **v. Miltner.** Dr. **v. Wehner. v. Frauendorfer.** Dr. **v. Pfaff. v. Brettreich.** Staatsrat **v. Schoch.**

Auf Allerhöchsten Befehl:
Der Ministerialrat
im K. Staatsministerium des Innern.
Knözinger.

1. S. Kaiserl. Verordnung, betr. das Inkrafttreten des Viehseuchengesetzes vom 26. Juni 1909. Vom 29. März 1912 (RGBl. 229) oben S. 120.

2. Haftungen, die nach allgemeinen Rechtsgrundsätzen erwachsen, werden durch die Bestimmungen des vorstehenden Gesetzes nicht berührt (vgl. Begrdg. zum AusfG. vom 21. März 1881).

3. Die in München nach §§ 15, 16 der Allerh. Verordnung vom 2. Oktober 1869 (RegBl. S. 1881) der Polizeidirektion vorbehaltene Zuständigkeit in Bezug auf die Hundepolizei ist gemäß Art. 19 Abs. III des Hundeabgabengesetzes vom 14. August 1910 (GVBl. S. 604) an den Magistrat übergegangen. Damit ist der Anlaß für die in Art. 12 des früheren AusfG. enthaltene Sonderregelung der Kostentragungspflicht entfallen.

4. Auf Grund des Vorbehaltes in Abs. II erging die Verordnung vom 21. April 1912 (GVBl. 401 ff.) und die MinBek. vom 27. April 1912 (GVBl. 403 ff.). Siehe S. 133 ff.

D. Bayerische Vollzugsvorschriften.

1.

Königliche Verordnung über den Vollzug des Viehseuchengesetzes vom 26. Juni 1909 und des bayerischen Ausführungsgesetzes hierzu vom 13. August 1910.

Vom 21. April 1912.

(GVBl. S. 401).

Im Namen seiner Majestät des Königs.
Luitpold,
von Gottes Gnaden Königlicher Prinz von Bayern,
Regent.

Wir finden uns bewogen, zum Vollzuge des Viehseuchengesetzes vom 26. Juni 1909 (Reichs-Gesetzbl. S. 519) und des bayerischen Ausführungsgesetzes hierzu vom 13. August 1910 (GVBl. S. 615) folgendes zu verordnen:

§ 1. [1] Die Anordnung und die Durchführung der Maßregeln zur Bekämpfung der Viehseuchen obliegen dem Staatsministerium des Innern, den Regierungen, Kammern des Innern, den Distrikts- und Ortspolizeibehörden.

[2] Landesregierung und oberste Landesbehörde im Sinne des Viehseuchengesetzes und der Vollzugsvorschriften ist das Staatsministerium des Innern. Dieses kann die ihm hiernach zukommenden Befugnisse und Obliegenheiten auf die Regierungen, Kammern des Innern, übertragen und bestimmt, welche Behörde bei der Durchführung der einzelnen Vorschriften als „höhere Polizeibehörde" und als „Polizeibehörde" zu erachten ist.

[3] Das Staatsministerium des Innern kann die Leitung und Überwachung der Bekämpfungsmaßregeln in einzelnen Fällen besonderen Beamten übertragen und ihnen bestimmte, sonst den Polizeibehörden obliegende Aufgaben zuweisen.

§ 2. [1] Die tierärztliche (veterinärpolizeiliche) Abteilung des Obermedizinalausschusses besteht aus dem tierärztlichen Referenten des Staatsministeriums des Innern und aus den von Uns ernannten tierärztlichen Mitgliedern des Obermedizinalausschusses, den Vorsitz in ihr führt der tierärztliche Referent im Staatsministerium des Innern. Den Sitzungen der Abteilung wohnt nach Bedarf ein juristischer Referent des Staatsministeriums des Innern mit Stimmberechtigung an.

[2] Die Beschlüsse der tierärztlichen Abteilung werden mit Stimmenmehrheit gefaßt. Bei Stimmengleichheit entscheidet der Vorsitzende.

[3] Die tierärztliche Abteilung tritt nur mit dem Staatsministerium des Innern in dienstlichen Verkehr. Anträge auf gutachtliche Einvernahme der Abteilung sind an dieses Staatsministerium zu richten.

[4] Im übrigen regelt das Staatsministerium des Innern den Geschäftsgang der Abteilung.

§ 3. Gegen Anordnungen, die von Polizeibehörden oder von den nach § 1 Abs. III bestellten Beamten auf Grund des Viehseuchengesetzes erlassen worden sind, kann Beschwerde bei den vorgesetzten Behörden und Stellen, in letzter Instanz bei dem Staatsministerium des Innern eingelegt werden.

§ 4. Diese Verordnung tritt mit dem Viehseuchengesetze vom 26. Juni 1909 in Kraft. Gleichzeitig treten die Verordnungen vom 23. März 1881 (GVBl. S. 129) und vom 10 Juni 1892 (GVBl S. 268) außer Wirksamkeit.

München, den 21 April 1912

Luitpold,
Prinz von Bayern,
des Königreichs Bayern Verweser.

Dr Frhr v. Soden-Fraunhofen.

Auf Allerhöchsten Befehl:
Der Generalsekretär:
an dessen Statt:
Ministerialrat Knözinger

2.

Bekanntmachung über den Vollzug des Viehseuchengesetzes vom 26. Juni 1909 und des bayerischen Ausführungsgesetzes hierzu vom 13. August 1910.

Vom 27. April 1912.

(GVBl. S. 403).

K. Staatsministerium des Innern und der Finanzen.

Zum Vollzuge des Viehseuchengesetzes vom 26. Juni 1909 (Reichs-Gesetzbl. S. 519) und des bayerischen Ausführungsgesetzes hierzu vom 13. August 1910 (GVBl. S. 615) wird unter Berücksichtigung der Ausführungsvorschriften des Bundesrats vom 7. Dezember 1911 (Reichs-Gesetzbl. 1912 S. 3) folgendes bestimmt:

Vorbemerkung.

Wo in nachstehenden Vorschriften vom Gesetze die Rede ist, ist darunter das Viehseuchengesetz vom 26. Juni 1909 (Reichs-Gesetzbl. S. 519), wo vom Ausführungsgesetze die Rede ist, ist darunter das bayerische Ausführungsgesetz zum Viehseuchengesetze vom 13. August 1910 (GVBl. S. 615) zu verstehen. Die im Abschnitte B in Klammern beigesetzten Ziffern bezeichnen die Nummernfolge der §§ der Ausführungsvorschriften des Bundesrats vom 7. Dezember 1911 (Reichs-Gesetzbl. 1912 S. 3).

A. Zu den §§ 2, 3, 7, 8, 9, 11, 14, 15 des Viehseuchengesetzes.

Zu § 2 Abs. 1 des Gesetzes.

§ 1. [1]Die Anordnung und die Durchführung der Bekämpfungsmaßregeln obliegen, soweit nicht anderes bestimmt wird, den Distriktspolizeibehörden. Sie haben auch für die Ausfuhr von Vieh die erforderlichen Vereinbarungen mit den Eisenbahn- und sonstigen Betriebsverwaltungen zu treffen, das Einverständnis anderer Polizeibehörden mit der Zuführung von Vieh zu erholen und die zuständigen Polizeibehörden von dem bevorstehenden Eintreffen von Vieh rechtzeitig zu benachrichtigen. Als „rechtzeitig" erfolgt ist eine Benachrichtigung dann anzusehen, wenn sie der Polizeibehörde des Bestimmungsorts (Schlachtorts) so rechtzeitig zugeht, daß diese der Polizeibehörde des Herkunftsorts (Herkunftsbezirkes) eine allenfallsige Ablehnung der Aufnahme des Viehes noch vor seinem Abgange mitteilen kann. Die Aufnahme ist nur dann abzulehnen, wenn es an Platz zur geeigneten Unterbringung der Tiere fehlt oder wenn die zur sofortigen Schlachtung bestimmten Tiere am Bestimmungsorte nicht sofort geschlachtet werden können. Eine Mitwirkung der Distriktspolizeibehörden bei der Feststellung von Seuchen oder von Seuchenverdacht ist, von besonderen Fällen abgesehen, nicht veranlaßt.

[2] Die Regierungen, Kammern des Innern, haben die Viehseuchenbekämpfung im allgemeinen zu überwachen.

[3] Auf eine gleichmäßige Seuchenbekämpfung in den betroffenen Distriktsverwaltungsbezirken ist weitgehendst Bedacht zu nehmen. Die Distriktspolizeibehörden und Bezirkstierärzte benachbarter Bezirke haben deshalb tunlichst in gegenseitigem Benehmen vorzugehen. Das Gleiche gilt für die Regierungen, Kammern des Innern, insbesondere hinsichtlich der Zulassung oder des Verbots von Viehmärkten größeren Umfanges in benachbarten Bezirken der Regierungsbezirke.

[4] Die Bezirkstierärzte haben auch bei Ausübung ihrer seuchenpolizeilichen Tätigkeit die Viehbesitzer über die Vorbeugungsmaßregeln gegen Viehseuchen, über die zweckentsprechende Fütterung und pflegliche Behandlung seuchenkranker Tiere, über die wirksamste und billigste Art der Stalldesinfektion und dergleichen sachgemäß zu beraten.

[5] Die Ortspolizeibehörden haben den Vollzug der getroffenen einzelnen Anordnungen zu überwachen.

Zu § 2 Abs. 2 des Gesetzes.

§ 2. [1] Beamtete Tierärzte und Amtstierärzte im Sinne des Gesetzes und der Vollzugsvorschriften sind die Bezirkstierärzte.

[2] Die Zuziehung anderer Tierärzte an Stelle der Bezirkstierärzte oder neben den Bezirkstierärzten zur Mitwirkung bei der Anordnung und Durchführung der Bekämpfungsmaßregeln bemißt sich zunächst nach den §§ 10, 11, 12 der Verordnung vom 21. Dezember 1908 (GVBl. S. 1141) im Zusammenhalte mit Ziff. 4,5, 6 der Entschließung des Staatsministeriums des Innern vom 22. Dezember 1908 (MABl S 646).

[3] Die amtstierärztliche Beaufsichtigung und Untersuchung der zur öffentlichen Zuchtverwendung aufgestellten Hengste (§ 18 Abs. 1) und die amtstierärztliche Untersuchung von Vieh beim Eisenbahn- und Schiffsverkehre (§§ 20, 21) sowie der Wanderschafherden und der Wanderherden anderer Viehgattungen (§ 25 Abs 3,. § 26) können ausnahmsweise von der Regierung, Kammer des Innern, nach Anhörung der Distriktspolizeibehörde und des Bezirkstierarztes auch an Distriktstierärzte oder mit Genehmigung des Staatsministeriums des Innern an praktische Tierärzte übertragen werden. Voraussetzung hiefür ist, daß die in Betracht kommenden Tierärzte entsprechend qualifiziert sind und die Vorbedingungen für den amtstierärztlichen Dienst nach Abschnitt IX der Verordnung vom 21. Dezember 1908 (GVBl. S. 1141) erfüllt haben, ferner, daß für die Übertragung ein durch besondere Verhältnisse begründetes Bedürfnis besteht.

[4] Bei der Bekämpfung der Maul- und Klauenseuche kann die Distriktspolizeibehörde die amtstierärztliche Untersuchung für die Ausfuhr von Klauenvieh aus unverseuchten Gehöften der Sperrbezirke sowie für die Ausfuhr von Klauenvieh zu Nutz- und Zuchtzwecken aus den Beobachtungsgebieten im Benehmen mit dem Bezirkstierarzt auch anderen entsprechend qualifizierten Tierärzten übertragen. Die Übertragung bedarf, abgesehen von dringenden Einzelfällen, der Genehmigung der Regierung, Kammer des Innern.

[5] Soweit im übrigen andere Tierärzte an Stelle der Bezirkstierärzte zugezogen oder neben den Bezirkstierärzten bei der Anordnung

und Durchführung der Bekämpfungsmaßregeln mitwirken sollen, ist hierzu die Genehmigung des Staatsministeriums des Innern erforderlich.

§ 3. [1] Soweit es sich um eigene Pferde von Militärpersonen handelt und die Pferde sich in Truppenstallungen befinden, die mit Dienstpferden belegt sind, haben die Distriktspolizeibehörden für alle nach dem Gesetz und den Vollzugsvorschriften den Bezirkstierärzten obliegenden Amtsverrichtunegn an Stelle der Bezirkstierärzte die zuständigen Veterinäroffiziere zuzuziehen. Nach deren Gutachen haben die Distriktspolizeibehörden das Weitere unter Beachtung der nach § 3 Abs. 1 des Gesetzes der Militärverwaltung zustehenden Befugnisse zu veranlassen und die Bezirkstierärzte hiervon zu verständigen. Die Bestimmung des zuständigen Veterinäroffiziers erfolgt im einzelnen Falle durch den für die Truppenstallung zuständigen Regiments- usw. Kommandeur. Die Militärpersonen sind angewiesen, bei den von ihnen der Polizeibehörde zu erstattenden Anzeigen (vgl. § 9 Nr. 5 der Seuchenvorschrift, Anhang I zur Militär-Veterinärordnung) die zur Bestimmung des Veterinäroffiziers zuständige Militärbehörde zu bezeichnen. Diese wird auf Ersuchen der Distriktspolizeibehörde die erforderliche Zuziehung des Veterinäroffiziers veranlassen und hiervon unter Benennung des Veterinäroffiziers der Distriktspolizeibehörde unverzüglich Nachricht geben. Gleichzeitig wird sie die bereits getroffenen Maßnahmen mitteilen. Die zugezogenen Veterinäroffiziere erhalten für die bezeichneten Amtsverrichtungen aus der Staatskasse weder Reisekosten und Tagegeldern noch sonstige Vergütungen.

[2] Vorstehende Vorschriften finden auf solche eigene Pferde von Militärpersonen, die zusammen mit Pferden der Militärverwaltung außerhalb von Truppenstallungen auf Grund des Naturalleistungsgesetzes untergebracht sind, mit folgender Maßgabe Anwendung: Der zuständige Veterinäroffizier wird vom Kommandeur des in Betracht kommenden berittenen Truppenteils bestimmt. Zu allen tierärztlichen Amtsverrichtungen sind außer den Veterinäroffizieren auch die zuständigen Bezirkstierärzte nach den hierüber bestehenden allgemeinen Vorschriften zuzuziehen. Der Zeitpunkt für die gemeinsam auszuführenden Amtsverrichtungen ist von den beteiligten Veterinäroffizieren und Bezirkstierärzten im unmittelbaren Benehmen zu vereinbaren.

[3] Wenn die bei den gemeinsamen Amtsverrichtungen beteiligten Tierärzte in der Begutachtung des Krankheitszustandes und über die zu ergreifenden Schutzmaßregeln einig sind, haben die Distriktspolizeibehörden ihren weiteren Entschließungen das übereinstimmende Gutachten zugrunde zu legen. Bei Meinungsverschiedenheiten ist unbeschadet der bestehenden besonderen Vorschriften über die Feststellung von Seuchen für Entschädigungen aus der Staatskasse (vgl. Artikel 3 des Ausführungsgesetzes) ein Obergutachten des tierärztlichen Referenten der Regierung, Kammer des Innern, und des zuständigen Korpsveterinärs einzuholen und, sofern es übereinstimmend lautet, darnach zu verfahren. Bleiben auch zwischen diesen Sachverständigen Meinungsverschiedenheiten bestehen, so ist sofort über den Sachverhalt an das Staatsministerium des Innern zu berichten. Bis zur endgültigen Entscheidung sind die für den Fall eines Seuchenverdachts zugelassenen und zur Verhütung der

Seuchenverbreitung notwendig erscheinenden Maßnahmen vorläufig zu treffen.

Zu § 2 Abs. 3 des Gesetzes.

§ 4. [1] Anordnungen auf Grund des Gesetzes und der Vollzugsvorschriften sind, sofern sie verbindliche Kraft für eine unbestimmte Zahl von Personen erlangen sollen, öffentlich bekannt zu geben. Anordnungen des Staatsministeriums des Innern werden im Gesetz- und Verordnungsblatt oder im Amtsblatte der Staatsministerien des Königlichen Hauses und des Äußern und des Innern veröffentlicht. Anordnungen der Regierungen, Kammern des Innern, sind im Kreisamtsblatte zu veröffentlichen. Anordnungen der Distriktspolizeibehörden sind in den beteiligten Gemeinden auf ortsübliche Weise zu verkünden oder in den für die amtlichen Veröffentlichungen der Distriktspolizeibehörden bestimmten Blättern zu veröffentlichen. Für Anordnungen der nach § 1 Abs. III der Verordnung vom 21. April 1912 (GVBl. S. 401) bestellten Beamten wird die Art der Veröffentlichung vom Staatsministerium des Innern bestimmt.

[2] Für Anordnungen an Einzelpersonen genügt mündliche Bekanntgabe. Doch sollen, soweit irgend tunlich, jedem Viehbesitzer die ihn berührenden seuchenpolizeilichen Anordnungen nicht nur mündlich eröffnet, sondern auch in Abdruck oder Abschrift ausgehändigt werden. Die vom Bezirkstierarzte nach § 11 Abs. 2 des Gesetzes getroffenen vorläufigen Anordnungen sind dem Besitzer der Tiere oder dessen Vertreter stets entweder zu Protokoll oder durch schriftliche Verfügung zu eröffnen

Zu § 3 des Gesetzes.

§ 5. [1] Die Befugnisse in Abs. 1 werden übertragen

1. den Vorständen der landesherrlichen sowie der Land- und Stammgestüte,

2. den Vorständen der Kliniken und Institute der Tierärztlichen Hochschule in München rücksichtlich aller dort aufgestellten Viehbestände

Die Befugnisse der Vorstände der Land- und Stammgestüte erstrecken sich jedoch nicht auf diejenigen Hengste, die während der Deckzeit auf den Beschälstationen außerhalb des Gestüts aufgestellt sind.

[2] Die Benachrichtigung nach Abs. 5, 6 hat so schnell als möglich an die Distriktspolizeibehörde zu erfolgen

Zu § 7 des Gesetzes.

§ 6. Die Anordnungen zum Schutze gegen die Gefahr der Einschleppung von übertragbaren Seuchen der Haustiere aus dem Auslande werden vom Staatsministerium des Innern oder mit dessen Genehmigung von den Regierungen, Kammern des Innern, der Grenzbezirke erlassen. Sofern sich die Anordnungen auf die Grenzstrecke oder den Grenzbezirk eines Distriktspolizeibezirkes beschränken, können sie mit Genehmigung des Staatsministeriums des Innern auch von der Distriktspolizeibehörde erlassen werden

Zu § 8 des Gesetzes.

§ 7. [1] Die nach § 7 des Gesetzes vom Staatsministerium des Innern verfügten Verbote und Beschränkungen werden im Gesetz- und Verordnungsblatte veröffentlicht. Werden sie von der Regierung, Kammer des Innern, verfügt, so sind sie im Kreisamtsblatte, werden sie von der

Distriktspolizeibehörde verfügt, so sind sie in dem für die amtlichen Veröffentlichungen der Distriktspolizeibehörde bestimmten Blatt ohne Verzug zu veröffentlichen. Außerdem sind solche Verbote und Beschränkungen in sämtlichen Gemeinden des beteiligten Grenzbezirks in ortsüblicher Weise bekannt zu machen.

²Die Regierungen, Kammern des Innern, und die Distriktspolizeibehörden haben von jeder Anordnung, die sie nach § 7 des Gesetzes erlassen, desgleichen von jeder Verfügung, durch die sie solche Anordnungen aufheben oder abändern, sofort 8 Abdrücke an das Staatsministerium des Innern einzusenden und den benachbarten ausländischen Behörden Kenntnis zu geben. Die Mitteilung an den Reichskanzler erfolgt durch die Staatsregierung.

Zu § 9 des Gesetzes.

§ 8. ¹Die Anzeige vom Ausbruch einer Seuche oder von seuchenverdächtigen Erscheinungen ist an die Ortspolizeibehörde des Ortes, an welchem die Seuche ausgebrochen ist oder sich Erscheinungen angezeigt haben, die den Ausbruch der Seuche befürchten lassen, zu erstatten. Liegt dieser Ort (Seuchenort) in einem ausmärkischen Bezirke, so ist die Anzeige durch Vermittlung einer der nächstgelegenen Ortspolizeibehörden oder unmittelbar an die Distriktspolizeibehörde (Art. 3 Abs. II der rechtsrh. GemO.) zu richten.*)

²Sobald die Ortspolizeibehörde auf irgend einem Wege von dem Ausbruch einer Seuche oder von dem Verdacht eines Seuchenausbruchs Kenntnis erhält, hat sie hiervon der Distriktspolizeibehörde so schnell als möglich, in der Regel telegraphisch oder telephonisch, Anzeige zu erstatten.

Zu § 11 Abs. 1 des Gesetzes.

§ 9. Die Zuziehung des Bezirkstierarztes zur Untersuchung des Seuchenfalls hat durch die Distriktspolizeibehörde zu erfolgen. Die Ortspolizeibehörde hat bis zum Eintreffen des Bezirkstierarztes dafür zu sorgen, daß die kranken und, außer bei Tuberkulose, auch die verdächtigen Tiere mit Tieren aus anderen Ställen nicht in Berührung kommen.

Zu § 11 Abs. 3 des Gesetzes.

§ 10. Die Obliegenheiten des Vorstehers des Seuchenorts hat die Ortspolizeibehörde wahrzunehmen.

Zu § 14 des Gesetzes.

§ 11. ¹Von der Zuziehung des Bezirkstierarztes zur Feststellung neuer Ausbrüche der Maul- und Klauenseuche darf nur mit Genehmigung der Regierung, Kammer des Innern, Abstand genommen werden. Die Genehmigung ist in der Regel nur für diejenigen Gemeinden zu erteilen, in denen die Seuche eine so große Verbreitung gewonnen hat, daß die Zunahme der Verseuchung keine sofortige Änderung in den Sperrbezirken und Beobachtungsgebieten notwendig macht. Wird von der Zuziehung des Bezirkstierarztes abgesehen, so ist dieser bei größerer Verbreitung der Seuche in einer Ortschaft befugt, sich von dem Stande der Seuche und dem Vollzuge der getroffenen Anordnungen durch zeitweilige Nachschau zu überzeugen.

*) § 8 Abs. 1 i. d. F. der Bek. vom 16. Juli 1919 GVBl. 378.

²Die Ermächtigung, nach Feststellung des ersten Seuchenausbruchs die erforderlichen Schutzmaßregeln auf die Anzeige neuer Seuchenausbrüche ohne Zuziehung des Bezirkstierarztes anzuordnen, wird auf die Influenza der Pferde (Bekanntmachung vom 25 September 1908, GVBl S. 913) ausgedehnt.

Zu § 15 Abs. 2 des Gesetzes.

§ 12. Das tierärztliche Obergutachten ist vom tierärztlichen Referenten der Regierung, Kammer des Innern, zu erstatten; die Abgabe des Gutachtens ist bei der Regierung, Kammer des Innern, zu beantragen

B. Zu den §§ 16 bis 65, 78 des Viehseuchengesetzes und zu den Ausführungsvorschriften des Bundesrats hierzu vom 7. Dezember 1911.

§ 13 (1). Die Regierungen, Kammern des Innern, können mit Genehmigung des Staatsministeriums des Innern innerhalb der Schranken des Gesetzes weitergehende Anordnungen erlassen, als sie im Abschnitte B vorgesehen sind.

§ 14 (2). Auf die Nutzviehhöfe, die Schlachtviehhöfe und die öffentlichen Schlachthäuser sowie auf das daselbst aufgestellte Vieh finden die Vorschriften im Abschnitte B mit den Änderungen Anwendung, die sich aus den §§ 63 bis 65 des Gesetzes ergeben. Die dort zugelassenen Anordnungen können von den Distriktspolizeibehörden getroffen werden.

§ 15 (3). Die nach dem Gesetz und den folgenden Vorschriften erforderlichen oder zulässigen Reinigungen und Desinfektionen, mit Ausnahme der Reinigungen und Desinfektionen im Eisenbahnverkehre (§ 50 Abs. 1), sind nach der als Anlage A beigefügten „Anweisung für das Desinfektionsverfahren bei Viehseuchen" auszuführen. (Anlage A.)

§ 16 (4). Die nach dem Gesetz und den folgenden Vorschriften erforderlichen oder zulässigen Zerlegungen von Kadavern sind nach der als Anlage B beigefügten „Anweisung für das Zerlegungsverfahren bei Viehseuchen" auszuführen. (Anlage B.)

§ 17 (5). Für die nach dem Gesetz und den folgenden Vorschriften erforderliche unschädliche Beseitigung von Kadavern und Kadaverteilen gilt die als Anlage C beigefügte Anweisung. (Anlage C.)

I. Vorschriften zum Schutze gegen die ständige Seuchengefahr.

(§§ 16, 17 und 18 des Gesetzes).

1. Amtstierärztliche Beaufsichtigung der Viehmärkte usw.

Zu § 16 des Gesetzes.

§ 18 (6). ¹Die Viehmärkte, die Nutzviehhöfe und Schlachtviehhöfe sowie die öffentlichen Schlachthäuser, ferner die öffentlichen Tierschauen, mit Ausnahme der Katzen-, Kaninchen- und Brieftaubenausstellungen, die Ställe und Betriebe von Viehhändlern, desgleichen die Betriebe von Abdeckern sind amtstierärztlich zu beaufsichtigen. Das Gleiche gilt für Gastställe, die in regelmäßiger Wiederkehr und in größerem Umfange zur Einstellung von Handelsvieh benutzt werden Die hiernach der Beaufsichtigung unterliegenden Gastställe werden von der Distriktspolizeibehörde bestimmt. Ferner sind die zu Zuchtzwecken öffentlich aufgestellten Hengste amtstierärztlich zu beaufsichtigen und von den Besitzern unmittelbar vor Beginn der Deckzeit und während der Deckzeit in Zwischenräumen von je 2 Wochen der Untersuchung des zuständigen Bezirkstierarztes zu unterstellen. Zuständig ist der Bezirkstierarzt desjenigen Bezirkes, in dem sich der Hengst jeweils befindet. Über den Zeitpunkt der Untersuchung und den Befund ist vom Bezirkstierarzt eine Bescheinigung auszustellen, die der Führer des Hengstes beim Betriebe des Deckgeschäfts stets mit sich zu führen hat.

²Jahr- und Wochenmärkte, auf denen Vieh nur in geringem Umfange gehandelt wird, können von der Regierung, Kammer des Innern, ausnahmsweise von der Beaufsichtigung befreit werden. Das Gleiche gilt für öffentliche Tierschauen — insbesondere Hunde- und Geflügelausstellungen —, die nur aus dem Ausstellungsort und aus einem beschränkten Umkreise beschickt werden, soweit nicht wegen Seuchengefahr Bedenken bestehen. Die Distriktspolizeibehörde kann Ställe und Betriebe von Viehhändlern, deren Geschäftsumfang nicht beträchtlich ist, von der Beaufsichtigung frei lassen.

³Die Beaufsichtigung kann von der Regierung, Kammer des Innern, für die zu Handelszwecken oder zum öffentlichen Verkaufe zusammengebrachten Viehbestände, ferner für die zu Zuchtzwecken aufgestellten Bullen, Eber, Ziegenböcke und Schafböcke, für Katzen-, Kaninchen- und Brieftaubenausstellungen, für die durch obrigkeitliche Anordnung veranlaßten Zusammenziehungen von Vieh, für private Schlachthäuser und die nicht unter Abs. 1 fallenden Gastställe sowie für gewerbliche Viehmästereien angeordnet werden.

⁴Bei der amtstierärztlichen Beaufsichtigung ist zu prüfen, ob die Tiere von Seuchen und seuchenverdächtigen Erscheinungen frei sind, ferner ob Einrichtung und Betrieb den hierüber erlassenen Vorschriften entsprechen. Viehhöfe und öffentliche Schlachthäuser sind — in der Regel mindestens einmal, beim Auftreten von Seuchen mehrmals im Monate — tunlichst gelegentlich anderer Dienstgeschäfte zu besichtigen. Die Distriktspolizeibehörde hat dem Bezirkstierarzt ein Verzeichnis derjenigen Ställe und Betriebe von Viehhändlern sowie derjenigen Gastställe zu übergeben, die der amtstierärztlichen Beaufsichtigung unterliegen, und ihm Berichtigungen und Ergänzungen des Verzeichnisses alsbald mitzuteilen. Der Bezirkstierarzt hat die hiernach in Betracht kommenden Ställe und Betriebe — in der Regel alle 2 Monate einmal, in Gemeinden, in denen Seuchen herrschen, alle Monate — tunlichst gelegentlich anderer Dienstgeschäfte zu besichtigen. Ordnet die Regierung, Kammer des Innern, die Beaufsichtigung der zu Zuchtzwecken aufgestellten Bullen, Eber, Ziegenböcke und Schafböcke, von privaten Schlachthäusern, von Gastställen, die nicht unter Abs. 1 fallen, oder von gewerblichen Viehmästereien an, so hat sie zugleich zu bestimmen, in welchen Zeiträumen eine Besichtigung durch den Bezirkstierarzt stattfinden soll. Über die amtstierärztliche Beaufsichtigung von Abdeckereien siehe § 87 Abs. 1.

§ 19 (7). Soweit eine amtstierärztliche Beaufsichtigung nach § 18 stattfindet, kann von der Regierung, Kammer des Innern, oder mit ihrer Genehmigung von der Distriktspolizeibehörde angeordnet werden, daß über das Vorhandensein, den Ab- und Zugang oder über Ortsveränderungen von Tieren, die der Beaufsichtigung unterstellt sind oder sich in den ihr unterworfenen Betrieben, Unternehmungen und Veranstaltungen befinden, ferner über das Bestehen, die Eröffnung oder Einstellung dieser Betriebe, Unternehmungen und Veranstaltungen bei einer in der Anordnung zu bezeichnenden Stelle Anzeige erstattet wird

2. Viehuntersuchung beim Eisenbahn- und Schiffsverkehre.

Zu § 17 Nr. 1 des Gesetzes.

§ 20 (8) [1]Mit der Eisenbahn in Wagenladungen zur Versendung kommendes Geflügel muß bei oder unmittelbar nach dem Entladen einer amtstierärztlichen Untersuchung unterworfen werden, wobei sich die Besichtigung auf alle Tiere zu erstrecken hat.

[2]Solche Sendungen sind von dem Untersuchungszwange befreit, sofern nachgewiesen wird, daß die Tiere innerhalb der letzten 12 Stunden vor dem Entladen durch einen deutschen beamteten Tierarzt untersucht worden sind

§ 21 (9). Inwieweit im übrigen eine amtstierärztliche Untersuchung von Vieh vor dem Verladen und vor oder nach dem Entladen im Eisenbahn- und Schiffsverkehre stattzufinden hat, bestimmt die Regierung, Kammer des Innern, mit Genehmigung des Staatsministeriums des Innern

§ 22 (10) Im Falle des § 20 hat der Absender oder Empfänger des Geflügels von dem Zeitpunkte des Entladens spätestens 6 Stunden vorher dem für den Entladeort zuständigen Bezirkstierarzt Anzeige zu erstatten. Bei Anordnungen nach § 21 hat die Regierung, Kammer des Innern, über die Anzeigepflicht Bestimmung zu treffen. Sie kann in beiden Fällen vorschreiben, daß die Anzeige einer anderen Stelle zu erstatten ist

3. Verbot oder Beschränkung des Treibens von Vieh.

Zu § 17 Nr. 2 des Gesetzes.

§ 23 (11) [1]Das Treiben der im Besitze von Viehhändlern befindlichen Schweine und Gänse auf öffentlichen Wegen ist verboten. Für kürzere Strecken kann es gestattet werden

[2]Das Treiben alles anderen im Besitze von Viehhändlern befindlichen Viehes kann durch die Regierung, Kammer des Innern, mit Genehmigung des Staatsministeriums des Innern verboten werden

§ 24 (12). Das Treiben von Vieh auf dem Wege zum oder vom Markte kann mit Genehmigung der Regierung, Kammer des Innern, verboten oder auf bestimmte Wege beschränkt werden

§ 25 (13). [1]Das Treiben von Wanderschafherden, d. h. von Schafherden, die zum Zwecke des Aufsuchens von Weideflächen über mehrere Feldmarken getrieben werden, bedarf der Genehmigung der Distriktspolizeibehörde, in deren Bezirk das Treiben beginnt. Bei Seuchengefahr ist vor Erteilung der Genehmigung die Zustimmung der Distriktspolizeibehörde einzuholen, durch deren Bezirke die Herden getrieben werden sollen

[2]Die Genehmigung ist von dem Führer vor Beginn des Treibens unter Angabe der Kopfzahl der Herde und des Triebwegs einzuholen. Sie darf nur erteilt werden, wenn die Seuchenfreiheit der Wanderherde

durch ein amtstierärztliches Zeugnis bescheinigt ist, das nicht älter als 10 Tage*) ist. Die Genehmigung erlischt mit Beendigung des Treibens.

³Der Führer hat über den Triebweg, über Beginn und Ende des Treibens sowie über den Bestand und über Zu- und Abgang der Herde nach dem Muster der Anlage I**) Buch zu führen; er hat dieses Buch, in das die distriktspolizeiliche Genehmigung und das amtstierärztliche Zeugnis einzutragen sind, stets bei sich zu führen und auf Verlangen den Polizeibeamten und Bezirkstierärzten zur Einsicht vorzulegen. Die Beendigung des Treibens hat der Führer binnen 3 Tagen der Distriktspolizeibehörde des Bezirkes anzuzeigen, in dem das Treiben beendigt wird.

⁴Für Herden kleineren Umfanges kann die Regierung, Kammer des Innern, für solche Herden, die nur über benachbarte Feldmarken getrieben werden, kann die Distriktspolizeibehörde Ausnahmen zulassen.

§ 26 (14). Die Bestimmungen des § 25 können von der Regierung, Kammer des Innern, mit Genehmigung des Staatsministeriums des Innern auf Wanderherden anderer Viehgattungen ausgedehnt werden. Die Regierung, Kammer des Innern, kann ferner anordnen, daß Wanderherden von Zeit zu Zeit amtstierärztlich untersucht werden.

§ 27 (15). Das Treiben der Wanderherden kann auf bestimmte Wege oder Triebflächen beschränkt werden.

4. Ursprungs- und Gesundheitszeugnisse für Vieh.

Zu § 17 Nr. 3 des Gesetzes.

§ 28 (16). Für das im Besitze von Viehhändlern befindliche und für das auf Märkte oder öffentliche Tierschauen gebrachte Vieh kann durch die Regierung, Kammer des Innern, mit Genehmigung des Staatsministeriums des Innern die Beibringung von Ursprungs- und Gesundheitszeugnissen angeordnet werden. Die Zeugnisse sind vorbehaltlich der Vorschrift des § 30 nach den Mustern der Anlagen II und III**) auszustellen. Im innerbayerischen Verkehre mit Klauenvieh können bis auf weiteres auch Ursprungszeugnisse nach dem Muster der Anlage IIa verwendet werden.

§ 29 (17). ¹Die Ursprungszeugnisse sind von der Ortspolizeibehörde auszustellen. Aus ihnen müssen bei Pferden und Rindern Geschlecht, Farbe, Abzeichen und das ungefähre Alter, bei Schweinen, Schafen, Ziegen und Geflügel die Art und Stückzahl sowie bei sämtlichen Tiergattungen etwaige besondere Kennzeichen (Ohrmarke, Hautbrand, Hornbrand, Farbzeichen, Haarschnitt usw.), ferner der Ursprungsort, der Name desjenigen, aus dessen Bestande das Vieh stammt, und der Tag der Entfernung des Viehes aus dem Ursprungsort ersichtlich sein. Die Gültigkeitsdauer der Ursprungszeugnisse beträgt 14 Tage,†) von der Ausstellung an gerechnet.

²In den Gesundheitszeugnissen muß tierärztlich bescheinigt sein, daß das darin näher zu bezeichnende Vieh frei von Erscheinungen ist,

---

*) S. MinBek. vom 23. Juli 1920 MinABl. 215.

**) Vom Abdrucke der Anlagen mußte behufs Raumersparnis abgesehen werden.

†) § 29 Abs. 1 i. d. F. der Bek. v. 12. 12. 1914 (GVBl. S. 659).

die auf das Vorhandensein einer der Anzeigepflicht unterliegenden Seuche schließen oder ihren Ausbruch befürchten lassen. Die Gesundheitszeugnisse haben bei Wiederkäuern, Schweinen und Geflügel eine Gültigkeitsdauer von 5 Tagen, bei Einhufern eine solche von 8 Tagen, von der Ausstellung an gerechnet.

³ Die Gültigkeitsdauer der Ursprungs- und Gesundheitszeugnisse kann von der Regierung, Kammer des Innern, mit Genehmigung des Staatsministeriums des Innern kürzer bemessen werden. Die Gültigkeitsdauer ist in den Zeugnissen anzugeben.

§ 30 (18). Die Ursprungs- und die Gesundheitszeugnisse können in die Kontrollbücher (§ 32) eingetragen werden.

§ 31 (19). Die Ursprungszeugnisse und die von Bezirkstierärzten oder von anderen beamteten Tierärzten ausgestellten Gesundheitszeugnisse sind, unbeschadet der in den einzelnen Bundesstaaten über die Gültigkeitsdauer erlassenen Sondervorschriften, für das ganze Reichsgebiet gültig.

5. Viehkontrollbücher und Kennzeichnung von Vieh.

Zu § 17 Nr. 4 des Gesetzes

§ 32 (20). Viehhändler müssen über die in ihrem Besitze befindlichen Pferde, Rinder und Schweine Kontrollbücher nach dem Muster der Anlage IV*) führen.

§ 33 (21). ¹ In die Kontrollbücher sind Pferde und Rinder, ausgenommen Kälber bis zu 3 Monaten, einzeln unter Angabe des Geschlechts, der Farbe, der Abzeichen, des ungefähren Alters, besonderer Kennzeichen (Ohrmarke, Hautbrand, Hornbrand, Farbzeichen, Haarschnitt usw). und unter Angabe des Tages und Ortes der Übernahme, des bisherigen Besitzers und seines Wohnorts sowie des Tages des Weiterverkaufs, des Namens und Wohnorts des Käufers einzutragen. Kälber bis zu 3 Monaten und Schweine sind in einzelnen Posten unter Angabe der Stückzahl und des ungefähren Alters (Ferkel, Läufer usw.) einzutragen; im übrigen sind bei solchen Kälbern und bei Schweinen die gleichen Angaben über Herkunft und Verbleib wie bei den Pferden und Rindern zu machen.

² Die gleiche Art der Eintragung wie für Kälber und Schweine ist auch für die über 3 Monate alten Rinder zulässig, wenn sie mit einem haltbaren Kennzeichen (Ohrmarke, Hornbrand, Hautbrand, Haarschnitt) versehen sind und die Kennzeichnung in die Kontrollbücher eingetragen ist.

§ 34 (22). Die Eintragungen in die Kontrollbücher sind unmittelbar nach den erfolgten Veränderungen und mit Tinte oder Tintenstift zu machen. Die Kontrollbücher müssen von den Führern der Transporte jederzeit mitgeführt und den Polizeibeamten und Bezirkstierärzten auf Verlangen zur Einsicht vorgelegt werden. Befindet sich Vieh eines Händlers zum Teil im Stalle, zum Teil auf dem Transport oder befindet es sich in mehreren Abteilungen auf dem Transporte, so ist für jeden Teil (Stall, Transporte) ein eigenes Kontroll-

*) Vom Abdruck der Anlage mußte behufs Raumersparnis abgesehen werden.

buch zu führen; Vereinigungen der Teile im Stalle oder auf dem Transporte sind in den Kontrollbüchern zu vermerken. Die Kontrollbücher sind 1 Jahr lang, von der letzten Eintragung an gerechnet, aufzubewahren.

§ 35 (23). Die Kontrollbücher sind für das ganze Reichsgebiet gültig.

§ 36 (24). Durch die Regierung, Kammer des Innern, kann mit Genehmigung des Staatsministeriums des Innern für Rinder und Schweine eine Kennzeichnung vorgeschrieben werden.

6. Molkereien.

Zu § 17 Nr. 5 des Gesetzes.

§ 37 (25). In Molkereien ist der Zentrifugenschlamm täglich durch Verbrennen oder Vergraben zu beseitigen. Die Zentrifugentrommeln und -einsätze sind nach Entfernung des Zentrifugenschlamms in kochendheiße 3prozentige Sodalösung mindestens 2 Minuten lang einzulegen oder mit solcher abzubürsten.

§ 38 (26). [1] Als Sammelmolkereien gelten solche Molkereien, in denen nicht ausschließlich die Milch*) von Kühen aus einem und demselben Betrieb und von solchen Kühen verarbeitet wird, die den in diesem Betrieb dauernd oder vorübergehend beschäftigten Personen gehören.

[2] Als Verarbeitung ist auch die Entrahmung der Milch anzusehen.

§ 39 (27). [1] Die Sammelmolkereien müssen mit Einrichtungen versehen sein, mit denen Milch sicher und nachweislich auf 90° erhitzt werden kann. Die Gefäße, in denen die Milch zur Sammelmolkerei gebracht und aus ihr abgegeben wird, müssen so beschaffen sein, daß sie leicht und sicher gereinigt und desinfiziert werden können. In den Sammelmolkereien müssen für eine leichte und gründliche Desinfektion dieser Gefäße geeignete Einrichtungen vorhanden sein.

[2] Für die Beschaffung der in Abs. 1 vorgeschriebenen Erhitzungseinrichtungen in bestehenden Sammelmolkereien wird Frist bis zum 1. Mai 1922 gewährt.**)

§ 40 (28). [1] Milch und Milchrückstände aus Sammelmolkereien dürfen nur nach vorheriger ausreichender Erhitzung als Futtermittel für Tiere abgegeben oder als solche im eigenen Betriebe der Molkerei verbraucht werden.

[2] Ausnahmen von dem Erhitzungszwange können von der Regierung, Kammer des Innern, für solche Molkereien zugelassen werden, deren Viehbestände einem stattlich anerkannten Tuberkulosetilgungsverfahren unterworfen sind. Das Staatsministerium des Innern behält sich vor, ein solches Verfahren einzuführen. Die Regierung, Kammer des Innern, oder mit ihrer Genehmigung die Distriktspolizeibehörde kann in besonderen Ausnahmefällen, wenn die wirtschaftlichen Verhältnisse es geboten erscheinen lassen, Befreiung von dem Erhitzungszwange gewähren.

---

*) Unter Milch im Sinne dieser Vorschriften sind auch die bei deren Verarbeitung sich ergebenden flüssigen Produkte — Rahm, Magermilch, Buttermilch und Molke — zu verstehen.

**) § 39 Abs. 2 i. d. F. d. Bek. v. 9. Mai 1921 StAnz. S. 108.

[3] Als ausreichende Erhitzung der Milch (§ 64, § 166 Abs. 1b und c, § 174 Abs. 1e, § 175 Abs. 5, § 180 Abs. 1e, § 317 Abs. 1b, § 323 Abs 2b) ist anzusehen:

a) Erhitzung über offenem Feuer bis zum wiederholten Aufkochen,
b) Erhitzung durch unmittelbar oder mittelbar einwirkenden strömenden Wasserdampf auf 85°;
c) Erhitzung im Wasserbad auf 85° für die Dauer einer Minute Ausnahmsweise kann auch die Erhitzung auf 70° für die Dauer einer halben Stunde zugelassen werden, wenn eine sorgfältige Durchführung dieses Erhitzungsverfahrens durch polizeiliche Überwachung oder sonst nach Lage der Verhältnisse gewährleistet wird

§ 41 (29). In den Sammelmolkereien muß derart Buch geführt werden, daß jederzeit ersichtlich ist, aus welchen Gehöften und in welcher Menge täglich Milch zur Verarbeitung angeliefert wird, sowie in welche Gehöfte täglich Molkereirückstände zur weiteren Verwertung in Viehhaltungen abgegeben werden. Die Bücher sind den mit der Aufsicht über die Molkerei beauftragten Beamten auf Verlangen zur Einsicht vorzulegen.

§ 42 (30) [1] Eröffnung und Einstellung des Betriebs einer Sammelmolkerei sind der Distriktspolizeibehörde anzuzeigen.

[2] Die Sammelmolkereien unterliegen der Beaufsichtigung durch den Bezirkstierarzt. Der Bezirkstierarzt hat in den Sammelmolkereien bis auf weiteres in der Regel jährlich einmal, bei größerer Seuchengefahr mehrmals im Jahre tunlichst gelegentlich anderer Dienstgeschäfte Nachschau zu halten.

[3] Hierbei ist die Durchführung der nach § 40 vorgeschriebenen Erhitzung durch regelmäßige Besichtigung der Einrichtung und des Betriebs der Sammelmolkereien und durch Prüfung entnommener Proben von Milch und Milchrückständen sicher zu stellen. Auch ist zu prüfen, ob die Vorschriften der §§ 37, 39, 41 beachtet werden.

[4] Das Staatsministerium des Innern behält sich vor, weitere Bestimmungen über die Beaufsichtigung der Sammelmolkereien zu erlassen

7. Verkehr und Handel mit Vieh im Umherziehen.

Zu § 17 Nr. 6 des Gesetzes.

§ 43 (31) Das Umherziehen mit Zuchthengsten zum Decken von Stuten kann von der Regierung, Kammer des Innern, mit Genehmigung des Staatsministeriums des Innern verboten werden.

§ 44 (32). Für den Handel mit Vieh ohne vorgängige Bestellung kann von der Regierung, Kammer des Innern, angeordnet werden, daß der Verkauf außerhalb des Gemeindebezirkes der gewerblichen Niederlassung des Händlers oder ohne Begründung einer solchen nur an bestimmten Verkaufsplätzen (Standort, Stall usw.) stattfinden darf. Die Regierung, Kammer des Innern, kann ferner anordnen, daß beim Aufsuchen von Bestellungen Vieh nicht mitgeführt werden darf sowie daß das beim Handel mitgeführte Vieh einer regelmäßigen tierärztlichen oder amtstierärztlichen Untersuchung unterliegt. Die Anordnungen bedürfen der Genehmigung des Staatsministeriums des Innern.

8. Zugtiere im Bergwerks-, Schiffahrts- und Hausierbetriebe.

Zu § 17 Nr. 7 des Gesetzes

§ 45 (33). [1] Für die beim Schiffahrtsbetrieb oder beim Gewerbebetrieb im Umherziehen, in besonderen Fällen auch für die beim Bergwerksbetriebe benutzten Zugtiere kann von der Regierung, Kammer des Innern, mit Genehmigung des Staatsministeriums des Innern eine amtstierärztliche, in bestimmten Zeiträumen zu wiederholende Untersuchung angeordnet werden.

²In diesem Falle ist das Ergebnis der Untersuchung unter Angabe des Tages in ein Untersuchungsbuch nach dem Muster der Anlage V*) einzutragen, in dem die untersuchten Tiere einzeln nach Geschlecht, Farbe, Abzeichen und Alter bezeichnet sein müssen. Das Untersuchungsbuch ist 6 Monate lang, von der letzten Eintragung an gerechnet, aufzubewahren. Der Führer der Tiere beim Schiffahrtsbetrieb und beim Gewerbebetrieb im Umherziehen hat es stets mit sich zu führen.

9. Hundehalsbänder.

Zu § 17 Nr. 8 des Gesetzes.

§ 46 (34). Frei umherlaufende Hunde müssen mit Halsbändern versehen sein, die Namen und Wohnort oder Wohnung des Besitzers ersehen lassen. Diese Kennzeichnung kann unterbleiben, wenn die Hunde Halsbänder tragen, an denen das durch § 5 der oberpolizeilichen Vorschriften vom 13. Juni 1911 (GVBl. S. 907) zur Sicherung und Überwachung der Hundeabgabe vorgeschriebene Hundezeichen befestigt ist.

10. Deckregister.

Zu § 17 Nr 9 des Gesetzes.

§ 47 (35). ¹Personen, die einen Hengst oder Bullen (Stier, Farren) zum Decken fremder Pferde oder fremden Rindviehs verwenden, oder die Beauftragten dieser Personen, desgleichen die Vorsteher oder Tierhalter von Gemeinden, Verbänden oder Vereinen, die Hengste oder Bullen zur Zucht halten, haben Deckregister und zwar für Hengste nach Maßgabe der Formblätter D und E zum § 52 der Verordnung über das Gestütswesen vom 8. Juni 1890 (GVBl. S. 425), für Bullen nach Maßgabe des Formblatts Anlage II der Bekanntmachung vom 12. November 1911 (GVBl. S. 1087) zum Vollzuge des Gesetzes über die Haltung und Körung der Bullen, Eber, Ziegenböcke und Schafböcke zu führen und den Polizeibeamten und Bezirkstierärzten auf Verlangen zur Einsicht vorzulegen.

²Als fremdes Vieh gilt auch das Vieh derjenigen Personen, die in dem Betriebe des Hengst- oder Bullenbesitzers beschäftigt sind.

§ 48 (36). Die Regierung, Kammer des Innern, kann anordnen, daß Personen, die einen Hengst oder Bullen zum Decken fremder Pferde oder fremden Rindviehs verwenden, desgleichen die Vorsteher oder Tierhalter von Gemeinden, Verbänden oder Vereinen, die Hengste oder Bullen zur Zucht halten, dies einer von der Regierung, Kammer des Innern, zu bestimmenden Stelle anzuzeigen haben.

11. Viehladestellen.

Zu § 17 Nr. 10 des Gesetzes.

§ 49 (37). ¹Die für den öffentlichen Verkehr benutzten Viehladestellen müssen mit undurchlässigem Boden versehen sein.

*) Vom Abdruck der Anlage mußte behufs Raumersparnis abgesehen werden.

²Die Regierung, Kammer des Innern, kann für Viehladestellen mit geringerem Verkehr Ausnahmen zulassen.

³Für schon bestehende Viehladestellen hat die Regierung, Kammer des Innern, eine angemessene Frist zur Herstellung des undurchlässigen Bodens zu gewähren.

⁴Anordnungen nach Abs. 2, 3 sind für Eisenbahnviehladestellen im Einvernehmen mit der Eisenbahnverwaltung zu treffen

12. Reinigung und Desinfektion beim Viehtransporte.

Zu § 17 Nr. 11, § 81 des Gesetzes.

§ 50 (38). ¹Die Vorschriften des Gesetzes, betreffend die Beseitigung von Ansteckungsstoffen bei Viehbeförderungen auf Eisenbahnen, vom 25. Februar 1876 (Reichs-Gesetzbl. S. 163) nebst den dazu ergangenen Ausführungsbestimmungen des Bundesrats vom 16. Juli 1904 (Reichs-Gesetzbl. S. 311) sowie die Bestimmungen des Bundesrats über die Beseitigung von Ansteckungsstoffen bei der Beförderung von lebendem Geflügel auf Eisenbahnen vom 17. Juli 1904 (Reichs-Gesetzbl. S. 317), dann die Bekanntmachungen der Staatsministerien des Innern und für Verkehrsangelegenheiten vom 24. August 1904 (GVBl. S. 481, 494), finden entsprechende Anwendung auch auf den Verkehr mit Vieh und Geflügel auf Kleinbahnen mit Ausnahme der Straßenbahnen, ferner auf Viehwagen von Eisenbahnen und den vorbezeichneten Kleinbahnen, wenn darin fremdländische und wilde Tiere befördert worden sind, die nicht zu den im § 1 des Gesetzes vom 25 Februar 1876 erwähnten Tierarten gehören

²Im übrigen müssen die von Viehhändlern und Transport-Unternehmern zum Viehtransporte benutzten Fahrzeuge aller Art einschließlich der Schiffe und Straßenbahnwagen, aber mit Ausnahme der Fähren, sowie alle sonstigen zu oder bei einer solchen Viehbeförderung benutzten Behältnisse und Gerätschaften (Kisten, Käfige, Körbe, Krippen, Tränkvorrichtungen, Latierbäume, Hürden, Ketten, Anbindestricke) sowie auch die Ladestellen (§ 49) nach dem Gebrauch gereinigt werden. Die Regierung, Kammer des Innern, kann mit Genehmigung des Staatsministeriums des Innern anordnen, daß die Fahrzeuge und Gegenstände nach dem Gebrauche nicht nur gereinigt, sondern auch desinfiziert werden.

§ 51 (39). Durch die Regierung, Kammer des Innern, kann mit Genehmigung des Staatsministeriums des Innern erforderlichenfalls bestimmt werden, daß auch die zur Beförderung von tierischen Rohstoffen dienenden Fahrzeuge und Behältnisse sowie die zur Beförderung von Vieh dienenden Fähren nach dem Gebrauche gereinigt und desinfiziert werden

§ 52 (49). ¹Die Reinigung und die Desinfektion sind alsbald nach dem Gebrauch auszuführen.

²Die Reinigung und Desinfektion von Schiffsräumen einschließlich der Fähren können auf diejenigen Teile beschränkt bleiben, die für die Beförderung der Tiere benutzt worden sind

31. Einrichtung und Betrieb von Viehausstellungen, Viehmärkten, Viehhöfen, Schlachthöfen und gewerblichen Schlachtstätten.

Einrichtung.

Zu § 17 Nr. 12 des Gesetzes.

§ 53 (41). [1] Die für Viehausstellungen und Viehmärkte bestimmten Plätze müssen durch eine Einfriedigung derart abgeschlossen sein, daß das zugeführte Vieh den Platz nur an den amtstierärztlich überwachten Eingängen betreten kann. Solange der Zutrieb zum Markt andauert, darf Vieh vom Marktplatze nicht durch die Eintriebstellen, sondern nur durch gesonderte, polizeilich überwachte Ausgänge abgeführt werden.

[2] Für größere Viehmärkte kann von der Regierung, Kammer des Innern, eine feste Einfriedigung vorgeschrieben sowie angeordnet werden, daß auf den Standplätzen für Großvieh Einrichtungen zum Anbinden der Tiere vorhanden sein müssen, möglichst derart, daß die Tiere in Reihen stehen, und daß vor ihren Köpfen ein Gang freibleibt, endlich, daß für Schafe und Schweine die einzelnen Pferche und Buchten reihenweise so aufgestellt sein müssen, daß zwischen ihnen ein Gang freibleibt.

[3] Die Viehmarktplätze sind so instandzusetzen und so imstande zu erhalten, daß sie rasch und gründlich gereinigt werden können. Die Eintriebstellen sind in ihrer ganzen Breite und auf eine Länge von mindestens 10 m mit ebenem, hartem Boden zu versehen.

[4] Für Plätze, auf denen regelmäßig stark beschickte Viehmärkte stattfinden, kann die zweckentsprechende Pflasterung der Eingänge, in besonderen Fällen mit Genehmigung der Regierung, Kammer des Innern, auch des ganzen Viehmarktplatzes vorgeschrieben werden.

§ 54 (42). In unmittelbarer Nähe der Märkte muß ein besonderer Raum zur vorläufigen Absonderung und weiteren Beobachtung kranker oder verdächtiger Tiere vorhanden sein. Auf Märkten mit geringerem Verkehre kann die Distriktspolizeibehörde zulassen, daß von der Bereitstellung dieses Raumes abgesehen wird.

§ 55 (43). Die Unterkunftsräume für Vieh auf den Viehmärkten, den Nutzviehhöfen und Schlachtviehhöfen und in den öffentlichen Schlachthäusern (Markthallen, Stallungen, Absonderungsräume) müssen mit undurchlässigem Fußboden und glatten Wänden versehen sowie ausreichend beleuchtet sein. Die Anbindevorrichtungen auf Märkten, ferner die Rampen, Buchten und Hürden müssen aus leicht zu reinigenden und zu desinfizierenden Stoffen hergestellt sein.

§ 56 (44). Die Regierung, Kammer des Innern, kann für Nutzviehhöfe und Schlachtviehhöfe die Anlage getrennter Ent- und Verladerampen und getrennter Zu- und Abfuhrwege sowie die Pflasterung der Triebstraßen, für öffentliche Schlachthäuser die Anlage getrennter Ent- und Verladerampen, die Distriktspolizeibehörde kann für Viehmärkte die Anlage getrennter Zu- und Abfuhrwege anordnen. Die Anordnung hat für Neuanlagen von Viehhöfen und Schlachthäusern sowie bei Neueinführung von Viehmärkten regelmäßig stattzufinden, soweit nicht der geringe Umfang des Betriebs eine Ausnahme rechtfertigt. Anordnungen für bestehende Viehhöfe und Schlachthäuser bedürfen der Genehmigung des Staatsministeriums des Innern.

§ 57 (45). [1]Für die Herstellung der in den §§ 52 bis 55 vorgeschriebenen Einrichtungen kann von der Regierung, Kammer des Innern, eine Frist bis zu 2 Jahren nach Inkrafttreten des Gesetzes gewährt werden.

[2]Für Jahr- und Wochenmärkte, die von der amtstierärztlichen Beaufsichtigung befreit sind (§ 18 Abs. 2), sowie für Remontemärkte, endlich für Viehausstellungen und Viehmärkte von beschränktem Umfange, die nur aus dem Ausstellungs- (Markt-) Ort oder dessen näherer Umgebung beschickt werden, kann die Distriktspolizeibehörde zulassen, daß von der Herstellung der Einrichtungen ganz oder teilweise abgesehen wird.

§ 58 (46). [1]Für die Neuanlage von Nutzviehhöfen, Schlachtviehhöfen und von öffentlichen Schlachthäusern gelten folgende Bestimmungen:

a) wenn ein öffentliches Schlachthaus mit einem Schlachtviehhofe verbunden ist, so müssen Einrichtungen getroffen sein, die einen Abschluß der Betriebe gegeneinander ermöglichen.

b) Auf Nutz- oder Schlachtviehhöfen mit stärkerem Viehverkehr und bei öffentlichen Schlachthäusern müssen für das mit der Eisenbahn ankommende Vieh auf den Ausladerampen Buchten zur vorläufigen Unterbringung der Tiere vorhanden sein. Wenn Ausladungen zur Nachtzeit vorgenommen werden, müssen die Rampen mit ausreichender Beleuchtung versehen sein.

c) Bei größeren Nutz- oder Schlachtviehhöfen sind gegen die übrige Anlage vollkommen abgeschlossene Seuchenhöfe zur Aufnahme seuchenkranker oder verdächtiger Tiere, bei größeren Schlachtviehhöfen auch besondere von dem übrigen Viehverkehre getrennt liegende Restbestandhöfe zur Unterbringung des von einem zum anderen Markte verbleibenden Viehes herzustellen. Die Regierung, Kammer des Innern, kann mit Genehmigung des Staatsministeriums des Innern die Herstellung von Restbestandhöfen auch für kleinere Schlacht- und Nutzviehhöfe vorschreiben.

Welche Nutz- und Schlachtviehhöfe als solche mit stärkeren Viehverkehr oder als größere im Sinne der Vorschriften unter b oder c anzusehen sind, bestimmt die Regierung, Kammer des Innern.

[2]Vorstehende Bestimmungen können von der Regierung, Kammer des Innern, mit Genehmigung des Staatsministeriums des Innern auf bereits bestehende Nutz- oder Schlachtviehhöfe und öffentliche Schlachthäuser ausgedehnt werden.

Betrieb.

§ 59 (47). Der Beginn der Viehmärkte und des Auftriebs ist auf eine bestimmte Tageszeit festzusetzen und darf, soferne nicht für eine ausreichende künstliche Beleuchtung gesorgt ist, nicht vor Tageshelle stattfinden. Der Auftrieb kann auf bestimmte Stunden beschränkt werden. Die Tiere müssen vor oder bei dem Antrieb auf den Markt amtstierärztlich untersucht werden. Die Viehmarktplätze und die anstoßenden Teile der Zu- und Abtriebwege sind alsbald nach Schluß des Marktes zu reinigen und erforderlichenfalls zu desinfizieren.

§ 60 (48). [1]Am Marktort und in dessen unmittelbarer Umgebung kann die Regierung, Kammer des Innern, den gewerbsmäßigen Handel mit Vieh bestimmter Gattungen an Markttagen außerhalb des Marktplatzes verbieten oder beschränken. Die Abhaltung sogenannter Vormärkte ist nur mit Genehmigung der Regierung, Kammer des Innern, zulässig.

[2]Das Verbot in der Nr. 9 der oberpolizeilichen Vorschriften über die Preisfeststellungsordnung für die städtischen Schlachtviehhöfe zu München, Nürnberg, Fürth, Augsburg und Würzburg vom 14. August 1910 (GVBl. S. 559) wird durch Abs. 1 nicht berührt.

§ 61 (49). Für Viehmärkte kann angeordnet werden, daß die Marktpolizeibehörde ein Verzeichnis zu führen hat, das Zahl und Art der vom Markte abgetriebenen Tiere, Namen und Wohnort des Besitzers, Bestimmungsort, Name und Wohnort des Empfängers ersehen läßt. In diesem Falle ist zugleich vorzuschreiben, daß die Besitzer, Empfänger und Begleiter der Tiere die zur Führung des Verzeichnisses notwendigen Aufschlüsse der Marktpolizeibehörde vor dem Abtriebe des Viehes zu erteilen haben.

§ 62 (50). Der Viehabtrieb von Schlachtviehmärkten kann, sofern er nicht zur Schlachtung oder zum Auftrieb auf andere Schlachtviehmärkte erfolgt, durch die Regierung, Kammer des Innern, mit Genehmigung des Staatsministeriums des Innern verboten werden.

§ 63 (51). Das in ein öffentliches Schlachthaus übergeführte Vieh darf daraus ohne distriktspolizeiliche Genehmigung lebend nicht wieder ausgeführt werden.

§ 64 (52). Milch von Kühen, die auf Schlachtviehmärkten oder Schlachtviehhöfen oder in öffentlichen Schlachthäusern zu Schlacht- oder Handelszwecken aufgestellt sind, darf nur nach vorheriger ausreichender Erhitzung (§ 40 Abs. 3) abgegeben oder sonst verwertet werden.

§ 65 (53). Auf Jahr- und Wochenmärkte, die von der amtstierärztlichen Beaufsichtigung befreit sind, finden die Bestimmungen der §§ 59 bis 64 keine Anwendung.

14. Einrichtung und Betrieb von Gast- und Händlerställen.

Zu § 17 Nr. 13 des Gesetzes.

§ 66 (54). [1]Gastställe und Ställe von Viehhändlern müssen mit undurchlässigem Fußboden und glatten Wänden versehen sein. Sie müssen ferner ausreichend durch Tageslicht beleuchtet, oder es muß für eine ausreichende künstliche Beleuchtung gesorgt sein. Die in Gast- und Händlerställen befindlichen Ausrüstungsgegenstände (Krippen, Raufen, Verschläge, Futterkisten, Trankgeräte und dergleichen) sowie Vorsetzkrippen müssen aus leicht zu reinigenden und zu desinfizierenden Stoffen bestehen.

[2]Inwieweit diese Forderungen auf bereits bestehende Stallungen Anwendung zu finden haben, bestimmt die Distriktspolizeibehörde mit Genehmigung der Regierung, Kammer des Innern.

§ 67 (55). Für größere Händlerstallungen muß ein besonderer Raum zur Unterbringung kranker oder verdächtiger Tiere vorgesehen sein. Die in Betracht kommenden Stallungen sind von der Distriktspolizeibehörde zu bezeichnen.

§ 68 (56). [1]Gast- und Händlerställe, in denen Schweine oder Geflügel untergebracht sind, müssen nach jeder Benutzung gereinigt und desinfiziert werden. Bei größeren Ställen kann diese Maßregel auf die benutzten Teile beschränkt werden.

[2]Gast- und Händlerställe sind im übrigen sauber zu halten und außerdem mindestens in den ersten 10 Tagen eines jeden Vierteljahres zu reinigen und zu desinfizieren. Von der Desinfektion können für kleinere Gast- oder Händlerställe, in denen nur selten fremdes Vieh untergebracht wird, Ausnahmen zugelassen werden.

[3]Die Regierung, Kammer des Innern, kann mit Genehmigung des Staatsministeriums des Innern für die Inhaber größerer Gastställe anordnen, daß sie über das eingestellte Vieh Buch führen, aus dem die Zahl und Art der eingestellten Tiere, der Name und Wohnort des Besitzers, der Herkunftsort und der Bestimmungsort sowie der Tag der Einstellung und der Entfernung der Tiere ersichtlich sind.

15. Abdeckereien.

Einrichtung.

Zu § 17 Nr. 14 des Gesetzes.

§ 69 (57). Die Betriebsstätten der Abdeckereien einschließlich der Anlagen zur gewerbsmäßigen Beseitigung oder Verarbeitung von Kadavern und tierischen Teilen sind derart einzufriedigen, daß sie von Personen und von Vieh nur durch die Eingänge betreten werden können

§ 70 (58). In den Räumen, in denen die Tiere getötet oder Tierkörper abgehäutet, zerlegt oder weiter verarbeitet werden, müssen der Fußboden undurchlässig und die Wände bis zu einer Höhe von 2 m glatt und leicht abwaschbar hergestellt sein. Auch muß zur Reinhaltung dieser Räume für das Vorhandensein von Gebrauchswasser in genügender Menge gesorgt sein.

§ 71 (59). Zur Aufnahme der flüssigen Abgänge und des Spülwassers muß eine wasserdichte und gut abgedeckte Sammelgrube mit wasserdichter Zuleitung vorhanden sein. Die Umgebung der Sammelgrube ist im Umfange von mindestens 3 m mit einem undurchlässigen Boden zu versehen.

§ 72 (60). Den Abdeckereien müssen die nötigen Transportwagen für Kadaver und Tierteile nebst den erforderlichen Gerätschaften zur Abhäutung und Zerlegung von Kadavern und die erforderlichen Desinfektionsmittel sowie Verbandmaterial zur Verfügung stehen.

§ 73 (61). Die Regierung, Kammer des Innern, kann für die Herstellung der in den §§ 69 bis 72 angegebenen Einrichtungen eine Frist bis zu 2 Jahren nach Inkrafttreten des Gesetzes gewähren.

§ 74 (62). Durch die Regierung, Kammer des Innern, kann angeordnet werden, daß

a) die Räume, in denen Tiere getötet oder Tierkörper abgehäutet, zerlegt oder weiterverarbeitet werden, nach oben abzuschließen sowie mit Türen und Fenstern zu versehen sind;
b) der Hofraum des Abdeckereigrundstücks zu pflastern ist;
c) wenn Tierteile gekocht werden sollen, hierfür besondere Einrichtungen in einem besonderen Raume herzustellen sind;
d) ein besonderer Raum zum Trocknen und Lagern verwendbarer Tierteile einzurichten ist.

§ 75 (63). [1]Für neu zu errichtende Abdeckereien werden folgende besondere Betriebsräumlichkeiten vorgeschrieben:

a) ein Raum zur Tötung, Abhäutung und Zerlegung der Tiere;

b) besondere Räumlichkeiten zur Verarbeitung der Tierteile, insbesondere zum Kochen sowie zum Trocknen und Lagern verwendbarer Teile;

c) ein Käfig zur Absperrung und Beobachtung wutkranker oder -verdächtiger Hunde oder Katzen;

d) ein Umkleide- und Waschraum für das Arbeitspersonal.

[2] Die Regierung, Kammer des Innern, kann bei größeren Abdeckereien die Bereitstellung eines heizbaren Raumes für die Vornahme von Zerlegungen einschließlich eines zu mikroskopischen Untersuchungen geeigneten Raumes vorschreiben.

§ 76 (64). Für kleinere Abdeckereien kann die Regierung, Kammer des Innern, von den Vorschriften der §§ 69 bis 72, 75 Ausnahmen zulassen.

Betrieb.

§ 77 (65). Die Abholung der Kadaver und tierischen Teile hat in besonderen, auf allen Seiten geschlossenen Fahrzeugen zu geschehen, die so gedichtet sind, daß Flüssigkeiten nicht durchsickern können. Die Fahrzeuge sollen mit Hebevorrichtungen zum Ein- und Ausladen der Kadaver versehen sein. Zur Beförderung kleinerer Kadaver und Tierteile können andere undurchlässige Behältnisse verwendet werden, die während des Gebrauchs geschlossen zu halten sind. Ausnahmsweise können auch zur Beförderung größerer Kadaver Fahrzeuge zugelassen werden, die den vorstehend genannten Anforderungen nicht entsprechen, sofern sie so gedichtet sind, daß Flüssigkeiten nicht durchsickern können. In diesem Falle sind die Kadaver und tierischen Teile in geeigneter Weise zu bedecken.

§ 78 (66). Die in der Abdeckerei getöteten Tiere und die dahin gebrachten Kadaver und tierischen Teile sind alsbald unschädlich zu beseitigen oder, soweit veterinärpolizeiliche Bestimmungen nicht entgegenstehen, nach Maßgabe des § 81 zum Zwecke der Verwertung zu verarbeiten. Im letzteren Falle können die Häute der Tiere auch ohne weitere Verarbeitung verwendet werden.

§ 79 (67). [1] Als unschädliche Beseitigung gelten:

a) Kochen oder Dämpfen bis zum Zerfall der Weichteile;

b) trockene Destillation;

c) Behandlung auf chemischem Wege bis zur Auflösung der Weichteile;

d) Verbrennen bis zur Asche;

e) Vergraben.

Das Vergraben darf nur zugelassen werden, wenn die unschädliche Beseitigung nach a bis d nicht ausführbar ist. Das Vergraben hat in so tief angelegten Gruben zu erfolgen, daß die Oberfläche der Kadaver oder der Tierteile von einer unterhalb des Randes der Grube mindestens 1 m starken Erdschicht bedeckt ist. Nach Einbringung der Kadaver in die Grube sind die durch Blut oder sonstige Abgänge verunreinigten Stellen der Umgebung der Grube abzuschürfen und mit den Kadavern zu vergraben.

[2] Die bei der unschädlichen Beseitigung nach Abs. 1 unter a bis d gewonnenen Erzeugnisse und Rückstände können, sofern nicht andere Bestimmungen entgegenstehen, außer zum Genusse für Menschen frei verwendet werden, jedoch nur unter der Voraussetzung, daß eine nachträg-

liche Beschmutzung durch unverarbeitete Kadaver oder tierische Teile ausgeschlossen ist. Zu diesem Zwecke müssen die Verarbeitung und die Lagerung in besonderen Räumen stattfinden; auch dürfen Personen, die mit den zur Verarbeitung bestimmten rohen tierischen Teilen in Berührung kommen, ohne Wechsel der Oberkleider, ohne Wechsel oder Reinigung des Schuhzeugs und ohne gründliches Waschen der Hände die Räume, in denen die genannten Erzeugnisse und Rückstände gewonnen und gelagert werden, nicht betreten.

§ 80 (68). Der unschädlichen Beseitigung unterliegen auch alle nicht verwendbaren Teile von Kadavern und Abfälle, die sich bei der weiteren Bearbeitung von Kadavern ergeben.

§ 81 (69). [1]Soweit veterinärpolizeiliche Bestimmungen nicht entgegenstehen, dürfen von Kadavern außer den Häuten (§ 78) verwendet werden:

Fett nach Kochung oder Ausschmelzung,
Knochen, Hörner, Hufe, Klauen, Haare, Wolle, Borsten und Federn nach Auskochung oder Trocknung,
Flechsen (Sehnen, Muskelstreifen) nach völliger Trocknung.

Jedoch müssen die Verarbeitung und die Lagerung in besonderen Räumen stattfinden, damit eine Beschmutzung nach erfolgter Verarbeitung durch unverarbeitete Kadaver oder tierische Teile vermieden wird.

[2]Unbeschadet der Vorschrift im Abs. 1 ist die Abgabe von Fleisch aus Abdeckereien verboten. Jedoch kann, soweit veterinärpolizeiliche Bedenken nicht entgegenstehen, ausnahmsweise die Abgabe von Fleisch als Futtermittel für Tiere unter der Bedingung gestattet werden, daß das Fleisch vor der Abgabe gekocht und hierauf durch Einspritzung auffälliger, von der Fleischfarbe abweichender Farbstoffe vollständig gefärbt wird. Die bestimmungsgemäße Verwendung des Fleisches ist polizeilich zu überwachen. Das Kochen des Fleisches ist nur dann als genügend anzusehen, wenn das Fleisch unter der Einwirkung der Hitze auch in den innersten Schichten grau oder grauweiß verfärbt ist und wenn der von frischen Schnittflächen abfließende Saft eine rötliche Farbe nicht mehr besitzt.

§ 82 (70). Die Regierung, Kammer des Innern, kann auch bei schon bestehenden Abdeckereien anordnen, daß für die Lagerung von unverarbeiteten tierischen Teilen und für die Zerlegung von Kadavern ein besonderer Raum verwendet wird, der von dem Raume getrennt ist, wo die tierischen Teile gekocht oder sonst verarbeitet werden.

§ 83 (71). Transportwagen, Geräte und Betriebsräume sind nach jedesmaliger Benützung gründlich zu reinigen und, wenn es sich um die Beseitigung des Kadavers eines mit einer Seuche behafteten oder eines seuchenverdächtigen Tieres gehandelt hat, zu desinfizieren.

§ 84 (72). [1]Der Inhalt der Sammelgrube (§ 71) ist entsprechend dem im § 14 Abs. 1 Nr. 2 der Anweisung für das Desinfektionsverfahren für die Desinfektion von Jauche angegebenen Verfahren zu desinfizieren, nach Bedarf zu entleeren und nach näherer Bestimmung der Distriktspolizeibehörde wegzuschaffen.

[2]Das Staatsministerium des Innern behält sich vor, für die Behandlung des Abflußwassers aus den Abdeckereien weitergehende Vorschriften zu erlassen.

§ 85 (73). [1]Der höchste Grundwasserstand des zum Vergraben von Kadavern und tierischen Teilen bestimmten Geländers (des Wasenplatzes) soll so tief liegen, daß Gruben von 2 m Tiefe angelegt werden können, ohne daß auf Wasser gestoßen wird. Die Gruben sollen mindestens $0{,}5$ m von einander getrennt sein und dürfen nur mit Genehmigung der Distriktspolizeibehörde geöffnet oder erneut in Benutzung genommen werden. Die Genehmigung darf nur dann erteilt werden, wenn nach amtstierärztlichem Gutachten mit Sicherheit anzunehmen ist, daß eine vollständige Verwesung der in der Grube untergebrachten Kadaver oder Kadaverteile stattgefunden hat, und daß ansteckungsfähige Seuchenkeime in der Grube nicht mehr vorhanden sind. In besonderen Ausnahmefällen kann die vorzeitige Öffnung solcher Gruben unter Anwendung aller erforderlichen Vorsichtsmaßregeln und unter polizeilicher Überwachung gestattet werden. Die aus einer geöffneten Grube ausgehobenen Tierteile sind wieder vorschriftsmäßig zu vergraben oder sonst (§ 79) unschädlich zu beseitigen.

[2]Der Wasenplatz darf zu keinem anderen Zwecke als zum Vergraben von Kadavern benutzt werden; insbesondere ist verboten, auf ihm Viehfutter zu werben oder ihn beweiden zu lassen.

§ 86 (74). [1]Das Halten von Schweinen auf dem Abdeckereigrundstück ist verboten.

[2]Für Hunde, die auf dem Abdeckereigrundstücke gehalten werden, kann die Ankettung oder Unterbringung in Zwingern angeordnet werden.

Beaufsichtigung.

§ 87 (75). [1]Die Abdeckereien einschließlich der Anlagen zur gewerbsmäßigen Beseitigung oder Verarbeitung von Kadavern und tierischen Teilen sind vom Bezirkstierarzt jährlich mindestens zweimal tunlichst gelegentlich anderer Dienstgeschäfte zu besichtigen. Hierbei ist insbesondere zu prüfen, ob die vorgeschriebenen Einrichtungen vorhanden sind und ob der Betrieb den Vorschriften der §§ 77 bis 85 entspricht. Das Staatsministerium des Innern behält sich vor, weitere Bestimmungen über die Beaufsichtigung zu erlassen.

[2]Die Einstellung der im Abs. 1 genannten Betriebe ist der Distriktspolizeibehörde binnen 1 Woche anzuzeigen unbeschadet der Vorschriften in §§ 16 ff. der Gewerbeordnung.

§ 88 (76). Inhaber von Abdeckereien oder von Anlagen zur gewerbsmäßigen Beseitigung oder Verarbeitung von Kadavern und tierischen Teilen oder sonstige Personen, die zur Beseitigung von Kadavern und tierischen Teilen amtlich bestellt sind, müssen Kontrollbücher nach dem Muster der Anlage VI führen. Insoweit bereits eine Buchführung besteht, die dem Inhalte nach der Anlage VI*) entspricht, kann sie mit Genehmigung der Distriktspolizeibehörde bis auf weiteres beibehalten werden.

---

*) Vom Abdruck der Anlage mußte zwecks Raumersparnis abgesehen werden.

16. Verkehr mit Viehseuchenerregern.

Zu § 17 Nr. 16 des Gesetzes.

§ 89 (77).*) Für den Verkehr mit Viehseuchenerregern und für ihre Aufbewahrung sowie für die bei der Ausführung wissenschaftlicher Arbeiten mit solchen Erregern zu beobachtenden Vorsichtsmaßregeln gelten die Bekanntmachung des Reichskanzlers betr. Vorschriften über Krankheitserreger v. 21. November 1917 (RGBl. S. 1069) und die MinBek. v. 4. Sept. 1920 Nr. 5288 a 13 betr. Vorschriften über Krankheitserreger MABl. S. 311.

17. Herstellung und Verwendung von Impfstoffen.

Zu § 17 Nr. 17 des Gesetzes.

§ 90 (78). Wer gewerbsmäßig zum Zwecke des Verkaufs Impfstoffe herstellen will, die zum Schutze gegen Viehseuchen oder zu deren Heilung bestimmt sind, bedarf hierzu der Erlaubnis des Staatsministeriums des Innern. Die Erlaubnis wird nur an solche Personen erteilt, welche die erforderliche Zuverlässigkeit und Sachkunde nachweisen.

§ 91 (79). [1] Dem Erlaubnisgesuche sind eine Beschreibung und Pläne der baulichen und sonstigen technischen Einrichtungen der Anstalt beizufügen; auch sind darin diejenigen Impfstoffe zu bezeichnen, die hergestellt werden sollen, ferner ihre Wirkungs- und Prüfungsweise sowie die Art der Haltbarmachung und die Dauer ihrer Wirksamkeit anzugeben.

[2] Die Erteilung der Erlaubnis wird davon abhängig gemacht, daß die baulichen und sonstigen technischen Einrichtungen der Anstalt den an die Herstellung, Aufbewahrung und den Betrieb der Impfstoffe zu stellenden Anforderungen genügen, und daß die nötigen Vorkehrungen getroffen sind, um eine Verschleppung von Viehseuchenerregern wirksam zu verhüten.

§ 92 (80). [1] Die Erlaubnis gilt nur für die genehmigten Impfstoffe. Wenn der Unternehmer außer den nach § 91 angemeldeten noch weitere Impfstoffe herstellen und verkaufen will, so hat er hierfür erneut die Erlaubnis einzuholen.

[2] Die Erlaubnis wird zurückgenommen, wenn aus Handlungen oder Unterlassungen des Unternehmens der Mangel derjenigen Eigenschaften, die bei der Erteilung der Erlaubnis nach § 90 vorausgesetzt werden mußten, klar erhellt, oder wenn die baulichen oder sonstigen technischen Einrichtungen der Anstalt den Anforderungen nicht mehr genügen.

§ 93 (81). Für bestehende Anstalten ist die im § 90 vorgesehene Erlaubnis binnen 2 Monaten nach Inkrafttreten des Gesetzes nachzusuchen. Das Staatsministerium des Innern behält sich vor, für die Erfüllung der zu stellenden Anforderungen eine Frist bis zu 6 Monaten zu gewähren.

§ 94 (82). Der Betrieb der Anstalten unterliegt der amtstierärztlichen Überwachung. Nähere Bestimmung hierüber behält sich das Staatsministerium des Innern vor. Die Tiere, die zur Gewinnung von Impfstoffen bestimmt sind, müssen frei von übertragbaren Krank-

**) § 89 i. d. F. der MinBek. v. 4. Sept. 1920 GVBl. 425.

heiten sein und vor ihrer Verwendung durch einen Tierarzt untersucht werden. Das Staatsministerium des Innern behält sich vor, die Veräußerung oder anderweitige Verwertung von Tieren, die zur Herstellung von Impfstoffen gedient haben, von einer amtstierärztlichen Untersuchung abhängig zu machen oder sonstigen Beschränkungen zu unterwerfen.

§ 95 (83). Das Staatsministerium des Innern behält sich vor, die Abgabe oder Anwendung bestimmter Impfstoffe zu verbieten oder von dem Ergebnis einer staatlichen Prüfung abhängig zu machen.

§ 96 (84). Die Impfstofferzeugungsanstalten sind verpflichtet, über die Herstellung der Impfstoffe Listen zu führen, die über die Art der Gewinnung Aufschluß geben.

§ 97 (85). Das Staatsministerium des Innern behält sich vor, über die Bedingungen für die Zulassung von Impfstoffen zur staatlichen Prüfung, über das Verfahren, nach dem die Prüfung der Impfstoffe vorzunehmen ist, sowie über die zur Vornahme der Prüfung berechtigten Stellen, ferner über die Art der Verwendung der Impfstoffe Bestimmung zu treffen.

§ 98 (86). [1] Von einer Anstalt, die der staatlichen Prüfung unterstellte Impfstoffe in den Verkehr bringt, dürfen gleichartige ungeprüfte Impfstoffe nicht abgegeben werden.

[2] Die Gefäße, in denen die staatlich geprüften Impfstoffe in den Verkehr gebracht werden, müssen mit Kennzeichen und Vermerken versehen sein, aus denen die Kontrollnummer, der Tag der staatlichen Prüfung, die Herstellungs- und Prüfungsstätte sowie die längste Zulassungszeit des Impfstoffes zu ersehen sind; auch müssen sie die deutliche Aufschrift tragen: „Staatlich geprüft.“ Ferner sind den Impfstoffen gedruckte Anweisungen für die Art ihrer Verwendung und Aufbewahrung und die bei ihrer Anwendung etwa besonders zu beachtenden Vorsichtsmaßregeln beizugeben.

§ 99 (87). Das Staatsministerium des Innern behält sich vor, die Einfuhr von Impfstoffen aus dem Auslande, soweit sie nicht auf Grund des § 7 des Gesetzes verboten wird, von einer staatlichen Prüfung abhängig zu machen.

§ 100 (88). Impfstoffe, die lebende Erreger von Viehseuchen enthalten, dürfen nur an Tierärzte abgegeben und nur von Tierärzten zur Impfung benutzt werden. Das Staatsministerium des Innern behält sich vor, Ausnahmen, insbesondere für wissenschaftliche Anstalten, zuzulassen.

18. Viehkastrierer.

Zu § 17 Nr. 18 des Gesetzes.

§ 101 (89). An Tieren, die an einer der Anzeigepflicht unterliegenden Seuche (§ 10 des Gesetzes) leiden oder einer solchen Seuche verdächtig sind, dürfen von gewerbsmäßigen Viehkastrierern Kastrationen nicht ausgeführt werden.

§ 102 (90). [1] Gewerbsmäßigen Viehkastrierern ist verboten, Gehöfte zu betreten, in denen Maul- und Klauenseuche, Lungenseuche des Rindviehs oder Pockenseuche der Schafe herrschen oder die wegen dieser

Seuchen gesperrt sind. Desgleichen ist Ihnen die Kastration von Tieren aus solchen Gehöften untersagt.

[2] Ferner ist den gewerbsmäßigen Viehkastrierern verboten, in Gehöften, in denen Milzbrand, Rauschbrand, Wild und Rinderseuche, Rotz, Schweineseuche, Schweinepest, Rotlauf der Schweine einschließlich des Nesselfiebers (Backsteinblattern), Geflügelcholera oder Hühnerpest herrschen oder die wegen einer dieser Seuchen gesperrt sind, die gesperrten Ställe zu betreten und die Kastration an Tieren vorzunehmen, die aus solchen Gehöften stammen und für die betreffende Seuche empfänglich sind.

[3] Bei Schweineseuche und Schweinepest ist jedoch den gewerbsmäßigen Viehkastrierern die Vornahme von Kastrationen an ansteckungsverdächtigen Schweinen, in Seuchengehöften aber nur außerhalb des gesperrten Stalles und unter der Bedingung zu gestatten, daß die Kastrierer vor dem Verlassen des Seuchengehöfts Hände, Arme, Kleider, Schuhzeug und die zur Kastration benutzten Instrumente reinigen und desinfizieren.

§ 103 (91). Das Staatsministerium des Innern behält sich vor, zu bestimmen, ob und inwieweit die Vorschriften im § 102 auf andere der Anzeigepflicht unterliegenden Seuchen (§ 10 des Gesetzes) Anwendung zu finden haben.

§ 104 (92). Nach Ausführung der innerhalb eines Gehöfts (Viehbestandes) vorgenommenen Kastrationen haben sich die gewerbsmäßigen Viehkastrierer die Hände und Arme mit warmem Wasser und Seife zu waschen und ihre Kleider sowie das Schuhzeug durch sorgfältiges Abbürsten mit Seifenwasser zu reinigen. Die zur Kastration benutzten Instrumente sind gründlich zu reinigen und in jedem Falle durch Einlegen in eine Desinfektionsflüssigkeit zu desinfizieren. Als Desinfektionsflüssigkeit empfiehlt sich verdünntes Kresolwasser (vgl. § 11 Abs. 1 Nr. 4 der Anweisung für das Desinfektionsverfahren).

§ 105 (93). Gewerbsmäßige Viehkastrierer haben nach dem Muster der Anlage VII*) ein Kontrollbuch zu führen, aus dem hervorgeht, wann und in welchen Orten und Gehöften sie Kastrationen vorgenommen haben. Das Kontrollbuch ist 1 Jahr lang, von der letzten Eintragung an gerechnet, aufzubewahren und den Polizeibeamten und den Bezirkstierärzten auf Verlangen zur Einsicht vorzulegen.

II. Vorschriften zur Bekämpfung der einzelnen Seuchen.

1. Milzbrand, Rauschbrand, Wild- und Rinderseuche.

A. Milzbrand.

I. Schutzmaßregeln.

Zu §§ 18 bis 61, 78 des Gesetzes.

§ 106 (94). [1] Ist der Ausbruch des Milzbrandes oder der Verdacht dieser Seuche festgestellt, so ist die Absonderung, nötigenfalls auch die Bewachung der milzbrandkranken oder der Seuche verdächtigen Tiere anzuordnen (§ 19 Abs. 1, 4 des Gesetzes).

*) Vom Abdruck der Anlage mußte behufs Raumersparnis abgesehen werden.

²Sofern sich die Absonderung nicht wirksam durchführen läßt, kann die Sperre des Stalles oder sonstigen Standorts, wo sich ein milzbrandkrankes oder der Seuche verdächtiges Tier befindet, angeordnet werden (§ 22 Abs. 1, 4 des Gesetzes).

§ 107 (95). Stellt der Bezirkstierarzt den Ausbruch des Milzbrandes oder den Verdacht dieser Seuche in Abwesenheit der Distriktspolizeibehörde fest, so hat er die sofortige vorläufige Absonderung der milzbrandkranken oder der Seuche verdächtigen Tiere, nötigenfalls auch deren Bewachung, anzuordnen. Von diesen Anordnungen, die dem Besitzer oder dessen Vertreter entweder zu Protokoll oder durch schriftliche Verfügung zu eröffnen sind, hat der Bezirkstierarzt unverzüglich der Distriktspolizeibehörde Mitteilung zu machen.

§ 108 (96). Erfolgt die Ermittlung des Milzbrandes oder des Milzbrandverdachts an einem gefallenen oder getöteten Tiere und erklärt der Besitzer oder dessen Vertreter bei Mitteilung des amtstierärztlichen Befundes sofort, daß er das Gutachten eines anderen Tierarztes einzuholen beabsichtige, so ist der Kadaver nach Anweisung des Bezirkstierarztes unter sicherem Verschluß oder unter polizeilicher Überwachung auf Kosten des Besitzers so lange aufzubewahren, bis ihn der vom Besitzer zugezogene Tierarzt untersucht hat. Die Untersuchung ist jedoch mit möglichster Beschleunigung, und zwar spätestens binnen 2 Tagen vorzunehmen. Die Distriktspolizeibehörde kann diese Frist abkürzen, wenn sich die Untersuchung nach Lage der Verhältnisse ohne Schwierigkeit in kürzerer Zeit ausführen läßt. Nach Beendigung der Untersuchung oder nach fruchtlosem Ablauf der Frist ist der Kadaver sofort unschädlich zu beseitigen.

§ 109 (97). ¹Die Distriktspolizeibehörde und der Bezirkstierarzt haben dafür Sorge zu tragen, daß der Besitzer oder der Vertreter des Besitzers der milzbrandkranken oder der Seuche verdächtigen Tiere über die Empfänglichkeit des Menschen für Milzbrand, über die gefährlichen Folgen eines unvorsichtigen Umgehens mit solchen Tieren und der Benutzung ihrer Erzeugnisse sowie über die beim Umgehen mit milzbrandkranken oder der Seuche verdächtigen Tieren zu beobachtenden Vorsichtsmaßregeln in geeigneter Weise belehrt wird.

²Für milzbrandkranke oder der Seuche verdächtige Tiere sind tunlichst eigene Wärter zu bestellen und besondere Futter- und Tränkgeschirre sowie besondere Stallgerätschaften zu verwenden.

³Personen, die Verletzungen an den Händen oder an anderen unbedeckten Körperteilen haben, dürfen zur Wartung solcher Tiere nicht verwendet werden.

⁴Räumlichkeiten, in denen sich solche Tiere befinden, dürfen, abgesehen von Notfällen, ohne distriktspolizeiliche Genehmigung nur von dem Besitzer der Tiere oder der Räumlichkeiten, von dessen Vertreter, von den mit der Beaufsichtigung, Wartung und Pflege der Tiere betrauten Personen und von Tierärzten betreten werden.

⁵Die Räumlichkeiten dürfen von Personen mit bloßen Füßen nicht betreten werden.

§ 110 (98). Tiere, die an Milzbrand erkrankt oder dieser Seuche verdächtig sind, dürfen nicht geschlachtet werden. Als Schlachtung gilt in diesem Falle jede mit Blutentziehung verbundene Tötung eines Tieres auch ohne darauffolgende Zerlegung.

§ 111 (99). [1] Heilversuche an milzbrandkranken oder der Seuche verdächtigen Tieren dürfen nur von Tierärzten vorgenommen werden.

[2] Die Vornahme blutiger Operationen an solchen Tieren ist nur Tierärzten gestattet und darf erst nach der Absonderung der Tiere stattfinden.

§ 112 (100). Milch, Haare, Wolle milzbrandkranker oder der Seuche verdächtiger Tiere sind unschädlich zu beseitigen

§ 113 (101). [1] Die Kadaver und Kadaverteile (Fleisch, Häute, Blut, Eingeweide, Hörner, Klauen usw.) gefallener oder getöteter milzbrandkranker oder der Seuche verdächtiger Tiere müssen sofort nach Anweisung des Bezirkstierarztes unschädlich beseitigt werden.

[2] Das Abhäuten der Kadaver ist verboten.

[3] Eine Öffnung der Kadaver darf ohne distriktspolizeiliche Erlaubnis nur von Tierärzten oder unter deren Leitung vorgenommen werden.

[4] Bis zu ihrer unschädlichen Beseitigung sind die Kadaver oder Kadaverteile nach amtstierärztlicher Anweisung dicht zu bedecken und tunlichst unter sicherem Verschlusse so aufzubewahren, daß ihre Berührung durch Tiere oder Menschen und eine anderweitige Verschleppung von Krankheitskeimen nach Möglichkeit vermieden wird. Die Bewachung der Kadaver oder Kadaverteile kann von der Distriktspolizeibehörde angeordnet werden.

[5] Zum Wegschaffen der Kadaver oder Kadaverteile sollen möglichst nur solche Fahrzeuge oder Behältnisse verwendet werden, die für Blut und tierische Abgänge undurchlässig sind. Beim Transporte müssen die natürlichen Körperöffnungen der Kadaver durch Einschieben von Werg, Tuchstücken oder dergleichen gegen das Abfließen von Blut möglichst dicht abgeschlossen werden; auch müssen die Kadaver oder Kadaverteile so dicht zugedeckt sein, daß sie für Fliegen unzugänglich sind.

[6] Die Vorschriften im § 109 Abs. 3, 5 finden auch bei dem Transport, der Zerlegung und der unschädlichen Beseitigung der Kadaver oder Kadaverteile sinngemäß Anwendung.

§ 114 (102). [1] Ist in dem Rinder- oder Schafbestand eines Gehöfts oder einer Weide oder in einer aus Rindern oder Schafen mehrerer Gehöfte bestehenden Herde Milzbrand festgestellt, so kann angeordnet werden, daß vor dem Erlöschen der Seuche (§ 118) kein Tier des Bestandes oder der Herde ohne distriktspolizeiliche Erlaubnis lebend oder tot aus dem Gehöft, aus der Weide oder über die Grenzen der Feldmark ausgeführt oder, abgesehen von Notfällen, geschlachtet werden darf.

[2] Wird die Erlaubnis zur Überführung von Tieren in einen anderen Polizeibezirk erteilt, so ist die Distriktspolizeibehörde — für außerbayerische Gebietsteile des Deutschen Reichs die Ortspolizeibehörde — des Bestimmungsorts von dem bevorstehenden Eintreffen der Tiere rechtzeitig zu benachrichtigen.

§ 115 (103). Die Benutzung verseuchter Weideflächen, ferner die gemeinschaftliche Benutzung verseuchter Brunnen, Tränken und Schwemmen durch Tiere, die für Milzbrand empfänglich sind, kann verboten werden.

II. Impfung.

§ 116 (104). [1] Die Impfung der für Milzbrand empfänglichen Tiere, für die eine besondere Seuchengefahr vorliegt, kann von der Regierung, Kammer des Innern, mit Genehmigung des Staatsministeriums des Innern angeordnet werden. Solche Impfungen sind vom Bezirkstierarzt auszuführen.

[2] Schutzimpfungen, die nicht auf solche Anordnung erfolgen, dürfen nur von Tierärzten vorgenommen werden und sind von diesen alsbald der Distriktspolizeibehörde anzuzeigen.

[3] Mit ansteckungsfähigen Erregern des Milzbrandes geimpfte Tiere dürfen während einer Woche nach der Impfung nur mit distriktspolizeilicher Genehmigung ausgeführt oder, abgesehen von Notfällen, geschlachtet werden.

III. Desinfektion.

§ 117 (105). [1] Die von milzbrandkranken oder der Seuche verdächtigen Tieren benutzten Standplätze, bei gehäuftem Auftreten der Seuche nach dem Ermessen des Bezirkstierarztes auch die Ställe oder Stallabteilungen, sind zu desinfizieren, die Ausrüstungs-, Gebrauchs- sowie sonstige Gegenstände, von denen anzunehmen ist, daß sie den Ansteckungsstoff des Milzbrandes enthalten — § 15 Abs. 2 der Anweisung für das Desinfektionsverfahren —, sind zu desinfizieren oder unschädlich zu beseitigen, soweit nicht eine Verwendung nach § 15 Abs. 4 dieser Anweisung gestattet wird. Der Bezirkstierarzt hat die Desinfektion abzunehmen.

[2] Auch Personen, die mit milzbrandkranken oder der Seuche verdächtigen Tieren oder mit deren Kadavern oder Kadaverteilen in Berührung gekommen sind (vgl. § 15 Abs. 1 der Anweisung für das Desinfektionsverfahren), haben sich zu desinfizieren.

IV. Aufhebung der Schutzmaßregeln.

§ 118 (106). [1] Der Milzbrand gilt als erloschen, und die angeordneten Schutzmaßregeln sind aufzuheben, wenn

a) sämtliche für Milzbrand empfängliche Tiere des Bestandes gefallen, getötet oder entfernt worden sind
oder

b) binnen 2 Wochen nach Beseitigung oder Genesung der milzbrandkranken oder der Seuche verdächtigen Tiere kein neuer Milzbrand- oder Milzbrandverdachtsfall in dem Bestande vorgekommen ist
und

c) in beiden Fällen die Desinfektion vorschriftsmäßig ausgeführt und durch den Bezirkstierarzt abgenommen ist.

[2] Die Frist von 2 Wochen (Abs. 1 unter b) kann mit Zustimmung des Bezirkstierarztes auf 1 Woche herabgesetzt werden, wenn die gefährdeten Tiere nach dem Impfverfahren nach Sobernheim oder nach Pasteur oder nach einem sonstigen vom Staatsministerium des Innern anerkannten Verfahren geimpft worden sind.

V. Anwendung der Maßregeln auf Wild.

§ 119 (107). Die Vorschriften des § 113 finden auch beim Ausbruch des Milzbrandes unter Wildbeständen auf die Kadaver des gefallenen oder getöteten Wildes Anwendung.

B. Rauschbrand.

§ 120 (108). [1] Für den Rauschbrand gelten die für den Milzbrand erlassenen Bestimmungen mit Ausnahme der Vorschriften im § 106 Abs. 2, § 109 Abs. 1, 3, 5, § 113 Abs. 6 und mit der Maßgabe, daß an Stelle der Vorschrift im § 113 Abs. 2 folgende Bestimmung tritt:

Das Abhäuten der Kadaver ist verboten. Das Staatsministerium des Innern behält sich vor, das Abhäuten der Kadaver zum Zwecke der Verwertung der Häute unter der Bedingung zu gestatten, daß es in Abdeckereien erfolgt und daß die Häute sofort durch ein vom Staatsministerium des Innern noch zu bestimmendes Verfahren unter polizeilicher Aufsicht desinfiziert werden. Dies gilt auch für die Verwertung der Häute von Tieren, bei denen der Rauschbrand erst nach der Abhäutung festgestellt worden ist.

[2] Bei Rauschbrand gilt als anerkanntes Impfverfahren im Sinne des § 118 Abs. 2 bis auf weiteres das Verfahren nach Kitt.

C. Wild- und Rinderseuche.

§ 121 (109). Für die Wild- und Rinderseuche gelten die für den Milzbrand erlassenen Bestimmungen mit Ausnahme der Vorschriften im § 109 Abs. 1, 3, 5, § 113 Abs. 6, § 116, § 118 Abs. 2.

2. Tollwut.

I. Verfahren bei Tollwut der Hunde.

§ 122 (100). [1] Hunde, die von der Tollwut befallen oder der Seuche verdächtig sind, müssen von dem Besitzer oder demjenigen, unter dessen Aufsicht sie stehen, sofort getötet oder bis zu polizeilichem Einschreiten abgesondert und in einem sicheren Behältnisse, wenn möglich unter fester Ankettung, eingesperrt werden.

[2] Ist ein Mensch von einem der Seuche verdächtigen Hunde gebissen worden, so ist der Hund, wenn dies ohne Gefahr geschehen kann, nicht zu töten, sondern zur amtstierärztlichen Untersuchung einzusperren.

[3] Wenn der Transport eines der Seuche verdächtigen Hundes zum Zwecke der sicheren Einsperrung unvermeidlich ist, so muß der Hund in einem geschlossenen Behältnisse, wenn möglich unter fester Ankettung, befördert oder, sofern ein solches Behältnis nicht zu beschaffen ist, mit einem festsitzenden, das Beißen verhütenden Maulkorb versehen an der Leine geführt werden.

[4] Die Kadaver getöteter oder verendeter wutkranker oder wutverdächtiger Hunde sind bis zur amtstierärztlichen Untersuchung sicher und vor Witterungseinflüssen geschützt aufzubewahren.

§ 123 (111). [1] Die Distriktspolizeibehörde hat sofort zu veranlassen, daß Hunde, die auf Grund des § 122 eingesperrt worden sind, amtstierärztlich untersucht werden.

[2] Läßt die amtstierärztliche Untersuchung Zweifel über den Zustand eines Hundes, so muß die Einsperrung in der Regel auf 1 Woche, nötigenfalls auf 2 Wochen, ausgedehnt werden. Nach Ablauf dieser Fristen und vor Aufhebung der angeordneten Schutzmaßregeln ist der Hund einer erneuten amtstierärztlichen Untersuchung zu unterwerfen.

[3] Der Besitzer eines unter Beobachtung gestellten Hundes oder sein Vertreter hat das Auftreten verdächtiger Krankheitserscheinungen an dem Hunde oder dessen Verenden der Ortspolizeibehörde ohne Verzug anzuzeigen und den Kadaver gemäß § 122 Abs. 4 aufzubewahren. Die Ortspolizeibehörde hat die Anzeige so rasch als möglich, tunlichst telegraphisch oder telephonisch, an die Distriktspolizeibehörde weiterzugeben.

[4] Wenn der Besitzer vor Ablauf der Beobachtungsfrist durch amtstierärztliche Bescheinigung nachweist, daß der Verdacht beseitigt ist, so sind die Einsperrung und polizeiliche Beobachtung schon vorher wieder aufzuheben.

§ 124 (112). [1] Für Hunde, bei denen die Tollwut oder der Verdacht der Seuche amtstierärztlich festgestellt ist, ist die sofortige Tötung anzuordnen. Wenn ein der Seuche verdächtiger Hund einen Menschen gebissen hat, so kann angeordnet werden, daß das Tier, sofern dies ohne Gefahr geschehen kann, in einem sicheren Behältnisse, wenn möglich unter fester Ankettung, eingesperrt oder bis zur Bestätigung oder Beseitigung des Verdachts polizeilich beobachtet wird.

[2] Ferner ist die sofortige Tötung aller derjenigen Hunde anzuordnen, von denen feststeht oder anzunehmen ist, daß sie mit wutkranken Tieren oder der Seuche verdächtigen Hunden oder Katzen in Berührung gekommen sind. Ausnahmsweise kann für solche Hunde statt der Tötung eine mindestens 3monatige Einsperrung gestattet werden, falls sie nach dem Ermessen der Distriktspolizeibehörde mit genügender Sicherheit durchzuführen ist und der Besitzer des Hundes die daraus und aus der polizeilichen Überwachung erwachsenden Lasten trägt.

[3] Die distriktspolizeiliche Genehmigung zur Einsperrung eines der Ansteckung verdächtigen Hundes (Abs. 2) ist an die weitere Bedingung zu knüpfen, daß der Besitzer der Distriktspolizeibehörde mindestens alle 4 Wochen eine amtstierärztliche Bescheinigung über den Gesundheitszustand des Hundes sowie darüber einreicht, daß die Fortsetzung der Einsperrung ohne Gefahren für Menschen und Tiere durchführbar ist. Wird diese Bedingung nicht eingehalten, oder werden die angeordneten Einsperrungsmaßregeln nicht genau befolgt, so ist die sofortige Tötung des Hundes anzuordnen.

[4] Der Besitzer eines mit distriktspolizeilicher Genehmigung eingesperrten Hundes oder dessen Vertreter hat das Auftreten verdächtiger Krankheitserscheinungen an dem Hunde oder dessen Verenden der Ortspolizeibehörde sofort anzuzeigen und im letzteren Falle den Kadaver gemäß § 122 Abs. 4 aufzubewahren. Die Ortspolizeibehörde hat die Anzeige so rasch als möglich, tunlichst telegraphisch oder telephonisch, an die Distriktspolizeibehörde weiterzugeben.

§ 125 (113). [1] Ist ein wutkranker oder der Seuche verdächtiger Hund verendet oder getötet worden oder ist ein nach § 124 Abs. 2 eingesperrter Hund verendet, so hat die Distriktspolizeibehörde sofort seine Zerlegung durch den Bezirkstierarzt zu veranlassen.

[2] Von der Zerlegung kann abgesehen werden, wenn nach amtstierärztlichem Gutachten das Vorhandensein der Tollwut schon zweifellos feststeht.

§ 126 (114). [1] Ist ein wutkranker oder der Seuche verdächtiger Hund frei umhergelaufen, so muß die Festlegung (Ankettung oder Einsperrung) aller in dem gefährdeten Bezirke vorhandenen Hunde, auch wenn sie erst nach Anordnung der Sperre in diesen Bezirk eingebracht werden, auf die Dauer von mindestens 3 Monaten — von der diese Maßregel begründenden Wahrnehmung oder Feststellung an — angeordnet werden.

[2] Diese Anordnung kann auch in den Fällen getroffen werden, in denen die Tollwut in einer bis dahin seuchenfreien Gegend bei einem Hunde festgestellt wurde, der nicht frei umhergelaufen ist.

[3] Es kann angeordnet werden, daß die angeketteten oder eingesperrten Hunde so abgesondert werden, daß fremde Hunde mit ihnen nicht in Berührung kommen können (§ 19 Abs. 1, 4 des Gesetzes).

[4] Der Festlegung ist das Führen der mit einem sicheren Maulkorb versehenen Hunde an der Leine gleich zu erachten. Auch kann für minder gefährdete Bezirksteile zugelassen werden, daß die Hunde entweder ohne Maulkorb an der Leine geführt werden oder mit Maulkorb unter gewissenhafter Überwachung frei laufen dürfen.

[5] Zu dem gefährdeten Bezirk im Sinne des Abs. 1 gehören alle Ortschaften, in denen der wutkranke oder der Seuche verdächtige Hund gewesen ist, und in der Regel auch die bis zu 10 km von diesen Ortschaften (Seuchenorten) entfernten Orte einschließlich ihrer Gemarkungen. Unter besonderen Verhältnissen oder in solchen Gegenden, in denen die Tollwut eine größere Verbreitung gefunden hat, können jedoch auch solche Ortschaften und Gemarkungen als gefährdet angesehen werden, die weiter als 10 km von den Seuchenorten entfernt liegen. Die hiernach in Betracht kommenden Sperrbezirke sind nicht lediglich nach der Entfernung der Ortschaften und Gemarkungen vom Seuchenort abzugrenzen, sondern unter Berücksichtigung der örtlichen Verhältnisse möglichst in Anlehnung an natürliche oder geographische Grenzen (Flußläufe, Seen, Höhenzüge, Waldungen, Moore und dergleichen) zu bilden.

[6] Die Ausfuhr von Hunden aus dem gefährdeten Bezirk ist nur mit distriktspolizeilicher Genehmigung nach vorheriger tierärztlicher Untersuchung gestattet. Wird die Genehmigung zur Ausfuhr eines Hundes erteilt, so ist die Distriktspolizeibehörde — für außerbayerische Gebietsteile des Deutschen Reichs die Ortspolizeibehörde — des Bestimmungsorts von dem bevorstehenden Eintreffen des Tieres rechtzeitig zu benachrichtigen. Sie hat sich von dem Eintreffen des Hundes zu vergewissern und veranlaßtenfalls über den Verbleib Ermittlungen anzustellen. Während der Überführung und am Bestimmungsort ist der Hund den gleichen Beschränkungen zu unterwerfen, die für ihn zur Zeit der Ausfuhr am Herkunftsorte vorgeschrieben waren.

[7] Die Benutzung der Hunde zum Ziehen kann unter der Bedingung gestattet werden, daß sie dabei fest angeschirrt und mit einem sicheren Maulkorb versehen werden. Die Verwendung von Hirtenhunden zur Begleitung von Herden und von Jagdhunden bei der Jagd ohne Maulkorb und Leine kann gestattet werden. Außer der Zeit des Gebrauchs unterliegen diese Hunde jedoch den in den Abs. 1, 4 enthaltenen Vorschriften.

[8] Es kann angeordnet werden, daß Hunde, die den vorstehenden Bestimmungen zuwider umherlaufend betroffen werden, sofort zu töten sind.

[9] Für die im Dienste der Polizei verwendeten Hunde können für die Dauer des Dienstgebrauchs Ausnahmen von den Vorschriften dieses Paragraphen zugelassen werden.

§ 127 (115). [1] Der Ausbruch der Tollwut ist von der Ortspolizeibehörde auf ortsübliche Weise und von der Distriktspolizeibehörde in dem für ihre amtlichen Veröffentlichungen bestimmten Blatte bekannt zu machen. Gleichzeitig hat die Distriktspolizeibehörde erforderlichenfalls gemeinverständliche Belehrungen über das Wesen und die Merkmale der Tollwut in den im Bezirk erscheinenden Zeitungen zu veröffentlichen.

[2] Ferner hat die Distriktspolizeibehörde jeden in ihrem Bezirke festgestellten ersten Ausbruch der Tollwut sofort den Distriktspolizeibehörden — für außerbayerische Gebietsteile des Deutschen Reichs den Ortspolizeibehörden — aller dem Seuchenorte benachbarten deutschen Gemeinden mitzuteilen. Ebenso hat der Bezirkstierarzt die benachbarten bayerischen Bezirkstierärzte sowie die benachbarten beamteten Tierärzte anderer Bundesstaaten sofort auf dem kürzesten Wege zu verständigen.

[3] Es kann angeordnet werden, daß an den Ausgängen der in dem gefährdeten Bezirke vorhandenen Bahnhöfe, Schiffsanlegestellen usw. Tafeln mit der deutlichen und haltbaren Aufschrift „Hundesperre" leicht sichtbar anzubringen sind.

[4] Ist anzunehmen, daß ein wutkranker oder der Seuche verdächtiger Hund in einen anderen Bezirk übergelaufen ist, so hat die Distriktspolizeibehörde auch den in Betracht kommenden Distriktspolizeibehörden — für außerbayerische Gebietsteile des Deutschen Reichs den in Betracht kommenden Ortspolizeibehörden — unter Beschreibung des Hundes (Größe, Farbe, Rasse, besondere Kennzeichen) und Angabe der von dem Hunde vermutlich eingeschlagenen Richtung sofort Mitteilung zu machen. Die beteiligten Polizeibehörden haben hierauf Nachforschungen nach dem Verbleibe des Hundes anzustellen.

[5] Für besonders gefährdete Gegenden kann die Regierung, Kammer des Innern, mit Genehmigung des Staatsministeriums des Innern eine Anzeige über das Vorhandensein, den Ab- und Zugang oder über Ortsveränderungen von Hunden vorschreiben.

§ 128 (116). In den von Tollwut gefährdeten Gegenden kann angeordnet werden, daß Hunde, die der Vorschrift des § 46 zuwider ohne vorschriftsmäßiges Halsband frei umherlaufen, sofort zu töten sind.

II. Verfahren bei Tollwut der Katzen.

§ 129 (117). [1] Die Vorschriften der §§ 122 bis 125, § 126 Abs. 1, 2, 5, 6, 8, § 127 Abs. 1, 2, 3 finden auf Katzen, die von der Tollwut befallen oder der Seuche oder der Ansteckung verdächtig sind, mit der Maßgabe sinngemäß Anwendung, daß für ansteckungsverdächtige Katzen die im § 124 Abs. 2 Satz 2 zugelassene Ausnahme vom Tötungszwange nicht gilt.

[2] In dem gefährdeten Bezirke, der den im § 126 Abs. 5 als Regel vorgesehenen Umfang nicht überschreiten soll, ist auch die Festlegung der Hunde nach § 126 anzuordnen.

III. Verfahren bei Tollwut anderer Haustiere.

§ 130 (118). Für andere Haustiere, bei denen die Tollwut festgestellt wird, ist die sofortige Tötung anzuordnen.

§ 131 (119). Der Seuche verdächtige andere Haustiere müssen von dem Besitzer oder demjenigen, unter dessen Aufsicht sie stehen, sofort getötet oder bis zu polizeilichem Einschreiten in einem sicheren Behältnis eingesperrt werden. Hierauf ist sinngemäß nach den §§ 123, 125 zu verfahren.

§ 132 (120). Andere Haustiere, von denen feststeht oder anzunehmen ist, daß sie mit wutkranken oder der Seuche verdächtigen Tieren in Berührung gekommen sind, die aber Erscheinungen der Tollwut noch nicht zeigen, müssen sofort und für die Dauer der Gefahr mit den in den §§ 134, 135 bezeichneten Wirkungen unter polizeiliche Beobachtung gestellt werden.

§ 133 (121). Die Dauer der Gefahr (§ 132) ist für Pferde und Rinder auf 6 Monate, für Schafe, Ziegen und Schweine auf 3 Monate zu bemessen.

§ 134 (122). [1] Während der Dauer der polizeilichen Beobachtung darf ein Wechsel des Standorts der Tiere ohne distriktspolizeiliche Genehmigung nicht stattfinden. Im Falle eines Wechsels ist die Beobachtung an dem neuen Standort fortzusetzen.

[2] Wenn die Erlaubnis zur Überführung der Tiere in einen anderen Polizeibezirk erteilt wird, so muß die Distriktspolizeibehörde — für außerbayerische Gebietsteile des Deutschen Reichs die Ortspolizeibehörde — des Bestimmungsorts zur Fortsetzung der Beobachtung von dem bevorstehenden Eintreffen der Tiere rechtzeitig benachrichtigt werden. Sie hat sich von dem Eintreffen der Tiere zu vergewissern und veranlaßtenfalls über den Verbleib Ermittlungen anzustellen.

§ 135 (123). [1] Die Benutzung und der Weidegang der unter polizeiliche Beobachtung gestellten Tiere sind gestattet. Der Besitzer der Tiere oder sein Vertreter hat jedoch von dem Auftreten von Krankheitserscheinungen, die den Ausbruch der Tollwut befürchten lassen, der Ortspolizeibehörde ungesäumt Anzeige zu erstatten. Die Ortspolizeibehörde hat die Anzeige so rasch als möglich, tunlichst telegraphisch oder telephonisch, an die Distriktspolizeibehörde weiterzugeben. Im übrigen ist nach § 131 zu verfahren.

[2] Das Schlachten der unter polizeiliche Beobachtung gestellten Tiere ist gestattet (vgl. jedoch § 137). Im Falle der Schlachtung sind Körperteile, an denen sich verdächtige Wunden oder Narben befinden, unschädlich zu beseitigen.

IV. Maßregeln, die bei Tollwut aller Arten von Tieren Anwendung zu finden haben.

§ 136 (124). Vor polizeilichem Einschreiten dürfen bei wutkranken oder der Seuche verdächtigen Tieren keinerlei Heilversuche angestellt werden.

§ 137 (125). Das Schlachten wutkranker oder der Seuche verdächtiger Tiere und jeder Verkauf oder Verbrauch einzelner Teile, der Milch oder sonstiger Erzeugnisse solcher Tiere sind verboten.

§ 138 (126). [1] Die Kadaver der gefallenen oder getöteten wutkranken oder der Seuche verdächtigen Tiere müssen sofort unschädlich beseitigt werden.

[2] Das Abhäuten solcher Kadaver ist verboten.

[3] Die Zerlegung der Kadaver darf nur von Tierärzten oder unter ihrer Leitung vorgenommen werden.

§ 139 (127). Die Standplätze wutkranker oder der Seuche verdächtiger Tiere sind zu desinfizieren, die Ausrüstungs-, Gebrauchs- sowie sonstigen Gegenstände, die mit solchen Tieren in Berührung gekommen sind (§ 17 der Anweisung für das Desinfektionsverfahren), sind zu desinfizieren oder unschädlich zu beseitigen.

3. Rotz.

A. Pferde.

I. Allgemeine Vorschriften.

§ 140 (128). [1] Ist der Ausbruch des Rotzes oder der Verdacht dieser Seuche festgestellt, so haben die Distriktspolizeibehörde und der Bezirkstierarzt sobald als möglich Ermittlungen darüber anzustellen, wie lange die verdächtigen Erscheinungen schon bestanden haben, ob, an wen und wohin seit dem vermutlichen Bestehen des Rotzes oder der verdächtigen Erscheinungen Pferde aus dem Bestande verkauft oder sonst weggegeben worden sind, ferner, ob die kranken oder der Seuche verdächtigen Pferde mit anderen Pferden Berührung gehabt und namentlich Fütterungs- oder Tränkeinrichtungen gemeinsam benutzt haben, ob und wo sie erworben und in wessen Besitze sie früher gewesen sind.

[2] Nach dem Ergebnisse dieser Ermittlungen sind die erforderlichen Maßregeln ohne Verzug zu treffen und nötigenfalls die beteiligten Distriktspolizeibehörden — für außerbayerische Gebietsteile des Deutschen Reichs die beteiligten Ortspolizeibehörden — in Kenntnis zu setzen.

§ 141 (129). Ist anzunehmen, daß eine Verbreitung des Rotzes stattgefunden hat, so kann mit Genehmigung der Regierung, Kammer des Innern, eine amtstierärztliche Untersuchung sämtlicher Pferdebestände in dem Seuchenort und dessen Umgegend oder in Ortsteilen angeordnet werden. Im gleichen Falle kann auch die gemeinschaftliche Benutzung von Brunnen, Tränken oder Schwemmen durch Pferde verschiedener Bestände verboten werden.

§ 142 (130). Die Distriktspolizeibehörde und der Bezirkstierarzt haben dafür Sorge zu tragen, daß der Besitzer oder der Vertreter des Besitzers eines rotzkranken oder der Seuche verdächtigen Pferdes auf die Gefahr der Ansteckung von Menschen durch unvorsichtigen Verkehr mit dem kranken Tiere aufmerksam gemacht wird. Der Wärter eines solchen Pferdes ist von jeder Dienstleistung bei anderen Pferden auszuschließen und darf nicht in dem Seuchenstalle schlafen. Personen, die Verletzungen an den Händen oder anderen unbedeckten Körperteilen haben, dürfen zur Wartung rotzkranker und der Seuche verdächtiger Pferde nicht verwendet werden.

§ 143 (131). Stellt der Bezirkstierarzt den Ausbruch des Rotzes oder den Verdacht dieser Seuche in Abwesenheit der Distriktspolizeibehörde fest, so hat er die sofortige vorläufige Einsperrung und Absonderung der kranken oder der Seuche verdächtigen Pferde anzuordnen. Die gleichen Maßnahmen können von ihm auch für die der Ansteckung verdächtigen Tiere angeordnet werden. Die getroffenen vorläufigen Anordnungen sind dem Besitzer der Pferde oder dessen Vertreter entweder zu Protokoll oder durch schriftliche Verfügung zu eröffnen, auch ist davon der Distriktspolizeibehörde unverzüglich Mitteilung zu machen

§ 144 (132). Die Distriktspolizeibehörde hat von jedem ersten Seuchenverdacht und von jedem ersten Seuchenausbruch in einer Ortschaft sowie von dem Verlauf und von dem Erlöschen der Seuche dem Generalkommando desjenigen Armeekorps sowie dem Vorstand desjenigen landesherrlichen oder Land- oder Stammgestüts, in dessen Bezirke der Seuchenort liegt, sofort schriftlich Mitteilung zu machen. Ist der Seuchenort ein Truppenstandort, so ist die Mitteilung auch dem Gouverneur, Kommandanten oder Garnisonsältesten zu machen.

§ 145 (133). Das Schlachten rotzkranker oder der Seuche verdächtiger Pferde ist verboten.

§ 146 (134). [1] Die Kadaver gefallener oder getöteter rotzkranker oder der Seuche verdächtiger Pferde müssen sofort nach Anweisung des Bezirkstierarztes unschädlich beseitigt werden. Bis dahin ist für eine Aufbewahrung Sorge zu tragen, durch die eine Verschleppung von Krankheitskeimen nach Möglichkeit vermieden wird.

[2] Das Abhäuten solcher Kadaver ist verboten

II. Verfahren mit rotzkranken Pferden.

§ 147 (135). [1] Ist der Rotz bei Pferden festgestellt, so ist, soweit erforderlich nach vorgängiger Ermittlung der zu leistenden Entschädigung, die unverzügliche Tötung der Tiere anzuordnen.

[2] Der Ausbruch des Rotzes ist von der Ortspolizeibehörde auf ortsübliche Weise und von der Distriktspolizeibehörde in dem für ihre amtlichen Veröffentlichungen bestimmten Blatte bekannt zu machen.

[3] Die Distriktspolizeibehörde hat außerdem jeden in ihrem Bezirke festgestellten ersten Ausbruch des Rotzes den Distriktspolizeibehörden — für außerbayerische Gebietsteile des Deutschen Reichs den Ortspolizeibehörden — aller dem Seuchenorte benachbarten deutschen Gemeinden unverzüglich mitzuteilen. Diese Polizeibehörden haben dafür zu sorgen, daß der Seuchenausbruch in den benachbarten Gemeinden ortsüblich bekannt gemacht wird.

[4] Der Stall, in dem sich rotzkranke Pferde befinden, ist an der Haupteingangstür oder an einer sonstigen geeigneten Stelle mit der deutlichen und haltbaren Aufschrift „Rotz" leicht sichtbar zu versehen.

§ 148 (136). [1] Bis zu ihrer Tötung sind die rotzkranken Pferde im Stalle abzusondern (§ 19 Abs. 1, 4 des Gesetzes). Der Stall darf zur Unterbringung anderer Pferde nicht benutzt werden.

[2] Die zur Wartung rotzkranker Pferde benutzten Stallgeräte, Krippen, Raufen und sonstigen Gegenstände dürfen vor erfolgter Desinfektion (§ 163) aus dem Absonderungsraume nicht entfernt werden.

§ 149 (137). Die Tötung der rotzkranken Pferde muß an einem von der Distriktspolizeibehörde für geeignet erachteten Orte erfolgen. Bei dem Transporte nach diesem Orte muß dafür Sorge getragen werden, daß jede Berührung der rotzkranken Pferde mit anderen Pferden vermieden wird.

III. Verfahren mit der Seuche verdächtigen Pferden.

§ 150 (138). [1] Die Tötung und Zerlegung der der Seuche verdächtigen Pferde sind von der Regierung, Kammer des Innern, anzuordnen (vgl. Abs. 3):

a) wenn vom Bezirkstierarzte der Ausbruch des Rotzes auf Grund der vorliegenden klinischen Anzeichen oder nach dem Ergebnisse der vom Staatsministerium des Innern angeordneten Erkennungsverfahren für wahrscheinlich erklärt wird;*)

b) wenn durch anderweitige, den Vorschriften des Gesetzes entsprechende Maßregeln ein wirksamer Schutz gegen die Verbreitung der Seuche nach Lage des Falles nicht erzielt werden kann;

c) wenn die beschleunigte Unterdrückung der Seuche im öffentlichen Interesse erforderlich ist.

[2] Kann der Ausbruch des Rotzes bei den der Seuche verdächtigen Pferden nicht schon auf Grund der klinischen Anzeichen oder nach dem Ergebnisse der Malleinprobe für wahrscheinlich erklärt werden und liegt nicht schon einer der Fälle zu b und c vor, so hat die Distriktspolizeibehörde an die Regierung, Kammer des Innern, und diese hat an das Staatsministerium des Innern zu berichten. Das Staatsministerium des Innern wird dann wegen der Anwendung der Agglutination und der Komplementablenkung oder eines anderen spezifischen Verfahrens zur Erkennung des Rotzes Anordnung treffen.

[3] Kommt die Tötung von mehr als 5 Pferden in Frage, so ist zur Anordnung der Tötung die Genehmigung des Staatsministeriums des Innern einzuholen. Die Genehmigung wird erteilt, wenn das Staatsministerium des Innern die Voraussetzungen für die Tötung als gegeben erachtet.

§ 151 (139). Der Seuche verdächtige Pferde müssen so lange, bis ihre Tötung erfolgt oder ihre Unverdächtigkeit amtstierärztlich bescheinigt ist, der Absonderung im Stalle mit den aus den §§ 152 bis 154 sich ergebenden Wirkungen unterworfen werden.

§ 152 (140). [1] Der Absonderungsraum darf zur Unterbringung anderer Pferde nicht benutzt werden.

[2] Eine Entfernung der der Absonderung unterworfenen Pferde aus dem Absonderungsraume darf nur mit distriktspolizeilicher Erlaubnis stattfinden. Ferner dürfen die zur Wartung abgesonderter Pferde benutzten Stallgeräte, Krippen, Raufen und sonstigen Gegenstände vor erfolgter Desinfektion (§ 163) aus dem Absonderungsraume nicht entfernt werden.

[3] Die unter Absonderung gestellten Pferde müssen mindestens alle 2 Wochen amtstierärztlich untersucht werden.

§ 153 (141). [1] Ist ein wegen Seuchenverdachts unter Absonderung gestelltes Pferd verendet oder auf Veranlassung des Besitzers getötet worden, so hat die Distriktspolizeibehörde die Zerlegung des Pferdes durch den Bezirkstierarzt zu veranlassen.

---

*) Buchst. a i. d. F. der Bek. vom 11. März 1920 (GVBl. 78).

[2] Der Kadaver eines verendeten oder auf Veranlassung des Besitzers getöteten, unter Absonderung gestellten Pferdes darf ohne distriktspolizeiliche Genehmigung weder geöffnet noch beseitigt werden.

§ 154 (142). Werden die unter Absonderung gestellten Pferde in verbotswidriger Benutzung oder außerhalb der ihnen angewiesenen Räumlichkeiten oder an Orten betroffen, zu denen ihr Zutritt verboten ist, so kann ihre sofortige Tötung angeordnet werden.

IV. Verfahren mit der Ansteckung verdächtigen Pferden.

§ 155 (143). Alle Pferde, die mit rotzkranken oder der Seuche verdächtigen Pferden gleichzeitig in einem Stalle gestanden haben oder sonst in unmittelbare oder mittelbare Berührung gekommen sind, aber noch keine verdächtigen Erscheinungen zeigen, sind in besonderen Stallräumen mit den aus den §§ 156 bis 161 sich ergebenden Wirkungen unter polizeiliche Beobachtung zu stellen.*)

§ 156 (144). [1] Die unter Beobachtung gestellten Pferde müssen mindestens alle 2 Wochen amtstierärztlich untersucht werden.

[2] Bei diesen Pferden sind sofort die vom Staatsministerium des Innern jeweils vorgeschriebenen besonderen Erkennungsverfahren anzuwenden.*)

[3] Die Dauer der polizeilichen Beobachtung ist auf mindestens 6 Monate festzusetzen. Die polizeiliche Beobachtung kann vor Ablauf der Frist aufgehoben werden, wenn sämtliche Tiere des Bestandes nach dem Ergebnisse der Blutuntersuchung auf Agglutination und Komplementablenkung oder einer vom Reichskanzler oder vom Staatsministerium des Innern sonst als gleichwertig anerkannten Mehrheit von Untersuchungsarten unverdächtig erscheinen.

§ 157 (145). [1] Der Besitzer hat von dem Auftreten verdächtiger Krankheitserscheinungen an einem Pferde der Ortspolizeibehörde ohne Verzug Anzeige zu machen und das erkrankte Pferd sofort von den übrigen abzusondern und im Stalle zu halten. Die Ortspolizeibehörde hat die Anzeige so rasch als möglich, tunlichst telegraphisch oder telephonisch, an die Distriktspolizeibehörde weiterzugeben.

[2] Die Distriktspolizeibehörde hat auf die Anzeige unverzüglich eine amtstierärztliche Untersuchung des Pferdes zu veranlassen.

§ 158 (146). [1] In die Stallräume, in denen die der polizeilichen Beobachtung unterliegenden Pferde untergebracht sind, dürfen andere Pferde nicht eingestellt werden.

[2] Solange die Pferde frei von verdächtigen Erscheinungen befunden werden, ist ihre Benutzung innerhalb der Grenzen des Ortes und der Feldmark unter der Bedingung zu gestatten, daß sie nicht in andere Stallungen eingestellt und nicht mit unverdächtigen Pferden in Berührung gebracht, insbesondere nicht zusammengespannt werden, und daß ferner für sie fremde Futterkrippen, Tränkeimer oder sonstige Gerätschaften nicht benutzt werden.

[3] Der Gebrauch der Pferde außerhalb des Ortes und der Feldmark darf nur mit distriktspolizeilicher Erlaubnis stattfinden. Die Erlaubnis darf nur unter den im Abs. 2 angegebenen Bedingungen erteilt werden.

---

*) § 155 und § 156 Abs. 2 i. d. F. der Bek. vom 11. März 1920 (GVBl. S. 78).

[4] Beim Vorliegen zwingender wirtschaftlicher Gründe kann ausnahmsweise mit Genehmigung der Regierung, Kammer des Innern, gestattet werden, daß andere Pferde in die Stallräume der der polizeilichen Beobachtung unterliegenden Pferde eingestellt oder mit ihnen gemeinschaftlich zur Arbeit benutzt werden. Diese Pferde sind alsdann ebenfalls als ansteckungsverdächtig zu behandeln.

[5] Das Staatsministerium des Innern behält sich vor, die Gewährung der in den Abs. 3, 4 vorgesehenen Erleichterungen von dem Ergebnis eines vorherigen spezifischen Erkennungsverfahrens abhängig zu machen. Die Erleichterung des Abs. 4 ist von der Distriktspolizeibehörde an die weitere Bedingung zu knüpfen, daß der Besitzer für die in die Stallungen neu eingestellten oder mit den ansteckungsverdächtigen gemeinschaftlich benutzten Pferde auf die Entschädigungsansprüche, die ihm bei Erkrankung dieser Pferde an Rotz oder bei ihrer Tötung wegen Rotzverdachts etwa zustehen würden, Verzicht leistet.

§ 159 (147). [1] Die Pferde dürfen ohne distriktspolizeiliche Erlaubnis nicht in andere Stallungen oder Räumlichkeiten gebracht werden.

[2] Im Falle der mit distriktspolizeilicher Erlaubnis bewirkten Überführung ist die Beobachtung in den neuen Stallungen oder Räumlichkeiten fortzusetzen. Die Unterbringung hat dort entsprechend den Bestimmungen des § 155 zu erfolgen.

[3] Wird die Erlaubnis zur Überführung der Pferde in einen anderen Polizeibezirk erteilt, so muß die Distriktspolizeibehörde — für außerbayerische Gebietsteile des Deutschen Reichs die Ortspolizeibehörde — des Bestimmungsorts von dem bevorstehenden Eintreffen der Tiere rechtzeitig benachrichtigt werden. Sie hat sich von dem Eintreffen der Pferde zu vergewissern und veranlaßtenfalls über den Verbleib Ermittlungen anzustellen.

§ 160 (148). Wenn der Besitzer der Pferde den polizeilichen Anordnungen nicht pünktlich Folge leistet, so fallen die nach § 158 gestatteten Vergünstigungen weg.

§ 161 (149). [1] Ist ein unter Beobachtung gestelltes Pferd verendet oder auf Veranlassung des Besitzers getötet worden, so hat die Distriktspolizeibehörde die Zerlegung des Pferdes durch den Bezirkstierarzt zu veranlassen.

[2] Der Kadaver eines verendeten oder auf Veranlassung des Besitzers getöteten unter Beobachtung gestellten Pferdes darf ohne distriktspolizeiliche Genehmigung weder geöffnet noch beseitigt werden.

§ 162 (150). Die Regierung, Kammer des Innern, kann mit Genehmigung des Staatsministeriums des Innern die Tötung der Ansteckung verdächtiger Pferde anordnen, wenn die beschleunigte Unterdrückung der Seuche im öffentlichen Interesse erforderlich ist.

V. Desinfektion.

§ 163 (151). [1] Die Räumlichkeiten, in denen rotzkranke oder der Seuche verdächtige Pferde gestanden haben, sind zu desinfizieren; die Ausrüstungs-, Gebrauchs- sowie sonstige Gegenstände, von denen anzunehmen ist, daß sie den Ansteckungsstoff enthalten (§ 18 Abs. 3 der Anweisung für das Desinfektionsverfahren), sind zu desinfizieren oder unschädlich zu beseitigen. Der Bezirkstierarzt hat die Desinfektion abzunehmen.

[2] Auch Personen, die mit rotzkranken oder der Seuche verdächtigen Tieren in Berührung gekommen sind, haben sich zu desinfizieren.

VI. Aufhebung der Schutzmaßregeln.

§ 164 (152). [1] Die Seuche gilt als erloschen, und die angeordneten Schutzmaßregeln sind aufzuheben, wenn

a) die rotzkranken Pferde gefallen oder getötet, die der Seuche ververdächtigen Pferde gefallen, getötet oder vom Bezirkstierarzte für rotzfrei erklärt worden sind, die der Ansteckung verdächtigen Pferde gefallen oder getötet worden sind oder während der polizeilichen Beobachtung (§ 156 Abs. 3) keine rotzverdächtigen Erscheinungen gezeigt haben und

b) die Desinfektion, soweit sie vorgeschrieben ist, ausgeführt und durch den Bezirkstierarzt abgenommen ist.

[2] Das Erlöschen der Seuche ist wie der Ausbruch öffentlich bekannt zu machen.

B. Andere Einhufer.

§ 165 (153). Den Pferden sind im Sinne der Vorschriften in den §§ 140 bis 164 Esel, Maultiere und Maulesel gleichzustellen.

4. Maul- und Klauenseuche.

I. Vorläufige Maßregeln und Ermittlung.

§ 166 (154). [1] Sobald der Ausbruch der Maul- und Klauenseuche oder der Verdacht des Ausbruchs dieser Seuche in einer bis dahin seuchenfreien Ortschaft durch Anzeige oder sonst zur amtlichen Kenntnis gelangt, hat die Distriktspolizeibehörde sofort die Zuziehung des Bezirkstierarztes zu veranlassen und inzwischen folgende vorläufigen Maßregeln zu treffen:

a) Das Klauenvieh des verdächtigen Gehöfts ist in seinen Ställen oder sonstigen Standorten abzusondern (§ 19 Abs. 1, 4 des Gesetzes). Der Zutritt zu den Ställen (Standorten) ist, abgesehen von Notfällen, nur dem Besitzer der Tiere oder der Ställe (Standorte), dessen Vertreter, den mit der Beaufsichtigung, Wartung und Pflege der Tiere betrauten Personen und Tierärzten gestattet.

b) Das verdächtige Gehöft ist in der Weise abzusperren, daß, abgesehen von Notfällen, weder Tiere eingestellt, noch von Klauenvieh stammende Erzeugnisse und Rohstoffe, noch Stallgerätschaften, Dünger, Jauche oder Futter- und Streuvorräte weggebracht werden dürfen. Milch darf nur nach vorheriger Abkochung oder anderer ausreichender Erhitzung (§ 40 Abs. 3) weggegeben werden. Für die Abgabe von Milch an Sammelmolkereien, in denen eine wirksame Erhitzung der gesamten Milch gewährleistet ist, können Ausnahmen zugelassen werden.

c) Ist die Milch des verdächtigen Viehbestandes bisher an eine Sammelmolkerei (§ 38) abgeliefert worden, so ist sofort jedes weitere Weggeben von nicht ausreichend erhitzter Milch aus dieser Molkerei an landwirtschaftliche Betriebe, in denen Klauenvieh gehalten wird, sowie die Verwertung solcher Milch in den eigenen Viehbeständen der Molkerei zu untersagen. Desgleichen ist die Abgabe von roher Milch aus der Molkerei zum Genusse für Menschen zu verbieten, sobald und solange anzunehmen ist, daß Milch aus dem verdächtigen Viehbestand in die abzugebende Milch aufgenommen oder verarbeitet worden ist. Ferner ist anzuordnen, daß die zur Anlieferung der Milch und zur Ablieferung der Milchrückstände benutzten Gefäße aus der Molkerei nicht entfernt werden dürfen, bevor sie desinfiziert sind (§ 11 Abs. 1 Nr. 9, 10 der Anweisung für das Desinfektionsverfahren).

Befindet sich die Molkerei in einem anderen Polizeibezirke, so ist die Distriktspolizeibehörde — für außerbayerische Gebietsteile des Deutschen Reichs die Ortspolizeibehörde — dieses Bezirkes unverzüglich von der Sachlage zu benachrichtigen.

² Das Wegbringen von Klauenvieh aus der Ortschaft, das Durchtreiben von solchem Vieh sowie das Fahren mit angespannten fremden Wiederkäuern durch die Ortschaft kann verboten werden.

³ Die vorläufigen Maßregeln sind mit dem Vorbehalt anzuordnen, daß sie sofort außer Wirksamkeit treten, wenn der Bezirkstierarzt feststellt, daß Maul- und Klauenseuche nicht vorliegt und daß auch der Verdacht dieser Seuche nicht begründet ist.

§ 167 (155). ¹ Ist der Ausbruch der Maul- und Klauenseuche oder der Verdacht dieser Seuche festgestellt, so haben die Distriktspolizeibehörde und der Bezirkstierarzt sobald als möglich Ermittlungen darüber anzustellen,

a) ob das seuchenkranke oder der Seuche verdächtige Vieh neu eingestellt ist, oder ob in den letzten 2 Wochen vor dem Auftreten der ersten Krankheitserscheinungen sonst eine unmittelbare oder mittelbare Berührung mit ansteckungsfähigen fremden Tieren stattgefunden hat, oder ob etwa Tiere, die die Seuche überstanden haben, dem Viehbestand einverleibt worden sind, und wer der frühere Besitzer des neu eingestellten oder der Besitzer des fremden Viehes ist;

b) wohin die übrigen Tiere des für die Einschleppung etwa in Betracht kommenden Viehtransports verbracht worden sind;

c) ob seit der Einschleppung oder, falls dieser Zeitpunkt nicht sicher feststellbar ist, in den letzten 2 Wochen vor dem Auftreten der ersten Krankheitserscheinungen Klauenvieh aus dem betroffenen Gehöfte geschlachtet oder ausgeführt oder sonst entfernt worden ist, und wohin das Vieh gekommen ist;

d) ob innerhalb der unter c bezeichneten Frist Klauenvieh des betroffenen Gehöfts mit fremdem Klauenvieh sonst unmittelbar oder mittelbar in Berührung gekommen ist. Bei dieser Ermittlung ist insbesondere auch das Deckregister (§ 47 Abs. 1) einzusehen.

² Alle Viehbestände, in denen sich nach den angestellten Ermittlungen der Ansteckung verdächtige Tiere befinden, müssen amtstierärztlich untersucht werden. Zu diesem Zwecke sind die beteiligten Distriktspolizeibehörden — für außerbayerische Gebietsteile des Deutschen Reichs die beteiligten Ortspolizeibehörden — von der Sachlage unverzüglich zu benachrichtigen. Als der Ansteckung verdächtig gilt alles Klauenvieh, das mit einem seuchenkranken oder der Seuche verdächtigen Tiere

in dem gleichen Gehöfte sich befindet oder in den letzten 2 Wochen befunden hat oder in dieser Zeit nachweislich sonst in unmittelbare oder mittelbare Berührung gekommen ist.

³ Von den in den Abs. 1, 2 genannten Ermittlungen und Untersuchungen kann in besonderen Fällen mit Genehmigung der Regierung, Kammer des Innern, ganz oder teilweise abgesehen werden.

§ 168 (156). Stellt der Bezirkstierarzt den Ausbruch oder den Verdacht der Maul- und Klauenseuche in Abwesenheit der Distriktspolizeibehörde fest, so hat er die sofortige vorläufige Absonderung der erkrankten und verdächtigen Tiere, nötigenfalls auch deren Einsperrung oder Bewachung, und, soweit veranlaßt, die im § 174 Abs. 1 unter a bis i, Abs. 2 bis 4 angegebenen Maßnahmen anzuordnen. Die getroffenen vorläufigen Anordnungen sind dem Besitzer der Tiere oder dessen Vertreter sowie den sonstigen Beteiligten entweder zu Protokoll oder durch schriftliche Verfügung zu eröffnen, auch ist davon der Distriktspolizeibehörde unverzüglich Mitteilung zu machen.

§ 169 (157). Ist anzunehmen, daß in einem Orte eine Verbreitung der Seuche stattgefunden hat, so kann die amtstierärztliche Untersuchung aller für die Seuche empfänglichen Tiere der betreffenden Ortschaft, ihrer Umgegend oder einzelner Ortsteile angeordnet werden.

II. Schutzmaßregeln.

a) Verfahren nach Feststellung der Seuche.

§ 170 (158). ¹ Der Ausbruch der Maul- und Klauenseuche ist von der Ortspolizeibehörde auf ortsübliche Weise und von der Distriktspolizeibehörde in dem für ihre amtlichen Veröffentlichungen bestimmten Blatte bekanntzumachen.

² Ferner hat die Distriktspolizeibehörde jeden in einer bisher seuchenfreien Gemeinde ihres Bezirkes festgestellten ersten Ausbruch sofort den Distriktspolizeibehörden der benachbarten bayerischen Distriktsverwaltungsbezirke sowie den Ortspolizeibehörden aller dem Seuchenorte benachbarten deutschen Gemeinden mitzuteilen. Diese Ortspolizeibehörden haben den Seuchenausbruch in ihren Bezirken ortsüblich bekannt zu machen. Jeden Ausbruch der Seuche auf den Viehmärkten in Abensberg, Deggendorf, Landshut, Straubing, Vilshofen, Cham, Stadtamhof, Bamberg, Bayreuth, Creussen, Marktredwitz, Wunsiedel, Dinkelsbühl, Aschaffenburg, Karlstadt, Neustadt a. S., Schweinfurt, Würzburg, Donauwörth, Nördlingen, Sonthofen sowie auf den Viehhöfen in München, Nürnberg hat die Distriktspolizeibehörde dem Kaiserlichen Gesundheitsamt in Berlin, Klopstockstraße 18, sofort telegraphisch mitzuteilen (vgl. auch § 188 Abs. 2). Die Distriktspolizeibehörde hat weiter

a) jeden ersten Ausbruch der Seuche in ihrem Bezirke dem K. Württembergischen Ministerium des Innern in Stuttgart, dem Großherzoglich Badischen Ministerium des Innern in Karlsruhe und dem Großherzoglich Hessischen Ministerium des Innern in Darmstadt sofort unmittelbar telegraphisch mitzuteilen und hierbei den Seuchenort (Gemeinde, allenfalls auch Ortschaft) sowie, wenn die Seuche unter dem Viehbestand eines Viehhändlers auftritt, auch den Namen des Händlers anzugeben;

b) von jedem ersten Ausbruch der Seuche in einer Gemeinde sofort nach amtstierärztlicher Feststellung der Seuche, dann von den zur Veröffentlichung in den Amtsblättern bestimmten veterinärpolizeilichen Anordnungen (Bildung von Sperrbezirken und Beobachtungsgebieten, Verbot des Verladens von Vieh auf Eisenbahnstationen, Viehmarktverbote usw.) alsbald nach ihrer Erlassung den im Bezirk erscheinenden Zeitungen Kenntnis zu geben;

c) den ersten Ausbruch der Seuche in einer Gemeinde sofort schriftlich dem Staatsministerium des Innern anzuzeigen. Die Anzeige kann auf einer Postkarte erfolgen; es genügt folgende Fassung: „Erster Neuausbruch der Maul- und Klauenseuche amtstierärztlich festgestellt am 20. d. M. in 1 Gehöft in N., Gemeinde B.; am 21. d. M. in 2 Gehöften in B."

Alsbald nach dem Auftreten der ersten Seuchenfälle wird die Distriktspolizeibehörde auch Anlaß nehmen, mit den landwirtschaftlichen Interessenvertretungen des Bezirkes über den Zweck und die Durchführung der in Betracht kommenden seuchenpolizeilichen Maßnahmen unter Mitwirkung des Bezirkstierarztes Aussprache zu pflegen. Auch kann es sich empfehlen, erfahrene Viehhändler und Metzger aus dem Bezirke zu hören.

³ An den Haupteingängen des Seuchengehöfts und an den Eingängen der Ställe oder sonstigen Standorte, wo sich seuchenkrankes oder der Seuche verdächtiges Klauenvieh befindet, sind Tafeln mit der deutlichen und haltbaren Aufschrift „Maul- und Klauenseuche" leicht sichtbar anzubringen.

⁴ Wird an Tieren, die aus nichtbayerischen Gebietsteilen des Deutschen Reichs nach Bayern eingebracht werden, bei der Ankunft auf bayerischem Gebiet oder innerhalb 10 Tagen nach der Ankunft Maul- und Klauenseuche festgestellt oder liegen sonst begründete Anhaltspunkte dafür vor, daß die Tiere schon bei der Einfuhr nach Bayern angesteckt waren, so hat der Bezirkstierarzt den Tatbestand, veranlaßtenfalls unter Mitwirkung der Distriktspolizeibehörde, genau zu erheben und die Tatbestandaufnahme nach dem Muster der Anlage VIII*) in doppelter Ausfertigung, tunlichst unter Beifügung der zugehörigen Begleitpapiere — unter Umschlag ohne Begleitbericht und ohne Begleitbogen —, mit möglichster Beschleunigung unmittelbar an das Staatsministerium des Innern einzusenden.

⁵ Von den zur Bekämpfung der Seuche ergehenden Anordnungen, durch die Eisenbahn- oder Kleinbahnstationen in Sperrbezirke einbezogen oder daraus entlassen werden oder durch die auf außerhalb der Sperrbezirke gelegenen Stationen das Verladen von Vieh verboten oder wieder gestattet wird, ist sofort Abdruck oder Abschrift an die Geschäftsstelle des Eisenbahn-Tierseuchen-Anzeigers im Reichs-Eisenbahn-Amt, Berlin W 9, Linkstraße 44 II, einzusenden.

§ 171 (159). Wenn die Maul- und Klauenseuche in einer sonst seuchenfreien Gegend nur vereinzelt herrscht, so hat die Distriktspoli-

---

*) Vom Abdruck der Anlage mußte behufs Raumersparnis abgesehen werden.

zeibehörde im Benehmen mit dem Bezirkstierarzte sofort zu prüfen, ob anzunehmen ist, daß die Seuche durch die Tötung der seuchenkranken und der verdächtigen Tiere getilgt werden kann. Dies kann namentlich bei einem Seuchenausbruch oder bei wenigen Ausbrüchen in einem seuchenfreien und nicht durch verseuchte Nachbargemeinden besonders bedrohten Bezirke zu gelten haben, sofern nach Lage der Sache anzunehmen oder durch Untersuchung des Klauenviehs in der Umgebung festgestellt ist, daß verborgene Seuchenherde in der Nähe nicht vorhanden sind. Verspricht die Tötung Erfolg, so hat die Distriktspolizeibehörde sofort die Regierung, Kammer des Innern, telegraphisch oder telephonisch zu verständigen. Diese kann, — wenn veranlaßt, nach Prüfung durch den tierärztlichen Regierungsreferenten an Ort und Stelle — die Tötung der seuchenkranken und der verdächtigen Tiere, soweit erforderlich nach vorgängiger Ermittelung der zu leistenden Entschädigung anordnen. Beträgt die vom Staate zu leistende Entschädigung voraussichtlich mehr als 2000 ℳ, so ist vor der Anordnung die Genehmigung des Staatsministeriums des Innern, in der Regel telegraphisch, einzuholen.

§ 172 (160). [1] Die Schlachtung der Tiere, deren Tötung angeordnet ist, hat unter Beobachtung etwaiger vom Bezirkstierarzte getroffenen Anordnungen und unter seiner Leitung sowie unter polizeilicher Aufsicht im Seuchengehöft oder in anderen geeigneten Gehöften des Seuchenorts zu erfolgen. Ausnahmen von dem Zwange der Schlachtung im Seuchenorte können für die ansteckungsverdächtigen Tiere — in besonderen Ausnahmefällen mit Genehmigung der Regierung, Kammer des Innern, auch für seuchenkranke oder der Seuche verdächtige Tiere — zugelassen werden. In diesem Falle ist vor der Überführung der Tiere in einen anderen Bezirk das Einverständnis der Distriktspolizeibehörde — in außerbayerischen Gebietsteilen des Deutschen Reichs der Ortspolizeibehörde — des Schlachtorts einzuholen.

[2] Zur Schlachtstätte dürfen die kranken und verdächtigen Tiere nur zu Wagen oder auf Wegen gebracht werden, die weder dem Personenverkehr offenstehen noch von Tieren aus anderen Gehöften betreten werden. Der Transport seuchenkranker und der Seuche verdächtiger Tiere zur Schlachtstätte hat stets unter polizeilicher Überwachung zu geschehen und darf keinesfalls auf der Eisenbahn erfolgen. Wird die Beförderung von ansteckungsverdächtigen Tieren auf der Eisenbahn zugelassen, so ist durch Vereinbarung mit der Eisenbahnverwaltung und, soweit nötig, durch polizeiliche Begleitung dafür Sorge zu tragen, daß eine Berührung mit anderem Klauenvieh, das nicht gleichfalls aus einem verseuchten Gehöfte stammt, auf dem Transporte nicht stattfinden kann. Herkünfte aus verseuchten Gehöften müssen sofort nach der Ankunft am Bestimmungsort abgeschlachtet werden.

[3] Die veränderten Teile der getöteten seuchenkranken oder der Seuche verdächtigen Tiere einschließlich der Unterfüße samt Haut bis zum Fesselgelenke, des Schlundes, Magens und Darmkanals samt Inhalt sind unschädlich zu beseitigen. Kopf und Zunge sind freizugeben, wenn sie unter amtlicher Aufsicht in kochendem Wasser gebrüht worden sind.

[4] Häute und Hörner der kranken und der verdächtigen Tiere sowie Klauen, Magen- und Darminhalt der gesund befundenen der Ansteckung

verdächtigen Tiere, ferner die Transportmittel und die sonst verwendeten Gerätschaften dürfen aus dem Gehöft, in dem die Schlachtung stattgefunden hat, ohne vorherige Desinfektion nicht entfernt werden und sind gleich wie die bei der Schlachtung verunreinigten Räumlichkeiten bis zur Vornahme der Desinfektion (§ 187) unter Verschluß zu halten.

[5] Die bei dem Transport und der Schlachtung beteiligten Personen haben sich vor dem Verlassen des Schlachtgehöfts zu desinfizieren (vgl. § 19 Abs. 1 der Anweisung für das Desinfektionsverfahren).

§ 173 (161). [1] Jede verseuchte Ortschaft bildet in der Regel einen Sperrbezirk mit den aus den §§ 174 bis 176 sich ergebenden Wirkungen. Benachbarte, nach ihrer Lage oder ihren Verkehrsverhältnissen besonders stark gefährdete Einzelanwesen, Ortsteile oder Orte sind in den Sperrbezirk einzubeziehen. Unter Umständen kann der Sperrbezirk auf Ortsteile beschränkt werden. Dabei ist folgendes zu berücksichtigen: Der Sperrbezirk ist unabhängig von Orts-, Gemeinde- und Bezirksgrenzen ausschließlich nach den örtlichen Verhältnissen und nach der Größe der Seuchengefahr zu bemessen. Tritt die Seuche in einer Ortschaft eines sonst seuchenfreien Gebietes nur vereinzelt auf und kann zugleich nach der Art der Seucheneinschleppung angenommen werden, daß auf dem gleichen Wege weitere Einschleppungen nicht erfolgt sind, so wird es in der Regel genügen, den Sperrbezirk auf den in Betracht kommenden Ortsteil zu beschränken. Liegen dagegen Anhaltspunkte für die Annahme vor, daß der nämliche Anlaß, auf den der erste Seuchenausbruch zurückzuführen ist, gleichzeitig noch weitere Einschleppungen der Seuche in andere Gehöfte der Ortschaft verursacht hat, so wird der Sperrbezirk zwar zunächst weiter zu greifen, jedoch entsprechend einzuschränken sein, sobald nach Umfluß einer Beobachtungszeit von etwa 10 Tagen neue Seuchenausbrüche nicht vorgekommen sind. Als Ortsteile können auch vereinzelt liegende Gehöfte, in Orten mit weit auseinander liegenden oder durch Mauern oder nach ihrer sonstigen Bauart für sich abgeschlossenen Gehöften das verseuchte Gehöft und seine nähere Umgebung angesehen werden.

[2] An den Haupteingängen des Sperrbezirkes sind Tafeln mit der deutlichen und haltbaren Aufschrift „Maul- und Klauenseuche-Sperrbezirk. Einfuhr und Durchtreiben von Klauenvieh sowie Durchfahren mit Wiederkäuergespannen verboten" leicht sichtbar anzubringen.

[3] Die Einhaltung der getroffenen Anordnungen ist durch fortgesetzte polizeiliche Überwachung sicherzustellen. Veranlaßtenfalls ist, soweit möglich, in die verseuchten Orte Gendarmerie zu verlegen.

§ 174 (162). [1] Die verseuchten Gehöfte sind gegen den Verkehr mit Tieren und mit solchen Gegenständen, die Träger des Ansteckungsstoffs sein können, in folgender Weise abzusperren:

a) über die Ställe oder sonstigen Standorte, wo Klauenvieh steht, ist die Sperre zu verhängen (§ 2 Abs. 1, 4 des Gesetzes). Befindet sich das Vieh auf der Weide, so ist in der Regel die Aufstallung anzuordnen. Die abgesperrten Tiere dürfen aus dem Stalle (Standort) mit distriktspolizeilicher Erlaubnis zur sofortigen Schlachtung im Seuchenort entfernt werden; soll die Schlachtung außerhalb des Seuchenorts erfolgen, so darf die Erlaubnis nur mit Genehmigung der Regierung, Kammer des Innern, erteilt werden. Im übrigen finden auf die Schlachtung die Vorschriften des § 172 Anwendung. Jedoch kann von der amtstierärztlichen Leitung der Schlachtung (§ 172 Abs. 1) Abstand genommen werden

b) Die Verwendung der auf dem Gehöfte befindlichen Pferde und sonstigen Einhufer außerhalb des gesperrten Gehöfts ist zu gestatten, jedoch, insoweit diese Tiere in gesperrten Ställen untergebracht sind, nur unter der Bedingung, daß ihre Hufe vor dem Verlassen des Gehöfts desinfiziert werden.

c) Geflügel ist so zu verwahren, daß es das Gehöft nicht verlassen kann. Für Tauben gilt dies insoweit, als die örtlichen Verhältnisse die Verwahrung ermöglichen.

d) Fremdes Klauenvieh ist von dem Gehöfte fernzuhalten

e) Das Weggeben von Milch aus dem Gehöft ist an die Bedingung der vorherigen Abkochung oder einer anderen ausreichenden Erhitzung (§ 40 Abs. 3) zu knüpfen. Kann eine wirksame Erhitzung nicht gewährleistet werden, so ist das Weggeben von Milch aus dem Gehöfte zu verbieten. Beim Vorliegen eines dringenden wirtschaftlichen Bedürfnisses kann gestattet werden, daß rohe Milch von Tieren, die nicht oder nicht mehr an Maul- und Klauenseuche erkrankt sind, aus verseuchten Gehöften an solche Sammelmolkereien abgegeben werden darf, in denen eine wirksame Erhitzung der gesamten Milch gewährleistet ist.

f) Die Entfernung des Düngers aus den verseuchten Ställen und die Abfuhr von Dünger und Jauche von Klauenvieh aus dem verseuchten Gehöfte müssen nach den Vorschriften des § 19 Abs. 3, 4 der Anweisung für das Desinfektionsverfahren erfolgen.

g) Futter- und Streuvorräte dürfen für die Dauer der Seuche nur mit distriktspolizeilicher Erlaubnis und nur insoweit aus dem Gehöft ausgeführt werden, als sie nachweislich nach dem Orte ihrer Lagerung und der Art des Transports Träger des Ansteckungsstoffs nicht sein können.

h) Gerätschaften, Fahrzeuge, Behältnisse und sonstige Gegenstände müssen, soweit sie mit den kranken oder verdächtigen Tieren oder deren Abgängen in Berührung gekommen sind, desinfiziert werden, bevor sie aus dem Gehöfte herausgebracht werden. Milchtransportgefäße sind nach ihrer Entleerung zu desinfizieren (§ 166 Abs. 1 c, § 180 Abs. 1 e)

i) Wolle darf nur dann aus dem Gehöfte herausgebracht werden, wenn sie in festen Säcken verpackt ist.

Aus zwingenden wirtschaftlichen Gründen können mit Genehmigung der Regierung, Kammer des Innern, Erleichterungen von den Vorschriften dieses Absatzes zugelassen werden.

[2] Die Stallgänge der verseuchten Ställe des Gehöfts, die Plätze vor den Türen dieser Ställe und vor den Eingängen des Gehöfts, die Wege an den Ställen und in den zugehörigen Hofräumen sowie die etwaigen Abläufe aus der Dungstätte oder dem Jauchebehälter sind täglich mindestens einmal mit dünner Kalkmilch zu übergießen. Bei Frostwetter kann an Stelle des Übergießens mit Kalkmilch Bestreuen mit gepulvertem frisch gelöschtem Kalk erfolgen

³Die gesperrten Ställe (Standorte) dürfen, abgesehen von Notfällen, ohne distriktspolizeiliche Genehmigung nur von den im § 166 Abs. 1a bezeichneten Personen betreten werden. Personen, die in abgesperrten Ställen verkehrt haben, dürfen erst nach vorschriftsmäßiger Desinfektion das Seuchengehöft verlassen.

⁴Zur Wartung des Klauenviehs in dem Gehöfte dürfen Personen nicht verwendet werden, die mit fremdem Klauenvieh in Berührung kommen.

⁵Das Abhalten von Veranstaltungen in dem Seuchengehöfte, die eine Ansammlung einer größerer Zahl von Personen im Gefolge haben, kann vor erfolgter Schlußdesinfektion (§ 187) verboten werden.

⁶Auf den an dem Seuchengehöfte vorbeiführenden Straßen können der Transport und die Benutzung von Tieren jeder Art beschränkt werden.

§ 175 (163). ¹Sämtliches Klauenvieh nicht verseuchter Gehöfte des Sperrbezirkes unterliegt der Absonderung im Stalle (§ 19 Abs. 1, 4 des Gesetzes). Jedoch darf das abgesonderte Klauenvieh mit distriktspolizeilicher Erlaubnis zur sofortigen Schlachtung entfernt werden, sofern unmittelbar vor der Überführung der Tiere zur Schlachtstätte durch amtstierärztliche Untersuchung festgestellt wird, daß der gesamte Klauenviehbestand des Gehöfts noch seuchenfrei ist. Unter dieser Voraussetzung darf die Ausfuhr zugelassen werden:

a) nach Schlachtstätten des Seuchenorts oder in der Nähe liegender Orte,

b) nach in der Nähe liegenden Eisenbahnstationen oder Häfen (Schiffsanlegestellen) zur Weiterbeförderung nach Schlachtviehhöfen und öffentlichen Schlachthäusern, wenn diesen die Tiere auf der Eisenbahn oder zu Schiff unmittelbar oder doch von der Entladestation aus zu Wagen zugeführt werden.

Vor der Genehmigung der Ausfuhr ist das Einverständnis der Distriktspolizeibehörde — für außerbayerische Gebietsteile des Deutschen Reichs der Ortspolizeibehörde — des Schlachtorts mit der Zuführung der Tiere einzuholen. Wird die Erlaubnis zur Ausfuhr von Schlachtvieh aus dem Seuchenort erteilt, so ist ein Ausfuhrerlaubnisschein auszustellen. Der Erlaubnisschein ist dem Ausführenden mit dem Hinweis auszuhändigen, daß er ihn bei Beförderung der Tiere auf der Eisenbahn vor der Verladung an die Eisenbahnbehörde der Verladestation abzugeben hat. Ferner ist sofort auf dem kürzesten Wege, in der Regel telegraphisch, der Verladestation und der Direktion des Bestimmungs-Schlachtviehhofs oder -Schlachthauses — für außerbayerische Gebietsteile des Deutschen Reichs der Ortspolizeibehörde des Schlachtorts — Nachricht zu geben. An Stelle der telegraphischen Benachrichtigung kann die Übersendung einer zweiten Ausfertigung des Ausfuhrerlaubnisscheins unter Briefumschlag durch die Post treten, wenn sicher ist, daß die Direktion des Bestimmungs-Schlachtviehhofs oder -Schlachthauses auf diesem Wege schon vor dem Eintreffen der Tiere am Bestimmungsorte von der bevorstehenden Zufuhr Kenntnis erhält. Für den Transport des zur Ausfuhr zugelassenen Klauenviehs nach in der Nähe liegenden Orten, Eisenbahnstationen oder Häfen (Schiffsanlegestellen) kann angeordnet werden, daß er zu Wagen oder auf solchen Wegen erfolgt, die von anderem Klauenvieh nicht betreten werden. Werden Tiere mit der Eisenbahn oder zu Schiff versandt, so ist durch Vereinbarung mit der Eisenbahn- oder sonstigen Betriebsverwaltung und, soweit nötig, durch polizeiliche Begleitung dafür

Sorge zu tragen, daß eine Berührung mit anderem Klauenvieh, das nicht gleichfalls aus seuchenfreien Gehöften eines Sperrbezirkes stammt, auf dem Transporte nicht stattfinden kann. Zu diesem Zwecke werden die für die Beförderung benutzten Eisenbahnwagen an der Verladestation durch gelbe Zettel mit der Aufschrift „Sperrvieh" gekennzeichnet. Ein gleicher Zettel wird auf dem Frachtbrief angebracht. Dem Frachtbriefe wird ferner der distriktspolizeiliche Ausfuhrerlaubnisschein beigeheftet. Klauenvieh, das in Eisenbahnwagen befördert wird, die mit der Aufschrift „Sperrvieh" gekennzeichnet sind, darf nur nach der auf dem Frachtbrief angegebenen Eisenbahnstation verbracht werden. Ein Entladen oder Umladen ist unterwegs nur insoweit zulässig, als es zur Erreichung des auf dem Frachtbriefe bezeichneten Bestimmungsorts notwendig ist. Die Distriktspolizeibehörde des Bestimmungsorts hat sich von der Ankunft der Tiere zu vergewissern und veranlaßtenfalls über den Verbleib Ermittlungen anzustellen. Herkünfte aus nicht verseuchten Gehöften eines Sperrbezirkes müssen im Bestimmungs-Schlachtviehhof oder -Schlachthaus in gesonderten Stallungen untergebracht und längstens am Tage des ersten Marktes, der nach der Ankunft der Tiere im Bestimmungs-Schlachtviehhof oder -Schlachthause stattfindet, abgeschlachtet werden. Die Regierung, Kammer des Innern, kann in besonderen Fällen eine längere Frist gewähren oder die Frist abkürzen. Im übrigen finden auf die Schlachtung von Klauenvieh aus nichtverseuchten Gehöften eines Sperrbezirkes die Vorschriften des § 172 mit der Maßgabe entsprechende Anwendung, daß von der amtstierärztlichen Leitung und von den im § 172 Abs. 4, 5 vorgeschriebenen Desinfektionsmaßnahmen abgesehen werden darf.

[2] Sofern dringende wirtschaftliche Gründe die Aufstallung oder die uneingeschränkte Durchführung der Absonderung des Klauenviehs der nicht verseuchten Gehöfte untunlich erscheinen lassen, können mit Genehmigung der Regierung, Kammer des Innern, Erleichterungen zugelassen werden. Dies kann insbesondere dann geschehen, wenn für die Verwendung der Tiere zur Feld- und Erntearbeit oder für ihren Auftrieb auf die Weide ein dringendes wirtschaftliches Bedürfnis besteht oder wenn die Aufstallung der Tiere auf der Weide mangels geeigneter Unterkunftsräume oder der Futterbeschaffung wegen mit erheblichen Schwierigkeiten verbunden ist. Die Verwendung von Rindern zum Göpelbetrieb innerhalb des Gehöfts kann von der Distriktspolizeibehörde gestattet werden.

[3] Im Falle des Abs. 2 dürfen, um die Verwendung der Tiere zur Feldarbeit oder ihren Auftrieb auf die Weide zu ermöglichen oder zu erleichtern, von den Tieren zu benutzende öffentliche Wege vorübergehend gegen den Verkehr auch von Personen gesperrt werden.

[4] Die Absonderung der Tiere ist so lange aufrechtzuerhalten, bis aus allen Seuchengehöften sämtliches Klauenvieh beseitigt worden oder die Seuche abgeheilt und in allen Fällen die vorschriftsmäßige Desinfektion (§ 187) bewirkt ist. Ausnahmen können mit Genehmigung der Regierung, Kammer des Innern, zugelassen werden.

[5] Für das Weggeben von Milch können die gleichen Anordnungen getroffen werden wie für die Seuchengehöfte (§ 174 Abs. 1 unter e). Jedoch ist die Abgabe von Milch an Sammelmolkereien, in denen eine ausreichende Erhitzung (§ 40 Abs. 3) der gesamten Milch gewährleistet ist, in der Regel auch ohne vorherige Abkochung oder andere ausreichende Erhitzung zu gestatten.

§ 176 (164). Für den ganzen Bereich des Sperrbezirkes gelten folgende Beschränkungen:

a) Sämtliche Hunde sind festzulegen. Der Festlegung ist das Führen an der Leine und bei Ziehhunden die feste Anschirrung gleich zu erachten. Die Verwendung von Hirtenhunden zur Begleitung von Herden und von Jagdhunden bei der Jagd ohne Leine kann gestattet werden.

b) Schlächtern, Viehkastrierern sowie Händlern und anderen Personen, die gewerbsmäßig in Ställen verkehren, ferner Personen, die ein Gewerbe im Umherziehen ausüben, ist das Betreten aller Ställe und sonstiger Standorte von Klauenvieh im Sperrbezirke, desgleichen der Eintritt in die Seuchengehöfte verboten. In besonders dringlichen Fällen können Ausnahmen zugelassen werden.

c) Dünger und Jauche von Klauenvieh, ferner Gerätschaften und Gegenstände aller Art, die mit solchem Vieh in Berührung gekommen sind, dürfen aus dem Sperrbezirke nur mit distriktspolizeilicher Erlaubnis unter den distriktspolizeilich anzuordnenden Vorsichtsmaßregeln ausgeführt werden.

d) Die Einfuhr von Klauenvieh in den Sperrbezirk sowie das Durchtreiben von solchem Vieh durch den Bezirk ist verboten. Dem Durchtreiben von Klauenvieh ist das Durchfahren mit Wiederkäuergespannen gleichzustellen. Die Einfuhr von Klauenvieh zur sofortigen Schlachtung, im Falle eines besonderen wirtschaftlichen Bedürfnisses auch zu Nutz- oder Zuchtzwecken, kann gestattet werden.

e) Die Ver- und Entladung von Klauenvieh auf den Eisenbahn- und Schiffsstationen im Sperrbezirk ist verboten. Ausnahmen hiervon können mit Genehmigung der Regierung, Kammer des Innern, zugelassen werden. Die Vorstände der vom Verbote betroffenen Stationen sind zu benachrichtigen.

§ 177 (165). Um den Sperrbezirk ist in der Regel ein nach der Größe der Gefahr und den örtlichen Verhältnissen zu begrenzendes Beobachtungsgebiet mit den aus den §§ 178, 179 sich ergebenden Wirkungen zu bilden. Dabei ist folgendes zu berücksichtigen: Das Beobachtungsgebiet ist unabhängig von Orts-, Gemeinde- und Bezirksgrenzen zu bemessen, jedoch keinesfalls weiter zu greifen, als es nach dem Seuchenstand im Sperrbezirk und nach den örtlichen und Verkehrsverhältnissen unbedingt geboten ist. Für Sperrbezirke, die von unverseuchten Gehöften und Weiden weiter abliegen, kann von der Bildung eines Beobachtungsgebiets abgesehen werden. In Orten, in denen nur eine beschränkte Zahl von Gehöften verseucht ist, wird es in der Regel genügen, das Beobachtungsgebiet auf den verseuchten Ort oder auf Teile des Ortes zu beschränken. Nimmt die Seuchengefahr ab, so ist dementsprechend auch das Beobachtungsgebiet enger zu begrenzen.

§ 178 (166). [1] Aus dem Beobachtungsgebiete darf Klauenvieh ohne distriktspolizeiliche Genehmigung nicht entfernt werden. Im Falle des Abs. 2 kann die Genehmigung auch vom Bezirkstierarzt erteilt werden. Auch sind das Durchtreiben von Klauenvieh und das Durchfahren mit fremden Wiederkäuergespannen durch das Beobachtungsgebiet sowie der Auftrieb von Klauenvieh aus dem Beobachtungsgebiet auf Märkte verboten.

²Die Ausfuhr von Klauenvieh zum Zwecke der Schlachtung ist, wenn die frühestens 48 Stunden vor dem Abgang der Tiere vorzunehmende tierärztliche Untersuchung ergibt, daß der gesamte Viehbestand des Gehöfts noch seuchenfrei ist, zu gestatten, und zwar:

a) nach Schlachtstätten in der Nähe liegender Orte;

b) nach in der Nähe liegenden Eisenbahnstationen oder Häfen (Schiffsanlegestellen) zur Weiterbeförderung nach Schlachtviehhöfen und öffentlichen Schlachthäusern, vorausgesetzt, daß diesen die Tiere auf der Eisenbahn oder zu Schiff unmittelbar oder von der Entladestation aus zu Wagen zugeführt werden.

Wird die Erlaubnis zur Ausfuhr von Schlachtvieh aus Beobachtungsgebieten erteilt, so ist ein Ausfuhrerlaubnisschein nach dem Muster der Anlage IX *) auf rotem Papier auszustellen. Der Ausfuhrerlaubnisschein ist dem Ausführenden mit dem Hinweis auszuhändigen, daß er ihn bei Beförderung der Tiere auf der Eisenbahn vor der Verladung an die Eisenbahnbehörde der Verladestation abzugeben hat. Ferner ist sofort auf dem kürzesten Wege, in der Regel telegraphisch, der Verladestation und der Direktion des Bestimmungs-Schlachtviehhofs oder -Schlachthauses — für außerbayerische Gebietsteile des Deutschen Reichs der Ortspolizeibehörde des Schlachtorts — Nachricht zu geben. An Stelle der telegraphischen Benachrichtigung kann im innerbayerischen Verkehre die Übersendung einer zweiten Ausfertigung des Ausfuhrerlaubnisscheins unter Briefumschlag durch die Post treten, wenn sicher ist, daß die Direktion des Bestimmungs-Schlachtviehhofs oder -Schlachthauses auf diesem Wege schon vor dem Eintreffen der Tiere am Bestimmungsorte von der bevorstehenden Zufuhr Kenntnis erhält. Für den Transport des zur Ausfuhr aus Beobachtungsgebieten zugelassenen Klauenviehs nach in der Nähe liegenden Orten, Eisenbahnstationen oder Häfen (Schiffsanlegestellen) kann angeordnet werden, daß er zu Wagen oder auf solchen Wegen erfolgt, die von anderem Klauenvieh nicht betreten werden. Werden Tiere auf der Eisenbahn oder zu Schiff versandt, so ist durch Vereinbarung mit der Eisenbahn- oder sonstigen Betriebsverwaltung und, soweit nötig, durch polizeiliche Begleitung dafür Sorge zu tragen, daß eine Berührung mit anderem Klauenvieh, sofern dies nicht gleichfalls aus einem Beobachtungsgebiete stammt, auf dem Transporte nicht stattfinden kann. Zu diesem Zwecke werden die für die Beförderung benutzten Eisenbahnwagen an der Verladestation durch gelbe Zettel mit der Aufschrift „Beobachtungsvieh" gekennzeichnet. Ein gleicher Zettel wird auf dem Frachtbrief angebracht. Dem Frachtbriefe wird ferner der distriktspolizeiliche oder amtstierärztliche Ausfuhrerlaubnisschein beigeheftet. Klauenvieh, das in Eisenbahnwagen befördert wird, die mit der Aufschrift „Beobachtungsvieh" gekennzeichnet sind, darf nur nach der auf dem Frachtbrief angegebenen Eisenbahnstation verbracht werden. Ein Entladen oder Umladen ist unterwegs nur insoweit zulässig, als es zur Erreichung des auf dem Frachtbriefe bezeichneten Bestimmungsorts notwendig ist. Die Distriktspolizeibehörde des Bestimmungsorts hat sich von der Ankunft der Tiere zu vergewissern und veranlaßtenfalls über den Verbleib Ermittlungen anzustellen. Herkünfte aus Beobachtungsgebieten müssen im Bestim-

*) Vom Abdruck der Anlage mußte behufs Raumersparnis abgesehen werden.

mungs-Schlachtviehhof oder -Schlachthaus in gesonderten Stallungen untergebracht und längstens am Tage des ersten Marktes, der nach der Ankunft der Tiere im Bestimmungs-Schlachtviehhof oder -Schlachthause stattfindet, abgeschlachtet werden. Die Regierung, Kammer des Innern, kann in besonderen Fällen eine längere Frist gewähren oder die Frist abkürzen.

[3] Die Ausfuhr von Klauenvieh zu Nutz- oder Zuchtzwecken darf nur mit Genehmigung der Distriktspolizeibehörde erfolgen. Diese Genehmigung darf nur unter der Bedingung erteilt werden, daß eine frühestens 24 Stunden vor dem Abgang der Tiere vorzunehmende amtstierärztliche Untersuchung die Seuchenfreiheit des gesamten Viehbestandes des Gehöfts ergibt, und daß sich die Distriktspolizeibehörde — in außerbayerischen Gebietsteilen des Deutschen Reichs die Ortspolizeibehörde — des Bestimmungsorts mit der Einfuhr einverstanden erklärt hat. Am Bestimmungsorte sind die Tiere auf die Dauer von 1 Woche der polizeilichen Beobachtung (§ 19 Abs. 1, 4 des Gesetzes) zu unterstellen. Auf den Transport und die Anmeldung der Tiere finden die Bestimmungen des Abs. 2 sinngemäße Anwendung.

§ 179 (167). Im ganzen Bereiche des Beobachtungsgebiets können der gemeinschaftliche Weidegang von Klauenvieh aus den Beständen verschiedener Besitzer, die gemeinschaftliche Benutzung von Brunnen, Tränken und Schwemmen für Klauenvieh und das herdenweise Treiben von Klauenvieh auf öffentlichen Straßen verboten werden. In besonders gefährdeten Teilen des Beobachtungsgebiets kann die Festlegung der Hunde (§ 176 Abs. 1a) angeordnet werden.

§ 180 (168). [1] Im Seuchenort und in einem Umkreise von in der Regel mindestens 15 km, der aber nicht lediglich nach der Entfernung der Ortschaften und Gemarkungen vom Seuchenort abzugrenzen, sondern unter Berücksichtigung der örtlichen Verhältnisse zu bilden ist, ist zu verbieten:

a) Die Abhaltung von Klauenviehmärkten, mit Ausnahme der Schlachtviehmärkte in Schlachtviehhöfen, sowie der Auftrieb von Klauenvieh auf Jahr- und Wochenmärkte. Dieses Verbot hat sich auch auf marktähnliche Veranstaltungen zu erstrecken.

b) Der Handel mit Klauenvieh, erforderlichenfalls auch derjenige mit Geflügel, der ohne vorgängige Bestellung entweder außerhalb des Gemeindebezirkes der gewerblichen Niederlassung des Händlers oder ohne Begründung einer solchen stattfindet. Als Handel im Sinne dieser Vorschrift gilt auch das Aufsuchen von Bestellungen durch Händler ohne Mitführen von Tieren und das Aufkaufen von Tieren durch Händler.

c) Die Veranstaltung von Versteigerungen von Klauenvieh. Das Verbot findet keine Anwendung auf Viehversteigerungen auf dem eigenen nicht gesperrten Gehöfte des Besitzers, wenn nur Tiere zum Verkaufe kommen, die sich mindestens 3 Monate im Besitze des Versteigerers befinden.

d) Die Abhaltung von öffentlichen Tierschauen mit Klauenvieh.

e) Das Weggeben von nicht ausreichend erhitzter Milch (§ 40 Abs. 3) aus Sammelmolkereien an landwirtschaftliche Betriebe, in denen Klauenvieh gehalten wird, sowie die Verwertung solcher Milch in den eigenen Viehbeständen der Molkerei, ferner die Entfernung der zur Anlieferung der Milch und zur Ablieferung der Milchrückstände benutzten Gefäße aus der Molkerei, bevor sie desinfiziert sind (vgl. § 11 Abs. 1 Nr. 9, 10 der Anweisung für das Desinfektionsverfahren).

²Für Ferkelmärkte und beim Vorliegen eines dringenden wirtschaftlichen Bedürfnisses auch für andere Klauenviehmärkte beschränkteren Umfanges außerhalb von Sperrbezirken und Beobachtungsgebieten kann die Regierung, Kammer des Innern, von dem Verbote des Abs. 1 a Ausnahmen unter entsprechenden Vorsichtsmaßregeln zulassen. Auch kann sie in besonderen Fällen die Abhaltung von Klauenviehmärkten größeren Umfanges außerhalb von Sperrbezirken und Beobachtungsgebieten gestatten, wenn der Seuchenstand innerhalb des 15 km-Umkreises ein derartiger ist, daß hiernach und nach Lage der verseuchten Gehöfte eine Gefährdung des Marktes als ausgeschlossen erachtet werden kann. Weitere Ausnahmen von den Verboten des Abs. 1 können in besonderen Fällen von der Regierung, Kammer des Innern, zugelassen werden.

³Im gleichen Umkreise (Abs. 1) können mit Genehmigung der Regierung, Kammer des Innern, nachstehende Veranstaltungen verboten oder in der Weise beschränkt werden, daß davon Personen und Tiere aus Sperrbezirken ausgeschlossen sind:

a) Viehmärkte und öffentliche Tierschauen, soweit sie andere Tiergattungen als Wiederkäuer und Schweine betreffen;
b) Jahr- und Wochenmärkte, auch wenn auf ihnen Vieh nicht gehandelt wird;
c) Körungen von Tieren jeder Gattung.

⁴Verfügungen über die Einstellung oder Wiederzulassung von Viehmärkten sind den beteiligten Marktunternehmern und Polizeibehörden so schnell als möglich, in der Regel telegraphisch oder telephonisch, bekannt zu geben.

§ 181 (169). Die nach den §§ 175 bis 180 angeordneten Verkehrs- und Nutzungsbeschränkungen sind für die nicht verseuchten Gehöfte des Sperrbezirkes, für das Beobachtungsgebiet und für das nach § 180 abgegrenzte Gebiet aufzuheben, sobald die Gefahr der Seuchenverschleppung für diese Gehöfte oder Gebiete beseitigt ist.

b) Verfahren nach Feststellung eines Verdachts.

§ 182 (170). Wird in einem seuchenfreien Gehöfte der Verdacht der Seuche festgestellt, so sind die im § 174 vorgesehenen Anordnungen zu treffen und so lange aufrechtzuerhalten, bis die Unverdächtigkeit der Tiere amtstierärztlich festgestellt ist. In besonderen Fällen können mit Genehmigung der Regierung, Kammer des Innern, Erleichterungen zugelassen werden.

§ 183 (171). ¹Befinden sich lediglich der Ansteckung verdächtige Tiere in einem nicht verseuchten Gehöfte, so sind sie, wenn möglich in besonderen Stallräumen, auf die Dauer von 2 Wochen der polizeilichen Beobachtung (§ 19 Abs. 1, 4 des Gesetzes) mit der Maßgabe zu unterstellen, daß sie aus den für sie bestimmten Räumlichkeiten mit distriktspolizeilicher Erlaubnis zur sofortigen, unter polizeilicher Aufsicht vorzunehmenden Schlachtung unter Beobachtung der Vorschriften des § 175 Abs. 1 entfernt werden dürfen. Für die Ausstellung des Ausfuhrerlaubnisscheins und die Kennzeichnung der Eisenbahnwagen gelten die Vorschriften des § 178. Ist die Unterbringung in besonderen, eine strenge Absonderung gewährleistenden Stallräumen nicht möglich, so darf aus dem Gehöfte, soweit nicht für einzelne Ställe nach der Erklärung des Bezirkstierarztes die Gefahr einer Seuchenübertragung ausgeschlossen erscheint, Klauenvieh vor der im Abs. 5 vorgeschriebenen Untersuchung nicht ausgeführt werden.

²Die Beobachtungsfrist läuft vom Tage der Ausfuhr der Tiere aus dem Seuchengehöft oder der letzten sonstigen Berührung mit einem seuchenkranken oder der Seuche verdächtigen Tiere, jedoch ist die Beobachtung sofort aufzuheben, sobald die Unverdächtigkeit des der Seuche verdächtigen Tieres, das etwa den Anlaß zur Annahme des Ansteckungsverdachts gab, festgestellt ist (§ 182).

³Der Besitzer der unter polizeiliche Beobachtung gestellten Tiere hat von dem Auftreten verdächtiger Krankheitserscheinungen der Ortspolizeibehörde sofort Anzeige zu erstatten. Diese hat die Anzeige so schnell als möglich, in der Regel telegraphisch oder telephonisch, an die Distriktspolizeibehörde weiterzugeben.

⁴Die Distriktspolizeibehörde hat auf die Anzeige ohne Verzug die im § 166 vorgesehenen vorläufigen Maßnahmen zu treffen und ungesäumt den Bezirkstierarzt zuzuziehen.

⁵Nach Ablauf der zweiwöchigen Beobachtungsfrist ist sämtliches Klauenvieh des Gehöfts, in dem sich die der Ansteckung verdächtigen Tiere befinden, amtstierärztlich zu untersuchen. Ergibt sich bei dieser Untersuchung die Unverdächtigkeit aller Tiere, so gilt die polizeiliche Beobachtung als aufgehoben.

c) Besondere Vorschriften für Wiederkäuer und Schweine, die sich auf dem Transport, auf dem Markte, auf Tierschauen oder dergleichen befinden.

§ 184 (172). ¹Wenn der Ausbruch oder der Verdacht der Seuche in Treibherden oder bei Tieren, die sich auf dem Transporte befinden, angezeigt oder festgestellt worden ist, so ist die Weiterbeförderung der kranken und der verdächtigen Tiere zu verbieten und deren Absonderung anzuordnen (§ 19 Abs. 1, 4 des Gesetzes).

²Können die Tiere binnen 24 Stunden einen Standort erreichen, wo sie durchseuchen oder abgeschlachtet werden sollen, so kann die Distriktspolizeibehörde die Weiterbeförderung dorthin unter der Bedingung gestatten, daß die kranken und verdächtigen Tiere unterwegs weder fremde Gehöfte betreten noch mit anderen Wiederkäuern und Schweinen in Berührung kommen, und daß sie zu Wagen, mit der Eisenbahn oder zu Schiff befördert werden. Die Durchführung dieser Vorschriften ist durch Vereinbarung mit der Eisenbahn- oder sonstigen Betriebsverwaltung und, soweit nötig, durch polizeiliche Begleitung sicherzustellen. Für die Kennzeichnung der Eisenbahnwagen gelten die Vorschriften der §§ 175, 178.

³Vor Erteilung der Erlaubnis zur Überführung der Tiere in einen anderen Polizeibezirk ist bei der Distriktspolizeibehörde — in außerbayerischen Gebietsteilen des Deutschen Reichs bei der Ortspolizeibehörde —

des Bestimmungsorts anzufragen, ob die Tiere dort Aufnahme finden können. Zutreffendenfalls ist die Polizeibehörde des Bestimmungsorts von dem bevorstehenden Eintreffen der Tiere rechtzeitig zu benachrichtigen. Die Distriktspolizeibehörde des Bestimmungsorts hat sich von der Ankunft der Tiere zu vergewissern und veranlaßtenfalls über den Verbleib Ermittlungen anzustellen.

§ 185 (173). [1] Wird der Ausbruch oder der Verdacht der Seuche auf Märkten, Tierschauen oder ähnlichen Veranstaltungen festgestellt, so ist mit den kranken und verdächtigen Tieren nach § 184 Abs. 1 zu verfahren. Jedoch kann der Betrieb der verdächtigen, ausnahmsweise auch der kranken Tiere unter den im § 184 Abs. 2, 3 vorgesehenen näheren Bedingungen gestattet werden, deren Erfüllung, wie dort vorgeschrieben, sicherzustellen ist. Bei ansteckungsverdächtigen Tieren kann unter besonderen Umständen die Beförderung mittels Fußtransports zugelassen werden.

[2] Von der vorherigen Anfrage bei der Distriktspolizeibehörde — in außerbayerischen Gebietsteilen des Deutschen Reichs bei der Ortspolizeibehörde — des Bestimmungsorts kann bei dem Abtrieb ansteckungsverdächtigen Schlachtviehs von einem Schlachtviehmarkt abgesehen werden, wenn der Abtrieb nach einem öffentlichen Schlachthause zur sofortigen Abschlachtung erfolgen soll, und wenn das Vieh mit dem kranken oder dem seuchenverdächtigen Vieh nicht unmittelbar in Berührung gekommen ist. In diesem Falle ist die Polizeibehörde des Bestimmungsorts unter Mitteilung des Sachverhalts von dem Eintreffen rechtzeitig zu benachrichtigen. Die Distriktspolizeibehörde des Bestimmungsorts hat sich von der Ankunft der Tiere zu vergewissern und veranlaßtenfalls über den Verbleib Ermittlungen anzustellen.

d) Verbotswidrige Benutzung von Tieren.

§ 186 (174). Werden Tiere, über deren Standort die Sperre verhängt ist, oder die abgesondert sind oder der polizeilichen Beobachtung unterstehen, außerhalb der ihnen angewiesenen Räumlichkeit oder an Orten betroffen, zu denen ihr Zutritt verboten ist, so kann ihre sofortige Tötung angeordnet werden.

III. Desinfektion.

§ 187 (175). [1] Die Ställe oder sonstigen Standorte der kranken oder verdächtigen Tiere sind zu desinfizieren, die Ausrüstungs-, Gebrauchs- sowie sonstigen Gegenstände, von denen anzunehmen ist, daß sie den Ansteckungsstoff enthalten (§ 19 Abs. 4 bis 6 der Anweisung für das Desinfektionsverfahren), sind zu desinfizieren oder unschädlich zu beseitigen. Ferner ist eine Desinfektion der durchgeseuchten und sonstigen Tiere, die im Seuchenstall untergebracht waren, vorzunehmen. Der Bezirkstierarzt hat die Desinfektion abzunehmen.

[2] Auch die Personen, die mit den kranken oder verdächtigen Tieren in Berührung gekommen sind, haben sich zu desinfizieren.

[3] Die Desinfektion kann nachgelassen werden,

a) wenn es sich nur um der Ansteckung verdächtiges Klauenvieh in seuchenfreien Gehöften handelt;

b) für Ställe in Seuchengehöften, in denen nur der Ansteckung verdächtiges Klauenvieh gestanden hat, sofern dieses nach Ablauf der im § 188 unter b angegebenen Frist seuchenfrei befunden worden ist.

IV. Aufhebung der Schutzmaßregeln.

§ 188 (176). [1] Die Seuche gilt als erloschen und die angeordneten Schutzmaßregeln sind aufzuheben, wenn

a) sämtliches Klauenvieh des Seuchengehöfts gefallen, getötet oder entfernt worden ist,

oder

b) binnen 3 Wochen nach Beseitigung der kranken oder seuchenverdächtigen Tiere oder nach amtstierärztlicher Feststellung der Abheilung der Krankheit eine Neuerkrankung nicht vorgekommen,

und

c) in beiden Fällen die Desinfektion vorschriftsmäßig ausgeführt und durch den Bezirkstierarzt abgenommen ist.

[2] Das Erlöschen der Seuche ist in gleicher Weise wie der Ausbruch öffentlich bekannt zu machen. Die Distriktspolizeibehörde hat das Erlöschen der Seuche auf einem der im § 170 Abs. 2 genannten Viehmärkte oder Viehhöfe dem Kaiserlichen Gesundheitsamt in Berlin sofort telegraphisch mitzuteilen.

5. Lungenseuche des Rindviehs.

I. Ermittlung.

§ 189 (177). [1] Ist der Ausbruch der Lungenseuche oder der Verdacht dieser Seuche festgestellt, so haben die Distriktspolizeibehörde und der Bezirkstierarzt sobald als möglich Ermittlungen darüber anzustellen, wie lange die verdächtigen Erscheinungen schon bestanden haben, und ob das kranke oder der Seuche verdächtige Tier oder ein anderes Stück des verseuchten oder verdächtigen Rindviehbestandes mit anderem Rindvieh in Berührung gekommen ist. Ferner ist festzustellen, ob und wann Rindvieh aus dem Bestande verendet, geschlachtet, ausgeführt oder sonst entfernt worden und wohin es gekommen ist. Des weiteren ist nachzuforschen, ob und wo die seuchenkranken oder der Seuche verdächtigen und die übrigen Tiere des Bestandes sowie die aus dem verseuchten oder verdächtigen Bestande entfernten Tiere erworben und in wessen Besitz sie früher gewesen sind.

[2] Nach dem Ergebnisse dieser Ermittlungen, die in der Regel nicht über einen Zeitraum von mehr als 6 Monaten zurückgreifen sollen, sind die erforderlichen Maßregeln ohne Verzug zu treffen und nötigenfalls die beteiligten Distriktspolizeibehörden — für außerbayerische Gebietsteile des Deutschen Reichs die beteiligten Ortspolizeibehörden — zu benachrichtigen.

§ 190 (178). [1] Der Bezirkstierarzt hat unverzüglich den gesamten Rindviehbestand des Seuchengehöfts aufzunehmen und die Tiere zu ermitteln, die an der Lungenseuche erkrankt oder der Seuche oder der Ansteckung verdächtig sind.

[2] Erforderlichenfalls kann die Kennzeichnung der Tiere angeordnet werden.

§ 191 (179). Stellt der Bezirkstierarzt den Ausbruch der Lungenseuche oder den Verdacht dieser Seuche in Abwesenheit der Distriktspolizeibehörde fest, so hat er die sofortige vorläufige Einsperrung und Absonderung der erkrankten und verdächtigen Tiere, nötigenfalls auch deren Bewachung, anzuordnen. Die getroffenen vorläufigen Anordnungen sind dem Besitzer der Tiere oder dessen Vertreter entweder zu Protokoll oder durch schriftliche Verfügung zu eröffnen, auch ist davon der Distriktspolizeibehörde unverzüglich Mitteilung zu machen.

§ 192 (180). Ist anzunehmen, daß eine Verbreitung der Lungenseuche stattgefunden hat, so kann die Regierung, Kammer des Innern, eine amtstierärztliche Untersuchung sämtlicher Rindviehbestände des Seuchenorts, seiner Umgegend oder einzelner Ortsteile anordnen.

§ 193 (181). Wenn in einem bisher seuchenfreien Gehöft ein Tier unter Erscheinungen, die den Ausbruch der Lungenseuche befürchten lassen, erkrankt, nach amtstierärztlichem Gutachten aber nur durch Zerlegung des Tieres Gewißheit darüber zu erlangen ist, ob ein Fall von Lungenseuche vorliegt, so hat die Regierung, Kammer des Innern, die Tötung des Tieres, soweit erforderlich nach vorgängiger Ermittlung der zu leistenden Entschädigung, anzuordnen.

II. Schutzmaßregeln.

a) Verfahren nach Feststellung der Seuche.

§ 194 (182). [1]Der Ausbruch der Lungenseuche ist von der Ortspolizeibehörde auf ortsübliche Weise und von der Distriktspolizeibehörde in dem für ihre amtlichen Veröffentlichungen bestimmten Blatte bekannt zu machen.

[2]Ferner hat die Distriktspolizeibehörde jeden in ihrem Bezirke festgestellten ersten Ausbruch sofort den Distriktspolizeibehörden — für außerbayerische Gebietsteile des Deutschen Reichs den Ortspolizeibehörden — aller dem Seuchenorte benachbarten deutschen Gemeinden mitzuteilen. Diese Polizeibehörden haben dafür zu sorgen, daß der Seuchenausbruch in den benachbarten Gemeinden ortsüblich bekannt gemacht wird.

[3]An den Haupteingängen des Seuchengehöfts und an den Eingängen der verseuchten Stallungen oder sonstigen Standorte sind Tafeln mit der deutlichen und haltbaren Aufschrift „Lungenseuche" leicht sichtbar anzubringen.

§ 195 (183). [1]Die Distriktspolizeibehörde hat, soweit erforderlich nach vorgängiger Ermittlung der zu leistenden Entschädigung, die alsbaldige Tötung der nach dem Gutachten des Bezirkstierarztes an der Lungenseuche erkrankten und der Seuche verdächtigen Tiere anzuordnen.

[2]Die Tötung der Ansteckung verdächtiger Tiere kann durch die Regierung, Kammer des Innern, angeordnet werden.

§ 196 (184). [1]Die an der Lungenseuche erkrankten oder der Seuche verdächtigen Tiere, deren Tötung angeordnet ist, sind unter polizeilicher Aufsicht im Seuchengehöft oder in anderen geeigneten Gehöften des Seuchenorts zu schlachten. Ausnahmen von dem Zwange der Schlachtung im Seuchenorte können mit Genehmigung der Regierung, Kammer des Innern, zugelassen werden.

[2] Die Lungen der geschlachteten oder gefallenen lungenseuchenkranken Tiere sind unschädlich zu beseitigen.

[3] Das Fleisch lungenseuchekranker Rinder darf vor völligem Erkalten aus dem Schlachtgehöfte nicht ausgeführt werden.

[4] Häute solcher Rinder dürfen aus dem Gehöft oder dem Schlachthause nur in vollkommen getrocknetem Zustand oder zur unmittelbaren Ablieferung an eine Gerberei ausgeführt werden.

§ 197 (185). [1] Die seuchenkranken und die im Seuchengehöfte befindlichen der Seuche verdächtigen Tiere sind der Absonderung im Stalle (§ 19 Abs. 1, 4 des Gesetzes) zu unterwerfen mit der Maßgabe, daß sie zum Zwecke der Tötung aus dem Stalle (Standort) entfernt werden dürfen.

[2] Das übrige Rindvieh des Seuchengehöfts gilt als der Ansteckung verdächtig. Es darf aus dem Gehöfte nicht entfernt werden, und das Gehöft ist abzusperren mit den aus den §§ 198 bis 202 sich ergebenden Wirkungen. Die Dauer der Absperrung ist auf eine Frist von mindestens 6 Monaten festzusetzen. Die Frist beginnt mit dem Tage, an dem das letzte seuchenkranke Tier beseitigt ist.

[3] Der Rindviehbestand des Seuchengehöfts ist mindestens alle 2 Wochen amtstierärztlich zu untersuchen.

§ 198 (186). [1] Die Räumlichkeiten, in denen sich die lungenseuchekranken oder seuchenverdächtigen Tiere befinden, dürfen, abgesehen von Notfällen, ohne distriktspolizeiliche Genehmigung nur von dem Besitzer der Tiere oder der Räumlichkeiten, von dessen Vertreter, von den mit der Beaufsichtigung, Wartung und Pflege der Tiere betrauten Personen und von Tierärzten betreten werden.

[2] Personen, die mit kranken oder seuchenverdächtigen Tieren in Berührung gekommen sind, dürfen erst nach vorschriftsmäßiger Desinfektion das Seuchen- oder Schlachtgehöft verlassen.

[3] Stroh, Heu und andere Futtervorräte, die nach dem Orte ihrer Lagerung als Träger des Ansteckungsstoffs anzusehen sind, dürfen aus dem Seuchengehöfte nicht entfernt werden.

[4] Gerätschaften oder sonstige Gegenstände, die sich in den im Abs. 1 erwähnten Räumlichkeiten befunden haben, dürfen aus dem Gehöfte nicht entfernt werden, bevor sie desinfiziert sind.

§ 199 (187). Gesunde unverdächtige Rinder dürfen in das Seuchengehöft weder eingestellt noch vorübergehend eingestellt werden. Ausnahmen hiervon können mit Genehmigung der Regierung, Kammer des Innern, zugelassen werden.

§ 200 (188). [1] Der Besitzer oder dessen Vertreter hat von dem Auftreten verdächtiger Krankheitserscheinungen bei einem der Ansteckung verdächtigen Rinde des Seuchengehöfts der Ortspolizeibehörde sofort Anzeige zu machen und das erkrankte Tier abzusondern. Die Ortspolizeibehörde hat die Anzeige so schnell als möglich, tunlichst telegraphisch oder telephonisch, an die Distriktspolizeibehörde weiterzugeben.

[2] Die Verpflichtung zur sofortigen Anzeige liegt dem Besitzer auch ob, wenn ein der Ansteckung verdächtiges Tier plötzlich verendet oder notgeschlachtet werden muß.

[3] Auf die Anzeige hat die Distriktspolizeibehörde unverzüglich eine amtstierärztliche Untersuchung des Tieres herbeizuführen.

[4] Abgesehen von Notfällen und von den Fällen der polizeilich angeordneten Tötung darf die Schlachtung eines der Ansteckung verdächtigen Tieres nur mit Genehmigung der Distriktspolizeibehörde erfolgen. Diese hat die Untersuchung des geschlachteten Tieres durch den Bezirkstierarzt zu veranlassen.

§ 201 (189). [1] Die der Ansteckung verdächtigen Tiere dürfen, solange die amtstierärztliche Untersuchung keine verdächtigen Krankheitserscheinungen ergibt, zur Arbeit verwendet werden, wenn nach amtstierärztlichen Gutachten die Gefahr der Weiterverbreitung der Seuche damit nicht verbunden ist.

[2] Der Weidegang der Tiere ist zu gestatten, wenn die zu beweidende Fläche von dem Rindvieh seuchenfreier Gehöfte nicht benutzt wird und Vorsorge getroffen ist, daß weder auf der Weide noch auf dem Wege dahin eine Berührung der verdächtigen Tiere mit dem Rindvieh anderer Gehöfte stattfinden kann.

[3] Die gemeinschaftliche Benutzung von Brunnen, Tränken und Schwemmen zusammen mit Rindern seuchenfreier Gehöfte ist verboten.

[4] Um die Verwendung der der Ansteckung verdächtigen Tiere zur Feldarbeit oder ihren Auftrieb auf die Weide zu ermöglichen oder zu erleichtern, dürfen von den Tieren zu benutzende öffentliche Wege vorübergehend gegen den Verkehr auch von Personen gesperrt werden.

§ 202 (190). [1] Die Ausfuhr der der Ansteckung verdächtigen Tiere zum Zwecke sofortiger Schlachtung kann gestattet werden:

a) nach Schlachtstätten am Orte oder in dessen Umgebung;
b) nach in der Nähe liegenden Eisenbahnstationen oder Häfen (Schiffsanlegestellen) zur Weiterbeförderung nach einem öffentlichen Schlachthause, vorausgesetzt, daß die Tiere diesem auf der Eisenbahn oder zu Schiff unmittelbar oder von der Entladestation aus zu Wagen zugeführt werden.

[2] Nötigenfalls ist anzuordnen, daß auch die Überführung nach den unter a und b erwähnten Schlachtstätten, Eisenbahnstationen und Häfen zu Wagen erfolgt.

[3] Durch Vereinbarung mit der Eisenbahn- oder sonstigen Betriebsverwaltung und, soweit nötig, durch polizeiliche Begleitung ist dafür Sorge zu tragen, daß eine Berührung mit anderem Rindvieh auf dem Transporte nicht stattfinden kann.

[4] Die Distriktspolizeibehörde — in außerbayerischen Gebietsteilen des Deutschen Reichs die Ortspolizeibehörde — des Schlachtorts ist von dem bevorstehenden Eintreffen der Tiere rechtzeitig zu benachrichtigen. Sie hat sich von dem Eintreffen der Tiere zu vergewissern und veranlaßtenfalls über den Verbleib Ermittlungen anzustellen.

[5] Die Schlachtung muß unter polizeilicher Überwachung stattfinden, wenn sie nicht in einem öffentlichen Schlachthause vorgenommen wird, wo die Schlachtvieh- und Fleischbeschau durch Tierärzte erfolgt. Vom Bezirkstierarzt ist festzustellen, ob und welche Tiere mit der Lungenseuche behaftet waren.

§ 203 (191). Werden verdächtige Tiere in verbotswidriger Benutzung oder außerhalb der ihnen angewiesenen Räumlichkeit oder an Orten, zu denen ihr Zutritt verboten ist, betroffen, so kann ihre sofortige Tötung angeordnet werden.

§ 204 (192). [1] Bricht die Lungenseuche bei Rindvieh auf der Weide aus, so kann dessen Aufstallung angeordnet werden. Andernfalls ist über die Weide, auf der sich die kranken und verdächtigen Tiere befinden, die Sperre zu verhängen (§ 22 Abs. 1, 4 des Gesetzes). Im übrigen ist nach den §§ 194 bis 203 sinngemäß zu verfahren.

[2] An den Eingängen der gesperrten Weide sind Tafeln mit der deutlichen und haltbaren Aufschrift „Lungenseuche" leicht sichtbar anzubringen.

§ 205 (193). [1] Wird die Lungenseuche oder der Verdacht dieser Seuche bei Tieren festgestellt, die sich auf dem Transporte befinden, so ist deren Weiterbeförderung zu verbieten und die Tiere sind abzusondern; ebenso ist mit den der Ansteckung verdächtigen Tieren zu verfahren (§ 19 Abs. 1, 4 des Gesetzes).

[2] Können die Tiere innerhalb 24 Stunden einen Standort erreichen, an dem sie zum Zwecke der Absperrung untergebracht oder geschlachtet werden sollen, so kann die Weiterbeförderung dorthin unter der Bedingung gestattet werden, daß die Tiere unterwegs weder in fremde Gehöfte gebracht werden noch mit anderem Rindvieh in Berührung kommen, und daß sie zu Wagen, mit der Eisenbahn oder zu Schiff befördert werden. Die Durchführung dieser Vorschriften ist durch Vereinbarung mit der Eisenbahn- oder sonstigen Betriebsverwaltung und, soweit nötig, durch polizeiliche Begleitung sicherzustellen.

[3] Vor Erteilung der Erlaubnis zur Überführung in einen anderen Polizeibezirk zum Zwecke der Absperrung ist bei der Distriktspolizeibehörde — für außerbayerische Gebietsteile des Deutschen Reichs bei der Ortspolizeibehörde — des Bestimmungsorts anzufragen, ob die Tiere dort Aufnahme finden können. Zutreffendenfalls ist die Polizeibehörde des Bestimmungsorts von dem bevorstehenden Eintreffen der Tiere rechtzeitig zu benachrichtigen. Sie hat sich von dem Eintreffen der Tiere zu vergewissern und veranlaßtenfalls über den Verbleib Ermittlungen anzustellen.

[4] Bei der Überführung in einen anderen Polizeibezirk zum Zwecke der Schlachtung ist nach § 202 Abs. 4, 5 zu verfahren.

§ 206 (194). [1] Ist der Ausbruch der Lungenseuche festgestellt, so können mit Genehmigung der Regierung, Kammer des Innern, um das Seuchengehöft (Standort) Beobachtungsgebiete gebildet werden, und zwar:

a) ein engeres Beobachtungsgebiet aus dem verseuchten Orte oder Teilen davon mit der Wirkung, daß aus diesem Gebiete die Ausfuhr von Rindvieh nur mit distriktspolizeilicher Genehmigung nach tierärztlicher Untersuchung des Bestandes und nur zum Zwecke der Schlachtung nach vorheriger Benachrichtigung der Distriktspolizeibehörde — für außerbayerische Gebietsteile des Deutschen Reichs der Ortspolizeibehörde — des Bestimmungsorts erfolgen darf, und daß das ausgeführte Rindvieh nach der Schlachtung amtstierärztlich untersucht wird;

b) erforderlichenfalls ein weiteres Beobachtungsgebiet mit der Wirkung, daß aus diesem Gebiete Rindvieh nur mit distriktspolizeilicher Genehmigung nach tierärztlicher Untersuchung des Bestandes, jedoch ohne weitere Beschränkung, ausgeführt werden darf.

[2] In den Beobachtungsgebieten dürfen Rindviehmärkte nicht abgehalten werden.

[3] Der Verkehr mit Rindvieh auf den in den Beobachtungsgebieten gelegenen Eisenbahnstationen oder auf benachbarten Stationen kann mit Genehmigung der Regierung, Kammer des Innern, verboten oder beschränkt werden. Die Eisenbahnverwaltung ist sofort zu benachrichtigen und die Beschränkung ist öffentlich bekannt zu machen.

[4] Die Beschränkungen des Verkehrs mit Rindvieh in den Beobachtungsgebieten sind aufzuheben, sobald die Gefahr der Seuchenverschleppung aus diesen Gebieten beseitigt ist.

b) Verfahren nach Feststellung eines Verdachts.

§ 207 (195). [1] Der Rindviehbestand eines seuchenfreien Gehöfts ist mit den aus den §§ 208, 209 sich ergebenden Wirkungen unter polizeiliche Beobachtung zu stellen, wenn durch amtliche Erhebungen festgestellt ist,

a) daß sich unter dem Bestand ein Tier befindet, das innerhalb der letzten 90 Tage mit einem seuchenkranken Tiere in Berührung war, oder

b) daß sich unter dem Bestand ein Tier befindet, das innerhalb der letzten 90 Tage mit einem verdächtigen Tiere aus einem verseuchten Bestand in Berührung war, oder

c) daß sich unter dem Bestand ein der Seuche verdächtiges Tier befindet.

[3] Die polizeiliche Beobachtung hat sich im Falle des Abs. 1 unter a auf eine Frist von 6 Monaten, im übrigen auf eine Frist von 90 Tagen zu erstrecken. Die Frist beginnt in den Fällen des Abs. 1 unter a und b mit dem Tage, an dem das Tier mit dem seuchenkranken oder dem verdächtigen Tiere zuletzt in Berührung gewesen ist, im Falle des Abs. 1 unter c mit dem Tage, an dem die verdächtigen Krankheitserscheinungen festgestellt sind.

[3] Wird der Verdacht durch weitere Ermittlungen vor Ablauf der Beobachtungsfrist beseitigt, so ist die polizeiliche Beobachtung sogleich wieder aufzuheben.

[4] Der Bezirkstierarzt hat den unter Beobachtung gestellten Rindviehbestand aufzunehmen.

§ 208 (196). [1] Der Besitzer oder sein Vertreter ist verpflichtet:

a) anderes Rindvieh nicht in die Räumlichkeiten einzustellen, in denen die unter Beobachtung stehenden Tiere untergebracht sind, auch ohne distriktspolizeiliche Genehmigung kein Tier des Rindviehbestandes in andere Stallungen oder Gehöfte zu bringen oder schlachten zu lassen;

b) Vorsorge zu treffen, daß fremdes Rindvieh nicht auf das Gehöft kommt;

c) von dem Auftreten verdächtiger Krankheitserscheinungen bei einem Tiere oder von dem Tode eines Tieres des Bestandes der Ortspolizeibehörde sofort eine Anzeige zu machen.

[2] Im Notfalle kann der Besitzer ein unter Beobachtung gestelltes Tier ohne distriktspolizeiliche Genehmigung schlachten lassen, hat aber dann die Ortspolizeibehörde nach erfolgter Schlachtung sofort Anzeige zu erstatten.

³ Die Ortspolizeibehörde hat die Anzeige (Abs. 1, 2) so schnell als möglich, tunlichst telegraphisch oder telephonisch, an die Distriktspolizeibehörde weiterzugeben. Auf die Anzeige von dem Auftreten verdächtiger Krankheitserscheinungen bei einem der unter polizeiliche Beobachtung gestellten Tiere oder von dem Tode oder der Notschlachtung eines Tieres hat die Distriktspolizeibehörde dessen amtstierärztliche Untersuchung anzuordnen. Eine solche Untersuchung hat auch stattzufinden, wenn ein unter polizeiliche Beobachtung gestelltes Tier mit Genehmigung der Distriktspolizeibehörde geschlachtet wird.

§ 209 (197). ¹ Die Ausfuhr des unter polizeiliche Beobachtung gestellten Rindviehs zum Zwecke sofortiger Schlachtung kann unter den im § 202 angegebenen Bedingungen gestattet werden.

² Ferner kann die sofortige Tötung der unter polizeiliche Beobachtung gestellten Tiere angeordnet werden, wenn sie an Orten, zu denen ihr Zutritt verboten ist, betroffen werden.

III. Impfung.

§ 210 (198). Die Lungenseucheimpfung darf nur auf Anordnung des Staatsministeriums des Innern und unter Beobachtung der in dieser Anordnung vorgeschriebenen Schutzmaßregeln erfolgen.

IV. Desinfektion.

§ 211 (199). ¹ Die Räumlichkeiten, in denen seuchenkranke oder der Seuche verdächtige Tiere gestanden haben, sind zu desinfizieren, die Ausrüstungs-, Gebrauchs- sowie sonstige Gegenstände, von denen anzunehmen ist, daß sie den Ansteckungsstoff enthalten (§ 20 Abs. 2 bis 5 der Anweisung für das Desinfektionsverfahren), sind zu desinfizieren oder unschädlich zu beseitigen, soweit nicht ihre Verwertung nach § 20 Abs. 5 der genannten Anweisung gestattet ist. Der Bezirkstierarzt hat die Desinfektion abzunehmen.

² Auch die Personen, die mit kranken oder der Seuche verdächtigen Tieren in Berührung gekommen sind, haben sich zu desinfizieren.

V. Aufhebung der Schutzmaßregeln.

§ 212 (200). ¹ Die Seuche gilt als erloschen und die angeordneten Schutzmaßregeln sind aufzuheben, wenn

a) der ganze Rindviehbestand gefallen, getötet oder entfernt worden ist,
oder

b) das erkrankte und der Seuche verdächtige Rindvieh beseitigt und unter dem der Ansteckung verdächtigen Vieh (§ 197 Abs. 2) während einer Zeit von mindestens 6 Monaten nach der Beseitigung des letzten Krankheitsfalls eine Neuerkrankung nicht vorgekommen ist,
und

c) in beiden Fällen die Desinfektion vorschriftsmäßig ausgeführt und durch den Bezirkstierarzt abgenommen ist.

² Das Erlöschen der Seuche ist wie der Ausbruch öffentlich bekannt zu machen.

6. Pockenseuche der Schafe.

I. Ermittlung.

§ 213 (201). [1] Ist der Ausbruch der Pockenseuche der Schafe oder der Verdacht dieser Seuche festgestellt, so haben die Distriktspolizeibehörde und der Bezirkstierarzt sobald als möglich Ermittlungen darüber anzustellen, wie lange die verdächtigen Erscheinungen schon bestanden haben, und ob seit dem vermutlichen Bestehen der Seuche oder der verdächtigen Erscheinungen Schafe aus dem verseuchten oder verdächtigen Bestande verkauft oder sonst entfernt worden sind. Ferner ist festzustellen, wann und wo die an Pocken erkrankten oder der Seuche verdächtigen Schafe mit anderen Schafen in Berührung gekommen, ob und wo sie erworben und in wessen Besitze sie früher gewesen sind.

[2] Nach dem Ergebnisse dieser Ermittlungen sind die erforderlichen Maßregeln ohne Verzug zu treffen und nötigenfalls die beteiligten Distriktspolizeibehörden — für außerbayerische Gebietsteile des Deutschen Reichs die beteiligten Ortspolizeibehörden — zu benachrichtigen.

§ 214 (202). Stellt der Bezirkstierarzt den Ausbruch der Pockenseuche oder den Verdacht dieser Seuche in Abwesenheit der Distriktspolizeibehörde fest, so hat er die sofortige vorläufige Einsperrung und Absonderung der erkrankten oder verdächtigen Schafe, nötigenfalls auch deren Bewachung, anzuordnen. Die getroffenen vorläufigen Anordnungen sind dem Besitzer oder dessen Vertreter zu Protokoll oder durch schriftliche Verfügung zu eröffnen, auch ist davon der Distriktspolizeibehörde unverzüglich Mitteilung zu machen.

§ 215 (203). [1] Nach Feststellung des ersten Falles von Pockenseuche in einer Ortschaft ist die amtstierärztliche Untersuchung sämtlicher Schafe des Seuchenorts anzuordnen. Bei größeren Ortschaften kann die Untersuchung auf Ortsteile beschränkt werden.

[2] Im Falle größerer Seuchengefahr kann die amtstierärztliche Untersuchung auf die in der Umgegend des Seuchenorts vorhandenen Schafe ausgedehnt werden.

II. Schutzmaßregeln.

a) Verfahren nach Feststellung der Seuche.

§ 216 (204). [1] Der Ausbruch der Pockenseuche ist von der Ortspolizeibehörde auf ortsübliche Weise und von der Distriktspolizeibehörde in dem für ihre amtlichen Veröffentlichungen bestimmten Blatte bekannt zu machen.

[2] Die Distriktspolizeibehörde hat auch jeden in ihrem Bezirke festgestellten ersten Ausbruch sofort den Distriktspolizeibehörden — für außerbayerische Gebietsteile des Deutschen Reichs den Ortspolizeibehörden — aller dem Seuchenorte benachbarten deutschen Gemeinden mitzuteilen. Diese Polizeibehörden haben dafür zu sorgen, daß der Seuchenausbruch in den benachbarten Gemeinden ortsüblich bekannt gemacht wird.

[3] An den Haupteingängen des Seuchengehöfts und an den Eingängen der verseuchten Ställe oder sonstigen Standorte sind Tafeln mit der deutlichen und haltbaren Aufschrift „Schafpocken" leicht sichtbar anzubringen.

⁴ An den Haupteingängen des Seuchenorts sind Tafeln mit der gleichen Aufschrift leicht sichtbar aufzustellen. In größeren Orten ist die Aufstellung der Tafeln in der Regel auf einzelne Straßen oder Teile des Ortes zu beschränken.

§ 217 (205). ¹ Sämtliche Schafe des verseuchten Gehöfts sind im Stalle unterzubringen, und der Stall ist abzusperren mit den aus den §§ 218 bis 225 sich ergebenden Wirkungen.

² Ausnahmsweise können die Schafe auf der Weide belassen werden, wenn die Stallsperre besonders schwere wirtschaftliche Schädigungen im Gefolge hat und der Weidegang nach amtstierärztlichem Gutachten eine besondere Gefahr der Seuchenverbreitung nicht bedingt.

§ 218 (206). ¹ Die Schafe dürfen aus dem abgesperrten Stalle nicht entfernt werden. Jedoch kann nach der amtstierärztlich festgestellten Abheilung der Pocken in dem Bestande der Weidegang der Schafe unter der Bedingung gestattet werden, daß diese keine Wege und Weiden betreten, die von Schafen aus unverseuchten Gehöften benutzt werden, und daß sie auf der Weide sowie auf dem Wege dahin nicht in die Nähe solcher Schafe kommen. Erforderlichenfalls hat die Distriktspolizeibehörde die Hütungsgrenzen für die letzteren und für die verseucht gewesenen Bestände festzusetzen.

² Unter den gleichen Bedingungen kann ausnahmsweise der Weidegang schon vor erfolgter Abheilung gestattet werden, wenn die Voraussetzungen des § 217 Abs. 2 vorliegen.

³ Um den Auftrieb der Schafe aus dem abgesperrten Stalle auf die Weide zu ermöglichen oder zu erleichtern, dürfen die von den Schafen zu benutzenden Wege vorübergehend gegen den Verkehr auch von Personen gesperrt werden.

§ 219 (207). ¹ Ställe und sonstige Standorte, wo sich pockenkranke oder verdächtige Schafe befinden, dürfen, abgesehen von Notfällen, ohne distriktspolizeiliche Genehmigung nur von dem Besitzer der Tiere oder der Räumlichkeiten, von dessen Vertreter, von den mit der Beaufsichtigung, Wartung und Pflege der Tiere betrauten Personen und von Tierärzten betreten werden.

² Zur Wartung und Pflege der kranken oder verdächtigen Schafe dürfen Personen nicht herangezogen werden, die mit anderen Schafen in Berührung kommen.

³ Personen, die mit den kranken oder verdächtigen Schafen im Seuchengehöft in Berührung gekommen sind, dürfen erst nach vorschriftsmäßiger Desinfektion das Gehöft verlassen.

§ 220 (208). ¹ Die Einfuhr von Schafen in das Seuchengehöft ist verboten. Ausnahmen können in dringenden Fällen zugelassen werden.

² Der Zutritt fremder Schafe zum Seuchengehöft ist verboten und der Besitzer verpflichtet, Vorsorge zu treffen, daß er verhütet wird.

§ 221 (209). Die zu den Schafherden des Seuchengehöfts gehörigen Hunde sind festzulegen (§ 176 Abs. 1a), soweit sie nicht zur Begleitung der Herden benutzt werden.

§ 222 (210). Die Kadaver der an der Pockenseuche gefallenen Schafe sind mit Haut und Wolle, ebenso wie die Haut und Wolle von kranken Schafen, die vor Abheilung der Seuche geschlachtet worden sind, sofort unschädlich zu beseitigen.

§ 223 (211). [1] Schafhäute und Wolle dürfen unbeschadet der Vorschriften des § 222 aus dem Seuchengehöfte nur mit distriktspolizeilicher Genehmigung ausgeführt werden.

[2] Die Genehmigung ist für Häute nur dann zu erteilen, wenn sie vollkommen trocken sind oder wenn ihre unmittelbare Ablieferung an eine Gerberei erfolgt, für Wolle nur dann, wenn sie in festen Säcken verpackt ist.

[3] Rauhfutter und Stroh, das nach dem Orte seiner Lagerung als Träger des Ansteckungsstoffs anzusehen ist, darf aus dem Seuchengehöfte nicht ausgeführt werden.

[4] Die Ausfuhr von sonstigem Rauhfutter oder Stroh aus dem Seuchengehöfte darf nur mit distriktspolizeilicher Genehmigung erfolgen. Vor Erteilung der Genehmigung hat die Distriktspolizeibehörde den Bezirkstierarzt darüber zu hören, ob die Ausfuhr unbedenklich ist.

[5] Geräte, die zur Wartung und Pflege der Schafe des Seuchengehöfts benutzt worden sind, dürfen aus dem Seuchengehöfte nur entfernt werden, wenn sie desinfiziert worden sind.

[6] Der Dünger muß bis zur Ausführung der Desinfektion in dem Seuchenstalle verbleiben. Wird seine Herausschaffung erforderlich, so ist er nach § 21 Abs. 2 der Anweisung für das Desinfektionsverfahren zu behandeln.

§ 224 (212). [1] Für die Schafe des Seuchengehöfts kann ein Wechsel des Gehöfts innerhalb des Ortes oder der Nachbarorte gestattet werden, wenn damit nach der Erklärung des Bezirkstierarztes die Gefahr einer Verschleppung der Seuche nicht verbunden ist.

[2] Die Überführung muß unter den vom Bezirkstierarzte zu bezeichnenden Sicherheitsmaßregeln erfolgen.

§ 225 (213). [1] Für die Schlachtung noch seuchenfreier Schafe eines verseuchten Bestandes gelten folgende Vorschriften:

[2] Wenn die Schlachtung nicht im Seuchengehöfte selbst vorgenommen wird, so darf mit distriktspolizeilicher Genehmigung die Ausfuhr zum Zwecke sofortiger Schlachtung erfolgen:

a) nach Schlachtstätten am Orte oder in dessen Umgebung, wobei die Überführung zu Wagen zu geschehen hat;

b) nach in der Nähe liegenden Eisenbahnstationen oder Häfen (Schiffsanlegestellen) zur Weiterbeförderung nach einem öffentlichen Schlachthause, vorausgesetzt, daß die Tiere diesem auf der Eisenbahn oder zu Schiff unmittelbar oder von der Entladestation aus zu Wagen zugeführt werden.

[3] Der Transport nach den in der Nähe liegenden Eisenbahnstationen oder Häfen (Schiffsanlegestellen) hat zu Wagen zu geschehen. Durch Vereinbarung mit der Eisenbahn- oder sonstigen Betriebsverwaltung und, soweit nötig, durch polizeiliche Begleitung ist dafür Sorge zu tragen, daß eine Berührung mit anderen Schafen auf dem Transporte nicht stattfinden kann. Ausnahmsweise kann bei der Ausfuhr der Schafe ein kurzer Fußtransport zugelassen werden, wenn dies ohne Gefahr der Seuchenverschleppung geschehen kann.

[4] Die Distriktspolizeibehörde — für außerbayerische Gebietsteile des Deutschen Reichs die Ortspolizeibehörde — des Schlachtorts ist von dem bevorstehenden Eintreffen der Tiere rechtzeitig zu benachrichtigen. Sie

hat sich von dem Eintreffen der Tiere zu vergewissern und veranlaßtenfalls über den Verbleib Ermittlungen anzustellen.

5 Die Schlachtung der Schafe muß, sofern sie nicht in einem öffentlichen Schlachthause vorgenommen wird, wo die Schlachtvieh- und Fleischbeschau durch Tierärzte erfolgt, unter polizeilicher Aufsicht stattfinden.

6 Die zur Beförderung verwendeten Fahrzeuge sind sofort nach dem Entladen zu desinfizieren.

7 Mit den Häuten der geschlachteten Schafe ist nach der Vorschrift des § 223 Abs. 1, 2 zu verfahren.

§ 226 (214). Auf die Anzeige des Besitzers oder seines Vertreters von der erfolgten Abheilung der Pocken sind die Schafe ohne Verzug amtstierärztlich zu untersuchen.

§ 227 (215). Nach der amtstierärztlich festgestellten Abheilung der Pocken kann die Ausfuhr aller den Absperrungsmaßregeln unterworfenen Schafe zum Zwecke sofortiger Abschlachtung unter den im § 225 angegebenen Bedingungen gestattet werden.

§ 228 (216). 1 Wird die Seuche bei Treibherden oder bei Tieren festgestellt, die sich auf dem Transporte befinden, so ist die Weiterbeförderung zu verbieten und die Absonderung der Tiere anzuordnen (§ 19 Abs. 1, 4 des Gesetzes).

2 Wenn die Herden oder Tiere binnen 24 Stunden einen Standort erreichen können, wo sie durchseuchen oder abgeschlachtet werden sollen, so kann auf Antrag des Besitzers die Weiterbeförderung dorthin unter der Bedingung gestattet werden, daß die Herden oder Tiere unterwegs weder fremde Gehöfte betreten noch mit anderen Schafen in Berührung kommen. In diesem Falle sind die Sicherungsmaßregeln anzugeben, unter denen die Weiterbeförderung erfolgen darf (vgl. § 225).

3 Vor Erteilung der Erlaubnis zur Überführung der Herden oder Tiere in einen anderen Polizeibezirk zum Zwecke der Durchseuchung ist bei der Distriktspolizeibehörde — in außerbayerischen Gebietsteilen des Deutschen Reichs bei der Ortspolizeibehörde — des Bestimmungsorts anzufragen, ob die Tiere dort Aufnahme finden können. Zutreffendenfalls ist ebenso wie im Falle der Überführung in einen anderen Polizeibezirk zum Zwecke der Schlachtung die Polizeibehörde des Bestimmungsorts von dem bevorstehenden Eintreffen der Tiere rechtzeitig zu benachrichtigen.

§ 229 (217). 1 Bei größerer Seuchengefahr (vgl. § 235) können neben den in den §§ 217 bis 225 für die verseuchten Gehöfte vorgeschriebenen Maßregeln noch folgende Anordnungen für die verseuchten Orte und deren Feldmarken, nötigenfalls auch für ein größeres, ohne Rücksicht auf Feldmarkgrenzen zu bemessendes Gebiet mit Genehmigung der Regierung, Kammer des Innern, getroffen werden:

a) Alle Schafe des Seuchenorts sind unter polizeiliche Beobachtung zu stellen mit der Wirkung, daß ihre Ausfuhr nur mit distriktspolizeilicher Genehmigung und zum Zwecke der sofortigen Schlachtung unter Einhaltung der Vorschriften des § 225 erfolgen darf.

b) Die Einfuhr von Schafen in den Seuchenort ist nur mit distriktspolizeilicher Genehmigung und nur zum Zwecke der sofortigen Schlachtung, in dringenden Fällen auch zu Zuchtzwecken, zu gestatten.

c) Der Auftrieb von Schafen des Seuchenorts auf Wochen- und Viehmärkte ist zu verbieten.
d) Für den Seuchenort und seine Feldmark ist das Treiben von Schafen zu anderen als Weidezwecken zu verbieten. Das Treiben von Schafen aus unverseuchten Gehöften des Seuchenorts zum Weidegang und zur Schlachtung ist unter der Voraussetzung zu gestatten, daß hierbei eine unmittelbare oder mittelbare Berührung mit Schafen aus anderen Ortschaften nicht stattfinden kann.
e) Das Durchtreiben von Schafen durch den Seuchenort und seine Feldmark ist zu verbieten. Die Durchfuhr ist nur mit distriktspolizeilicher Genehmigung und nur unter der Bedingung zu gestatten, daß die Transporte in dem Seuchenort und seiner Feldmark nicht anhalten.
f) Die Ausfuhr von Schafhäuten und Schafwolle aus dem Seuchenort ist nur unter den Bedingungen des § 223 Abs. 1, 2 zu gestatten.
g) Die Ausfuhr von Schafdünger über die Grenzen der Feldmark ist zu verbieten.

²In großen Ortschaften können die Anordnungen des Abs. 1 auf Teile des Ortes oder der Feldmark beschränkt werden.

§ 230 (218). Für das nach § 229 Abs. 1 abgegrenzte größere Gebiet kann mit Genehmigung der Regierung, Kammer des Innern, die amtstierärztliche Untersuchung aller Schafe angeordnet und die Zulassung von Schafen zur Verladung auf Eisenbahnstationen an die Bedingung geknüpft werden, daß die Schafe vor der Verladung amtstierärztlich untersucht und hierbei gesund befunden worden sind.

§ 231 (219). Die nach den §§ 229, 230 getroffenen Anordnungen sind wieder aufzuheben, sobald ihre Voraussetzungen weggefallen sind.

b) Verfahren nach Feststellung eines Verdachts.

§ 232 (220). ¹Wenn in einem bis dahin seuchenfreien Schafbestande der Verdacht der Pockenseuche oder der Ansteckung festgestellt ist, so dürfen Schafe aus dem Gehöfte nicht weggebracht werden, und das Gehöft ist mit der im § 233 angegebenen Wirkung abzusperren.

²Nach Ablauf einer Frist von 2 Wochen, die im Falle des Seuchenverdachts mit dem Tage beginnt, an dem die verdächtigen Krankheitserscheinungen festgestellt sind, im Falle des Ansteckungsverdachts mit dem Tage, an dem die Tiere mit pockenkranken Schafen zuletzt in Berührung gewesen sind oder der sonstige Verdachtsgrund ermittelt worden ist, hat eine amtstierärztliche Untersuchung sämtlicher Schafe des Bestandes stattzufinden. Wenn sich bei dieser Untersuchung sämtliche Schafe als unverdächtig erweisen, so sind die angeordneten Maßregeln wieder aufzuheben; andernfalls ist die Untersuchung nach 2 Wochen zu wiederholen.

³Wird der Verdacht durch amtliche Ermittlungen schon vor Ablauf der 2wöchigen Frist beseitigt, so müssen die angeordneten Maßregeln sofort wieder aufgehoben werden.

§ 233 (221). ¹Der Standort der abgesperrten Bestände darf ohne distriktspolizeiliche Genehmigung nicht gewechselt werden. Ferner dürfen ohne distriktspolizeiliche Genehmigung Schafe weder aus den Beständen verkauft, geschlachtet oder sonst entfernt, noch in die Bestände gebracht werden.

[2] In Notfällen kann die Schlachtung ohne distriktspolizeiliche Genehmigung erfolgen. In diesen Fällen ist ebenso wie beim Auftreten verdächtiger Krankheitserscheinungen bei der Ansteckung verdächtigen Tieren und beim Verenden von Tieren in den abgesperrten Beständen der Ortspolizeibehörde sofort Anzeige zu erstatten; die Ortspolizeibehörde hat die Anzeige so schnell als möglich, tunlichst telegraphisch oder telephonisch, an die Distriktspolizeibehörde weiterzugeben, worauf diese unverzüglich eine amtstierärztliche Untersuchung der Tiere zu veranlassen hat.

III. Impfung.

§ 234 (222). [1] Bei einer Herde, in der die Pockenseuche festgestellt ist, ist die Impfung aller noch seuchenfreien Schafe anzuordnen.

[2] Auf den Antrag des Besitzers der Herde oder seines Vertreters kann für die Vornahme der Impfung eine Frist gewährt werden, wenn nach amtstierärztlichem Gutachten mit Rücksicht auf den Zustand der Tiere oder auf äußere Verhältnisse die sofortige Impfung nicht zweckmäßig ist.

[3] Auch kann auf den Antrag des Besitzers oder seines Vertreters von der Anwendung der Impfung ganz Abstand genommen werden, sofern die Abschlachtung der noch seuchenfreien Stücke der Herde binnen 10 Tagen nach Feststellung des Seuchenausbruchs gesichert ist.

§ 235 (223). Gewinnt die Seuche eine größere Ausdehnung oder ist nach den örtlichen Verhältnissen die Gefahr einer Verschleppung der Seuche in die benachbarten Schafherden nicht auszuschließen, so kann die Regierung, Kammer des Innern, die Impfung der von der Seuche bedrohten Herden und aller in demselben Orte befindlichen Schafe anordnen.

§ 236 (224). Außer in dem Falle polizeilicher Anordnung darf eine Impfung der Schafe nicht vorgenommen werden.

§ 237 (225). Die polizeilich angeordnete Impfung muß in allen Fällen, sofern sie nicht vom Bezirkstierarzte selbst ausgeführt wird, unter amtstierärztlicher Aufsicht erfolgen. Die geimpften Schafe sind in der Zeit vom 9. bis 12. Tage nach der Impfung amtstierärztlich zu untersuchen. Soweit erforderlich, ist ihre sofortige Nachimpfung anzuordnen.

§ 238 (226). Die geimpften Schafe sind rücksichtlich der polizeilichen Schutzmaßregeln den pockenkranken gleich zu behandeln.

IV. Desinfektion.

§ 239 (227). [1] Die Räumlichkeiten und Hürden, in denen sich pockenkranke oder der Seuche verdächtige Schafe befunden haben, sind zu desinfizieren; die Ausrüstungs-, Gebrauchs- sowie sonstige Gegenstände, von denen anzunehmen ist, daß sie den Ansteckungsstoff enthalten (§ 21 Abs. 2 bis 4 der Anweisung für das Desinfektionsverfahren), sind zu desinfizieren oder unschädlich zu beseitigen, soweit nicht ihre Verwendung nach § 21 Abs. 4 der genannten Anweisung gestattet ist. Der Bezirkstierarzt hat die Desinfektion abzunehmen.

[2] Auch die Personen, die mit den pockenkranken oder der Seuche verdächtigen Tieren in Berührung gekommen sind, haben sich zu desinfizieren.

V. Aufhebung der Schutzmaßregeln.

§ 240 (228). [1] Die Seuche gilt als erloschen, und die angeordneten Schutzmaßregeln sind aufzuheben, wenn

a) der ganze Schafbestand gefallen, getötet oder entfernt worden ist, oder

b) binnen 60 Tagen nach Beseitigung der kranken oder seuchenverdächtigen Schafe oder nach der durch den Bezirkstierarzt festgestellten Abheilung der Pocken eine Neuerkrankung nicht vorgekommen ist,

und

c) in beiden Fällen die Desinfektion vorschriftsmäßig ausgeführt und durch den Bezirkstierarzt abgenommen ist.

[2] Die Frist von 60 Tagen (Abs. 1 unter b) kann auf 8 Tage ermäßigt werden, wenn der ganze Schafbestand einem desinfizierenden Bade unter amtstierärztlicher Aufsicht unterworfen worden ist.

[3] Das Erlöschen der Seuche ist wie der Ausbruch öffentlich bekannt zu machen.

[4] Darüber, daß die Schutzmaßregeln bei einer Treibherde (§ 228) aufgehoben sind, ist dem Führer der Herde auf seinen Antrag eine Bescheinigung auszustellen.

7. Beschälseuche der Pferde, Bläschenausschlag der Pferde und des Rindviehs.

A. Beschälseuche der Pferde

I. Ermittlung.

§ 241 (229). [1] Ist der Ausbruch der Beschälseuche oder der Verdacht dieser Seuche festgestellt, so haben die Distriktspolizeibehörde und der Bezirkstierarzt Ermittlungen darüber anzustellen, welche Pferde mit den erkrankten oder der Seuche verdächtigen Pferden in geschlechtliche Berührung gekommen sind. Die Ermittlungen haben sich in der Regel auf den Zeitraum von mindestens 1 Jahre zu erstrecken, sofern nicht festgestellt ist, daß die Möglichkeit einer Ansteckung anderer Pferde nur während eines kürzeren Zeitraums bestanden hat.

[2] Nach dem Ergebnisse dieser Ermittlungen sind die erforderlichen Maßregeln ohne Verzug zu treffen und nötigenfalls die beteiligten Distriktspolizeibehörden — für außerbayerische Gebietsteile des Deutschen Reichs die beteiligten Ortspolizeibehörden — zu benachrichtigen.

§ 242 (230). Stellt der Bezirkstierarzt den Ausbruch der Beschälseuche oder den Verdacht dieser Seuche in Abwesenheit der Distriktspolizeibehörde fest, so hat er den sofortigen vorläufigen Ausschluß der seuchenkranken oder der Seuche verdächtigen Hengste und Stuten von der Begattung und ihre vorläufige Absonderung von den unverdächtigen Stuten oder Hengsten anzuordnen (vgl. § 247). Die getroffenen vorläufigen Anordnungen sind dem Besitzer oder dessen Vertreter zu Protokoll oder durch schriftliche Verfügung zu eröffnen, auch ist davon der Distriktspolizeibehörde unverzüglich Mitteilung zu machen.

§ 243 (231). Die Distriktspolizeibehörde hat von jedem ersten Seuchenausbruch und von jedem ersten Seuchenverdacht in einer Ortschaft dem Vorstand desjenigen landesherrlichen und Land- oder Stammgestüts, in dessen Bezirke der Seuchenort liegt, ferner sämtlichen in Betracht kommenden Beschälstationen und Hengsthaltern (§ 47) sofort Mitteilung zu machen.

§ 244 (232). Ist anzunehmen, daß eine Verbreitung der Beschälseuche stattgefunden hat, so kann mit Genehmigung der Regierung, Kammer des Innern, eine amtstierärztliche Untersuchung sämtlicher an dem Seuchenort oder in dessen Umgegend vorhandenen Hengste und Stuten und erforderlichenfalls zu diesem Zwecke die Vorführung der Pferde an bestimmten Stellen angeordnet werden.

II. Schutzmaßregeln.

a) Verfahren nach Feststellung der Seuche.

§ 245 (233). Der Ausbruch der Beschälseuche ist von der Ortspolizeibehörde auf ortsübliche Weise und von der Distriktspolizeibehörde in dem für ihre amtlichen Veröffentlichungen bestimmten Blatte bekannt zu machen.

§ 246 (234). [1] Pferde, die an der Beschälseuche leiden, dürfen solange nicht zur Begattung zugelassen werden, als nicht durch den Bezirkstierarzt ihre vollständige Heilung und Unverdächtigkeit festgestellt ist.

[2] Das Staatsministerium des Innern behält sich vor, die Kennzeichnung dieser Pferde anzuordnen.

§ 247 (235). Die seuchenkranken Pferde sind, sofern der Besitzer nicht ihre Tötung vorzieht, für die Dauer der sichtbaren Erkrankung und außerdem von dem durch den Bezirkstierarzt festgestellten Verschwinden der sichtbaren Krankheitserscheinungen an noch für 3 Jahre folgenden Beschränkungen zu unterwerfen:

a) Die seuchenkranken Hengste dürfen nicht mit gesunden Stuten und die seuchenkranken Stuten nicht mit gesunden Hengsten in einem Stallraum untergebracht werden. Der Besitzer hat Anordnungen und Einrichtungen zu treffen, die eine geschlechtliche Berührung der kranken Pferde mit gesunden wirksam verhindern.

b) Ein Wechsel des Gehöfts darf ohne distriktspolizeiliche Genehmigung nicht stattfinden. Wird die Genehmigung zur Überführung in einen anderen Polizeibezirk erteilt, so ist die Distriktspolizeibehörde — für außerbayerische Gebietsteile des Deutschen Reichs die Ortspolizeibehörde — des Bestimmungsorts von dem bevorstehenden Eintreffen der Pferde rechtzeitig zu benachrichtigen. Sie hat sich von dem Eintreffen der Pferde zu vergewissern und veranlaßtenfalls über den Verbleib Ermittlungen anzustellen.

c) Die Kastration seuchenkranker Hengste darf nur von Tierärzten vorgenommen werden.

§ 248 (236). [1] Tritt die Beschälseuche in größerer Ausdehnung auf, so kann die Regierung, Kammer des Innern, für die Dauer der Gefahr

a) im gefährdeten Bezirke die Zulassung von Pferden zur Begattung zeitweise verbieten oder allgemein von einer amtstierärztlichen Untersuchung der Pferde abhängig machen; im letzteren Falle kann sie auch anordnen, daß alle deckfähigen Hengste alle 2 Wochen amtstierärztlich untersucht werden;

b) ein Beobachtungsgebiet bilden, aus dem die Ausfuhr von deckfähigen Hengsten und Stuten nur mit distriktspolizeilicher Genehmigung erfolgen darf. Die Genehmigung darf nur auf Grund einer amtstierärztlichen Bescheinigung über die Unverdächtigkeit der Pferde erteilt werden.

[2] Als deckfähig sind in diesen Fällen in der Regel Hengste im Alter von mehr als 1 Jahre und Stuten im Alter von mehr als 2 Jahren anzusehen.

b) Verfahren mit der Seuche verdächtigen Pferden

§ 249 (237). Der Seuche verdächtige Hengste und Stuten dürfen solange nicht zur Begattung zugelassen werden, als nicht durch den Bezirkstierarzt ihre Unverdächtigkeit festgestellt ist

§ 250 (238). Die der Seuche verdächtigen Pferde sind mindestens alle 2 Wochen durch den Bezirkstierarzt zu untersuchen

§ 251 (239). Die Vorschriften des § 247 finden auf die der Seuche verdächtigen Pferde entsprechende Anwendung.

c) Verfahren mit der Ansteckung verdächtigen Pferden

§ 252 (240). [1] Für Hengste und Stuten, die mit seuchenkranken oder der Seuche verdächtigen Stuten oder Hengsten in geschlechtliche Berührung gekommen sind, aber noch keine sichtbaren Krankheitserscheinungen zeigen, ist für die Dauer von mindestens 1 Jahre seit der Begattung anzuordnen, daß

a) die Pferde zur Begattung nicht zugelassen werden dürfen;
b) ein Wechsel des Gehöfts ohne distriktspolizeiliche Genehmigung nicht stattfinden darf.

[2] Wird die Genehmigung zur Überführung in einen anderen Polizeibezirk erteilt, so ist die Distriktspolizeibehörde — für außerbayerische Gebietsteile des Deutschen Reichs die Ortspolizeibehörde — des Bestimmungsorts von dem bevorstehenden Eintreffen der Pferde rechtzeitig zu benachrichtigen. Sie hat sich von dem Eintreffen der Pferde zu vergewissern und veranlaßtenfalls über den Verbleib Ermittlungen anzustellen.

§ 253 (241). [1] Die Pferde sind in der Regel alle 4 Wochen durch den Bezirkstierarzt zu untersuchen.

[2] Zum Zwecke der Untersuchung kann die Distriktspolizeibehörde die Vorführung der Pferde an bestimmten Stellen anordnen.

§ 254 (242). [1] Der Besitzer der Pferde oder sein Vertreter ist verpflichtet, von dem Auftreten verdächtiger Krankheitserscheinungen an einem Pferde, insbesondere von allen Veränderungen an den Geschlechtsteilen, von Anschwellungen in der Haut (Quaddeln), Lähmungserscheinungen und Abmagerung der Ortspolizeibehörde ohne Verzug Anzeige zu machen. Diese hat die Anzeige so schnell als möglich, tunlichst telegraphisch oder telephonisch, an die Distriktspolizeibehörde weiterzugeben.

[2] Auf die Anzeige ist eine amtstierärztliche Untersuchung der Pferde zu veranlassen.

III. Aufhebung der Schutzmaßregeln.

§ 255 (243). Die nach den Vorschriften der §§ 247 bis 254 angeordneten Schutzmaßregeln sind wieder aufzuheben:

a) für die seuchenkranken Pferde 3 Jahre nach dem durch den Bezirkstierarzt festgestellten Verschwinden der sichtbaren Krankheitserscheinungen;

b) für die der Seuche verdächtigen Pferde, sobald sich nach amtstierärztlichem Gutachten der Verdacht als nicht begründet erwiesen hat;
c) für die der Ansteckung verdächtigen Pferde, wenn sie während der im § 252 angegebenen Frist keine verdächtigen Erscheinungen gezeigt haben, oder sobald die Unverdächtigkeit derjenigen der Seuche verdächtigen Pferde, die mit ihnen in geschlechtliche Berührung gekommen sind, durch den Bezirkstierarzt festgestellt worden ist;
d) für alle kranken oder verdächtigen Hengste sofort nach erfolgter Kastration.

B. Bläschenausschlag der Pferde und des Rindviehs.

§ 256 (244). Pferde oder Rindviehstücke, die an dem Bläschenausschlage der Geschlechtsteile leiden oder dieser Seuche oder der Ansteckung verdächtig sind, dürfen solange nicht zur Begattung zugelassen werden, als nicht durch den Bezirkstierarzt die vollständige Abheilung und Unverdächtigkeit der Tiere festgestellt ist.

§ 257 (245). [1] Ein Wechsel des Gehöfts der kranken Tiere darf ohne distriktspolizeiliche Genehmigung nicht stattfinden.

[2] Wird die Genehmigung zur Überführung in einen anderen Polizeibezirk erteilt, so ist die Distriktspolizeibehörde — für außerbayerische Gebietsteile des Deutschen Reichs die Ortspolizeibehörde — des Bestimmungsorts von dem bevorstehenden Eintreffen der Tiere rechtzeitig zu benachrichtigen.

8. Räude der Einhufer und der Schafe.

A. Räude bei Pferden und Schafen.

I. Ermittlung.

§ 258 (246). [1] Ist der Ausbruch der Räude bei Schafen (dermatocoptes-Räude) festgestellt, so haben die Distriktspolizeibehörde und der Bezirkstierarzt Ermittlungen darüber anzustellen, wie lange die verdächtigen Erscheinungen schon bestanden haben, ob die kranken Stücke des verseuchten Bestandes aus einer anderen Herde stammen, und wer ihr früherer Besitzer ist. Ferner ist nachzuforschen, ob seit dem vermutlichen Bestehen der Räude die Herde in fremde Ställe eingestellt gewesen ist, ob Tiere aus der verseuchten Herde ausgeführt oder sonst entfernt worden und wohin sie gekommen sind.

[2] Nach dem Ergebnisse dieser Ermittlungen sind die erforderlichen Maßregeln ohne Verzug zu treffen und nötigenfalls die beteiligten Distriktspolizeibehörden — für außerbayerische Gebietsteile des Deutschen Reichs die beteiligten Ortspolizeibehörden — zu benachrichtigen.

[3] Wird in einer Schafherde nur Räudeverdacht festgestellt, so hat der Bezirkstierarzt die Herde in Zwischenräumen von etwa 3 Wochen zu untersuchen. Der Verdacht gilt als beseitigt, wenn in der Herde nicht innerhalb 8 Wochen nach Feststellung des Verdachts der Ausbruch der Räude festgestellt wird.

§ 259 (247). [1] Wenn die Räude bei Schafen in einem Bezirke ständig oder in größerer Ausdehnung herrscht, oder wenn der Verdacht besteht, daß die Seuche verheimlicht wird, so ist die amtstierärztliche Untersuchung aller Schafbestände des verseuchten Bezirkes zu veranlassen.

[2] Diese Untersuchung ist in ständig verseuchten Bezirken jährlich mindestens einmal auszuführen.

[3] Im übrigen hat der Bezirkstierarzt verdächtig erscheinende Schafbestände unvermutet tunlichst gelegentlich anderer Dienstgeschäfte zu besichtigen.

II. Schutzmaßregeln.

§ 260 (248). [1] Der Ausbruch der Räude bei Pferden (sarcoptes- oder dermatocoptes-Räude) oder Schafen (dermatocoptes-Räude) ist von der Ortspolizeibehörde auf ortsübliche Weise und von der Distriktspolizeibehörde in dem für ihre amtlichen Veröffentlichungen bestimmten Blatte bekannt zu machen.

[2] Der Ausbruch der Räude bei Pferden in Truppenstandorten ist von der Bezirkspolizeibehörde stets sofort auch dem Garnisonkommando mitzuteilen. *)

§ 261 (249). [1] Ist die Räude bei Pferden oder Schafen festgestellt, so muß der Besitzer die erkrankten und der Seuche verdächtigen Pferde und sämtliche zu dem Bestand oder der Herde, in denen die Räude herrscht, gehörigen Schafe sofort dem Heilverfahren eines Tierarztes unterwerfen, sofern er nicht die Tötung der Tiere vorzieht.

[2] Bei Schafherden, in denen die Räude herrscht, soll die Auswahl des Heilverfahrens dem Besitzer auf dessen Verlangen zunächst überlassen werden. Wird durch das vom Besitzer gewählte Heilverfahren die Räude nicht binnen 3 Monaten nach ihrer Feststellung getilgt, so ist im Benehmen mit dem Bezirkstierarzte die Anwendung eines bestimmten Heilverfahrens vorzuschreiben. Bei der Bestimmung des Heilverfahrens ist auf die Witterungsverhältnisse und sonstige besondere Umstände geeignet Rücksicht zu nehmen.

[3] In Verbindung mit dem Heilverfahren ist eine Desinfektion der Stallungen, der Hürden, der Ausrüstungs-, Gebrauchs- sowie sonstigen Gegenstände, die mit den kranken oder verdächtigen Tieren in Berührung gekommen sind, nach der Vorschrift des § 23 Abs. 1 der Anweisung für das Desinfektionsverfahren auszuführen.

[4] Auf die Anzeige des Besitzers von der Beendigung des Heilverfahrens, bei Schafherden auch ohne dies, sobald 3 Monate seit der Feststellung der Räude verflossen sind, ist eine amtstierärztliche Untersuchung der Pferde oder Schafe zu veranlassen. Auch kann verlangt werden, daß der Anzeige eine Bescheinigung des behandelnden Tierarztes über den Erfolg des Heilverfahrens beigefügt wird. Wenn der Bezirkstierarzt das Heilverfahren geleitet hat, kann von einer besonderen amtstierärztlichen Untersuchung abgesehen werden.

[5] Wenn bei der amtstierärztlichen Untersuchung noch Erscheinungen der Räude wahrgenommen werden, so ist der Besitzer der Tiere zur Fortsetzung des Heilverfahrens und zur Wiederholung der im Abs. 3 vorgeschriebenen Desinfektionsmaßnahmen anzuhalten.

[6] Über die Ergebnisse der Heilverfahren, die im Laufe eines Kalenderjahres gegen die Räude bei Schafen angewendet worden sind, haben

---

*) § 260 Abs. 2 i. d. F. der Bek vom 15. Mai 1920 GVBl. 263.

die Regierungen, Kammern des Innern, eine Übersicht nach dem Muster der Anlage X*) jeweils bis zum 15. Februar des folgenden Jahres an das Staatsministerium des Innern einzusenden.

§ 262 (250). [1] Die räudekranken und die der Seuche verdächtigen Pferde und sämtliche zu dem Bestand oder der Herde, in denen die Räude herrscht, gehörigen Schafe dürfen bis zur Aufhebung der Schutzmaßregeln weder in fremde Ställe gestellt, noch auf eine Weide gebracht werden, die mit Tieren derselben Gattung aus unverseuchten Beständen beweidet wird.

[2] Erforderlichenfalls hat die Distriktspolizeibehörde dafür Sorge zu tragen, daß auf den Weideflächen die Hütungsgrenzen für das gesunde und für das kranke Vieh festgestellt und beachtet werden.

[3] Vor Beendigung des Heilverfahrens dürfen räudekranke Pferde innerhalb der Feldmark zur Arbeit verwendet, aber mit gesunden Pferden weder zusammengespannt noch sonst in unmittelbare Berührung gebracht werden.

[4] Geschirre, Decken und Putzzeuge, die bei kranken Pferden benutzt worden sind, dürfen vor erfolgter Desinfektion bei unverdächtigen Pferden nicht verwendet werden.

[5] Ein Wechsel des Gehöfts der räudekranken und der Seuche verdächtigen Pferde und der zu dem Bestand oder der Herde, in denen die Räude herrscht, gehörigen Schafe darf bis zur Aufhebung der Schutzmaßregeln ohne distriktspolizeiliche Erlaubnis nicht stattfinden. Die Erlaubnis ist nur dann zu erteilen, wenn nach amtstierärztlichem Gutachten mit dem Wechsel des Standorts die Gefahr einer Seuchenverschleppung nicht verbunden ist.

§ 263 (251). [1] Die Ausfuhr der zu einem räudekranken Bestand oder einer räudekranken Herde gehörigen Schafe kann zum Zwecke sofortiger Schlachtung gestattet werden:

a) nach Schlachtstätten am Orte und in dessen Umgebung,
b) nach in der Nähe liegenden Eisenbahnstationen oder Häfen (Schiffsanlegestellen) zur Weiterbeförderung nach öffentlichen Schlachthäusern, vorausgesetzt, daß die Tiere diesen auf der Eisenbahn oder zu Schiff unmittelbar oder von der Entladestation aus zu Wagen zugeführt werden.

[2] Durch vorherige Vereinbarung mit der Eisenbahn- oder sonstigen Betriebsverwaltung und, soweit erforderlich, durch polizeiliche Begleitung ist dafür Sorge zu tragen, daß eine Berührung mit anderen Schafen auf dem Transport nicht stattfinden kann.

[3] Erfolgt die Schlachtung in einem anderen Polizeibezirke, so ist die Distriktspolizeibehörde — für außerbayerische Gebietsteile des Deutschen Reichs die Ortspolizeibehörde — des Schlachtorts von dem bevorstehenden Eintreffen der Tiere rechtzeitig zu benachrichtigen. Sie hat sich von dem Eintreffen der Tiere zu vergewissern und veranlaßtenfalls über den Verbleib Ermittlungen anzustellen.

§ 264 (252). [1] Häute von räudekranken Pferden oder Schafen dürfen aus dem Seuchengehöfte nur in vollkommen getrocknetem Zustand

---

*) Vom Abdruck der Anlage mußte behufs Raumersparnis abgesehen werden.

ausgeführt werden, sofern nicht ihre unmittelbare Ablieferung an eine Gerberei erfolgt.

[2] Wolle von räudekranken Schafen darf während der Dauer der Schutzmaßregeln nur in festen Säcken verpackt aus dem Seuchengehöft ausgeführt werden.

[3] Personen, die bei der Wollschur räudekranker Schafe beschäftigt worden sind, dürfen vor einem Wechsel oder vor gründlicher Reinigung der Kleider das Seuchengehöft nicht verlassen.

§ 265 (253). [1] Ist das Heilverfahren bei Pferden nicht binnen 2 Monaten und bei Schafen nicht binnen 4 Monaten nach Feststellung der Seuche beendet, so kann angeordnet werden, daß die Tiere (verseuchter Herden) im Stalle zu halten sind und daß, wenn es sich um verseuchte Schafherden handelt, andere Schafe nicht in den Stall gebracht werden dürfen.

[2] In größeren Städten können räudekranke Pferde sogleich nach Feststellung der Krankheit bis zur Beendigung des Heilverfahrens der Absonderung im Stalle unterworfen werden (§ 19 Abs. 1, 4 des Gesetzes

§ 266 (254). Es kann angeordnet werden, daß Ställe und Weideflächen, die von räudekranken Schafen benutzt worden sind, zur Unterbringung von Schafen für eine von der Distriktspolizeibehörde zu bestimmende, in der Regel auf 8 Wochen zu bemessende Zeitdauer nicht benutzt werden dürfen.

§ 267 (255). [1] Wird die Seuche bei Pferden, Schafen oder in Schafherden, die sich auf dem Transport, auf Märkten oder in Gastställen befinden, festgestellt, so ist die Absonderung (§ 19 Abs. 1, 4 des Gesetzes) der kranken und der Seuche verdächtigen Pferde sowie sämtlicher zu dem Bestand oder der Herde, in denen die Räude herrscht, gehörigen Schafe bis zur Beendigung des Heilverfahrens anzuordnen, sofern nicht der Besitzer die Tötung der Tiere vorzieht.

[2] Nach Beendigung des Heilverfahrens dürfen die Tiere mit distriktspolizeilicher Genehmigung in andere Stallungen oder Gehöfte gebracht werden.

[3] Auf Antrag des Besitzers oder seines Vertreters kann gestattet werden, daß die nach Abs. 1 der Absonderung zu unterwerfenden Pferde und Schafe zum Zwecke der Heilung oder Schlachtung nach ihrem bisherigen oder einem anderen Standorte gebracht werden, falls die Gefahr einer Seuchenverschleppung bei dem Transporte durch geeignete Maßregeln beseitigt wird.

[4] Wenn in den Fällen der Abs. 2, 3 die Überführung der Tiere in einen anderen Polizeibezirk stattfindet, so ist die Distriktspolizeibehörde — für außerbayerische Gebietsteile des Deutschen Reichs die Ortspolizeibehörde — des Bestimmungsorts von dem bevorstehenden Eintreffen der Tiere rechtzeitig zu benachrichtigen. Sie hat sich von dem Eintreffen der Tiere zu vergewissern und veranlaßtenfalls über den Verbleib Ermittlungen anzustellen

III. Desinfektion.

(Vgl. auch § 261 Abs. 3).

§ 268 (256). [1] Räumlichkeiten und Hürden, in denen sich räudekranke Pferde oder Schafe vor der Einleitung eines Heilverfahrens oder vor ihrer Schlachtung befunden haben, müssen desinfiziert werden.

[2] Der Bezirkstierarzt hat diese Desinfektion und die auf Grund des § 261 Abs. 3 gemäß § 23 Abs. 1 der Anweisung für das Desinfektionsverfahren auszuführende Schlußdesinfektion abzunehmen.

IV. Aufhebung der Schutzmaßregeln.

§ 269 (257). [1] Die Seuche gilt als erloschen, und die angeordneten Maßregeln sind aufzuheben, wenn

a) die räudekranken und die der Seuche verdächtigen Pferde oder sämtliche zu dem Bestand oder der Herde, in denen die Räude herrschte, gehörigen Schafe gefallen, getötet oder entfernt worden sind, auch die Desinfektion vorschriftsmäßig ausgeführt und durch den Bezirkstierarzt abgenommen worden ist (vgl. § 268), oder

b) nach der Erklärung des Bezirkstierarztes bei Pferden innerhalb 6 Wochen, bei Schafen oder Schafherden innerhalb 8 Wochen nach Beendigung des Heilverfahrens und Ausführung der vorschriftsmäßigen Desinfektion sich keine verdächtigen Krankheitserscheinungen gezeigt haben.

[2] Das Erlöschen der Seuche ist wie der Ausbruch öffentlich bekannt zu machen, und, wenn es sich um Pferde in Truppenstandorten handelt, stets sofort dem Garnisonskommando zur Kenntnis zu bringen.*)

B. Räude bei anderen Einhufern.

§ 270 (258). Die vorstehenden Bestimmungen finden, soweit sie sich auf die Räude der Pferde beziehen, auch auf die sarcoptes- und dermatocoptes-Räude der Esel, Maulesel und Maultiere Anwendung.

9. Schweineseuche und Schweinepest.

Vorbemerkung.

Unter Schweineseuche im Sinne dieser Vorschriften sind nur diejenigen Formen der Schweineseuche zu verstehen, die mit erheblichen Störungen des Allgemeinbefindens der erkrankten Tiere verbunden sind (§ 10 Abs. 1 Nr. 9 des Gesetzes). Die Merkmale solcher Störungen sind

a) bei lebenden Tieren: Fieber, stärkere Störung der Futteraufnahme oder große Mattigkeit,

b) bei toten Tieren: Parenchym-Veränderungen (trübe Schwellung oder fettige Entartung) an der Leber, dem Herzmuskel und den Nieren, unter Umständen auch Schwellung sämtlicher Lymphdrüsen und der Milz sowie Gelbfärbung sämtlicher Gewebe.

Werden bei einem geschlachteten oder verendeten Schweine nur der chronischen Schweineseuche eigentümliche Veränderungen der Brustorgane ohne weitere Erscheinungen der unter b angeführten Art gefunden, so fällt dieser Befund nicht unter den Begriff der Schweineseuche.

I. Ermittlung.

§ 271 (259). [1] Ist der Ausbruch der Schweineseuche oder Schweinepest oder der Verdacht dieser Seuchen festgestellt, so haben die Distrikts-

*) § 269 Abs. 2 i. d. F. der Bek. vom 15. Mai 1920 GVBl. S. 263.

polizeibehörde und der Bezirkstierarzt Ermittlungen darüber anzustellen, wie lange die verdächtigen Erscheinungen schon bestanden haben, ob, wohin und an wen neuerdings Schweine aus dem Bestande verkauft oder sonst entfernt worden sind, ob, wann und wo die kranken oder seuchenverdächtigen oder diejenigen Schweine, auf deren Einbringung in den Bestand der Seuchenausbruch nach Lage der Sache zurückzuführen ist, erworben sind, und wer ihr früherer Besitzer ist.

²Nach dem Ergebnisse dieser Ermittlungen sind die erforderlichen Maßregeln ohne Verzug zu treffen und nötigenfalls die beteiligten Distriktspolizeibehörden — für außerbayerische Gebietsteile des Deutschen Reichs die beteiligten Ortspolizeibehörden — sofort zu benachrichtigen.

§ 272 (260). ¹Sind Schweine unter Erscheinungen der Schweineseuche oder Schweinepest gefallen oder wegen Verdachts dieser Seuchen getötet oder geschlachtet worden, oder finden sich verdächtige Erscheinungen nach der Schlachtung, so sind die Kadaver oder bei geschlachteten Schweinen die für die Feststellung der Seuche erforderlichen Teile (Brust- und Baucheingeweide) bis zur amtstierärztlichen Untersuchung aufzubewahren, wobei jede Berührung der aufbewahrten Stücke mit anderen Tieren oder durch unbefugte Personen zu verhüten ist.

²Aus Beständen, bei denen Schweineseuche- oder Schweinepestverdacht besteht, dürfen Schweine vor der amtstierärztlichen Untersuchung nicht abgegeben werden.

§ 273 (261) Ist anzunehmen, daß eine Verbreitung der Schweineseuche oder Schweinepest in einem Orte stattgefunden hat, so kann eine amtstierärztliche Untersuchung sämtlicher Schweinebestände des Seuchenorts oder einzelner Ortsteile angeordnet werden.

§ 274 (262). Stellt der Bezirkstierarzt den Ausbruch der Schweineseuche oder Schweinepest oder den Verdacht dieser Seuchen in Abwesenheit der Distriktspolizeibehörde fest, so hat er, soweit tunlich, die sofortige vorläufige Einsperrung und Absonderung der erkrankten und verdächtigen Tiere, nötigenfalls auch deren Bewachung, anzuordnen. Die getroffenen vorläufigen Anordnungen sind dem Besitzer der Schweine oder dessen Vertreter entweder zu Protokoll oder durch schriftliche Verfügung zu eröffnen; auch ist davon der Distriktspolizeibehörde unverzüglich Miteilung zu machen.

II. Schutzmaßregeln.

a) Verfahren nach Feststellung der Schweineseuche oder der Schweinepest oder des Verdachts dieser Seuchen.

§ 275 (263). ¹Ist der Ausbruch der Schweineseuche oder Schweinepest festgestellt, so müssen am Haupteingange des Seuchengehöfts oder an einer anderen geeigneten Stelle und an den Eingängen des verseuchten Stalles oder sonstigen Standorts Tafeln mit der deutlichen und haltbaren Aufschrift „Schweineseuche" oder „Schweinepest" leicht sichtbar angebracht werden.

²Jeder Ausbruch der Schweinepest ist von der Ortspolizeibehörde sofort auf ortsübliche Weise und von der Distriktspolizeibehörde in dem für amtliche Veröffentlichungen bestimmten Blatte bekannt zu machen. Die Regierung, Kammer des Innern, kann in besonderen

Fällen Ausnahmen zulassen. In bisher unverseuchten Bezirken ist jeder erste Ausbruch von Schweinepest sofort den Distriktspolizeibehörden — für außerbayerische Gebietsteile des Deutschen Reichs den Ortspolizeibehörden — aller dem Seuchenorte benachbarten deutschen Gemeinden mitzuteilen. Das Staatsministerium des Innern behält sich vor, die gleichen Anordnungen auch für die Schweineseuche zu treffen.

§ 276 (264). Die an Schweineseuche oder Schweinepest erkrankten oder dieser Seuchen verdächtigen Tiere sind, soweit tunlich im Stalle, abzusondern (§ 19 Abs. 1, 4 des Gesetzes). Das Gehöft, auf dem sie sich befinden, ist mit den aus den §§ 277 bis 281 sich ergebenden Wirkungen abzusperren.

§ 277 (265). [1] Räumlichkeiten, in denen sich seuchenkranke oder seuchenverdächtige Schweine befinden, dürfen, abgesehen von Notfällen, ohne distriktspolizeiliche Genehmigung nur von dem Besitzer der Tiere oder der Räumlichkeiten, von dessen Vertreter, von den mit der Beaufsichtigung, Wartung und Pflege betrauten Personen und von Tierärzten betreten werden.

[2] Der Besitzer hat Vorsorge zu treffen, daß das Betreten des Gehöfts durch Schweine anderer Besitzer verhütet wird.

§ 278 (266). [1] In dem abgesperrten Gehöfte befindliche Schweine, die verenden, getötet oder geschlachtet werden, dürfen ohne vorgängige Anzeige bei der Ortspolizeibehörde weder verwendet noch beseitigt noch aus dem Gehöft entfernt werden. Die Ortspolizeibehörde hat die Anzeige so schnell als möglich, tunlichst telegraphisch oder telephonisch, an die Distriktspolizeibehörde weiterzugeben.

[2] Die Kadaver der an Schweineseuche oder Schweinepest gefallenen Schweine sind unschädlich zu beseitigen.

[3] Die Kadaver sind auf Fahrzeugen oder in Behältnissen, die möglichst dicht schließen, zu befördern. Die Fahrzeuge und Behältnisse sind nach jedesmaligem Gebrauche zu desinfizieren.

[4] Gerätschaften, Fahrzeuge, Behältnisse und sonstige Gegenstände müssen, soweit sie mit den kranken oder verdächtigen Tieren oder deren Abgängen in Berührung gekommen sind, desinfiziert werden, bevor sie aus dem Gehöfte herausgebracht werden.

§ 279 (267). [1] Die an Schweineseuche oder Schweinepest erkrankten oder dieser Seuchen oder der Ansteckung verdächtigen Schweine dürfen aus dem abgesperrten Gehöfte nur mit distriktspolizeilicher Genehmigung und nur zur sofortigen Schlachtung entfernt werden. Die Schlachtung darf außer auf dem abgesperrten Gehöft in einer am Orte oder in dessen Umgebung befindlichen Schlachtstätte oder in einem öffentlichen Schlachthause stattfinden.

[2] Bei Genehmigung der Ausfuhr von Schweinen zur sofortigen Schlachtung sind folgende Bedingungen vorzuschreiben:

a) Die aus dem abgesperrten Gehöft ausgeführten Schweine müssen auf Fahrzeugen oder in Behältnissen, die möglichst dicht schließen, oder auf der Eisenbahn oder zu Schiff befördert werden und dürfen unterwegs weder mit anderen Schweinen in Berührung kommen noch in fremde Gehöfte gebracht werden. Die Durchführung dieser Vorschrift ist durch Vereinbarung mit der Eisenbahn- oder sonstigen

Betriebsverwaltung und, soweit nötig, durch polizeiliche Begleitung sicherzustellen.

b) Die Schlachtung der ausgeführten Schweine muß unter polizeilicher Überwachung stattfinden, wenn sie nicht in einem öffentlichen Schlachthause vorgenommen wird, an dem die Schlachtvieh- und Fleischbeschau durch Tierärzte erfolgt.

c) Die zur Beförderung der Schweine benutzten Fahrzeuge, Behältnisse oder Schiffsräume sind sofort nach dem Entladen zu desinfizieren.

Wird die Genehmigung zur Ausfuhr erteilt, so ist ein Ausfuhrerlaubnisschein auszustellen und dem Ausführenden mit dem Hinweis auszuhändigen, daß er ihn bei Beförderung der Tiere auf der Eisenbahn vor der Verladung an die Eisenbahnbehörde der Verladestation abzugeben hat. Bei der Beförderung schweinekranker oder dieser Seuche oder der Ansteckung verdächtiger Schweine auf der Eisenbahn werden die Eisenbahnwagen auf der Verladestation durch gelbe Zettel mit der Aufschrift „Sperrvieh. Schweinepest" gekennzeichnet. Ein gleicher Zettel wird auf dem Frachtbrief angebracht. Dem Frachtbriefe wird der Ausfuhrerlaubnisschein beigeheftet. Schweine, die in Eisenbahnwagen befördert werden, die mit der Aufschrift „Sperrvieh. Schweinepest" gekennzeichnet sind, dürfen nur nach dem auf dem Frachtbrief angegebenen Bestimmungsorte verbracht werden. Ein Entladen oder Umladen ist unterwegs nur insoweit zulässig, als es zur Erreichung des auf dem Frachtbriefe bezeichneten Bestimmungsorts notwendig ist.

³ Die Distriktspolizeibehörde — für außerbayerische Gebietsteile des Deutschen Reichs die Ortspolizeibehörde — des Schlachtorts ist von dem bevorstehenden Eintreffen der Tiere rechtzeitig zu benachrichtigen. Sie hat sich von dem Eintreffen der Tiere zu vergewissern und veranlaßtenfalls über den Verbleib Ermittlungen anzustellen.

⁴ Es kann gestattet werden, daß aus Beständen, in denen nur die Schweineseuche herrscht,

a) der Ansteckung verdächtige fette Schweine ausgeführt und in den freien Verkehr gebracht werden, wenn die Gesundheit der Schweine durch tierärztliche Bescheinigung nachgewiesen und seit der Untersuchung, auf Grund deren diese Bescheinigung ausgestellt ist, nicht mehr als 2 Tage verflossen sind;

b) andere der Ansteckung verdächtige Schweine unter der gleichen Bedingung zur Fortsetzung der Absperrung in ein anderes Gehöft gebracht werden, sofern dies ohne die Gefahr einer Verschleppung der Seuche geschehen kann. In diesem Falle sind die Sicherungsmaßregeln zur Verhütung einer Verschleppung der Seuche vorzuschreiben.

§ 280 (268). Die Einfuhr von Schweinen in das abgesperrte Gehöft ist verboten. Sie kann jedoch mit der Maßgabe gestattet werden, daß die neueingeführten Schweine als der Ansteckung verdächtig zu behandeln sind

§ 281 (269). Wenn in einem Bestande nur die Schweineseuche herrscht, so ist in der Regel der Weidegang der Ansteckung verdächtiger Schweine aus dem Seuchengehöft unter der Bedingung zu gestatten, daß die Tiere dabei keine Wege und Weiden betreten, die von Schweinen aus seuchenfreien Gehöften benutzt werden und daß sie mit solchen Schweinen nicht in Berührung kommen.

§ 282 (270). [1] Wird die Schweineseuche oder Schweinepest oder der Verdacht dieser Seuchen bei Schweinen festgestellt, die sich auf dem Transporte befinden, so ist die Weiterbeförderung aller Schweine des Transports zu verbieten und ihre Absonderung (§ 19 Abs. 1, 4 des Gesetzes) anzuordnen, sofern es der Besitzer nicht vorzieht, die Tiere sofort schlachten zu lassen.

[2] Falls die Schweine innerhalb 24 Stunden einen Standort erreichen können, an dem sie durchseuchen oder geschlachtet werden sollen, so kann die Weiterbeförderung dorthin unter der Bedingung gestattet werden, daß die Schweine auf Fahrzeugen oder in Behältnissen, die möglichst dicht schließen, oder auf der Eisenbahn oder zu Schiff befördert werden, und daß sie unterwegs weder mit anderen Schweinen in Berührung kommen noch auf fremde Gehöfte gebracht werden. Die Durchführung dieser Vorschrift ist durch Vereinbarung mit der Eisenbahn- oder sonstigen Betriebsverwaltung und, soweit nötig, durch polizeiliche Begleitung sicherzustellen.

[3] Vor Erteilung der Erlaubnis zur Überführung in einen anderen Polizeibezirk zum Zwecke der Durchseuchung ist bei der Distriktspolizeibehörde — in außerbayerischen Gebietsteilen des Deutschen Reichs bei der Ortspolizeibehörde — des Bestimmungsorts anzufragen, ob die Tiere dort Aufnahme finden können. Zutreffendenfalls ist ebenso wie im Falle der Überführung in einen anderen Polizeibezirk zum Zwecke der Schlachtung die Distriktspolizeibehörde — in außerbayerischen Gebietsteilen des Deutschen Reichs die Ortspolizeibehörde — des Bestimmungsorts von dem bevorstehenden Eintreffen der Tiere rechtzeitig zu benachrichtigen. Sie hat sich von dem Eintreffen der Tiere zu vergewissern und veranlaßtenfalls über den Verbleib Ermittlungen anzustellen.

[4] Die Schlachtung muß unter polizeilicher Überwachung stattfinden, wenn sie nicht in einem öffentlichen Schlachthause vorgenommen wird, in dem die Schlachtvieh- und Fleischbeschau durch Tierärzte erfolgt.

[5] Die zur Beförderung der Schweine benutzten Fahrzeuge, Behältnisse oder Schiffsräume sind sofort nach dem Entladen zu desinfizieren.

§ 283 (271). [1] Gewinnt die Schweineseuche oder Schweinepest in einer Ortschaft eine größere Verbreitung, so kann mit Genehmigung der Regierung, Kammer des Innern, die Abhaltung von Schweinemärkten, Schweineversteigerungen und Schweineschauen sowie der Auftrieb von Schweinen auf Wochen-, Jahr- oder Viehmärkte in dem Seuchenort und dessen Umgebung verboten werden.

[2] Schweineversteigerungen auf dem eigenen nicht gesperrten Gehöfte des Besitzers dürfen nur dann verboten werden, wenn Schweine zum Verkaufe kommen, die sich weniger als 3 Monate im Besitze des Versteigerers befinden.

§ 284 (272). Wenn im Falle des § 283 eine größere und allgemeinere Gefahr der Seuchenausbreitung besteht, so können mit Genehmigung der Regierung, Kammer des Innern, für den Ort oder für Ortsteile folgende Sperrmaßregeln angeordnet werden:

a) An der Grenze des gesperrten Ortes oder der gesperrten Ortsteile sind Tafeln mit der deutlichen und haltbaren Aufschrift „Gesperrt wegen Schweineseuche" oder „Gesperrt wegen Schweinepest" leicht sichtbar anzubringen.

b) Auf die Ausfuhr von Schweinen aus dem Sperrgebiete finden die Vorschriften des § 279 sinngemäß Anwendung.

c) Die Einfuhr von Schweinen darf nur mit distriktspolizeilicher Genehmigung erfolgen.

d) Durch das Sperrgebiet dürfen Schweine nicht getrieben und nur unter der Bedingung durchgefahren werden, daß die Transporte darin nicht anhalten.

e) Der gemeinschaftliche Weidegang von Schweinen aus den Beständen verschiedener Besitzer und die gemeinschaftliche Benutzung von Schwemmen können verboten werden.

§ 285 (273). Die gemäß § 283 erlassenen Verbote und die nach § 284 verhängte Sperre sind wieder aufzuheben, sobald die Voraussetzungen, die zu den Anordnungen geführt haben, weggefallen sind

b) Verfahren mit der Ansteckung an Schweinepest verdächtigen Schweinen in nicht gesperrten Gehöften.

§ 286 (274). [1] Tiere, die infolge der Berührung mit schweinepestkranken Schweinen der Ansteckung verdächtig sind und sich in nicht gesperrten Gehöften befinden, sind der polizeilichen Beobachtung mit der Wirkung zu unterstellen, daß sie aus dem Gehöfte nur unter den im § 279 angegebenen Bedingungen entfernt werden dürfen. Der Besitzer hat von dem Auftreten verdächtiger Krankheitserscheinungen sowie vom Abgange von Tieren durch Verenden oder Abschlachtung sofort der Ortspolizeibehörde Anzeige zu machen. Diese hat die Anzeige so schnell als möglich, tunlichst telegraphisch oder telephonisch, an die Distriktspolizeibehörde weiterzugeben. Die polizeiliche Beobachtung ist aufzuheben, wenn die Tiere nach Ablauf von 3 Wochen, vom letzten Tage der Berührung mit den seuchenkranken Schweinen an gerechnet, durch den Bezirkstierarzt für unverdächtig erklärt werden. Wird der Ansteckungsverdacht durch amtliche Ermittlungen schon vor Ablauf der dreiwöchigen Frist beseitigt, so ist die polizeiliche Beobachtung sogleich wieder aufzuheben.

[2] Von der Vorschrift im Abs. 1 Satz 1 können Ausnahmen zugelassen werden.

III. Desinfektion.

§ 287 (275). Die Räumlichkeiten, in denen sich schweineseuche- oder schweinepestkranke oder dieser Seuchen verdächtige Schweine befunden haben, sind zu desinfizieren; die Ausrüstungs-, Gebrauchs- sowie sonstigen Gegenstände, von denen anzunehmen ist, daß sie den Ansteckungsstoff enthalten (§ 24 Abs. 1, 3, 4 der Anweisung für das Desinfektionsverfahren), sind zu desinfizieren oder unschädlich zu beseitigen. Der Bezirkstierarzt hat die Desinfektion abzunehmen.

IV. Aufhebung der Schutzmaßregeln.

§ 288 (276). [1] Die Schweineseuche oder Schweinepest gilt als erloschen, und die angeordneten Schutzmaßregeln sind aufzuheben, wenn

a) der gesamte Schweinebestand gefallen, getötet oder entfernt worden ist, oder

b) binnen 4 Wochen nach Beseitigung oder Genesung der kranken oder der Seuche verdächtigen Tiere eine Neuerkrankung nicht vorgekommen ist

und

c) in beiden Fällen die Desinfektion vorschriftsmäßig ausgeführt und durch den Bezirkstierarzt abgenommen ist.

²Das Erlöschen der Schweineseuche oder Schweinepest ist, sofern ihr Ausbruch öffentlich bekannt gemacht worden ist (§ 275), öffentlich bekannt zu geben.

10. Rotlauf der Schweine einschließlich des Nesselfiebers (Backsteinblattern).

I. Ermittlung.

§ 289 (277). ¹Sind Schweine unter Erscheinungen des Rotlaufs gefallen oder wegen Verdachts dieser Seuche getötet oder geschlachtet worden, oder finden sich verdächtige Erscheinungen nach der Schlachtung, so sind die Kadaver oder bei geschlachteten Schweinen die für die Feststellung der Seuche erforderlichen Teile (Hautstücke, Magen und Darmkanal, Gekröse, Milz, Nieren) bis zur amtstierärztlichen Untersuchung aufzubewahren, wobei jede Berührung der aufbewahrten Stücke mit anderen Tieren oder durch unbefugte Personen zu verhüten ist.

²Aus Beständen, in denen Rotlaufverdacht besteht, dürfen Schweine vor der amtstierärztlichen Untersuchung nicht abgegeben werden.

II. Schutzmaßregeln.

§ 290 (278). Ist der Ausbruch des Rotlaufs in einem Schweinebestande festgestellt, so ist anzuordnen, daß am Haupteingange des Seuchengehöfts oder an einer anderen geeigneten Stelle und an den Eingängen des verseuchten Stalles oder sonstigen Standorts Tafeln mit der deutlichen und haltbaren Aufschrift „Schweinerotlauf" leicht sichtbar angebracht werden.

§ 291 (279). ¹Ist der Ausbruch des Rotlaufs oder der Verdacht dieser Seuche in einem Schweinebestande festgestellt, so sind die an Rotlauf erkrankten oder der Seuche verdächtigen Schweine, soweit tunlich, im Stalle, abzusondern. Das Gehöft ist mit den aus den §§ 292 bis 295 sich ergebenden Wirkungen abzusperren.

²Von den in den §§ 293 bis 295 für die der Ansteckung verdächtigen Schweine vorgesehenen Verkehrs- und Nutzungsbeschränkungen kann ganz oder teilweise abgesehen werden, wenn die Tiere mit einem staatlich geprüften oder vom Staatsministerium des Innern als wirksam anerkannten Schutzserum geimpft sind.

§ 292 (280). Räumlichkeiten, in denen sich seuchenkranke oder seuchenverdächtige Schweine befinden, dürfen, abgesehen von Notfällen, ohne distriktspolizeiliche Genehmigung nur von dem Besitzer der Tiere oder der Räumlichkeiten, von dessen Vertreter, von den mit der Beaufsichtigung, Wartung und Pflege betrauten Personen und von Tierärzten betreten werden.

§ 293 (281). [1] In den abgesperrten Gehöften befindliche Schweine, die verenden oder geschlachtet werden, dürfen ohne vorgängige Anzeige bei der Ortspolizeibehörde weder verwendet noch beseitigt noch aus dem Gehöft entfernt werden. Die Ortspolizeibehörde hat die Anzeige so schnell als möglich, tunlichst telegraphisch oder telephonisch, an die Distriktspolizeibehörde weiterzugeben.

[2] Die Kadaver an Rotlauf gefallener Schweine sind unschädlich zu beseitigen.

[3] Die Kadaver sind auf Fahrzeugen oder in Behältnissen zu befördern, die möglichst dicht schließen. Die Fahrzeuge und die Behältnisse sind nach dem Gebrauche zu desinfizieren.

§ 294 (282). [1] Die an Rotlauf erkrankten oder dieser Seuche oder der Ansteckung verdächtigen Schweine dürfen aus dem abgesperrten Gehöfte nur mit distriktspolizeilicher Genehmigung und nur zur sofortigen Schlachtung entfernt werden.

[2] Die Schlachtung der an Rotlauf erkrankten oder dieser Seuche verdächtigen Schweine darf nur im Seuchengehöft oder in einer am Seuchenorte befindlichen Schlachtstätte geschehen.

[3] Die Ausfuhr von der Ansteckung verdächtigen Schweinen zur Schlachtung ist zu gestatten

a) nach Schlachtstätten am Seuchenort oder in dessen Umgebung,

b) nach in der Nähe liegenden Eisenbahnstationen oder Häfen (Schiffsanlegestellen) zur Weiterbeförderung nach öffentlichen Schlachthäusern.

[4] Die Distriktspolizeibehörde — für außerbayerische Gebietsteile des Deutschen Reichs die Ortspolizeibehörde — des Schlachtorts ist von dem bevorstehenden Eintreffen der Schweine rechtzeitig zu benachrichtigen. Sie hat sich von dem Eintreffen der Tiere zu vergewissern und veranlaßtenfalls über den Verbleib Ermittlungen anzustellen.

[5] Der Transport der Tiere, deren Ausfuhr aus dem Seuchengehöfte gestattet ist, darf, abgesehen vom Eisenbahn- oder Schiffstransporte, nur auf Fahrzeugen oder in Behältnissen geschehen, die möglichst dicht schließen. Die Fahrzeuge, Behältnisse oder Schiffsräume sind nach der Entladung zu desinfizieren.

§ 295 (283). Die Einfuhr von Schweinen in das Seuchengehöft ist nur mit distriktspolizeilicher Genehmigung gestattet.

§ 296 (284). [1] Wird der Rotlauf oder der Verdacht dieser Seuche bei Schweinen festgestellt, die sich auf dem Transporte befinden, so ist die Weiterbeförderung aller Schweine des Transports zu verbieten und ihre Absonderung anzuordnen (§ 19 Abs. 1, 4 des Gesetzes), sofern es der Besitzer nicht vorzieht, die Tiere sofort schlachten zu lassen.

[2] Falls die Schweine innerhalb 24 Stunden einen Standort erreichen können, an dem sie durchseuchen oder geschlachtet werden sollen, so kann die Weiterbeförderung dorthin unter der Bedingung gestattet werden, daß die Schweine auf Fahrzeugen oder in Behältnissen, die möglichst dicht schließen, oder auf der Eisenbahn oder zu Schiff befördert werden, und daß sie unterwegs weder mit fremden Schweinen in Berührung kommen noch auf fremde Gehöfte gebracht werden. Beim Eisenbahn- oder Schiffstransport ist die Durchführung dieser Vorschrift durch Vereinbarung mit der Eisenbahn- oder sonstigen Betriebsverwaltung sicherzustellen.

³Vor Erteilung der Erlaubnis zur Überführung der Tiere in einen anderen Polizeibezirk zum Zwecke der Durchseuchung ist bei der Distriktspolizeibehörde — in außerbayerischen Gebietsteilen des Deutschen Reichs bei der Ortspolizeibehörde — des Bestimmungsorts anzufragen, ob die Tiere dort Aufnahme finden können. Zutreffendenfalls ist ebenso wie im Falle der Überführung in einen anderen Polizeibezirk zum Zwecke der Schlachtung die Polizeibehörde des Bestimmungsorts von dem bevorstehenden Eintreffen der Tiere rechtzeitig zu benachrichtigen. Sie hat sich von dem Eintreffen der Tiere zu vergewissern und veranlaßtenfalls über den Verbleib Ermittlungen anzustellen.

⁴Die zum Transport benutzten Fahrzeuge, Behältnisse oder Schiffsräume sind nach der Entladung zu desinfizieren.

III. Impfung.

§ 297 (285). ¹Gewinnt der Rotlauf der Schweine eine größere Ausdehnung, so kann die Regierung, Kammer des Innern, mit Genehmigung des Staatsministerium des Innern die Impfung der gefährdeten Schweinebestände eines Gehöfts, einer Ortschaft oder eines größeren Bezirkes anordnen.

²Ob und unter welchen Bedingungen eine Schutzimpfung in anderen Fällen polizeilich angeordnet werden darf, bleibt weiterer Bestimmung des Staatsministeriums des Innern vorbehalten.

IV. Desinfektion.

§ 298 (286). ¹Die Standplätze, bei gehäuftem Auftreten der Seuche auch die Stallabteilungen oder Ställe, der rotlaufkranken oder der Seuche verdächtigen Schweine sind zu desinfizieren, die Ausrüstungs-, Gebrauchs- sowie sonstigen Gegenstände, von denen anzunehmen ist, daß sie den Ansteckungsstoff enthalten (§ 25 Abs. 1 der Anweisung für das Desinfektionsverfahren), sind zu desinfizieren oder unschädlich zu beseitigen.

²Das Staatsministerium des Innern behält sich vor, bei allgemeiner Anordnung der Impfung für verseuchte Orte und Bezirke in der Ausführung der Desinfektion Erleichterungen zu gestatten.

V. Aufhebung der Schutzmaßregeln.

§ 299 (287). ¹Die Seuche gilt als erloschen, und die angeordneten Schutzmaßregeln sind aufzuheben, wenn

a) der gesamte Schweinebestand gefallen, getötet oder entfernt worden ist,
oder
b) binnen 6 Tagen nach Beseitigung oder Genesung der kranken oder der Seuche verdächtigen Tiere eine Neuerkrankung nicht vorgekommen,
und
c) in beiden Fällen die Desinfektion vorschriftsmäßig ausgeführt ist.

²Die 6tägige Frist (Abs. 1 unter b) kann auf 3 Tage ermäßigt werden, wenn alle verdächtigen Tiere des Bestandes mit einem staatlich geprüften oder vom Staatsministerium des Innern als wirksam anerkannten Schutzserum von einem Tierarzte geimpft sind.

VI. Sonderbestimmungen für das Nesselfieber (Backsteinblattern).

§ 300 (288). Das Staatsministerium des Innern behält sich vor, Ausnahmen von den vorstehenden Bestimmungen für das Nesselfieber (Backsteinblattern) zuzulassen.

11. Geflügelcholera und Hühnerpest.

I. Ermittlung.

§ 301 (289). [1] Ist Geflügel unter Erscheinungen der Geflügelcholera oder der Hühnerpest gefallen oder wegen Verdachts dieser Seuchen getötet oder geschlachtet worden, so sind die Kadaver bis zur amtstierärztlichen Untersuchung aufzubewahren.

[2] Aus Beständen, in denen Geflügelcholera- oder Hühnerpestverdacht besteht, darf Geflügel vor der amtstierärztlichen Untersuchung nicht abgegeben werden.

II. Schutzmaßregeln.

§ 302 (290). [1] Den Ausbruch der Geflügelcholera oder der Hühnerpest in einer bis dahin seuchenfreien Ortschaft hat die Ortspolizeibehörde auf ortsübliche Weise bekannt zu machen.

[2] Am Haupteingange des Seuchengehöfts oder an einer sonst geeigneten Stelle ist eine Tafel mit der deutlichen und haltbaren Aufschrift „Geflügelcholera" oder „Hühnerpest" leicht sichtbar anzubringen.

§ 303 (291). [1] Das an Geflügelcholera oder Hühnerpest erkrankte und das dieser Seuchen verdächtige Geflügel ist von dem übrigen Geflügel des Bestandes, soweit tunlich, abzusondern und in der Regel in einem besonderen Raume unterzubringen (§ 19 Abs. 1, 4 des Gesetzes).

[2] Die Kadaver an Geflügelcholera oder Hühnerpest gefallenen Geflügels sind unschädlich zu beseitigen.

[3] Das Gehöft, auf dem sich das Geflügel befindet, ist mit den aus den §§ 304 bis 306 sich ergebenden Wirkungen abzusperren.

§ 304 (292). [1] Räumlichkeiten, in denen sich erkranktes oder der Seuchen verdächtiges Geflügel befindet, dürfen, abgesehen von Notfällen, ohne distriktspolizeiliche Genehmigung nur von dem Besitzer der Tiere oder der Räumlichkeiten, von dessen Vertreter, von den mit der Beaufsichtigung, Wartung und Pflege betrauten Personen und von Tierärzten betreten werden.

[2] Der ganze Geflügelbestand des Seuchengehöfts ist von öffentlichen Wegen und von Wasserläufen fernzuhalten.

§ 305 (293). [1] Aus dem abgesperrten Gehöfte dürfen lebendes oder geschlachtetes Geflügel oder Teile von solchem nur mit distriktspolizeilicher Erlaubnis ausgeführt werden.

[2] Die Ausfuhr lebenden Geflügels ist zum Zwecke der sofortigen Schlachtung oder der Durchseuchung an einem anderen Orte unter der Bedingung zu gestatten, daß die Tiere in Behältnissen, auf Fahrzeugen, auf der Eisenbahn oder zu Schiff befördert werden, und daß sie unterwegs weder mit anderem Geflügel in Berührung kommen noch in fremde Gehöfte gebracht werden. Beim Eisenbahn- oder Schiffstransport ist die Durchführung dieser Vorschrift durch Vereinbarung mit der Eisenbahn- oder sonstigen Betriebsverwaltung sicherzustellen

³ Vor Erteilung der Erlaubnis zur Überführung in einen anderen Polizeibezirk zum Zwecke der Durchsuchung ist bei der Distriktspolizeibehörde — in außerbayerischen Gebietsteilen des Deutschen Reichs bei der Ortspolizeibehörde — des Bestimmungsorts anzufragen, ob die Tiere dort Aufnahme finden können. Zutreffendenfalls ist ebenso wie im Falle der Überführung in einen anderen Polizeibezirk zum Zwecke der Schlachtung die Polizeibehörde des Bestimmungsorts von dem bevorstehenden Eintreffen der Tiere unter Angabe ihrer Gattung und Stückzahl rechtzeitig zu benachrichtigen. Sie hat sich von dem Eintreffen der Tiere zu vergewissern und veranlaßtenfalls über den Verbleib Ermittlungen anzustellen. Die Abschlachtung des ausgeführten Geflügels ist am Bestimmungsorte polizeilich zu überwachen.

⁴ Die zum Transporte benutzten Behältnisse, Fahrzeuge oder Schiffsräume sind nach der Entladung zu desinfizieren.

⁵ Abfälle, Dünger, Kot sowie Futterreste von Geflügel dürfen während des Herrschens der Seuche nur mit distriktspolizeilicher Genehmigung und unter Beobachtung der Vorschriften im § 309 Abs. 1 aus dem abgesperrten Gehöft entfernt werden. Federn dürfen nur mit distriktspolizeilicher Genehmigung in lufttrockenem Zustand und in dichten Säcken verpackt aus dem abgesperrten Gehöft ausgeführt werden.

§ 306 (294). Die Ausfuhr von Geflügel in das abgesperrte Gehöft ist nur mit distriktspolizeilicher Genehmigung gestattet.

§ 307 (295). ¹ Wenn unter Geflügel, das sich auf dem Transporte befindet, Todesfälle oder andere Erscheinungen auftreten, die den Ausbruch der Geflügelcholera oder der Hühnerpest befürchten lassen, so sind die Kadaver zur amtstierärztlichen Untersuchung aufzubewahren. Die Abgabe von Geflügel aus solchen Transporten vor der amtstierärztlichen Untersuchung ist verboten.

² Wird der Ausbruch oder der Verdacht der Geflügelcholera oder der Hühnerpest unter solchem Geflügel festgestellt, so ist die Weiterbeförderung zu verbieten und die Absonderung aller Tiere des Transports (§ 19 Abs. 1, 4 des Gesetzes) anzuordnen, sofern es der Besitzer nicht vorzieht, sie schlachten zu lassen.

³ Wenn die Tiere binnen 24 Stunden einen Standort erreichen können, wo sie durchseuchen oder geschlachtet werden sollen, so kann die Weiterbeförderung dorthin unter den im § 305 angegebenen Voraussetzungen und Bedingungen gestattet werden. In besonderen Ausnahmefällen kann die Weiterbeförderung auch dann gestattet werden, wenn die Erreichung des neuen Standorts eine längere Frist als 24 Stunden beansprucht.

§ 308 (296). ¹ Bei größerer Seuchengefahr für ein weiteres Gebiet kann die Ausfuhr von lebendem, für die Seuche empfänglichen Geflügel aus dem Seuchenorte, das Durchtreiben von Geflügel durch den Seuchenort sowie das Abhalten von Geflügelmärkten und Geflügelausstellungen im Seuchenort, erforderlichenfalls auch der Hausierhandel mit Geflügel innerhalb des bedrohten Gebietes, verboten werden. Die Durchfuhr von Handelsgeflügel durch den Seuchenort kann überhaupt verboten oder von der Bedingung abhängig gemacht werden, daß jeder Aufenthalt im Seuchenorte vermieden wird. Die Anordnungen bedürfen der Genehmigung der Regierung, Kammer des Innern.

[2] Ferner kann die Anbringung von Tafeln mit der Aufschrift „Gesperrt wegen Geflügelcholera" oder „Gesperrt wegen Hühnerpest" an den Eingängen des Seuchenorts angeordnet werden.

[3] In größeren Orten können diese Anordnungen auf einzelne Ortsteile beschränkt werden.

III. Desinfektion.

§ 309 (297). [1] Die Räumlichkeiten, in denen sich krankes oder seuchenverdächtiges Geflügel befunden hat, sind zu desinfizieren; die Ausrüstungs-, Gebrauchs- sowie sonstige Gegenstände, von denen anzunehmen ist, daß sie den Ansteckungsstoff enthalten (§ 26 Abs. 1 bis 3 der Anweisung für das Desinfektionsverfahren), sind zu desinfizieren oder unschädlich zu beseitigen.

[2] Bei Ställen, Fahrzeugen oder Gerätschaften von Geflügelhändlern und bei Gastställen, die regelmäßig zur Einstellung von Handelsgeflügel benutzt werden, sowie bei Geflügelausstellungsräumen hat stets der Bezirkstierarzt die Desinfektion abzunehmen.

IV. Aufhebung der Schutzmaßregeln.

§ 310 (298). [1] Die Geflügelcholera und die Hühnerpest gelten als erloschen, und die Schutzmaßregeln sind aufzuheben, wenn

a) der ganze Geflügelbestand verendet, getötet oder entfernt worden ist,
oder

b) binnen 2 Wochen nach Beseitigung oder Genesung der kranken oder seuchenverdächtigen Tiere eine Neuerkrankung nicht vorgekommen,
und

c) in beiden Fällen die Desinfektion ausgeführt und im Falle des § 309 Abs. 2 durch den Bezirkstierarzt abgenommen ist.

[2] Nach Aufhebung der Schutzmaßregeln ist das Erlöschen der Seuche in gleicher Weise wie der Ausbruch bekannt zu machen.

V. Anwendung der Maßregeln auf Wildgeflügel.

§ 311 (299). Die Vorschrift des § 303 Abs. 2 gilt auch für Wildgeflügel. Die übrigen Vorschriften der §§ 301 bis 310 gelten auch für solches Wildgeflügel, das sich nicht auf freier Wildbahn befindet, mit der Maßgabe, daß von der Bekanntmachung (§ 302) Abstand genommen werden kann.

12. Tuberkulose des Rindviehs.

Vorbemerkung.

Wo in diesen Vorschriften von Tuberkulose die Rede ist, ist darunter die Tuberkulose des Rindviehs im Sinne des § 10 Abs. 1 Nr. 12 des Gesetzes zu verstehen.

I. Ermittlung der Seuche.

§ 312 (300). [1] Einfacher Tuberkuloseverdacht (§ 1 Abs. 4 des Gesetzes) ist als festgestellt anzusehen, wenn die in der Anlage E und I Nr. 1 bezeichneten klinischen Merkmale vorliegen.

Anlage E.

[2] Das Vorhandensein der Tuberkulose ist als in hohem Grade wahrscheinlich anzusehen (§ 61 Abs. 1 des Gesetzes), wenn die in der Anlage E und I Nr. 2 bezeichneten klinischen Merkmale vorliegen.

[3] Das Vorhandensein der Tuberkulose ist als festgestellt anzusehen, wenn bei einem dieser Seuche nach Abs. 1 oder 2 verdächtigen Tiere in den Ausscheidungen aus der Lunge, aus dem Euter, aus der Gebärmutter oder aus dem Darme Tuberkelbazillen ermittelt sind. Werden Tuberkelbazillen bei einem Tiere ermittelt, bei dem die klinischen Verdachtsmerkmale nach Abs. 1 oder 2 nur zum Teil vorliegen, so ist das Vorhandensein der Tuberkulose als festgestellt anzusehen, wenn bei einer frühestens 4 Wochen nach der ersten Untersuchung vorgenommenen zweiten Untersuchung abermals Tuberkelbazillen in den Ausscheidungen ermittelt werden.

[4] Für die Art der Ermittlung der klinischen Merkmale (Abs. 1, 2) ist die in der Anlage E unter II gegebene Anweisung maßgebend. Liegt nach dem Ergebnisse der klinischen Untersuchung einfacher Tuberkuloseverdacht vor und besteht der Verdacht bei einer spätestens binnen 3 Monaten vorgenommenen weiteren Untersuchung noch fort oder ist das Vorhandensein der Tuberkulose als in hohem Grade wahrscheinlich anzusehen, so hat der Bezirkstierarzt die zur bakteriologischen Untersuchung von Ausscheidungen des verdächtigen Tieres erforderlichen Proben nach der Anweisung in der Anlage E Abschnitt III Nr. 1 zu entnehmen und mit einer kurzen Beschreibung der ermittelten klinischen Merkmale bis auf weiteres an die Medizinische Klinik der Tierärztlichen Hochschule in München, Veterinärstr. 6, einzusenden. Dort findet die bakteriologische Untersuchung nach Maßgabe der Anweisung in der Anlage E Abschnitt III Nr. 2 statt; das Ergebnis wird dem Bezirkstierarzte mitgeteilt.

[5] Wenn bei einem Rinde, bei dem das Vorhandensein der Tuberkulose nach den klinischen Anzeichen in hohem Grade wahrscheinlich ist, durch die bakteriologische Untersuchung Tuberkelbazillen nicht ermittelt werden, so ist diese Untersuchung binnen einer Frist von wenigstens 4 Wochen zu wiederholen, es sei denn, daß die klinischen Merkmale der hohen Wahrscheinlichkeit verschwunden sind.

§ 313 (301). [1] Ist bei einem Rinde das Vorhandensein der Tuberkulose festgestellt oder in hohem Grade wahrscheinlich, oder ist ein Rind der Tuberkulose verdächtig, so hat der Bezirkstierarzt zur Ermittlung des Standes der Seuche die übrigen Rinder des Bestandes auf Tuberkulose zu untersuchen.

[2] Über den Befund hat der Bezirkstierarzt der Distriktspolizeibehörde Mitteilung zu machen und sein Gutachten darüber abzugeben, welche besonderen Maßregeln zur Bekämpfung der Seuche erforderlich erscheinen.

[3] Wird das Vorhandensein, die hohe Wahrscheinlichkeit oder der einfache Verdacht der Tuberkulose bei einem Rinde festgestellt, das sich auf dem Transport, auf dem Markte, auf einem Nutzviehhof oder Schlachtviehhof oder in einem öffentlichen Schlachthause befindet oder frisch angekauft ist, oder wird die Tuberkulose erst bei einem geschlachteten oder verendeten Tier erkannt, so findet eine Ermittlung des Standes der Seuche bei den Rindern, mit denen sich das kranke oder der Seuche verdächtige Tier vorher in einem Stalle befunden hat, nicht statt.

II. Schutzmaßregeln.

a) Verfahren bei Rindern, bei denen das Vorhandensein der Tuberkulose festgestellt oder in hohem Grade wahrscheinlich ist.

§ 314 (302). [1] Die Regierung, Kammer des Innern, kann, soweit erforderlich nach vorgängiger Ermittlung der zu leistenden Entschädigung, die Tötung von Rindvieh — ausgenommen Schlachtvieh (§ 1 Abs. 3 des Gesetzes) — anordnen, bei dem das Vorhandensein der Tuberkulose festgestellt ist. Die Anordnung bedarf der Genehmigung des Staatsministeriums des Innern. Die Genehmigung wird zunächst in der Regel nur dann erteilt werden, wenn folgende Voraussetzungen erfüllt sind:

a) das Tier muß einem Bestand angehören, in dem in sachgemäßer Weise Rindviehzucht oder Rindviehaufzucht getrieben und ein zweckentsprechendes freiwilliges Verfahren zur Bekämpfung der Rindertuberkulose unter tierärztlicher Leitung durchgeführt oder zuverlässig alsbald eingeleitet wird;

b) der Besitzer des Rindes hat sich, soweit für das Tier eine Entschädigung aus der Staatskasse in Betracht kommt, zu verpflichten, für eine möglichst günstige Verwertung des Tieres Sorge zu tragen.

[2] Unter den Voraussetzungen des Abs. 1 kann die Regierung, Kammer des Innern, auch die Tötung von Rindvieh anordnen, bei dem das Vorhandensein der Tuberkulose zwar durch eine zweimalige bakteriologische Untersuchung (§ 312 Abs. 5) nicht festgestellt werden konnte, aber nach der Fortdauer der klinischen Merkmale in hohem Grade wahrscheinlich ist.

[3] Sind nach dem Gutachten des Bezirkstierarztes die Voraussetzungen erfüllt, unter denen die Tötung von Rindern angeordnet werden kann, so hat die Distriktspolizeibehörde unter Beifügung des amtstierärztlichen Gutachtens und unter Angabe des voraussichtlichen Betrages der vom Staate zu leistenden Entschädigung an die Regierung, Kammer des Innern, zu berichten. Erachtet diese die Tötung gleichfalls für angezeigt, so hat sie den Bericht nebst Beilagen dem Staatsministerium des Innern vorzulegen und die Genehmigung zur Anordnung der Tötung zu beantragen.

§ 315 (303). [1] Auf Antrag des Besitzers oder seines Vertreters kann die Distriktspolizeibehörde die im § 314 vorgesehene Tötung nach Anhörung des Bezirkstierarztes für eine bestimmte Frist aufschieben, wenn ein dringendes wirtschaftliches Bedürfnis vorliegt, und wenn nach Lage der Verhältnisse die Gefahr einer Verschleppung der Tuberkulose nicht erheblich ist.

[2] Die Frist für den Aufschub der Tötung soll in der Regel nicht mehr als 6 Wochen nach Feststellung der Seuche betragen.

[3] Wird die Tötung in einem anderen Polizeibezirk als dem des bisherigen Standorts des Rindes vorgenommen, so ist die Distriktspolizeibehörde — für außerbayerische Gebietsteile des Deutschen Reichs die Ortspolizeibehörde — des Schlachtorts von dem bevorstehenden Eintreffen des Tieres rechtzeitig zu benachrichtigen.

§ 316 (304). [1] Rinder, bei denen das Vorhandensein der Tuberkulose festgestellt oder in hohem Grade wahrscheinlich ist, sind, falls sie nicht alsbald geschlachtet werden, im Stalle abzusondern (§ 19 Abs. 1, 4 des Gesetzes) und nach Anordnung des Bezirkstierarztes sowie, wenn es zur Vermeidung von Verwechselungen erforderlich ist, in dessen Beisein mit einem Kennzeichen zu versehen.

[2] Es kann genehmigt werden, daß die Absonderung dort, wo ein besonderer Raum nicht zur Verfügung steht, durch Unterbringung in einem abgegrenzten Teile des gemeinsamen Stalles oder durch Aufstellung an einem Stallende, wenn tunlich unter Freilassung des benachbarten und etwaiger unmittelbar gegenüberliegender Stände, bewirkt wird.

§ 317 (305). [1] Die abgesonderten Rinder unterliegen folgenden Verkehrs- und Nutzungsbeschränkungen:

a) Ihre Unterbringung an einem anderen Standplatze darf, abgesehen von Notfällen, ohne distriktspolizeiliche oder bezirkstierärztliche Genehmigung nicht stattfinden. Sie dürfen weder aus dem Gehöft entfernt noch mit den übrigen Rindern des Bestandes aus einer gemeinsamen Tränkvorrichtung getränkt werden.

b) Die Milch abgesonderter Kühe darf nicht weggegeben oder verwertet werden, bevor sie ausreichend erhitzt worden ist (vgl. § 40 Abs 3). Die Milch von Kühen, bei denen das Vorhandensein von Eutertuberkulose festgestellt oder in hohem Grade wahrscheinlich ist, darf, gleichviel ob es sich um die Erkrankung eines oder mehrerer Viertel des Euters handelt, auch nach dem Erhitzen weder als Nahrungsmittel für Menschen weggegeben noch zur Herstellung von Molkereierzeugnissen verwertet werden.

c) Die Milch abgesonderter Kühe ist in ein besonderes Gefäß zu melken, das vor jeder anderweitigen Benutzung nach § 11 Abs. 1 Nr. 9, 10 der Anweisung für das Desinfektionsverfahren zu desinfizieren ist.

[2] Die Distriktspolizeibehörde und der Bezirkstierarzt haben dafür Sorge zu tragen, daß der Besitzer oder sein Vertreter auf die Gefahr der Tuberkulose-Übertragung durch unzureichend erhitzte Milch der kranken Kühe hingewiesen und auch mit den freiwilligen Maßnahmen zur Tuberkulosebekämpfung bekannt gemacht wird. Dem Besitzer oder seinem Vertreter ist aufzugeben, falls bei einer wegen Lungen-, Gebärmutter- oder Darmtuberkulose abgesonderten Kuh am Euter verdächtige Veränderungen auftreten, der Ortspolizeibehörde Anzeige zu erstatten. Diese hat die Anzeige so schnell als möglich an die Distriktspolizeibehörde weiterzugeben.

[3] Bei dringendem wirtschaftlichen Bedürfnis kann die Benutzung der abgesonderten Rinder zum Zuge unter der Bedingung gestattet werden, daß sie nicht in fremde Ställe oder auf eine Weide oder Weideabteilung gebracht werden, die von anderen Rindern beweidet wird. Auch kann zugelassen werden, daß abgesonderte Rinder auf eine Weide oder Weideabteilungen gebracht werden, die von anderen Rindern nicht beweidet wird.

§ 318 (306). [1] Die im § 316 Abs. 1 angeordnete Kennzeichnung hat durch Anbringung einer Metallmarke (sog. Ohrmarke) im linken Ohre oder durch Anbringung des Brandzeichens Tb. auf dem linken Horn oder auf dem linken Oberschenkel zu geschehen.

²Die Ohrmarke muß so beschaffen sein, daß sie nur einmal gebraucht werden kann und muß als Inschrift die Buchstaben Tb., den Anfangsbuchstaben des Distriktsverwaltungsbezirkes, in dem die Ermittlung erfolgt, und eine laufende Nummer enthalten. Das Brandzeichen muß deutlich sichtbar sein.

§ 319 (307). ¹Wird bei einem Rinde, das sich auf dem Transport oder auf einem Markte befindet, das Vorhandensein der Tuberkulose festgestellt oder als in hohem Grade wahrscheinlich ermittelt, so ist die Weiterbeförderung zu verbieten und die Absonderung des Tieres anzuordnen, sofern der Besitzer nicht vorzieht, es sofort schlachten zu lassen.

²Auf Antrag des Besitzers oder seines Vertreters kann nach Aufnahme des Tatbestandes und, sofern es zur Vermeidung von Verwechslungen erforderlich ist, nach Kennzeichnung des Rindes (§ 318) dessen Weiterbeförderung an einen anderen Ort zum Zwecke der Schlachtung oder Absonderung gestattet werden. Wird die Erlaubnis zur Überführung in einen anderen Polizeibezirk erteilt, so ist die Distriktspolizeibehörde — für außerbayerische Gebietsteile des Deutschen Reichs die Ortspolizeibehörde — des Bestimmungsorts von dem bevorstehenden Eintreffen des Tieres rechtzeitig zu benachrichtigen. Sie hat sich von dem Eintreffen des Tieres zu vergewissern und veranlaßtenfalls über den Verbleib Ermittlungen anzustellen.

§ 320 (308). ¹Die Schlachtung oder das Verenden eines der Absonderung unterworfenen Rindes hat der Besitzer der Ortspolizeibehörde sofort anzuzeigen. Diese hat die Anzeige so schnell als möglich, tunlichst telegraphisch oder telephonisch, an die Distriktspolizeibehörde weiterzugeben. Im Falle der Schlachtung hat die Fleischbeschau durch einen Tierarzt zu geschehen, der den Befund der Distriktspolizeibehörde alsbald mitzuteilen hat.

²Wird die Schlachtung in einem anderen Polizeibezirk als dem des bisherigen Standorts des Rindes vorgenommen, so ist die Distriktspolizeibehörde — für außerbayerische Gebietsteile des Deutschen Reichs die Ortspolizeibehörde — des Schlachtorts von dem bevorstehenden Eintreffen des Tieres rechtzeitig zu benachrichtigen. Sie hat sich von dem Eintreffen des Tieres zu vergewissern und veranlaßtenfalls über den Verbleib Ermittlungen anzustellen.

§ 321 (309). Wenn der Besitzer eines Rindes die polizeilich angeordneten Verkehrs- und Nutzungsbeschränkungen übertritt, so kann die sofortige Tötung des Tieres angeordnet werden.

§ 322 (310). Die wegen hoher Wahrscheinlichkeit des Vorhandenseins der Tuberkulose getroffenen Anordnungen sind wieder aufzuheben, sofern nach amtstierärztlichem Gutachten die Krankheitserscheinungen, die das Vorhandensein der Tuberkulose in hohem Grade wahrscheinlich machten, verschwunden sind

b) Verfahren bei einfachem Tuberkuloseverdachte.

§ 323 (311). ¹Rinder, bei denen der einfache Verdacht der Tuberkulose festgestellt ist (§ 312 Abs. 1), sind nach Maßgabe des § 316 Abs. 2 von anderen Rindern abzusondern, bis ihre Schlachtung erfolgt oder ihre Unverdächtigkeit festgestellt ist.

[2] Die abgesonderten Tiere unterliegen folgenden Verkehrs- und Nutzungsbeschränkungen:

a) Ihre Unterbringung an einem anderen Standplatze darf, abgesehen von Notfällen, ohne distriktspolizeiliche oder bezirkstierärztliche Genehmigung nicht erfolgen.

b) Die Milch von Kühen, die der Eutertuberkulose verdächtigt sind, darf, gleichviel ob ein oder mehrere Viertel des Euters der Erkrankung an Tuberkulose verdächtig sind, nicht weggegeben oder verwertet werden, bevor sie ausreichend erhitzt worden ist (§ 40 Abs. 3). Die Milch solcher Kühe ist in ein besonderes Gefäß zu melken, das vor jeder anderweitigen Benutzung nach § 11 Abs. 1 Nr. 9, 10 der Anweisung für das Desinfektionsverfahren zu desinfizieren ist.

[3] Im übrigen ist die Nutzung der tuberkuloseverdächtigen Rinder gestattet. Diese dürfen auch außerhalb des Stalles unter der Bedingung verwendet werden, daß sie nicht in fremde Ställe und in der Regel auch nicht auf eine Weide oder eine Weideabteilung gebracht werden, die mit anderen Rindern beweidet wird. Dem Besitzer steht es frei, die verdächtigen Rinder schlachten zu lassen.

[4] Der Besitzer oder sein Vertreter hat der Ortspolizeibehörde Anzeige zu erstatten, wenn bei einer wegen Verdachts der Lungen-, Gebärmutter- oder Darmtuberkulose abgesonderten Kuh am Euter verdächtige Veränderungen auftreten, und die Milch eines solchen Tieres nach Abs. 2 unter b zu behandeln. Die Ortspolizeibehörde hat die Anzeige so schnell als möglich an die Distriktspolizeibehörde weiterzugeben.

§ 324 (312). Für den Fall der Feststellung des Tuberkuloseverdachts auf dem Transport oder auf dem Markte und für den Fall, daß ein tuberkuloseverdächtiges Rind verendet oder geschlachtet wird, finden die Vorschriften der §§ 319, 320 Anwendung, jedoch ohne daß die im § 319 Abs. 2 vorgesehene Kennzeichnung zu erfolgen hat.

§ 325 (313). Wenn der Besitzer eines verdächtigen Rindes die polizeilich angeordneten Verkehrs- und Nutzungsbeschränkungen übertritt, so kann die Tötung des Tieres angeordnet werden.

§ 326 (314). [1] Die angeordneten Maßregeln sind aufzuheben, wenn durch eine erneute amtstierärztliche Untersuchung die Unverdächtigkeit der Rinder festgestellt oder durch eine bakteriologische Untersuchung (§ 312) in den Ausscheidungen aus der Lunge, dem Euter, der Gebärmutter oder dem Darme Tuberkelbazillen nicht nachgewiesen worden sind.

[2] Sofern nicht eine bakteriologische Untersuchung vorgenommen worden ist, soll die erneute amtstierärztliche Untersuchung spätestens 3 Monate nach der ersten amtstierärztlichen Untersuchung erfolgen. Bleiben bei der wiederholten amtstierärztlichen Untersuchung Zweifel bestehen, so hat eine bakteriologische Untersuchung der krankhaften Ausscheidungen aus den tuberkuloseverdächtigen Organen des Tieres stattzufinden, deren Ergebnis entscheidet.

III. Desinfektion.

§ 327 (315). Die Standplätze der Rinder, bei denen die Tuberkulose festgestellt oder in hohem Grade wahrscheinlich ist, nötigenfalls auch die Ställe oder Stallabteilungen, ferner die Ausrüstungs-, Gebrauchs- und sonstigen Gegenstände, von denen anzunehmen ist, daß sie den Ansteckungsstoff enthalten (§ 27 Abs. 2 der Anweisung für das Desinfektionsverfahren), sind zu desinfizieren.

C. Zu den Artikeln 2—6, 11 des Ausführungsgesetzes.

Zu den Artikeln 2, 3 des Ausführungsgesetzes.

§ 328. [1] Die Feststellung des für die Entschädigung in Betracht kommenden Krankheitszustandes muß möglichst bald nach dem Eintritt eines Entschädigungsfalls, bei Tieren, die auf polizeiliche Anordnung oder mit polizeilicher Genehmigung getötet worden sind, sofort nach der Tötung erfolgen.

[2] Der Bezirkstierarzt und der etwa vom Tierbesitzer beigezogene Tierarzt haben ihren Untersuchungsbefund schriftlich aufzunehmen und sich darüber zu erklären, ob nach dem Gesamtbefund eine nach § 66 des Viehseuchengesetzes einen Entschädigungsanspruch begründende Krankheit oder ob Wild- und Rinderseuche bei Pferden oder Rinder (Art. 11 Nr. 1 des Ausführungsgesetzes) vorliegt, sowie ob das Tier an einer Krankheit gelitten hat, die nach § 71 Nr. 1 des Viehseuchengesetzes im Zusammenhalte mit Artikel 1 Abs. II des Ausführungsgesetzes den Entschädigungsanspruch ausschließt.

Zu Artikel 3 Abs. III des Ausführungsgesetzes.

§ 329. Inwieweit für die Feststellung der Krankheit neben der amtstierärztlichen Untersuchung noch besondere technische Verfahren anzuwenden sind, oder ob die Feststellung von dem Ergebnis einer Nachprüfung abhängig gemacht wird, bleibt besonderer Entschließung des Staatsministeriums des Innern vorbehalten.

Zu den Artikeln 2, 4 des Ausführungsgesetzes.

§ 330. [1] Die Schätzung hat bei den auf polizeiliche Anordnung getöteten Tieren, soweit angängig, vor der Tötung, im übrigen sobald als möglich nach dem Tode der Tiere zu erfolgen.

[2] In Gegenden, in denen Milzbrand oder Rauschbrand häufiger auftritt, ist in der Regel beim ersten Seuchenfalle mit der Abschätzung des gefallenen Tieres vorsorglich und unter entsprechender Aufschreibung auch die Schätzung der übrigen noch gesund oder nur verdächtig erscheinenden Rinder und Pferde des Seuchengehöfts zu verbinden. Sollten vorgeschätzte Tiere kürzere Zeit darauf an Milzbrand oder Rauschbrand eingehen, so kann von einer weiteren Schätzung abgesehen werden, wenn der Tierbesitzer bei der Anmeldung des Entschädigungsanspruchs sein Einverständnis hiermit erklärt. Sind die Schätzer bei der Bemessung einer Entschädigung wegen Tuberkulose oder bei der Wertsbestimmung der dem Besitzer zur Verfügung bleibenden Teile von Voraussetzungen ausgegangen, die sich bei der endgültigen Feststellung des Krankheitszustandes als unzutreffend erweisen, so ist die Schätzung, soweit erforderlich, zu wiederholen.

Zu Artikel 4 des Ausführungsgesetzes.

§ 331. [1] In den kreisunmittelbaren Städten haben die Gemeindebevollmächtigten von 3 zu 3 Jahren alsbald nach der Gemeindewahl 3 Sachverständige zur Vornahme von Schätzungen zu bezeichnen.

²Für die übrigen Bezirke haben die Distriktsräte alsbald nach der Neuwahl je 5 Sachverständige zu bezeichnen. Bestehen innerhalb eines Distriktspolizeibezirkes mehrere Distriktsgemeinden, so kann die Distriktspolizeibehörde den Sachverständigen für den Einzelfall aus sämtlichen von den Distriktsräten vorgeschlagenen Bezirksangehörigen wählen.

³Die erstmalige Bezeichnung von Sachverständigen erfolgt für die Dauer der laufenden Wahlperiode und zwar in den kreisunmittelbaren Städten sogleich mit dem Inkrafttreten des Viehseuchengesetzes, in den übrigen Bezirken dagegen beim nächsten Zusammentritte der Distriktsräte.

⁴Die Vorschläge bleiben solange in Geltung, bis nach dem Ablaufe der Wahlperiode neue Vorschläge erfolgt sind. Im Laufe der Wahlperiode sich ergebende Abgänge sind bei Bedarf durch neue Vorschläge zu ergänzen.

⁵Die Distriktspolizeibehörde hat bei der Auswahl des Sachverständigen im einzelnen Falle auf tunlichste Verminderung der Schätzungskosten und darauf Bedacht zu nehmen, daß der Schätzer völlig unbeteiligt ist.

§ 332. Die nichtamtlichen Mitglieder des Schätzungsausschusses sind durch die Distriktspolizeibehörde oder in derem Auftrage durch die Ortspolizeibehörde der Gemeinde ihres Wohnorts auf die gewissenhafte Erfüllung ihrer Obliegenheiten eidlich zu verpflichten. Mitglieder, die in gleicher Eigenschaft bereits früher verpflichtet worden sind, werden an die Verpflichtung zurückerinnert.

§ 333. ¹Über das Ergebnis der Schätzung ist eine Niederschrift aufzunehmen und von den Mitgliedern des Schätzungsausschusses zu unterzeichnen. Können sich die Mitglieder des Schätzungsausschusses nicht einigen, so ist die Schätzung jedes einzelnen Mitglieds gesondert aufzunehmen und zu begründen.

²Den Vorsitz im Schätzungsausschusse führt der Bezirkstierarzt.

Zu Artikel 5 des Ausführungsgesetzes.

§ 334. ¹In dem Verfahren zur Feststellung der Entschädigungspflicht obliegt den Regierungen, Kammern der Finanzen, die Wahrnehmung der Interessen des Staates; Beschwerden gegen instanzielle Beschlüsse sind von den Fiskalen zu erheben und zu vertreten.

²Sobald die Verpflichtung des Staates zur Entschädigungsleistung rechtskräftig festgestellt ist, hat die Regierung, Kammer des Innern, bei der Kammer der Finanzen die Zahlungsanweisung der Entschädigung zu veranlassen.

³Die Entschädigungen sind bei dem Rentamte zur Auszahlung und Verrechnung auf den Ansatz „Auf Vorkehrungen gegen übertragbare Krankheiten von Menschen und Tieren. Leistungen auf Grund des Viehseuchengesetzes vom 26. Juni 1909 und des bayerischen Ausführungsgesetzes hierzu vom 13. August 1910" im Etat des Staatsministeriums des Innern einzuweisen.

⁴Die Distriktspolizeibehörde hat die Kosten des Schätzungsverfahrens, die dem Staate zur Last fallen, in einem Verzeichnisse vorzutragen und das Verzeichnis mit den erwachsenen Verhandlungen der Regierung, Kammer des Innern, vorzulegen; diese gibt die Vorlage an die Kammer der Finanzen zur Prüfung und Einweisung ab und äußerst sich hierbei gutachtlich insbesondere auch über die Vergütung, welche

die nichtamtlichen Mitglieder des Schätzungsausschusses aufgerechnet haben.

[5] Beanstandet die Regierung, Kammer der Finanzen, ganz oder teilweise die Verpflichtung des Staates zur Kostentragung und lehnt auch der nach ihrer Anschauung Verpflichtete die Kostenzahlung ab, so ist nach Artikel 10 des Ausführungsgesetzes zu entscheiden.

Zu Artikel 6 des Ausführungsgesetzes.

§ 335. Die dem Staate zur Last fallenden Kosten der Dienstverrichtungen, die von den Bezirkstierärzten zum Vollzuge des Viehseuchengesetzes ausgeführt werden, sind aus den Pauschvergütungen zu decken, die den Bezirkstierärzten als Dienstaufwandsentschädigung für die Besorgung veterinärpolizeilicher Geschäfte und den städtischen Bezirkstierärzten für die Besorgung der bezirkstierärztlichen Geschäfte in kreisunmittelbaren Städten gewährt wurden.

§ 336. Zu den amtstierärztlichen Dienstverrichtungen im Sinne des Artikel 6 des Ausführungsgesetzes und des § 335 der Bekanntmachung gehört auch die Beaufsichtigung der durch obrigkeitliche Anordnung veranlaßten Zusammenziehungen von Vieh, von privaten Schlachthäusern und Gastställen, von Ställen und Betrieben von Viehhändlern und Abdeckern sowie von gewerblichen Viehmästereien (vgl. § 6 Abs. 1, 2).

§ 337. Die Kosten der tierärztlichen Untersuchung von Klauenvieh, das zur Ausfuhr aus Sperrbezirken (§ 175) und Beobachtungsgebieten (§ 178) bestimmt ist, werden nach Maßgabe der folgenden Bestimmungen auf die Staatskasse übernommen:

1. Die Untersuchungen einschließlich der Ausstellung der Gesundheitszeugnisse gelten als amtstierärztliche Dienstverrichtungen (§ 335), obliegen als solche zunächst den Bezirkstierärzten und sind nach Möglichkeit mit der Besorgung anderer Dienstgeschäfte zu verbinden.

2 In Gemeinden, die vom Wohnsitze des Bezirkstierarztes weiter entfernt liegen, oder im Falle der Bezirkstierarzt durch anderweitige dringliche Dienstgeschäfte außergewöhnlich stark beansprucht ist, hat die Distriktspolizeibehörde im Benehmen mit dem Bezirkstierarzte die Untersuchungen in der Regel dem Distriktstierarzt oder einem anderen entsprechend qualifizierten Tierarzte zu übertragen. Die Übertragung bedarf, von dringenden Fällen abgesehen, der Genehmigung der Regierung, Kammer des Innern.

3. Die Untersuchungen sind in der Regel an 2 Tagen in der Woche und nur an denjenigen Orten vorzunehmen, aus denen Anmeldungen rechtzeitig an den zuständigen Tierarzt gelangt sind. Die Untersuchungstage und -Stunden sind von der Distriktspolizeibehörde im Benehmen mit dem zuständigen Tierarzte festzusetzen und in den Gemeinden auf ortsübliche Weise bekannt zu machen. Die Untersuchungen sind so zusammenzufassen, daß jeder unnötige Kostenaufwand vermieden wird.

4. Den nach Nr. 2 zugezogenen Tierärzten werden für die Untersuchungen einschließlich der Ausstellung der Gesundheitszeugnisse folgende Vergütungen gewährt:

A. Bei Untersuchungen am Wohnsitz und an Orten, die weniger als 3 km vom Wohnsitz entfernt sind:

a) für jedes Tier bis zu 7 Tieren 50 ₰, mindestens aber 1 ℳ,

b) für mehr als 7 Tiere bei einem Zeitaufwande bis zu 5 Stunden 3 ℳ 60 ₰, bei einem Zeitaufwand über 5 Stunden 7 ℳ 20 ₰;

B. bei Untersuchungen an Orten, die vom Wohnsitze mindestens 3 km entfernt sind: die Vergütungen nach Beilage B Ziff. I der Verordnung vom 18. Dezember 1875 (GVBl. S. 852).

Die Vergütungen sind vierteljährlich aufzurechnen. Die Aufrechnung ist bei der Distriktspolizeibehörde einzureichen und von dieser der Regierung, Kammer des Innern, vorzulegen. Die Regierung, Kammer des Innern, gibt die Aufrechnung an die Kammer der Finanzen zur Prüfung und Einweisung auf den Ansatz „Auf Vorkehrungen gegen übertragbare Krankheiten von Menschen und Tieren. Sonstige Kosten" im Etat des Staatsministeriums des Innern ab.

5. Die Regierungen, Kammern des Innern, haben über den Gesamtanfall an Untersuchungskosten zu Lasten der Staatskasse (Nr. 4) und der bezirkstierärztlichen Pauschvergütungen halbjährlich an das Staatsministerium des Innern zu berichten.

§ 338. [1] Die nichtamtlichen Mitglieder des Schätzungsausschusses erhalten eine Entschädigung für den notwendigen Zeitaufwand. Die Entschädigung beträgt für den Tag

bei einem Zeitaufwande bis zu einer Stunde	1 ℳ,
„ „ „ über 1 Stunde bis zu 2 Stunden	2 ℳ,
„ „ „ „ 2 Stunden „ „ 4 „	3 ℳ,
„ „ „ „ 4 „ „ „ 6 „	4 ℳ 50 ₰,
„ „ „ „ 6 „	6 ℳ.

Der notwendige Gesamtzeitaufwand bemißt sich nach der Zeit, die das nichtamtliche Mitglied auf den Weg zum Geschäftsort und zurück zu verwenden hat, dann nach der Dauer des eigentlichen Schätzungsverfahrens. Ist ein Mitglied infolge der Schätzung genötigt, auswärts zu übernachten, so erhält es für jede Nacht eine besondere Entschädigung von 2 ℳ.

[2] Ferner werden den nichtamtlichen Mitgliedern des Schätzungsausschusses Reisekosten vergütet, wenn der Wohnsitz mehr als 3 km vom Orte der Schätzungsvornahme entfernt ist. Die Vergütung besteht, wenn ein regelmäßiges Verkehrsmittel (Eisenbahn, Dampfboot, Pferde- oder Kraftwagenverbindung usw.) benutzt werden kann, in dem Ersatze des Fahrpreises. Bei Fahrten auf der Eisenbahn kann die II. Wagenklasse, bei Fahrten auf dem Dampfboote der I. Platz benutzt werden. Können Beförderungsmittel der bezeichneten Art nicht benutzt werden, so werden als Reisekostenentschädigung 10 Pfennige für jedes angefangene km des Hin- und Rückwegs vergütet. Der Berechnung dieser Entschädigung ist der kürzeste Weg zu Grunde zu legen.

Zu Artikel 11 Nr. 1 des Ausführungsgesetzes.

§ 339. Die Regierungen, Kammern des Innern, werden ermächtigt, im Benehmen mit den Kammern der Finanzen unter denselben Voraussetzungen, unter denen Viehverluste infolge von Milzbrand entschädigt werden, auch für Rinder oder Pferde, die an Wild- und Rinderseuche gefallen sind oder an denen nach dem Tode Wild- und Rinderseuche festgestellt worden ist, auf Ansuchen die gleiche Entschädigung wie für Viehverluste infolge von Milzbrand zu gewähren.

Zu Artikel 11 Nr. 2 des Ausführungsgesetzes.

§ 340. [1]Wenn Rinder oder Pferde, die zu einem in Bayern gelegenen landwirtschaftlichen Betriebe gehören und sich zeitweise auf Weiden oder im landwirtschaftlichen Betrieb im benachbarten Grenzgebiete befinden, dort nachweislich an Milzbrand, Rauschbrand oder Wild- und Rinderseuche gefallen sind oder wenn an ihnen nach dem Tode eine dieser Seuchen festgestellt wird, so hat der Besitzer der Tiere ein etwaiges Gesuch um teilweise Schadensvergütung innerhalb einer Frist von längstens 8 Tagen, von dem Zeitpunkte an gerechnet, zu dem er von dem Tode des Tieres Kenntnis erhielt, schriftlich oder mündlich bei der Ortspolizeibehörde, in deren Bezirk der inländische Wirtschaftsbetrieb liegt, anzubringen.

[2]Mit oder alsbald nach Anbringung des Gesuchs hat der Tierbesitzer eine genaue Beschreibung des zu Verlust gegangenen Tieres mit Wertangabe sowie die Nachweise, daß das Tier an Milzbrand, Rauschbrand oder Wild- und Rinderseuche gefallen ist (namentlich tierärztliche Zeugnisse), der Ortspolizeibehörde zu übergeben. Diese hat das Gesuch mit den Beilagen sofort an die Distriktspolizeibehörde einzusenden.

[3]Die Distriktspolizeibehörde hat aus den Vorlagen im Benehmen mit dem Bezirkstierarzte die Feststellung der Seuche, die Identität und den Wertanschlag des Tieres zu prüfen. Soweit sich Mängel ergeben, ist durch sachgemäße Ermittlung (Einvernahme der außerbayerischen Bezirksbehörde, Einvernahme von Zeugen und dergl.) entsprechende Ergänzung zu veranlassen. Bayerische Tierärzte dürfen hierzu nur insoweit herangezogen werden, als es mit den Zuständigkeiten der Tierärzte im Grenzbezirk im Einklang steht.

[4]Über den Wert des Tieres sind von der Distriktspolizeibehörde zwei nichtamtliche Sachverständige aus dem Kreise der nach Artikel 4 Abs. II des Ausführungsgesetzes bestimmten und bezeichneten Sachverständigen einzuvernehmen. Die Einvernahme kann bei weiterer Entfernung zur Vermeidung größerer Kosten auch schriftlich geschehen.

[5]In denjenigen bayerischen Grenzgebieten, aus denen während des Sommers Vieh auf benachbarte österreichische Alpen zur Weide aufgetrieben wird, soll vor dem Auftriebe zur Feststellung der Identität und des Wertes der Tiere bei der Ortspolizeibehörde ein Verzeichnis mit genauer Angabe des Geschlechts, des Alters, der Farbe und der besonderen Abzeichen oder Kennzeichen sowie des Wertes eines jeden Tieres aufgestellt werden; zur Feststellung des Wertes ist ein von der Ortspolizeibehörde zu vereidigender Sachverständiger der Gemeinde beizuziehen. Das Verzeichnis ist von der Ortspolizeibehörde zu beglaubigen und aufzubewahren. Wird ein Fall von Milzbrand, Rauschbrand oder Wild- und Rinderseuche angemeldet, so ist für das betroffene Tier ein beglaubigter Auszug aus dem Verzeichnisse der Distriktspolizeibehörde mitvorzulegen; in solchem Falle kann dann von der Einvernahme eines weiteren Sachverständigen aus der Gemeinde des Gesuchstellers abgesehen werden.

[6]Die abgeschlossenen Verhandlungen sind nebst einem Gutachten des Bezirkstierarztes von der Distriktspolizeibehörde der Regierung, Kammer des Innern, mit Bericht vorzulegen und von dieser mit Gut-

achten des tierärztlichen Regierungsreferenten der Kammer der Finanzen zur etwaigen Erinnerungsabgabe mitzuteilen. Sofern nicht zur Aufklärung oder Vervollständigung noch Ergänzungen veranlaßt sind, sind die Verhandlungen mit gutachtlichem Berichte dem Staatsministerium des Innern vorzulegen.

7 Über die etwa erwachsenen Kosten des Verfahrens ist von der Distriktspolizeibehörde ein Verzeichnis anzufertigen und der Regierung, Kammer des Innern, vorzulegen. Das Verzeichnis ist von der Regierung, Kammer des Innern und der Finanzen, zu prüfen und sodann von der Kammer des Innern mit den Verhandlungen an das Staatsministerium des Innern einzusenden.

8 Die Staatsministerien des Innern und der Finanzen entscheiden, ob und inwieweit eine Vergütung des Schadens aus der Staatskasse zu gewähren ist und treffen über die Deckung der erwachsenen Kosten Bestimmung.

D. Schlußvorschriften.

§ 341. Diese Bekanntmachung findet entsprechende Anwendung beim Vollzuge

a) der zur Abwehr der Einschleppung von Viehseuchen aus dem Ausland erlassenen Vorschriften, insbesondere der Bekanntmachungen über den Vollzug des Viehseuchenübereinkommens zwischen dem Deutschen Reich und Österreich-Ungarn vom 25. Februar 1906 (GVBl. S. 53), über den Verkehr mit Fleisch aus Rußland, Rumänien, Serbien und Bulgarien vom 24. März 1906 (GVBl. S. 105), über die Einfuhr von Rindern und Ziegen aus der Schweiz vom 25. September und 6. Oktober 1908 (GVBl. S. 909, 954) und über die veterinärpolizeiliche Behandlung der Einfuhr von Geflügel aus dem Auslande vom 27. Juli 1911 (GVBl. S. 1009);

b) der Bekanntmachung über die Bekämpfung der Pferdeinfluenza vom 25. September 1908 (GVBl. S. 913);

c) der Bekanntmachung über die Bekämpfung der Tollwut in den Grenzbezirken des Deutschen Reichs und Österreich-Ungarns vom 9. Januar 1911 (GVBl. S. 14).

§ 342. Diese Bekanntmachung tritt am 1. Mai 1912 mit dem Viehseuchengesetze vom 26. Juni 1909 in Kraft. Gleichzeitig werden alle entgegenstehenden Vorschriften aufgehoben, insbesondere

a) die Bekanntmachungen vom 24. März 1881 (GVBl. S. 134), 8. Juni und 14. Juli 1884 (MABl. S. 148, 185), 19. Januar 1898 (MABl. S. 15), 14. Februar 1890 (GVBl. S. 101), 15. Juni und 5. Juli 1892 (GVBl. S. 269, MABl. S. 300), 3. November 1896 (GVBl. S. 623), 1. August 1899 (GVBl. S. 445), 20. April 1900 (MABl. S. 275), 4. September 1903 (GVBl. S. 467), 16. Februar und 6. Dezember 1905 (GVBl. S. 47, 687), 24. Dezember 1907 (GVBl. S. 1146), 29. März 1909 (MABl. S. 287), 2. März 1911 (GVBl. S. 143);

b) die Entschließungen des Staatsministeriums des Innern vom 14. Januar 1879 (MABl. S. 14), 23. Mai 1884 (MABl. S. 131), 26. Juni 1891 Nr. 9868, 31. März und 31. Oktober 1892 Nr. 19768,

17342, 31. Mai 1894 Nr. 9131, 3. Januar 1896 Nr. 24188, 30. August 1899 Nr. 17935, 2. September 1902 Nr. 19330, 15. April 1903 (MABl. S. 133), 25. November und 10. Dezember 1904 Nr. 25615, 27058, 27. Januar und 6. März 1905 Nr. 1879, 4874, 8. Mai 1906 Nr. 10328, 19. März, 5. August und 7. September 1907 Nr. 6496, 18050, 20363, 9. Januar, 14. Februar, 23. März, 22. Mai, 4. Juni und 26. November 1908 Nr. 700, 4331, (MABl. 1908 S. 155), 13784, 14810, 30300, 17. September und 10. Oktober 1909 Nr. 26425, 28990, 6. Februar, 29. September, 8. November, 16. November, 18. November und 27. November 1910 Nr. 403/7, 401 a 70, -202, -243, -258, -291, 7. Januar, 11. Januar, 12. Januar, 16. Februar, 3. März, 24. März, 8. Mai, 4. Juli, 7. Juli, 19. Juli, 5. August, 16. August, 2. Oktober, 16. November und 23. Dezember 1911 Nr. 401 a 6, 402 a 10, 401 a 25, -129, -178, -210, -352, -505, -534, -577, -634, -688, -852, -872, 386 a 14, 17. Januar und 6. April 1912 Nr. 401 a 1010, -92.

München, den 27. April 1912.

Dr. Freiherr v. Soden-Fraunhofen. v. Breunig.

Anlage A.

Anweisung für das Desinfektionsverfahren bei Viehseuchen.

I. Allgemeines.

§ 1. Die Reinigung und Desinfektion nach Maßgabe dieser Anweisung erfolgen unter Beobachtung etwaiger Anordnungen des Bezirkstierarztes und unter polizeilicher Überwachung.

§ 2. Das Desinfektionsverfahren umfaßt die Reinigung und die Desinfektion. Der Desinfektion hat, unbeschadet der Vornahme einer vorläufigen Desinfektion beim Beginne des Reinigungsverfahrens (vgl. § 5 Nr. 10, § 6 Abs. 2), regelmäßig die Reinigung voranzugehen.

II. Reinigung.

Art der Ausführung.

§ 3. Personen haben die Hände und andere etwa beschmutzte Körperteile, nötigenfalls nach vorläufiger Desinfektion (§ 5 Nr. 10 Abs. 2), mit warmem Wasser und Seife zu waschen und die Kleidung sowie das Schuhzeug von anhaftendem Schmutze durch Abbürsten mit Seifenwasser zu befreien, sofern nicht ein Wechsel der Kleidung oder des Schuhzeugs stattfindet.

§ 4. Bei Tieren ist die Körperoberfläche einschließlich der Hufe und Klauen durch Waschung oder ein sonstiges geeignetes Verfahren von anhaftendem Schmutze sorgfältig zu befreien. Erforderlichenfalls sind die Hufe und Klauen auszuschneiden.

§ 5. Bei Ställen und sonstigen Unterkunftsräumen ist wie folgt zu verfahren:

1. Dünger und sonstiger grober Schmutz, Streu, Futterreste, Strohverschlüsse, Strohpolster und dergleichen sind zu entfernen und nach Nr. 9, 10 zu behandeln. Bei Düngerlagen in Schafställen und Rindertiefställen kann, soweit dies veterinärpolizeilich unbedenklich ist, die Entfernung des Düngers nach dem Ermessen des Bezirkstierarztes auf die obere Schicht beschränkt werden.
2. Hölzerne Gerätschaften, hölzerne Raufen und Krippen sowie Bretterverkleidungen sind, soweit nötig, abzunehmen. Holzwerk, dessen Oberfläche stark zerrissen oder zerfasert ist, muß durch Abstoßen einer genügend dichten Schicht geglättet werden. Die abgestoßenen Holzteile sowie faules, morsches oder sonst unbrauchbares Holzwerk sind zu verbrennen.
3. Von Lehmwänden ist eine genügend starke Schicht abzustoßen. Schadhafte und stellenweise von der Unterlage losgelöste Teile des Bewurfs oder Putzes an den Wänden sind zu entfernen und wie der Dünger zu behandeln.

4. Nicht dicht gefügtes Pflaster und Holzbeläge auf dem Boden sind abzuheben. Darunter befindliches Bodenmaterial ist, soweit es durch Auswurfstoffe durchfeuchtet ist, abzugraben. Das abgegrabene Material ist wie der Dünger zu behandeln. Steine und gesundes Holzwerk, in das Feuchtigkeit nicht tief eingedrungen ist, können nach Entfernung schadhafter Stellen und gründlicher Reinigung wieder verwendet werden.
5. Bei dicht gefügtem (undurchlässigem) Pflaster sind erforderlichenfalls schadhafte Stellen des Bindemittels oder des Materials selbst oder Risse in letzterem auszukratzen oder zu entfernen und nach erfolgter Reinigung und Desinfektion zu dichten oder durch neues Material zu ersetzen. Ebenso ist mit entsprechendem Material an den Wänden, Pfeilern und Standscheiden, in Gruben, Mulden Abflußrinnen und Kanälen zu verfahren.
6. Von Estrich- und Tennenböden (Lehmschlag und dergleichen) ist die oberste Schicht abzustoßen; feuchte Stellen sind auszuheben. Die entfernten Teile sind wie der Dünger zu behandeln.
7. Erd- und Sandboden ist, soweit er durch Auswurfstoffe durchfeuchtet ist, mindestens 10 cm tief auszuheben. Die ausgehobenen Teile sind wie der Dünger zu behandeln.
8. Decken und Wände, die Ausrüstungsgegenstände (Krippen, Tröge, Raufen, Pfosten, Pfeiler, Standscheiden, Türen, Türpfosten, Fenster usw.), ferner der Fußboden, Jaucherinnen, Kanäle, Mulden, Gruben sind durch gründliches Scheuern mit heißer Sodalösung (Lösung von mindestens 3 kg Waschsoda in 100 Liter heißem Wasser) oder heißer Seifenlösung (Lösung von mindestens 3 kg Schmierseife in 100 Liter heißem Wasser) zu reinigen. Die Reinigung ist nur dann als vollständig anzusehen, wenn sämtliche Auswurfstoffe kranker oder verdächtiger Tiere und sämtlicher Schmutz von den Unterlagen entfernt sind und diese einen ganz reinen Eindruck machen. Erforderlichenfalls ist zum Reinscheuern mit heißer Soda- oder Seifenlösung gleichzeitig Putzsand zu verwenden. Die Säuberung hat alle Teile des Stalles oder sonstigen Standorts zu umfassen. Mit besonderer Sorgfalt ist sie an den Bodenvertiefungen, Stallwinkeln, Nischen, Fugen, Spalten, Ecken, Ritzen usw. vorzunehmen. In Ställen und sonstigen Aufenthaltsräumen hat die Säuberung in der Regel zuerst an der Decke, sodann an den Wänden und inneren Ausrüstungsgegenständen und zuletzt am Fußboden, den Jaucherinnen usw. zu erfolgen.

Bei Stalldecken und höher gelegenen Teilen der Stallwände, die durch Ausscheidungen kranker Tiere nicht beschmutzt worden sind, kann nach dem Ermessen des Bezirkstierarztes von dem Scheuern mit Soda- oder Seifenlösung Abstand genommen und die Reinigung durch gründliches Abspritzen mit heißer Soda- oder Seifenlösung oder auch mit heißem Wasser geschehen. Wo heiße Soda- oder Seifenlösung oder heißes Wasser nicht in hinreichender Menge zu beschaffen sind, kann nach dem Ermessen des Bezirkstierarztes auch unter kräftigem Drucke aus einer

Wasserleitung, aus Handfeuerspritzen, Gartenspritzen oder ähnlichen Vorrichtungen ausströmendes kaltes Wasser verwendet werden.

9. Der bei der Reinigung entfernte Dünger und sonstige Schmutz, die Streu, Futterreste, sonstige Teile (vgl. Nr. 1 bis 7), Blut, Magen- und Darminhalt und andere Abfälle geschlachteter, getöteter oder gefallener kranker oder verdächtiger Tiere sind auf dem Seuchengehöfte zu sammeln. In Fällen, in denen die Sammlung des Düngers auf dem Seuchengehöft undurchführbar oder unzweckmäßig ist, kann mit amtstierärztlicher Genehmigung seine Sammlung an einem geeigneten Orte außerhalb des Seuchengehöfts unter den erforderlichen Vorsichtsmaßregeln zugelassen werden.

Das bei der Reinigung abfließende Schmutzwasser ist in der Jauchegrube oder in einem anderen Sammelbehälter auf dem Seuchengehöfte zu sammeln.

10. Wenn eine Sammlung des bei der Reinigung zu entfernenden Düngers und sonstigen Schmutzes, der Streu, Futterreste usw. und der bei der Reinigung abfließenden Flüssigkeiten auf dem Seuchengehöft oder an einem Orte außerhalb des Seuchengehöfts in einer die Gefahr der Seuchenverschleppung ausschließenden Weise nicht erfolgen kann, so muß, sofern eine Unschädlichmachung dieser Stoffe erforderlich ist, vor der Reinigung ihre vorläufige Desinfektion durch Übergießen mit einer geeigneten Desinfektionsflüssigkeit (§ 11 und §§ 15 bis 27) vorgenommen werden. In diesem Falle ist dafür zu sorgen, daß der Dünger und sonstige Schmutz, die Streu, Futterreste, das Schmutzwasser usw. vor erfolgter Desinfektion auch nicht vorübergehend an solche Orte gebracht werden, von denen Schmutzwasser in andere Gehöfte, auf fremden Personen und Tieren zugängliche Wege, in Brunnen, Wasserläufe und sonstiges Nutzwasser abfließen kann.

Eine Desinfektion vor der Reinigung ist auch dann vorzunehmen, wenn die Reinigung ohne vorherige Desinfektion für Personen, die die Reinigung besorgen, mit einer Ansteckungsgefahr verknüpft ist, wie beim Milzbrand und Rotz (§§ 15, 18).

§ 6. [1]Mit Gerätschaften, Kleidungsstücken und sonstigen Gegenständen ist in nachstehender Weise zu verfahren:

1. Brennbare Gegenstände von geringem Werte sind zu verbrennen.
2. Hölzerne Stall- und Fahrgeräte (Futterkasten, Eimer, Stiele von Besen, Gabeln, Schippen usw., Futterschwingen, Wagen, Schleifen, Geschirrteile, Holzschuhe usw.) sind mit heißer Soda- oder Seifenlösung gründlich zu scheuern.
3. Geräte aus Eisen oder anderem Metalle (Ketten, Ringe, Gabeln, Schippen, Striegel, Gebisse von Zaumzeugen, Maulkörbe, Tröge, sonstige Futter- und Tränkgeschirre und andere Gefäße, Käfige usw.) sind, soweit sie nicht zur Desinfektion (Abschnitt III) dem Feuer ausgesetzt werden, gründlich zu putzen und mit heißem Wasser abzuspülen.

4. Leder- oder Gummiteile (Halfter, Gurte, Zaumzeuge, Zuggeschirre, Sättel, Riemen, Polsterüberzüge, Lederschuhe, Hundehalsbänder, Maulkörbe, Peitschen usw.) sind mit Seifenwasser abzubürsten.
5. Gegenstände aus Zeug (Decken, Gurte, Halfter, Stricke, Polsterüberzüge, Kleidungsstücke, Bettzeug usw.) sind durch Abbürsten mit Seifenwasser vom Schmutze zu befreien.
6. Haare, Wolle, Federn, Polstereinlagen und ähnliche Gegenstände sind, in dünnen Lagen ausgebreitet, mindestens 3 Tage lang zu lüften und dabei möglichst oft zu wenden.

[2]In den Fällen des § 5 Nr. 10 Abs. 2 ist auch bei Gerätschaften, Kleidungsstücken und sonstigen Gegenständen eine vorherige Desinfektion erforderlich.

§ 7. Auf die Reinigung von Ladestellen und ähnlichen Standorten einschließlich der Schlachtstellen, ferner von Schiffsräumen und Fähren finden die Bestimmungen der §§ 5, 6 sinngemäß Anwendung.

§ 8. Viehmarktplätze sind zunächst so zu reinigen, daß der von den Tieren abgesetzte Kot gesammelt wird. Sodann sind gepflasterte Viehmarktplätze mit dem Besen gründlich zu säubern oder mit Wasser abzuspülen, nicht gepflasterte Viehmarktplätze durch Harken oder Eggen zu ebnen. Erforderlichenfalls sind auch die Anbindevorrichtungen mit Wasser abzuspülen oder abzuwaschen.

§ 9. Wege (Straßen) sind je nach ihrer Beschaffenheit wie die Viehmarktplätze zu reinigen.

§ 10. Standorte auf Weiden (Tummelplätze, Laufplätze, Melkplätze und dergleichen) sind je nach ihrer Beschaffenheit wie Viehmarktplätze zu reinigen.

III. Desinfektion.

1. Desinfektionsmittel.

§ 11.* [1]Als Desinfektionsmittel sind zu verwenden:

1. Frisch gelöschter Kalk. Er wird wie folgt gewonnen: Frisch gebrannter Kalk wird unzerkleinert in ein geräumiges Gefäß gelegt und mit Wasser (etwa der halben Menge des Kalkes) gleichmäßig besprengt; er zerfällt hierbei unter starker Erwärmung und unter Aufblähung zu einem Pulver.
2. Kalkmilch. Sie wird als dicke und als dünne Kalkmilch angewandt.

   Dicke Kalkmilch wird bereitet, indem zu je 1 Liter frisch gelöschtem Kalk allmählich unter stetem Umrühren 3 Liter Wasser hinzugesetzt werden.

   Dünne Kalkmilch wird hergestellt, indem zu je 1 Liter frisch gelöschtem Kalk allmählich unter stetem Umrühren 20 Liter Wasser hinzugesetzt werden.

   Falls frisch gelöschter Kalk nicht zur Verfügung steht, kann die Kalkmilch auch durch Anrühren von je 1 Liter gelöschtem

*) Ziff. 2 Abs. 4 i. d. F. der Bek. v. 28. Febr. 1921 GVBl. 64.

Kalk, wie er in einer Kalkgrube vorhanden ist, mit 3 oder 20 Liter Wasser bereitet werden. Jedoch ist darauf zu achten, daß in diesen Fällen die oberste, durch den Einfluß der Luft veränderte Kalkschicht der Grube vorher beseitigt wird. An Stelle frischgelöschten Kalkes oder Kalkes aus Kalkgruben kann auch Karbidkalk in der gleichen Menge verwendet werden.

Die Kalkmilch ist vor dem Gebrauch umzuschütteln oder umzurühren.

3. Chlorkalkmilch. Diese wird aus Chlorkalk (Calcaria chlorata des Deutschen Arzneibuchs), der in dicht geschlossenen Gefäßen vor Licht geschützt aufbewahrt war und stechenden Chlorgeruch besitzen muß, in der Weise hergestellt, daß zu je 1 Liter Chlorkalk allmählich unter stetem Rühren 3 oder 20 Liter Wasser hinzugesetzt werden (dicke und dünne Chlorkalkmilch). Chlorkalkmilch ist jedesmal vor dem Gebrauche frisch zu bereiten.

4. Verdünntes Kresolwasser (2,5 prozentig).[1] Zur Herstellung werden 50 ccm Kresolseifenlösung (Liquor Cresoli saponatus des Deutschen Arzneibuchs) mit Wasser zu 1 Liter Desinfektionsflüssigkeit aufgefüllt und gut durchgemischt.

5. Karbolsäurelösung (etwa 3 prozentig). Zur Bereitung werden 30 ccm verflüssigte Karbolsäure (Acidum carbolicum liquefactum des Deutschen Arzneibuchs) mit Wasser zu 1 Liter Desinfektionsflüssigkeit aufgefüllt und gut durchgemischt.

6. Kresolschwefelsäurelösung (3 prozentig). Zur Herstellung werden zunächst 2 Raumteile rohes Kresol (Cresolum crudum des Deutschen Arzneibuchs) mit 1 Raumteil roher Schwefelsäure (Acidum sulfuricum crudum des Deutschen Arzneibuchs) bei gewöhnlicher Temperatur gemischt. Von dieser Mischung werden frühestens 24 Stunden nach ihrer Zubereitung 30 ccm mit Wasser zu 1 Liter Desinfektionsflüssigkeit aufgefüllt und gut gemischt. Die Kresolschwefelsäuremischung ist hiezu binnen 3 Monaten nach ihrer Herstellung zu verwenden.

Wird die Kresolsäurelösung zur Desinfektion von Plätzen im Freien (Hofräumen, Ladestellen usw.) verwandt, so ist sie bei Frostwetter zur Verhütung der Eisbildung zuvor mit Kochsalz (0,5 bis 1 kg auf 10 Liter Kresolschwefelsäurelösung) unter sorgfältigem Umrühren zu vermischen.

Ställe, Höfe, Geräte usw., die mit Soda- oder Seifenlösung gereinigt wurden, sind vor der Desinfektion mit Kresolschwefelsäurelösung durch Abspülen mit Wasser von den Soda- oder Seifenresten zu befreien.

7. Sublimatlösung (0,1 prozentig). Zur Herstellung wird je 1 g Sublimat und Kochsalz unter Zusatz einer kleinen Menge roten Farbstoffes oder eine der käuflichen rosa gefärbten Sublimatpastillen (Pastilli hydrargyri bichlorati des Deutschen Arzneibuchs) mit 1 g Sublimat in 1 Liter Wasser aufgelöst.

---

[1]) Bei Schweineseuche und Schweinepest ist 6 prozentiges Kresolwasser zu verwenden. Zu seiner Herstellung sind statt der oben erwähnten 50 ccm Kresolseifenlösung 120 ccm dieser Lösung erforderlich.

Ställe, Höfe, Geräte usw., die mit Soda- oder Seifenlösung gereinigt wurden, sind vor der Desinfektion mit Sublimatlösung durch Abspülen mit Wasser von den Soda- oder Seifenresten zu befreien. Desinfektionsarbeiten, bei denen größere Mengen von Sublimat verbraucht werden, wie die Desinfektion von Ställen, Höfen usw., dürfen nur unter tierärztlicher oder polizeilicher Aufsicht ausgeführt werden. Es empfiehlt sich, namentlich bei der Desinfektion von Rinderställen, auf die Sublimatdesinfektion 24 Stunden später eine Abspülung der mit Sublimat behandelten Gegenstände mit $0{,}5$ prozentiger Lösung von Schwefelkalium (Kalium sulfuratum des Deutschen Arzneibuchs) folgen zu lassen.

8. Formaldehydlösung (etwa 1prozentig). Zur Herstellung werden 30 ccm der käuflichen Formaldehydlösung (Formalin) mit Wasser zu 1 Liter Desinfektionsflüssigkeit aufgefüllt und gut durchgemischt.

9. Wasserdampf in Apparaten, die sowohl bei der Aufstellung als auch später in regelmäßigen Zwischenräumen von Sachverständigen geprüft und geeignet befunden worden sind.

Außerdem kann Wasserdampf aus einem Dampfkessel zum An- und Ausdämpfen von kleineren, bis auf eine Öffnung geschlossenen Gefäßen, wie z. B. von Milchkannen, verwandt werden, wenn der Dampf unter Druck ausströmt und aus der Ausströmungsöffnung unmittelbar in die Gefäße hineingeleitet wird. Der Innenraum der Gefäße ist dem strömenden Dampfe auszusetzen, worauf noch ein sorgfältiges Andämpfen der Bügel und Dichtungsringe und der Außenwand, letzteres namentlich bei Holzgefäßen, zu erfolgen hat.

10. Auskochen in Wasser oder 3prozentiger Soda- oder Seifenlösung (vgl. § 5 Nr. 8). Die Flüssigkeit muß kalt aufgesetzt werden, die Gegenstände vollständig bedecken und vom Augenblicke des Kochens ab mindestens eine Viertelstunde lang im Sieden gehalten werden. Die Kochgefäße müssen bedeckt sein.

Bei Melkeimern, Milchaufbewahrungs- und Milchtransportgefäßen kann an Stelle des in vorstehender Weise auszuführenden Auskochens treten:

a) das Einlegen der Gefäße in kochend heißes Wasser oder kochend heiße Sodalösung oder dünne Kalkmilch für die Dauer von mindestens 2 Minuten derart, daß alle Teile der Gefäße von der Flüssigkeit bedeckt sind;

b) das gründliche Abbürsten der Außen- und Innenfläche der Gefäße nebst Griffen, Deckeln und anderen Verschlußvorrichtungen mit kochend heißem Wasser oder kochend heißer Sodalösung oder dünner Kalkmilch.

11. Gründliches Ansengen und Ausglühen im Feuer oder in einer geeigneten Flamme.

12. Verbrennen.

[2] Die unter Nr. 4 bis 7 angeführten Desinfektionsmittel sind möglichst heiß zu verwenden.

[3] Das Staatsministerium des Innern behält sich vor, außer den genannten auch andere, in bezug auf ihre desinfizierende Wirksamkeit und praktische Brauchbarkeit erprobte Mittel und Arten des Verfahrens zuzulassen.

2. Auswahl und Art der Verwendung der Desinfektionsmittel.

§ 12. Die Auswahl und Art der Verwendung der Desinfektionsmittel (§ 11) hat sich im allgemeinen nach dem Grade der Widerstandsfähigkeit sowie der Verschleppbarkeit des Ansteckungsstoffs der Seuche durch Zwischenträger und nach den besonderen Verhältnissen des Falles zu richten.

§ 13. Bei Viehseuchen, deren Ansteckungsstoff leicht zerstörbar ist und im wesentlichen durch die erkrankten Tiere verschleppt wird, genügt die Reinigung mit nachfolgender Tünchung der Stalldecken, Wände, Pfosten, Pfeiler, Standscheiden, Türen, des Fußbodens nebst Jaucherinnen und der Gerätschaften mit dünner Kalk- oder Chlorkalkmilch. Eisenteile sind mit verdünntem Kresolwasser oder mit Karbolsäurelösung zu bepinseln. Das gleiche Verfahren kann bei Holz- und Steinteilen sowie bei glasierten Tonkacheln an Stelle der Tünchung mit Kalk- oder Chlorkalkmilch angewandt werden.

§ 14. [1] Bei Seuchen, deren Ansteckungsstoff schwer zerstörbar ist oder bei denen die Gefahr der Weiterverbreitung durch Zwischenträger in hohem Grade besteht, ist folgendes Verfahren durchzuführen:

1. Die bei der Reinigung beseitigten und gesammelten Streumaterialien, Dünger, sonstiger Schmutz, Futterreste und dergleichen sind entweder zu verbrennen, zu vergraben, unterzupflügen oder durch Packung oder durch Vermischen mit einem geeigneten Desinfektionsmittel unschädlich zu machen.

   Die Packung von Dünger, Streu, Futterresten und ähnlichen Stoffen hat an einem Platze zu geschehen, der von Tieren, die für die Seuche empfänglich sind, und von unbefugten Personen nicht betreten werden kann und von dem aus ein Ablaufen von Schmutzwasser in andere Gehöfte, auf fremden Personen und Tieren zugängliche Wege, in Brunnen, Flußläufe und anderes Nutzwasser nicht stattfindet. Sie ist in der Weise vorzunehmen, daß Kot und Streu im Verhältnis wie etwa 2:3 innig gemischt und mäßig durchfeuchtet in größeren Haufen drei Wochen lang locker gelagert werden. Trockener Dünger ist nach der Aufstapelung mit Jauche oder Wasser (etwa 10 bis 15 Liter auf 1 cbm Dünger) zu durchtränken. Im übrigen wird wie folgt vorgegangen. Zunächst wird auf dem Boden eine etwa 25 cm hohe Schicht nicht infizierten Düngers oder von Stroh oder Torf von etwa $1_{,5}$ bis 2 m Breite und beliebiger Länge ausgebreitet und darauf der zu desinfizierende Dünger zu einem Haufen mit schrägen Seitenflächen bis zu einer Höhe von ungefähr $1_{,25}$ m, vom Boden an gerechnet, gepackt. Die Oberfläche des Haufens wird mit einer etwa 10 cm dicken Schicht von nicht infiziertem Dünger, Stroh, Laub, Torf oder anderem losen Material belegt und hierauf mit einer 10 cm dicken Erdschicht eingedeckt. Nach dreiwöchiger Packung kann der Dünger ohne weiteres abgefahren werden.

Die Abfuhr von Dünger und Streumaterialien, die nicht gepackt waren, vom Seuchengehöfte hat auf möglichst dichten Wagen und ohne Verwendung von seuchenempfänglichen Tieren aus fremden Gehöften zu geschehen, sofern für den Dünger und die Streumaterialien die Unschädlichmachung angeordnet ist (vgl. §§ 15 bis 27). Erforderlichenfalls sind der Dünger, die Streumaterialien usw. vor der Abfuhr lagenweise mit dicker Kalkmilch zu begießen, wenn nicht die Art des Ansteckungsstoffs die Verwendung eines anderen Desinfektionsmittels verlangt.

Falls mit der zugelassenen Art der Lagerung des Düngers die Gefahr einer Verschleppung des Ansteckungsstoffs durch ablaufendes Schmutzwasser in andere Gehöfte, auf fremden Personen und Tieren zugängliche Wege, in Brunnen, Wasserläufe oder sonstiges Nutzwasser verknüpft ist, ist der Dünger bereits im Stalle, vor der Verbringung an den Ort der Lagerung, mit dicker Kalkmilch zu begießen.

2. Jauche und Schmutzwasser sind durch Zusatz von Kalk oder dicker Kalkmilch, von Chlorkalk oder dicker Chlorkalkmilch zu desinfizieren, soweit sie nicht zur Packung von Dünger (Nr. 1) Verwendung finden. Es sind mindestens 1 Raumteil Kalk oder Chlorkalk oder 3 Raumteile dicke Kalk- oder Chlorkalkmilch auf 100 Raumteile Jauche oder Schmutzwasser zu verwenden und durch gründliches Umrühren mit diesen Flüssigkeiten zu vermengen, die sodann mindestens 2 Stunden lang stehen bleiben müssen.

3. Futter- und Strohvorräte, die in den zu desinfizierenden Räumen lagerten, sind unschädlich zu beseitigen, sofern nicht für einzelne Seuchen etwas anderes bestimmt ist (vgl. §§ 15 bis 27).

4. Decken und Wände, die Ausrüstungsgegenstände (Krippen, Tröge, Raufen, Pfosten, Pfeiler, Standscheiden, Türen, Türpfosten, Fenster usw.), ferner der Fußboden einschließlich der Abflußrinnen, Kanäle, Mulden und Gruben sind mit dünner Kalkmilch oder Chlorkalkmilch zu tünchen oder mit verdünntem Kresolwasser, Karbolsäure, Formaldehyd-, Sublimat- oder Kresolschwefelsäurelösung zu bestreichen oder gründlich zu besprengen.

Eisenteile sind mit verdünntem Kresolwasser oder mit Karbolsäurelösung zu behandeln.

5. Mit undurchlässigem Pflaster versehene Hofräume, Ladestellen, Schlachtstellen, Viehmarktplätze, Wege (Straßen) usw., ferner Schiffsräume und Fähren sind mit dünner Kalk- oder Chlorkalkmilch oder einem anderen Desinfektionsmittel (vgl. §§ 15 bis 27) zu begießen, abzuschlämmen oder in geeigneter Weise zu besprengen. Bei Frostwetter kann Begießen mit kochsalzhaltiger Karbolschwefelsäurelösung oder Bestreuen mit gepulvertem, frisch gelöschtem Kalk erfolgen.

Dasselbe Verfahren kann auch bei Hofräumen, Viehmarktplätzen, Wegen, Straßen und Standorten auf Weiden, die ein undurchlässiges Pflaster nicht haben oder überhaupt ungepflastert sind, angewandt werden.

6. Mit den Ausscheidungen kranker oder verdächtiger Tiere nicht durchfeuchteter Erd- und Sandboden, einschließlich der unter dem nach § 5 Nr. 4, 7 abgegrabenen Boden befindlichen Lagen, ferner die bei der Reinigung nicht entfernten Düngerlagen in Schafställen und Rindertiefställen sind mit dicker Kalkmilch zu übergießen oder mit frisch gelöschtem Kalk so zu bestreuen, daß die Boden- und Düngerlagen mit einer Schicht Kalk gleichmäßig bedeckt sind.

7. Hölzerne Geräte einschließlich der Fahrgeräte und Schleifen, auf denen Kadaver und Kadaverteile, Streu, Dünger, Magen- und Darminhalt geschlachteter, getöteter oder gefallener Tiere abgefahren wurden, sind, soweit sich nicht ihre Verbrennung empfiehlt, anzusengen oder mit verdünntem Kresolwasser, mit Karbolsäurelösung, Formaldehydlösung, Kresolschwefelsäurelösung oder Sublimatlösung zu bestreichen.

8. Geräte aus Eisen oder anderem Metalle sind der Wirkung des Feuers kurze Zeit auszusetzen oder mit verdünntem Kresolwasser, Karbolsäurelösung oder Formaldehydlösung zu bestreichen.

9. Gegenstände aus Leder, namentlich Schuhzeug, oder Gummi sind sorgfältig und wiederholt mit Lappen abzureiben, die mit Kresolwasser, Karbolsäurelösung oder Sublimatlösung getränkt sind.

10. Leinene, hanfene (Jute-), baumwollene und wollene Gegenstände, Kleidungs- und Bettstücke, Haare, Wolle, Federn, Futtersäcke, Polstereinlagen und dergleichen sind, soweit sich nicht ihre Verbrennung empfiehlt oder bei einzelnen Seuchen (vgl. §§ 15 bis 27) nicht etwas anderes bestimmt ist, durch 24stündiges Einlegen in verdünntes Kresolwasser, in Karbolsäurelösung, Sublimatlösung, Formaldehydlösung oder durch Auskochen oder in Dampfapparaten zu desinfizieren.

Kleidungsstücke, die nur wenig beschmutzt sind, können in der Weise desinfiziert werden, daß sie mit verdünntem Kresolwasser, mit Karbolsäurelösung, Sublimatlösung oder Formaldehydlösung befeuchtet und feucht gebürstet werden.

11. Tiere sind, insbesondere an den Stellen, an denen die Haut, die Hufe und Klauen durch Kot oder andere Ausscheidungen beschmutzt waren, mit den zulässigen Desinfektionsmitteln (§§ 15 bis 27) abzuwaschen.

12. Hände und andere Körperteile von Personen sind mit verdünntem Kresolwasser, mit Karbolsäurelösung oder Sublimatlösung gründlich abzubürsten und nach etwa fünf Minuten mit warmem Wasser und Seife zu waschen.

[2] Das Staatsministerium des Innern behält sich vor, Abweichungen von dem unter Nr. 1 bis 12 vorgeschriebenen Verfahren zuzulassen.

IV. Verfahren bei den einzelnen Seuchen.

Milzbrand.

§ 15. [1] Personen, die mit den blutigen Ausscheidungen milzbrandkranker oder der Seuche verdächtiger Tiere in Berührung gekommen sind oder bei der Vornahme blutiger Operationen an solchen Tieren oder bei der Wegschaffung oder Öffnung von Kadavern milzbrandkranker oder der Seuche verdächtiger Tiere Hilfe geleistet haben oder bei der Tötung oder Schlachtung oder Wartung solcher Tiere beschäftigt waren, haben möglichst sofort die Hände und andere etwa beschmutzte Körperteile, beschmutzte Kleidungsstücke und beschmutztes Schuhzeug zu reinigen und zu desinfizieren.

[2] Sobald ein milzbrandkrankes oder der Seuche verdächtiges Tier verendet, getötet oder genesen oder von seinem Standplatz entfernt ist, muß die Reinigung und Desinfektion vorgenommen werden. Sie umfaßt in der Regel den Standplatz der Tiere im Stalle, den Platz, wo die Tiere verendet sind oder getötet wurden, im Falle eines gehäuften Auftretens der Seuche nach dem Ermessen des Bezirkstierarztes bestimmte Abteilungen des Stalles oder den ganzen Stall, die durch Abgänge, Blut oder Abfälle solcher Tiere verunreinigten Fußböden, Stallwände, Pfosten, Pfeiler, Standscheiden, Krippen, Raufen, Tröge usw., ferner die Stallgeräte, Schlachtgeräte, Kleider und Schuhzeug des Wartepersonals und sonstige Gegenstände, die durch Abgänge, Blut oder Abfälle solcher Tiere verunreinigt sind oder von denen sonst anzunehmen ist, daß sie den Ansteckungsstoff des Milzbrandes enthalten, weiter die Abgänge, Blut, Abfälle von milzbrandkranken oder der Seuche verdächtigen Tieren, auch Futter- und Streuvorräte, die mit milzbrandkranken oder der Seuche verdächtigen Tieren in Berührung gekommen sind oder von denen sonst anzunehmen ist, daß sie den Ansteckungsstoff des Milzbrandes enthalten, die zum Wegschaffen der Kadaver oder Kadaverteile, der Abfälle, des Düngers und dergleichen benutzten Fahrzeuge oder Behältnisse, erforderlichenfalls auch verunreinigte Weidestellen, Verscharrungs- und Lagerplätze, Brunnentröge.

[3] Die Desinfektion erfolgt nach § 14 mit der Maßgabe, daß schon vor der Reinigung eine vorläufige Desinfektion stattzufinden hat (vgl. § 5 Nr. 10, § 6 Abs. 2). Als Desinfektionsmittel sind Chlorkalk, dicke und dünne Chlorkalkmilch, Sublimatlösung und Formaldehydlösung anzuwenden. Besondere Aufmerksamkeit erfordern die festen und flüssigen, namentlich die blutigen Ausscheidungen von kranken und der Seuche verdächtigen Tieren oder ihren Kadavern und Blut, das bei der Tötung abgeflossen ist. Derartige Abfallstoffe sind sorgfältig zu sammeln und ebenso wie Streu, Futterreste, Dünger, die von ungepflasterten Fußböden abgetragene Erdschicht und alle geringwertigen Gegenstände, die mit festen oder flüssigen Ausscheidungen oder Blut kranker oder der Seuche verdächtiger Tiere verunreinigt sind, wie die Kadaver zu behandeln (vgl. Anweisung für die unschädliche Beseitigung der Kadaver). Jauche, die durch Blut oder blutige Ausscheidungen kranker oder der Seuche verdächtiger Tiere verunreinigt ist, ist durch Zusatz von Chlorkalk oder Chlorkalkmilch (§ 14 Abs. 1 Nr. 2) zu desinfizieren.

[4] Futter- oder Streuvorräte, die Milzbrandkeime enthalten oder bei denen der begründete Verdacht vorliegt, daß dies der Fall ist, sind durch Dämpfen in geeigneten Apparaten oder durch ein anderes ausreichendes Erhitzungsverfahren zu desinfizieren. Ist dies nicht möglich, so sind die Futter- oder Streuvorräte zu verbrennen oder zu vergraben, es sei denn, daß dem Besitzer durch die Distriktspolizeibehörde

gestattet wird, die Vorräte an Tiere zu verfüttern, die der Schutzimpfung gegen Milzbrand unterzogen worden sind.

Rauschbrand und Wild- und Rinderseuche.

§ 16. Bei Rauschbrand und Wild- und Rinderseuche finden die Vorschriften des § 15 mit Ausnahme der in Abs. 3 angeordneten vorläufigen Desinfektion Anwendung.

Tollwut.

§ 17. [1] Sobald ein wutkrankes oder der Seuche verdächtiges Tier verendet oder getötet ist, müssen der Standplatz, insbesondere der von dem wutkranken oder der Wut verdächtigen Tiere verunreinigte Fußboden, Wände, Krippen, Raufen, Tröge, Verschläge, Pfosten, Pfeiler, Standscheiden und alle Gebrauchs- und sonstigen Gegenstände, die mit dem wutkranken oder der Seuche verdächtigen Tiere in Berührung gekommen sind, gereinigt und nach § 13 desinfiziert werden.

[2] Bei der Tollwut der Hunde und Katzen müssen die Streu, Maulkörbe, Halsbänder, Leinen, Decken, Geräte und sonstigen Gegenstände, die von wutkranken oder der Seuche verdächtigen Hunden oder Katzen benutzt worden sind, verbrannt oder auf andere Weise unschädlich beseitigt werden. Hundehütten sind, soweit sie aus Holz, Stroh, Schilf oder dergleichen bestehen, zu verbrennen, im übrigen zu reinigen und nach § 13 zu desinfizieren.

Rotz.

§ 18. [1] Personen, die mit rotzkranken oder der Seuche verdächtigen Tieren, ihren Kadavern oder Kadaverteilen in Berührung gekommen sind, haben ihre Hände und anderen etwa beschmutzten Körperteile möglichst sofort zu reinigen und zu desinfizieren. Zu diesem Zwecke sind im Seuchengehöfte Wasser, Seife und die geeigneten Desinfektionsmittel (verdünntes Kresolwasser, Karbolsäurelösung oder Sublimatlösung) bereitzuhalten.

[2] Sobald ein rotzkrankes oder der Seuche verdächtiges Tier von seinem Standplatz entfernt ist, muß die Reinigung und Desinfektion des Standplatzes und der bei dem Tiere benutzten Ausrüstungs- und Gebrauchsgegenstände sofort vorgenommen werden, sofern letztere nicht noch zur Wartung anderer rotzkranker Tiere Verwendung finden.

[3] Vor Aufhebung der Schutzmaßregeln sind nach dem Ermessen des Bezirkstierarztes bestimmte Abteilungen des Stalles oder der ganze Stall, die Ausrüstungs- und Gebrauchsgegenstände (Krippen, Raufen, Pfosten, Pfeiler, Standscheiden, Eimer und sonstige Stallgeräte, Anbindevorrichtungen, Zaumzeuge, Bespannungsgeschirre, Sättel, Putzzeuge, Decken, Schabracken, Kleider und Schuhzeug des Wartepersonals, Deichseln, Ketten, Vorsetzkrippen, Brunnentröge, Beschlagbrücken usw.) und sonstige Gegenstände, die mit kranken oder der Seuche verdächtigen Tieren, deren Ausscheidungen, Kadavern oder Kadaverteilen oder Abfällen in Berührung gekommen sind, erforderlichenfalls auch verunreinigte Weidestellen, zu reinigen und zu desinfizieren.

[4] Die Desinfektion erfolgt nach § 14 mit der Maßgabe, daß schon vor der Reinigung eine vorläufige Desinfektion stattzufinden hat. Als Desinfektionsmittel können sämtliche im § 11 Abs. 1 genannten Mittel

verwandt werden. Besondere Aufmerksamkeit erfordern die mit dem Nasenausflusse, den Absonderungen von Hautgeschwüren sowie mit dem Kote und Urin kranker oder der Seuche verdächtiger Tiere verunreinigten Gegenstände. Kot, Streu, Futterreste usw. können nach Packung, Jauche, die durch Ausscheidungen kranker oder verdächtiger Tiere verunreinigt ist, kann nach Desinfektion verwendet werden.

Maul- und Klauenseuche.

§ 19. [1] Die mit der Wartung maul- und klauenseuchekranker oder verdächtiger Tiere in Seuchengehöften betrauten und diejenigen Personen, die bei der Schlachtung und beim Transporte solcher Tiere, bei der Ausfuhr, dem Streuen und Unterpflügen ihres Düngers beschäftigt gewesen sind, ferner andere Personen, die mit kranken oder verdächtigen Tieren in Seuchengehöften in Berührung gekommen sind oder in Ställen, in denen solche Tiere untergebracht sind, verkehrt haben, müssen vor dem Verlassen des Seuchen- oder Schlachtgehöfts die etwa beschmutzten Kleider und das Schuhzeug wechseln oder reinigen und desinfizieren sowie Hände und andere mit den kranken oder verdächtigen Tieren in Berührung gekommene Körperteile reinigen und desinfizieren.

[2] Gerätschaften, Fahrzeuge, Behältnisse und sonstige Gegenstände, die während des Herrschens der Seuche außerhalb des Seuchengehöfts verwandt werden sollen, müssen, soweit sie mit kranken oder verdächtigen Tieren oder deren Abgängen in Berührung gekommen sind, vor dem Herausbringen aus dem Gehöfte gereinigt und desinfiziert werden. Milchtransportgefäße, die während des Herrschens der Seuche außerhalb des Seuchengehöfts verwandt werden, sind nach ihrer Entleerung gemäß § 11 Abs. 1 Nr. 9, 10 zu desinfizieren.

[3] Wird Dünger aus verseuchten Ställen entfernt, so ist er innerhalb des Gehöfts oder an anderen geeigneten Stellen, von denen aus eine Verschleppung des Ansteckungsstoffes nicht stattfinden kann, zu packen (§ 14 Abs. 1 Nr. 1) oder, falls dies untunlich ist, bereits vor der Entfernung aus den Ställen mit dicker Kalkmilch zu übergießen.

[4] Jauche und Dünger von Wiederkäuern und Schweinen dürfen während des Herrschens der Seuche aus dem Gehöfte nur beim Vorliegen zwingender Gründe mit distriktspolizeilicher Genehmigung abgefahren werden. Die Abfuhr darf nicht mit Rindviehgespannen aus anderen Gehöften erfolgen. Die Abfuhr von Jauche darf nur in dichten Behältnissen erfolgen. Dünger, der nicht gepackt war, ist auf möglichst dichten Wagen abzufahren. Erfolgt die Abfuhr solchen Düngers auf öffentlichen Wegen, so ist er, falls diese Wege nicht für die Gesamtdauer der Düngerabfuhr abgesperrt werden können, vor der Abfuhr mit dicker Kalkmilch wiederholt zu übergießen. Der Dünger, der vor der Abfuhr nicht gepackt war, ist auf dem Felde sofort unterzupflügen oder zu packen. In letzterem Falle ist bis zur Beendigung des Packverfahrens der Zutritt von Wiederkäuern und Schweinen zu dem Dünger zu hindern.

[5] Bei der Schlußdesinfektion, die nach den Bestimmungen des § 14 stattzufinden hat, sind die Örtlichkeiten, an denen sich kranke oder verdächtige Tiere aufgehalten haben (Ställe, Höfe, Tummelplätze, Bullenställe, Sprunghütten und Sprungplätze, Beschlagbrücken usw., Ladestellen,

Stellen von Marktplätzen und Wegen), ferner die Lagerplätze des Düngers, von Kadavern, Kadaverteilen, die Brunnentröge mit Umgebung, Bespannungsgeschirre, Deichseln, die zur Wartung und Pflege kranker oder verdächtiger Tiere benutzten Geräte (Tränkeimer, Melkeimer, Melkstühle, Milchtransportgefäße, Mistgabeln, Schippen usw.), Futtersäcke, Häute, Hörner, Klauen, Wolle und sonstige tierische Rohstoffe, die nach ihrer Herkunft oder Lagerung Träger des Ansteckungsstoffs sein können, sowie Kleider und Schuhzeug des Wartepersonals zu reinigen und zu desinfizieren. Hierbei ist den mit Speichel und Kot von kranken oder verdächtigen Tieren verunreinigten Gegenständen besondere Aufmerksamkeit zuzuwenden. Häute, Hörner, Klauen und sonstige tierische Rohstoffe sind durch vollkommene Trocknung oder durch 24stündiges Einlegen in dünne Kalkmilch oder durch eine ausreichende Behandlung mit einem anderen Desinfektionsmittel zu desinfizieren. Wolle darf auch ohne Desinfektion aus dem Seuchengehöft entfernt werden, wenn sie in festen Säcken verpackt ist.

6 Futter- und Streuvorräte, die in verseuchten Stallungen gelagert haben oder sonst durch die Ausscheidungen kranker oder verdächtiger Tiere verunreinigt worden sind, dürfen aus dem Seuchengehöfte nicht entfernt werden, sondern sind in diesem zu verwerten oder unschädlich zu beseitigen.

7 Bei der Schlußdesinfektion sind auch die Klauen der Rinder aus den Seuchenställen auszuschneiden und die Tiere selbst zu reinigen und zu desinfizieren (§ 4 und § 14 Abs. 1 Nr. 11).

8 Endlich haben das Wartepersonal der verseucht gewesenen Viehbestände und die Personen, die sonst mit den kranken oder verdächtigen Tieren in Berührung gekommen sind, bei der Schlußdesinfektion Hände und Arme sowie andere mit jenen Tieren in Berührung gekommene Körperteile zu reinigen und zu desinfizieren.

9 Zu der Desinfektion können sämtliche im § 11 Abs. 1 genannten Desinfektionsmittel verwandt werden.

Lungenseuche.

§ 20. 1 Die mit der Wartung lungenseuchekranker oder seuchenverdächtiger Tiere in Seuchengehöften betrauten und diejenigen Personen, die bei der Schlachtung und beim Transporte solcher Tiere beschäftigt sind, ferner andere Personen, die mit kranken oder seuchenverdächtigen Tieren in Seuchengehöften in Berührung gekommen sind oder in Ställen, in denen solche Tiere untergebracht sind, verkehrt haben, müssen vor dem Verlassen des Seuchen- oder Schlachtgehöfts die Kleider und das Schuhzeug wechseln oder reinigen und desinfizieren sowie die Hände und andere mit den kranken Tieren in Berührung gekommene Körperteile reinigen und desinfizieren.

2 In Seuchengehöften sind während des Herrschens der Seuche im Falle der Entfernung der kranken oder verdächtigen Tiere von ihrem Standplatz oder aus den Ställen die Standplätze der Tiere, die Ausrüstungsgegenstände der Standplätze und die zur Wartung und Pflege der Tiere benutzten Geräte sowie die entleerten Ställe alsbald zu reinigen und nach Vorschrift des § 13 zu desinfizieren. Futterreste, die durch die Ausatmungsluft der Tiere verunreinigt sind, müssen verbrannt oder wie der Dünger und die Streu behandelt werden.

³Der Dünger und die Streu aus Seuchengehöften sind ohne Benutzung von Rindviehgespannen aus anderen Gehöften aufs Feld zu fahren und unterzupflügen. Ist letzteres nicht alsbald ausführbar, so ist der Dünger auf Haufen zu stapeln und dafür Sorge zu tragen, daß der Zutritt von Rindvieh zu dem Dünger und der Streu mindestens 2 Wochen lang gehindert wird.

⁴Bei der Schlußdesinfektion sind die Seuchenställe und sonstigen Räumlichkeiten des Seuchengehöfts, in denen sich kranke oder der Seuche verdächtige Tiere oder ihre Kadaver befunden haben, die Ausrüstungs- und Gebrauchsgegenstände, die mit den erkrankten oder der Seuche verdächtigen Tieren in Berührung gekommen sind, insbesondere auch die Kleidungsstücke und das Schuhzeug des Wartepersonals zu reinigen und nach Vorschrift des § 13 zu desinfizieren.

⁵Futter- und Streuvorräte, die in den verseuchten Stallungen oder über verseuchten Stallungen mit undichten Decken lagerten, dürfen auch nach dem Erlöschen der Seuche nicht aus dem Gehöft entfernt werden. Sie dürfen nur für Pferde, Schweine oder Schafe verwandt werden und sind so unterzubringen, daß Rinder damit nicht in Berührung kommen können. Ist eine derartige Verwertung der Futter- und Streuvorräte nicht angängig, so sind sie wie der Dünger zu behandeln.

Pockenseuche der Schafe.

§ 21. ¹Die mit der Wartung pockenkranker oder verdächtiger Schafe in Seuchengehöften betrauten und diejenigen Personen, die bei der Schur, Schlachtung und beim Transport solcher Tiere beschäftigt sind, sowie andere Personen, die mit pockenkranken oder verdächtigen Schafen in Seuchengehöften in Berührung gekommen sind oder in Ställen, in denen solche Schafe untergebracht sind, verkehrt haben, müssen vor dem Verlassen des Seuchengehöfts die etwa beschmutzten Kleider und das Schuhzeug wechseln oder reinigen und desinfizieren sowie die Hände und andere mit den kranken oder verdächtigen Tieren in Berührung gekommene Körperteile reinigen und desinfizieren.

²Der Dünger ist bis zur Ausführung der Schlußdesinfektion im Stalle zu belassen. Wird seine Herausschaffung erforderlich, so ist er innerhalb des Gehöfts oder an anderen geeigneten Stellen, von denen aus eine Verschleppung des Ansteckungsstoffs nicht stattfinden kann, zu packen (§ 14 Abs. 1 Nr. 1) oder, falls dies nicht möglich ist, bereits vor der Entfernung aus dem Seuchenstalle mit dicker Kalkmilch zu übergießen. Der Dünger, der auf dem Seuchengehöfte nicht gepackt werden konnte, darf nur mit distriktspolizeilicher Genehmigung und unter der Bedingung vom Seuchengehöft entfernt werden, daß er auf möglichst dichten Wagen abgefahren und auf dem Felde sofort untergepflügt oder gepackt wird. In letzterem Falle ist bis zur Beendigung des Packverfahrens der Zutritt fremder Schafe zu dem Dünger zu hindern.

³Bei der Schlußdesinfektion sind Stallungen und Räumlichkeiten, in denen pockenkranke oder der Seuche verdächtige Schafe gestanden haben, die Ausrüstungs- und Gebrauchsgegenstände, die mit den erkrankten oder der Seuche verdächtigen Schafe oder ihren Abgängen in Berührung gekommen sind, insbesondere auch die Kleider und das Schuhzeug des Wartepersonals zu reinigen und zu desinfizieren. Zu

der Desinfektion, die nach § 14 zu erfolgen hat, können sämtliche im § 11 Abs. 1 genannten Desinfektionsmittel verwandt werden.

⁴Futter- und Streuvorräte, die in den verseuchten Stallungen oder über verseuchten Stallungen mit undichten Decken lagerten sind gründlich zu lüften und nur im Seuchengehöfte zu verwenden oder unschädlich zu beseitigen.

Beschälseuche und Bläschenausschlag.

§ 22. Bei der Beschälseuche und beim Bläschenausschlage bedarf es keiner Desinfektion.

Räude.

§ 23. ¹Während der Behandlung der kranken oder der Seuche verdächtigen Pferde und Schafe sowie der Schafherden, in denen die Räude herrscht, ist eine Reinigung und Desinfektion der Stallungen, Hürden, Gerätschaften, des Geschirrs, der Decken, Putzzeuge und anderer Gegenstände, die mit den kranken oder verdächtigen Tieren in Berührung gekommen sind, auszuführen. Werden die Tiere der Badekur unterworfen, so ist die Reinigung und Desinfektion jedesmal vorzunehmen, wenn das Baden der Tiere erfolgt. Besteht die Behandlung in einer Schmierkur, so ist die Reinigung und Desinfektion je nach dem Grade der Krankheit in kürzeren oder längeren Zeitzwischenräumen zu wiederholen. Nach Beendigung des Heilverfahrens ist eine Schlußdesinfektion auszuführen.

²Stallungen oder andere Räumlichkeiten sowie Hürden, in denen sich räudekranke Pferde oder Schafe vor der Einleitung eines Heilverfahrens oder vor ihrer Schlachtung befunden haben, müssen alsbald nach der Entfernung der räudekranken Tiere gereinigt und desinfiziert werden.

³Die Desinfektion erfolgt nach den Vorschriften des § 14. Als Desinfektionsmittel sind verdünntes Kresolwasser, Karbolsäurelösung oder Kalk zu verwenden. Besondere Aufmerksamkeit erfordern sämtliche Gegenstände, die mit den kranken oder verdächtigen Tieren in Berührung gekommen sind (Krippen, Raufen, Pfosten, Pfeiler, Standscheiden, Anbindevorrichtungen, Zaumzeuge, Bespannungsgeschirre, Sättel, Putzzeuge, Decken, Schabracken, Kleider des Wartepersonals, Deichseln usw. bei Pferden; Hürden, Raufen, Krippen, Pfosten, Pferchkarren, Schippen, Schafscheren, Dünger, Kleider, Schuhzeug des Wartepersonals usw. bei Schafen).

⁴Der Dünger aus verseuchten Schafställen ist aufs Feld zu fahren und alsbald unterzupflügen. Kann die Unterpflügung nicht alsbald geschehen, so sind Schafe bis zur Unterpflügung vom Zutritt zu dem Dünger fernzuhalten.

Schweineseuche und Schweinepest.

§ 24. ¹Der aus den Seuchenställen entfernte Dünger nebst Streu, Futterresten und dergleichen ist zu packen (§ 14 Abs. 1 Nr. 1). Ist das Packen des Düngers, der Streu und dergleichen nicht durchführbar, so sind diese Stoffe zu sammeln und zu verbrennen oder wie die Kadaver gefallener oder getöteter Tiere zu vergraben. Durch Verbrennen oder Vergraben sind auch die beanstandeten Teile geschlachteter seuchenkranker

Schweine und die Schlachtabfälle einschließlich des Wassers, das zum Abwaschen des Fleisches und der Eingeweide benutzt wurde, unschädlich zu machen.

²Die Stallgänge, die Plätze vor den Stalltüren und Gehöftseingängen sowie die Wege an den Ställen und auf dem Hofe sind während des Herrschens der Schweineseuche oder Schweinepest mindestens alle 8 Tage zu reinigen und mit dünner Chlorkalkmilch oder mit 6prozentigem Kresolwasser zu desinfizieren.

³Gerätschaften, Fahrzeugnisse, Behältnisse und sonstige Gegenstände müssen, soweit sie mit den kranken oder verdächtigen Tieren oder mit deren Abgängen in Berührung gekommen sind, desinfiziert werden, bevor sie aus dem Gehöfte herausgebracht werden.

⁴Bei der Schlußdesinfektion sind die Örtlichkeiten, an denen sich seuchenkranke oder der Seuche verdächtige Schweine befunden haben (Ställe mit den Nebenräumen wie Futterküchen, Tummelplätze, Hofräume, Sprungplätze, benutzte Marktplätze und Ladestellen usw.), die zur Wartung und Pflege und zur Schlachtung kranker und verdächtiger Tiere benutzten Geräte (Eimer, Gabeln, Schippen, Schlachttröge usw.), Fahrgeräte und Schleifen, auf denen Kadaver, Streu, Dünger und andere Abfälle befördert worden sind, Kleider und Schuhzeug des Wartepersonals, Futtersäcke und sonstige Gegenstände, die mit kranken oder der Seuche verdächtigen Tieren in Berührung gekommen sind oder von denen sonst anzunehmen ist, daß sie den Ansteckungsstoff enthalten, zu reinigen und zu desinfizieren. Hierbei ist den durch Kot, Urin und Blut kranker oder der Seuche verdächtiger Tiere verunreinigten Gegenständen besondere Aufmerksamkeit zuzuwenden. Die Wühlplätze sind nach Reinigung von Kot und Streu und, wenn möglich, nach Abtragung der oberflächlichen Erdschicht ausgiebig mit dünner Chlorkalkmilch oder mit 6prozentigem Kresolwasser zu tränken, sodann durch Harken oder Eggen zu ebnen und wiederholt ausgiebig mit den genannten Desinfektionsmitteln zu behandeln. Neu in die Gehöfte eingebrachte Schweine sind möglichst lange von den Wühlplätzen fernzuhalten. Abgegrabene Boden- oder Erdschichten sind zu vergraben oder auf Feldern unterzupflügen, die Schweinen nicht zugänglich sind.

⁵Die Desinfektion der Ställe und sonstigen Standorte seuchenkranker oder der Seuche verdächtiger Tiere hat nach den Bestimmungen des § 14 zu erfolgen. Als Desinfektionsmittel sind dünne Chlorkalkmilch oder 6prozentiges Kresolwasser zu verwenden.

Rotlauf der Schweine einschließlich des Nesselfiebers (Backsteinblattern).

§ 25. ¹Die Reinigung und die Desinfektion beim Rotlauf umfassen in der Regel den Standplatz der seuchenkranken oder der Seuche verdächtigen Tiere, bei gehäuftem Auftreten nach dem Ermessen des Bezirkstierarztes bestimmte Abteilungen des Stalles oder den ganzen Stall, ferner die Ausrüstungs-, Gebrauchs- und sonstigen Gegenstände, die mit den kranken oder der Seuche verdächtigen Tieren, deren Ausscheidungen, Kadavern oder Kadaverteilen in Berührung gekommen sind. Standplätze sind sofort nach der Entfernung der seuchenkranken oder der Seuche verdächtigen Tiere zu reinigen und zu desinfizieren, Stallteile oder der ganze Stall sofort, wenn der gesamte Schweinebestand gefallen, getötet oder entfernt worden ist, im übrigen 6 Tage nach Ablauf des letzten Krankheitsfalls.

²Die Desinfektion erfolgt nach § 13. Zur Desinfektion können sämtliche im § 11 Abs. 1 bezeichneten Desinfektionsmittel verwendet werden.

Geflügelcholera und Hühnerpest.

§ 26. ¹Die Ställe und sonstigen Aufenthaltsorte kranker oder der Seuche verdächtiger Tiere, Käfige, sonstige Behältnisse und Transportmittel, Auslaufhöfe einschließlich etwa vorhandener Schwimm- und Badevorrichtungen, Stallgeräte und sonstigen Gegenstände, die mit den kranken oder der Seuche verdächtigen Tieren, deren Ausscheidungen, Kadavern oder Kadaverteilen in Berührung gekommen sind, sowie Schlachtstellen sind zu reinigen und nach den Vorschriften des § 14 zu desinfizieren. Zur Desinfektion können sämtliche im § 11 Abs. 1 bezeichneten Desinfektionsmittel verwandt werden.

²Besondere Aufmerksamkeit erfordern die Ausscheidungen der kranken oder verdächtigen Tiere und Blut, das bei der Tötung abgeflossen ist. Diese Abfallstoffe sind sorgfältig zu sammeln und ebenso wie die Streu, der Dünger, Kot, Federn, Futterreste, die von ungepflasterten Fußböden und Auslaufhöfen entfernten Erdschichten und alle geringwertigen Gegenstände, die mit Kot oder Blut verunreinigt sind, mit den Kadavern zu vergraben und zu verbrennen. Durch Vergraben oder Verbrennen sind auch die beanstandeten Teile geschlachteter seuchenkranker oder der Seuche verdächtiger Tiere und sonstige Schlachtabfälle unschädlich zu machen. Abfälle, deren Beschaffenheit die Verbrennung nicht gestattet, müssen gesammelt, mit der gleichen Menge Kalkmilch gut durchmischt und hierauf vergraben werden. Auslaufhöfe sind möglichst nach Entfernung der oberflächlichen Bodenschicht, Schwimm- und Badevorrichtungen auf den Auslaufhöfen nach Entfernung des Wassers mit dicker Kalkmilch zu begießen. Das Wasser in Schwimm- und Badevorrichtungen ist 24 Stunden vor dem Ablassen wie Jauche (§ 14 Nr. 2 Abs. 1) mit Kalk oder dicker Kalkmilch zu versetzen.

³Größere Mengen von Dünger können gepackt, Federn dürfen in lufttrockenem Zustand mit distriktspolizeilicher Genehmigung aus dem Seuchengehöft ausgeführt werden, wenn sie in dichten Säcken verpackt sind.

Tuberkulose.

§ 27. ¹Sobald Rinder, bei denen das Vorhandensein der Tuberkulose im Sinne des § 10 Abs. 1 Nr. 12 des Gesetzes festgestellt oder in hohem Grade wahrscheinlich ist, von ihrem Standplatz entfernt sind, muß die Reinigung und Desinfektion vorgenommen werden.

²Die Reinigung und Desinfektion umfaßt in der Regel den Standplatz der Tiere, im Falle eines gehäuften Auftretens der Seuche, und wenn die Tiere vor der Feststellung des Vorhandenseins oder der hohen Wahrscheinlichkeit der Seuche im Stalle wiederholt umgestellt worden sind, nach dem Ermessen des Bezirkstierarztes bestimmte Abteilungen des Stalles oder den ganzen Stall, in jedem Falle ferner die Ausrüstungs-, Gebrauchs- und sonstigen Gegenstände, die durch die Ausscheidungen der Tiere verunreinigt worden sind, insbesondere die Krippen, Futtertische, Raufen, Wasserrinnen in den Futtertischen, die zu den

Ständen gehörigen Wandabteilungen und Standscheiden, den Fußboden einschließlich Stallgasse, die Putz- und Melkgeräte.

[3] Die Desinfektion erfolgt nach § 13. Melkeimer und andere Milchgefäße sind durch Anwendung von Wasserdampf oder durch Auskochen oder Abbürsten mit kochend heißem Wasser oder kochendheißer Sodalösung (vgl. § 11 Abs. 1 Nr. 9, 10) zu desinfizieren.

Seuchen, für die durch den Reichskanzler nach § 10 Abs. 2 des Viehseuchengesetzes die Anzeigepflicht eingeführt wird.

§ 28. Bei Seuchen, für die durch den Reichskanzler nach § 10 Abs. 2 des Viehseuchengesetzes die Anzeigepflicht eingeführt wird, regelt sich das Desinfektionsverfahren nach den hierzu ergehenden besonderen Anweisungen. Die Desinfektion bei der Pferdeinfluenza (vgl. § 34 unter b der Bekanntmachung) hat nach § 13 dieser Anweisung zu erfolgen.

Anlage B.

Anweisung für das Zerlegungsverfahren bei Viehseuchen.

I. Allgemeines.

§ 1. Die Zerlegung eines verendeten oder getöteten Tieres hat den Zweck, über den Ausbruch einer Seuche Gewißheit zu verschaffen oder die Krankheit eines Tieres wegen der etwa in Betracht kommenden Entschädigungsleistung festzustellen.

§ 2. Die Zerlegung muß möglichst bald nach dem Tode des Tieres vorgenommen werden.

§ 3. Der Bezirkstierarzt hat dafür zu sorgen, daß die Instrumente, die für die Zerlegung eines Tieres im einzelnen Falle erforderlich sind, in gutem Zustande zur Verfügung stehen. Als solche Instrumente kommen im allgemeinen in Betracht mehrere Messer, zwei Scheren, zwei Pinzetten, eine Darmschere, zwei Sonden, eine Säge, ein Meißel nebst Schlegel, ein Maßstab, ein Meßgefäß, eine Lupe, erforderlichenfalls ein brauchbares Mikroskop, Instrumente und geeignete Färbemittel zur Herstellung frischer mikroskopischer Präparate sowie einige reine Glas- und Porzellangefäße zur Aufbewahrung von Kadaverteilen, die mikroskopisch oder chemisch untersucht werden sollen.

§ 4. Die Zerlegungen sind an einem vom Bezirksarzte für geeignet erachteten Orte auszuführen. Zerlegungen bei künstlichem Lichte sind nur ausnahmsweise zulässig. Die Ausnahme ist in der Niederschrift anzuführen und besonders zu begründen. Die Ortspolizeibehörde hat für die zur Ausführung der Zerlegungen etwa erforderliche Hilfsmannschaft zu sorgen.

§ 5. Der Bezirkstierarzt hat die Verpflichtung, sich über alle Verhältnisse (Krankheitsverlauf und an den Tieren beobachtete Krankheitserscheinungen), die für die Zerlegung und das abzugebende Gutachten von Bedeutung sind, vor oder während der Zerlegung zu unterrichten. Die Ergebnisse dieser Ermittlungen sind entweder vor den eigentlichen Untersuchungsbefunden oder im Anschluß daran, jedoch in allen Fällen getrennt davon, in der Niederschrift anzugeben.

§ 6. [1] In Fällen, in denen ein bestimmtes Gutachten erst nach der weiteren Untersuchung einzelner Teile abgegeben und diese Untersuchung aus äußeren Gründen nicht sofort bei der Zerlegung vorgenommen werden kann, sind die betreffenden Teile zurückzulegen und möglichst schnell nachträglich zu untersuchen.

[2] In dem über das Ergebnis der Untersuchung zu erstattenden Bericht ist anzugeben, zu welcher Zeit die nachträgliche Untersuchung vorgenommen und welches Verfahren dabei angewandt worden ist.

II. Gang der Zerlegung.

§ 7. [1] Die folgenden Vorschriften über den Gang der Zerlegung gelten für die gewöhnlichen Fälle. In Fällen, in denen von diesem Gange abgewichen worden ist, sind in der Niederschrift die Gründe anzugeben, die die Abweichung veranlaßt haben.

[2] Bei der Tötung und Zerlegung eines Tieres, dessen Krankheitszustand voraussichtlich die Verwertung des Fleisches zur menschlichen Nahrung gestattet, kann, insoweit dadurch die Feststellung der Krankheit nicht beeinträchtigt wird, das beim Schlachten und bei der Fleischbeschau gebräuchliche Verfahren in Anwendung kommen.

§ 8. Die Zerlegung zerfällt in zwei Teile:

A. Äußere Besichtigung.

B. Innere Besichtigung.

A. Äußere Besichtigung.

§ 9. [1] Die äußere Besichtigung erstreckt sich auf den Körper im allgemeinen und auf seine einzelnen Abschnitte.

[2] Was den Körper im allgemeinen betrifft, so sind anzugeben: Tiergattung, Geschlecht, Farbe der Haare, Abzeichen, Alter, Größe, Körperbau, Ernährungszustand, Zeichen des Todes (Totenstarre) und etwa eingetretene Fäulnis.

[3] Von den einzelnen Abschnitten des Körpers sind zu berücksichtigen: der Kopf mit seinen natürlichen Öffnungen, die Beschaffenheit der Schneidezähne und die Lage und Beschaffenheit der Zunge. Wenn sich Flüssigkeit aus der Nase oder dem Maule ergießt, so ist deren Beschaffenheit genau anzugeben. Dann folgt die Untersuchung des Halses, der Brust, des Bauches, des Rückens, des Schwanzes, des Afters, der äußeren Geschlechtsteile, der Milchdrüsen und der Gliedmaßen.

[4] Zeigt sich an irgendeinem Teile eine Veränderung (Geschwür, Wunde, Anschwellung), so sind ihre Lage, Richtung und Größe anzugeben. Eine genaue Untersuchung der veränderten Teile, wobei Einschnitte herzustellen sind, wird am zweckmäßigsten bei der inneren Besichtigung der Teile ausgeführt.

B. Innere Besichtigung.

1. Allgemeine Bestimmungen.

§ 10. [1]Zum Zwecke der inneren Besichtigung wird der Kadaver in der Regel auf den Rücken gelegt und in dieser Lage während der Zerlegung belassen.

[2]Vor der Öffnung der Höhlen wird entweder die Haut vom Kadaver ganz abgetrennt oder nur ein langer Schnitt durch die Haut gemacht, der am Kinnwinkel beginnt, in der Richtung der Luftröhre zwischen beiden Vorderschenkeln links vom Nabel bis an den Schlauch oder das Euter verläuft und sich hier in zwei Schenkel teilt, die rechts und links von den genannten Teilen bis an den Sitzbeinausschnitt reichen. Am Bauche ist dieser Schnitt nicht sogleich bis in die Bauchhöhle, sondern nur bis in die Unterhaut zu führen. Vom Halse wird die Haut so weit abgetrennt, daß der Raum zwischen den beiden Unterkieferästen, ferner die Ohrspeicheldrüsen und die Luftröhre bloßgelegt sind. Am Bauche und an der Brust wird die Haut vom Längsschnitt aus in der Richtung gegen die Wirbelsäule abgetrennt, die Vorderschenkel werden vom Brustkorb und die Hinterschenkel vom Becken abgelöst und zur Seite gelegt.

[3]Zuerst wird die Bauchhöhle, dann die Brusthöhle und zuletzt die Kopfhöhle geöffnet. Die Öffnung des Wirbelkanals oder einzelner Gelenkhöhlen geschieht, wenn in ihnen Abweichungen zu vermuten sind.

[4]Liegt ein bestimmter Verdacht in bezug auf die Krankheit vor, an der das Tier gelitten hat, so ist mit derjenigen Höhle zu beginnen, in der die wichtigsten Veränderungen zu erwarten sind.

[5]In jeder Höhle ist der ungewöhnliche Inhalt (Gas, fremde Körper, Gerinnsel oder Flüssigkeit), in der Bauchhöhle auch der Inhalt des Magens und Darmes zu ermitteln; die Menge der in einer Höhle etwa vorhandenen Flüssigkeit ist nach Maß oder Gewicht zu bestimmen. Ferner sind die Lage der in den Höhlen gelegenen Organe und die Farbe und Beschaffenheit der vorliegenden Teile anzugeben. Schließlich ist jedes Organ äußerlich und innerlich zu prüfen.

2. Öffnung der Bauchhöhle.

§ 11. [1]Die Vorhaut und der Penis oder das Euter sind zurückzulegen, indem ihre Aufhängebänder durchschnitten werden. Dann ist die Bauchhöhle durch einen Längs- und Querschnitt zu öffnen. Der Längsschnitt erstreckt sich vom Schaufelknorpel bis zur Schambeinfuge, der Querschnitt vom hinteren Rande der letzten Rippe der einen Seite bis zum hinteren Rande der letzten Rippe der anderen Seite. Bei der Anlegung des Längsschnitts ist jede Verletzung der dicht an der Bauchwand gelegenen Organe zu vermeiden. Es ist deshalb zuerst nur ein ganz kleiner Einschnitt hinter dem Schaufelknorpel in das Bauchfell zu machen und beim Einschneiden darauf zu achten, ob Gas oder Flüssigkeit austritt. Durch den Einschnitt wird zuerst der Zeigefinger und sodann der Mittelfinger der linken Hand in die Bauchhöhle eingeführt und die Bauchdecke von den Eingeweiden der Bauchhöhle abgehoben und zwischen beiden Fingern der Schnitt durch die Bauchwand in der Richtung der Mittellinie und links vom Nabel bis zur Schambeinfuge fortgesetzt. Dann ist der Querschnitt zu machen, der am hinteren Rande der letzten Rippen verläuft und an dem außenseitigen Rande der großen Lendenmuskeln endet.

²Nach dieser breiten Öffnung der Bauchhöhle werden die allgemeinen Verhältnisse der Bauchhöhle bestimmt, zu denen ein etwa vorhandener ungewöhnlicher Inhalt, die Lage und Farbe sowie das sonstige Aussehen der vorliegenden Teile und der Stand des Zwerchfells gehören.

³Wenn die tödliche Krankheit an den Organen der Bauchhöhle zu suchen ist, empfiehlt es sich, an die Öffnung der Bauchhöhle ihre Untersuchung (§ 13) sofort anzuschließen. In der Regel aber ist nach Öffnung der Bauchhöhle und Feststellnug ihrer allgemeinen Verhältnisse die Untersuchung der Brusthöhle vorzunehmen und hierauf erst die weitere Prüfung der Bauchhöhle auszuführen.

3. Öffnung und Untersuchung der Brusthöhle.

§ 12. ¹Zunächst werden die Weichteile vom Brustkorb abgelöst und untersucht. Wenn Veränderungen angetroffen werden, sind Schnitte durch die Brustwände zu legen.

²Sodann werden die beiden Brustwände mit dem Messer oder mit einer Säge durchtrennt. Die Trennungslinien verlaufen auf jeder Seite von vorn nach hinten und liegen bei größeren Tieren etwa 10 cm über den Ansatzstellen der Rippenknorpel an die Rippen, bei kleineren Tieren an diesen Ansatzstellen.

³Nun wird das Zwerchfell, soweit es zwischen den Endpunkten der Sägelinien angeheftet ist, dicht an den Knorpeln der falschen Rippen und dem Schaufelknorpel abgetrennt, das Brustbein im Zusammenhange mit den Rippenknorpeln und den abgesägten Teilen der Knorpelstücke der Rippen nach aufwärts geschlagen und dabei das Mittelfell und der Herzbeutel mit Vermeidung jeder Verletzung des letzteren abgetrennt.

⁴Darauf werden das Brustbein mit dem Habichts- und Schaufelknorpel, die Knorpel der Rippen, die bei älteren Tieren verknöchert sind, und die abgesägten Teile der Knorpelendstücke der Rippen geprüft.

⁵Nunmehr werden der Zustand der Brustfellsäcke und das Verhalten des Brustfells bestimmt. Die Menge des etwaigen ungewöhnlichen Inhalts ist nach Maß oder Gewicht festzustellen. Dann sind der Ausdehnungszustand, die Lage und das Aussehen der einzelnen Lungenteile und das Verhalten des Mittelfells, namentlich der darin vorhandenen Lymphknoten und der großen außerhalb des Herzbeutels gelegenen Gefäße anzugeben.

⁶Demnächst wird der Herzbeutel geöffnet und sein Zustand bestimmt. Hierbei sind zu beachten Größe und Form des Herzbeutels, etwa vorhandener ungewöhnlicher Inhalt, Beschaffenheit der sich berührenden Flächen der beiden Herzbeutelblätter und die Dicke der letzteren.

⁷Dann ist die Untersuchung des Herzens vorzunehmen: Lage, Größe, Gestalt, Farbe, Konsistenz (Totenstarre) des Herzens, Blutgehalt der Kranzgefäße und der einzelnen Abschnitte (Vorhöfe und Kammern) und Fettgehalt des subperikardialen Gewebes. Nächstdem folgt die Öffnung des Herzens, das hierbei noch in seinem natürlichen Zusammenhang im Kadaver verbleibt.

⁸Die Zerlegung des Herzens zerfällt in drei Teile:

Zuerst werden Menge und Beschaffenheit des in den einzelnen Herzabschnitten gelegenen Blutes und die Weite der zwischen den Vor- und Herzkammern gelegenen Öffnungen bestimmt. Zu diesem Zwecke werden die Vor- und Herzkammern durch vier getrennte Schnitte geöffnet. Bei der Öffnung ist die Basis des Herzens zu schonen, weil sich an sie die zwischen den Vor- und Herzkammern gelegenen Klappen anheften. Zuerst wird die rechte Herzkammer, dann der rechte Vorhof, ferner der linke Vorhof und endlich die linke Herzkammer geöffnet. Der Inhalt jedes Abschnitts wird nach Menge, Aussehen und Gerinnungszustand bestimmt. Die Weite der Öffnungen wird durch vorsichtiges Einführen der zugespitzten Faust vom Vorhof aus festgestellt.

Dann wird das Herz herausgeschnitten und die Weite des Anfangsteils der Aorta und der Lungenarterie sowie die Dicke seiner Wandungen geprüft. Darauf folgt die Untersuchung der Schlußfähigkeit der an den arteriellen Mündungen gelegenen halbmondförmigen Klappen.

Endlich findet die volle Öffnung der beiden Herzkammern statt, um die Beschaffenheit der zwischen den Vor- und Herzkammern gelegenen Klappen mit den zugehörigen Sehnenfäden und Papillarmuskeln, der halbmondförmigen Klappen der Aorta und der Lungenarterie, der Scheidewand der Herz- und Vorkammern, der Innenhaut des Herzens und des Herzmuskels (Dicke, Farbe und sonstige Beschaffenheit) festzustellen. Auch die Untersuchung der Kranzgefäße darf nicht unterbleiben.

[9] Die Untersuchung der übrigen Teile der Lungenarterie ist mit derjenigen der Lunge und die des Brustteils der Aorta mit derjenigen des Bauchteils zu verbinden.

[10] Demnächst folgt die Untersuchung der Lungen. Um die Lungen genau untersuchen zu können, müssen sie aus der Brusthöhle herausgenommen werden. Dies muß vorsichtig geschehen, damit das Lungengewebe nicht zerrissen oder gedrückt wird. Sind Verwachsungen zwischen den Lungen und der Rippenwand vorhanden, so sind sie nicht zu durchschneiden, sondern es ist das Rippenfell an den betreffenden Stellen mitzuentfernen. Nachdem die Lungen herausgenommen worden sind, werden ihre Größe, Gestalt, Farbe und Konsistenz bestimmt. Endlich müssen große, glatte Einschnitte in die Lungen gemacht werden, um ihre innere Einrichtung festzustellen. Soll endlich der Zustand der Blutgefäße und Luftröhrenäste ermittelt werden, so müssen sie mit der Schere aufgeschnitten und bis in ihre Verästelungen verfolgt werden.

[11] An die Untersuchung der Lungen schließt sich diejenige der oberen Abschnitte der Rippen an.

[12] In denjenigen Fällen, in denen eine vollständige Zerlegung der Brustorgane aus irgendeinem Grunde nicht erforderlich erscheint, es aber angezeigt ist, ihre allgemeinen Verhältnisse kennen zu lernen oder nur ein einzelnes Organ genauer zu untersuchen, kann ein verkürztes Verfahren angewandt werden. Man nimmt die Lungen im Zusammenhange mit dem Herzen und den Halsorganen heraus und trennt hierauf die einzelnen Teile je nach Bedürfnis voneinander, um sie zu untersuchen, oder nimmt die Untersuchung vor, ohne den Zusammenhang der Teile aufzuheben

4. Untersuchung der Bauchhöhle.

§ 13. [1] Bei der Untersuchung der Bauchhöhle und der in ihr gelegenen Organe ist eine bestimmte Reihenfolge einzuhalten, um den

Zusammenhang der Teile möglichst wenig aufzuheben und kein Organ unbeachtet zu lassen. Es empfiehlt sich folgende Reihenfolge: Netz und Bauchfell der Bauchwand, Leer- und Hüftdarm, kleiner Grimmdarm, Blind- und großer Grimmdarm, Gekröse nebst Lymphknoten, Milz, Zwölffingerdarm und Magen, Gallengang, Leber, Bauchspeicheldrüse, Nieren, Nebennieren und Harnleiter, Harnblase, Geschlechtsteile (beim männlichen Tiere: Vorsteherdrüse, Samenblase, Hoden, Samenstrang, Rute und Harnröhre; beim weiblichen Tiere: Eierstöcke, Muttertrompeten, Gebärmutter und Scheide), Mastdarm, Zwerchfell, große Gefäße, Muskeln und Knochen der Wirbelsäule und des Beckens.

[2] Wenn größere Veränderungen in der Verbindung und dem Zusammenhange der in der Bauchhöhle gelegenen Organe eingetreten sind, so ist es zulässig, die Organe im Zusammenhange herauszunehmen und außerhalb des Körpers weiter zu untersuchen. Aber auch in diesen Fällen empfiehlt es sich, diejenigen Organe, die sich ohne Schwierigkeiten erreichen lassen, in der vorgeschriebenen Reihenfolge zu prüfen, um dadurch den Rest der Organe, die im Zusammenhang auszulösen sind, möglichst zu verkleinern.

1. Pferd.

1. Die beiden linken Lagen des großen Grimmdarms und der kleine Grimmdarm (Mastdarm) sind aus der Bauchhöhle herauszunehmen. Die ersteren sind an die rechte und der letztere an die linke Seite des Kadavers zu legen. Dann sind Leer- und Hüftdarm zu untersuchen. Der Untersuchung geht die Prüfung des Gekröses mit seinen Lymphgefäßen und Lymphknoten voraus. Dann ist die äußere Beschaffenheit der genannten Darmteile (Farbe, Ausdehnung und sonstiges Verhalten) zu bestimmen. Der Leerdarm ist an seiner Ursprungsstelle aus dem Zwölffingerdarme zweimal zu unterbinden und zwischen beiden Unterbindungen abzuschneiden. Dann sind Leer- und Hüftdarm längs der Ansatzstelle des Gekröses abzutrennen und der Hüftdarm eine Handbreit vor der Hüftblinddarmöffnung abzuschneiden. Nach der Herausnahme sind beide Darmteile an der Ansatzstelle des Gekröses mit Hilfe einer Darmschere aufzuschlitzen. Ferner ist der kleine Grimmdarm in die Bauchhöhle zurückzunehmen, sein Gekröse mit den Lymphknoten und Lymphgefäße zu untersuchen und seine äußere Beschaffenheit zu bestimmen. Der kleine Grimmdarm ist dann vom Mastdarm abzuschneiden und längs der Ansatzstelle des Gekröses abzutrennen. Die Übergangsstelle zwischen dem großen und kleinen Grimmdarm ist zu unterbinden und der letztere hinter der Unterbindung abzuschneiden. Auch der kleine Grimmdarm ist an der Ansatzstelle des Gekröses mit der Darmschere aufzuschneiden. Nachdem ferner das Gekröse des großen Grimmdarms nebst Lymphgefäßen und Lymphknoten untersucht, die äußere Beschaffenheit des Blind- und Grimmdarms ermittelt und Netz und Bauchspeicheldrüse von der magenähnlichen Erweiterung des großen Grimmdarms abgetrennt worden sind, werden beide Darmteile im Zusammenhang aus der Bauchhöhle herausgenommen. Darauf ist der große Grimmdarm dicht neben den Blutgefäßen und in ihrem Verlauf und der Blinddarm im Verlauf eines Bandstreifens mit der Darmschere aufzuschneiden. Schon während des Aufschneidens ist der Inhalt der einzelnen Darmabschnitte festzustellen. Ferner wird nach der Reinigung des Darmes

die Beschaffenheit der einzelnen Abschnitte ermittelt, wobei die lymphatischen Haufen im Dünndarm besonders zu beachten sind.

2. Sodann werden Milz und Netz herausgenommen. Bei der Milz sind Länge, Breite und Dicke zu bestimmen. Dann wird die Milz über die äußere Fläche der Länge nach durchschnitten. Wenn einzelne Stellen verändert sind, werden sie noch besonders durchschnitten.

3. Magen und Zwölffingerdarm werden, nachdem ihre äußere Beschaffenheit untersucht worden ist, in ihrer natürlichen Lage geöffnet, und zwar der Magen an seiner großen Krümmung und der Zwölffingerdarm an seiner unteren Fläche. Schon während des Aufschneidens wird der Inhalt des Magens und des Zwölffingerdarms betrachtet und bestimmt. Dann wird die Wegsamkeit des Lebergallenganges, namentlich seines in der Darmwand gelegenen Teiles, ermittelt. Man betrachtet das Vatersche Divertikel, preßt den Inhalt durch sanften Druck hervor und stellt durch Druck auf den Gang die Ausflußmöglichkeit der Galle fest. Schließlich wird der Gallengang bis zur Leberpforte aufgeschnitten; dabei wird gleichzeitig die Pfortader geprüft. Zur weiteren Untersuchung werden Magen und Zwölffingerdarm herausgenommen.

4. Die Bauchspeicheldrüse wird erst nach dem Magen und Zwölffingerdarm untersucht. Etwaige Veränderungen werden gewöhnlich schon während des Abtrennens von der magenähnlichen Erweiterung des Grimmdarms wahrgenommen. Im allgemeinen ist sie ein Organ von geringer pathologisch-anatomischer Bedeutung.

5. Die Leber wird, nachdem ihre Lage bestimmt ist, herausgenommen und zuerst äußerlich untersucht. Dann wird durch jeden Lappen ein großer, langer Schnitt geführt und darauf der Blutgehalt und die Beschaffenheit des Gewebes bestimmt.

Hierbei ist der Zustand der Leberläppchen, namentlich das Verhalten ihrer äußeren und inneren Abschnitte, anzugeben.

6. Um die Nieren und Nebennieren herauszunehmen, wird ein horizontaler Längsschnitt außenwärts von den Nieren durch das Bauchfell gemacht, letzteres nach innen zurückgeschoben und Nieren und Nebennieren ausgelöst. Hierbei ist besondere Aufmerksamkeit auf das Verhalten der Harnleiter zu richten. Wird an den Harnleitern eine Abweichung ermittelt, so sind sie in Verbindung mit den Beckenorganen zu lassen. Nachdem dann die Kapsel von jeder der beiden Nieren entfernt worden ist, werden Größe, Gestalt, Farbe, Festigkeit und etwa vorhandene krankhafte Veränderungen festgestellt. Dann wird über den äußeren gewölbten Rand ein Längsschnitt durch die ganze Dicke jeder Niere bis zum Nierenbecken geführt, und es werden, nachdem die Schnittfläche abgespült worden ist, Mark- und Rindensubstanz, Nierenbecken und Blutgefäße untersucht. Die Nebennieren werden äußerlich und auf dem Durchschnitt geprüft. Die Harnleiter werden bis zu ihrem Eintritt in die Harnblase aufgeschnitten.

7. Nachdem ferner die Harnblase an ihrer unteren Wand durch einen Längsschnitt geöffnet und ihr Inhalt festgestellt worden ist, werden Harnblase, Mastdarm und die mit ihnen in Verbindung stehenden Geschlechtsorgane im Zusammenhange herausgenommen und untersucht. Bei weiblichen Tieren werden zuerst die Eierstöcke, dann die Scheide und schließlich die Gebärmutter betrachtet. Bei der Gebärmutter sind die Weite und der Inhalt, die Beschaffenheit der inneren Oberfläche,

der Wand und der Anhänge zu ermitteln. Das Euter ist von hintenher zu durchschneiden. Bei männlichen Tieren sind der Leistenkanal, der Samenstrang und der Hoden nebst Nebenhoden besonders zu beachten. Der Hoden wird vom freien Rande aus gegen den Nebenhoden durchschnitten. Der Mastdarm wird an der oberen Wand geöffnet.

8. Darauf wird das Zwerchfell herausgeschnitten und untersucht. Außerdem werden die großen Blutgefäße, nämlich der Brust- und Bauchteil der Aorta bis zur Teilung, die Bauchschlagader, die vordere und hintere Gekrösarterie mit ihren Ästen, dann der Milchbrustgang und die Becken- und Darmbeinlymphknoten geprüft.

9. Schließlich ist eine Untersuchung der Bauch- und Beckenmuskeln, der Rücken- und Lendenwirbelsäule und der Beckenknochen vorzunehmen. Veränderte Abschnitte der Wirbelsäule und der Beckenknochen werden am zweckmäßigsten nach beendigter Zerlegung herausgenommen.

2. Wiederkäuer.

1. Nachdem das Netz untersucht und abgeschnitten worden ist, werden, um Raum zu gewinnen, Pansen, Haube, Psalter und Labmagen im Zusammenhange herausgenommen. Zu diesem Zwecke wird die Verbindung des Pansens mit dem Zwerchfell gelöst, die Speiseröhre hinter dem Zwerchfell durchschnitten und der Zwölffingerdarm gleich nach seinem Austritt aus dem Labmagen unterbunden und hinter der Unterbindung gleichfalls durchschnitten. Dabei ist auf etwa vorhandene ungewöhnliche Verbindungen der einzelnen Magenabteilungen mit benachbarten Organen zu achten. Hierauf wird die Milz vom Pansen abgelöst. Dann werden die vier Magenabteilungen zunächst äußerlich und dann nach Öffnung untersucht. Nachdem alsdann das Gekröse des Dünndarms geprüft worden ist, wird der Hüftdarm in der Nähe der Hüftblinddarmöffnung unterbunden und vor der Unterbindung durchschnitten. Hierauf werden Hüft- und Leerdarm ganz dicht am Gekröse abgetrennt und der Leerdarm, nachdem der Zwölffingerdarm am hinteren Ende unterbunden worden ist, hinter der Unterbindung abgeschnitten. Jetzt werden Leer- und Hüftdarm an derjenigen Stelle, wo sich das Gekröse ansetzt, aufgeschlitzt. Sodann wird das Gekröse des kleinen Grimmdarms untersucht, der letztere vor dem Übergang in den Mastdarm abgeschnitten und bis zu der Stelle, wo er sich mit dem Zwölffingerdarme kreuzt, hart am Gekröse abgelöst. Endlich wird auch der Zwölffingerdarm vom Gekröse abgetrennt, aber nicht geöffnet. Blind- und Grimmdarm werden im Zusammenhange herausgenommen, nachdem die Gekröswurzeln durchschnitten worden sind. Darauf wird das Gekröse untersucht. Dann werden die Windungen des großen Grimmdarmlabyrinths voneinander gelöst und mittels Schere dicht an der Gekrösansatzstelle aufgeschnitten. Schließlich wird der Zwölffingerdarm in seiner natürlichen Verbindung mit der Leber aufgeschnitten und in der gewöhnlichen Weise geprüft.

2. Die weitere Zerlegung und die Untersuchung der in der Bauchhöhle gelegenen Organe erfolgt wie beim Pferde.

3. Schwein.

1. Nachdem der Zwölffingerdarm unter der rechten Niere zweimal unterbunden und zwischen den Unterbindungen durchschnitten worden ist,

wird sein hinteres, zwischen den Gekrösplatten gelegenes Ende hervorgezogen und in Verbindung mit dem Leer- und Hüftdarm dicht am Gekröse abgeschnitten. Ferner wird der Hüftdarm in der Nähe der Hüft-Blinddarmöffnung unterbunden und vor der Unterbindung durchschnitten. Nunmehr wird der ganze Dünndarm an der Ansatzstelle des Gekröses mit einer Darmschere aufgeschlitzt. Blinddarm, großer und kleiner Grimmdarm werden im Zusammenhange herausgenommen, indem man die Gekröswurzeln durchschneidet. Der kleine Grimmdarm wird dicht vor dem Mastdarm abgeschnitten. Dann werden die Windungen des großen Grimmdarms vorsichtig auseinandergezogen und ausgelöst und darauf an der Gekrösansatzstelle aufgeschnitten. Der Untersuchung des Darmkanals hat stets diejenige des Gekröses mit seinen Lymphknoten, Lymph- und Blutgefäßen vorauszugehen. Nächstdem werden Netz und Milz herausgenommen.

2. Die weitere Zerlegung und die Untersuchung der in der Bauchhöhle gelegenen Organe erfolgt wie beim Pferde.

4. Fleischfresser.

1. Der Zwölffingerdarm wird hinter der rechten Niere zweimal unterbunden und zwischen den Unterbindungen durchschnitten. Dann wird das hintere Ende des Zwölffingerdarms im Zusammenhange mit Leer-, Hüft-, Blind- und Grimmdarm herausgeschnitten und der Grimmdarm vor dem Mastdarm abgeschnitten. Nunmehr kann der Darm in gerader Linie ausgestreckt und an der Gekrösansatzstelle aufgeschlitzt werden. Der Untersuchung des Darmkanals hat stets diejenige des Gekröses mit seinen Lymphknoten, Lymph- und Blutgefäßen vorauszugehen. Alsdann wird die Milz vom Netze abgelöst und diese herausgeschnitten.

2. Die weitere Zerlegung und die Untersuchung der in der Bauchhöhle gelegenen Organe erfolgt wie beim Pferde.

5. Öffnung und Untersuchung des Halses.

§ 14. [1]Zunächst sind die großen Gefäße und Nerven zu untersuchen. Dann wird der Kehlkopf im Zusammenhange mit Zunge, Gaumensegel, Schlundkopf (Schlund), Luftröhre und Speiseröhre herausgeschnitten. Wenn Herz und Lunge schon vor der Untersuchung der Halsorgane herausgenommen worden sind, ist darauf zu achten, daß kein Teil der Speiseröhre oder Luftröhre in der Brusthöhle verbleibt.

[2]Nunmehr werden die einzelnen Teile, z. B. Kehlkopf, Luftröhre, Speiseröhre usw., vollständig geöffnet und ihre Beschaffenheit festgestellt. Dabei sind die Muskeln des Kehlkopfs, die Schleimhaut des Kehlkopfs und der Luftröhre, die Lymphknoten am Halse, die Mandeln, die Schilddrüse, die Speicheldrüsen und die Ohrtrompeten zu beachten. Schließlich ist das Verhalten der Halswirbelsäule und der Halsmuskeln festzustellen. Veränderte Abschnitte der Wirbelsäule werden am besten nach beendigter Zerlegung herausgenommen.

6. Öffnung und Untersuchung der Schädelhöhle.

§ 15. Die Haut ist vom Kopfe abzuziehen und der Kopf selbst vom ersten Halswirbel abzuschneiden. Nachdem hierauf die Weichteile, die den Schädel bedecken, abgetrennt worden sind, wird die Oberfläche der Schädeldecke geprüft. Dann wird die Schädeldecke durch Sägeschnitte abgetrennt. An der Schädeldecke werden sowohl die Schnittflächen wie die Innenfläche untersucht. Darauf wird die äußere Oberfläche der harten Hirnhaut geprüft. Sodann wird die harte Hirnhaut zunächst auf der einen Seite abgetrennt und zurückgeschlagen, um die Beschaffenheit ihrer inneren Oberfläche und der vorliegenden Abschnitte der weichen Hirnhaut zu bestimmen und demnächst dasselbe an der anderen Seite ausgeführt. Jetzt wird der Sichelfortsatz vom Siebbein abgetrennt und zurückgeschlagen. Dann wird das Gehirn herausgenommen und die Beschaffenheit der weichen Hirnhaut an den Seitenteilen und am Grunde des Gehirns bestimmt. Nachdem ferner die Größe und Gestalt der Hirnwindungen festgestellt worden ist, werden die Seitenkammern des Gehirns geöffnet. Hat man dann den Inhalt und die Ausdehnung der Seitenkammern, die Beschaffenheit ihrer Wandungen und der Adergeflechte ermittelt, so legt man eine Reihe glatter Schnitte durch die Halbkugeln des Großhirns, die gestreiften Körper und die Sehhügel. Man spaltet durch einen senkrechten Schnitt die Vierhügel und das Kleinhirn bis in die Sylvische Wasserleitung und die vierte Hirnkammer und durchschneidet die Brücke und das verlängerte Mark. An allen Teilen sind Farbe, Füllung der Gefäße und Festigkeit zu bestimmen. Am Schlusse untersucht man die harte Hirnhaut am Schädelgrunde, die Blutleiter und nach Entfernung der harten Hirnhaut die Knochen an den Seiten und am Grunde der Schädelhöhle.

7. Öffnung und Untersuchung der Nasenhöhle nebst Nebenhöhlen und Maulhöhle.

§ 16. [1] Zunächst sind die Weichteile, die an den Seiten des Kopfes liegen, und die Speicheldrüsen zu untersuchen. Darauf wird der Unterkiefer vom Oberkiefer abgetrennt und dabei die Beschaffenheit der Backen bestimmt. Weiter wird das Verhalten der Zähne, des Zahnfleisches, des harten und weichen Gaumens ermittelt. Darauf wird das Oberkiefer im Pfeildurchmesser dicht neben der Nasenscheidewand durchsägt und die Nasenscheidewand herausgeschnitten. Ferner wird der Inhalt der Nasenhöhle und die Beschaffenheit der Schleimhaut untersucht. Nächstdem werden Stirn- und Oberkieferhöhlen geöffnet und ihr Inhalt und ihre Beschaffenheit bestimmt. Endlich folgt die genaue Untersuchung der übrigen Kopfknochen (vgl. § 15).

[2] Ist die Untersuchung eines Auges vorzunehmen, so wird es aus der Augenhöhle im ganzen entfernt und durch einen Äquatorialschnitt in zwei Hälften zerlegt. Darauf folgt die Untersuchung der einzelnen Teile.

[3] Zur Untersuchung des mittleren und inneren Ohres ist eine senkrechter Sägeschnitt durch die Paukenhöhle zu legen, der den inneren mit dem äußeren Gehörgang verbindet.

8. Untersuchung der Gliedmaßen.

§ 17. Nachdem die Haut abgezogen worden ist, erfolgt die Untersuchung der Gliedmaßen im allgemeinen im Anschluß an die anatomische Einrichtung der Teile und an etwa vorhandene, im einzelnen Falle sich schon von außen kennzeichnende Veränderungen. Insbesondere ist das Verhalten der großen Blutgefäße, die unter Umständen ihrem ganzen Verlaufe nach freigelegt und geöffnet werden müssen, der großen Lymphgefäße mit den sich anschließenden Lymphknoten, die stets durch Einschneiden genau untersucht werden müssen, zu berücksichtigen. Hieraus ergibt sich, daß die zur Untersuchung der Weichteile der Gliedmaßen vorzunehmenden Schnitte möglichst in einer dem Verlaufe der Blut- und Lymphgefäßstämme entsprechenden Richtung geführt werden müssen, und daß die Untersuchung der Gelenke, deren zweckmäßigste Öffnung meist durch Querschnitte zu vollziehen ist, gewöhnlich zuletzt erfolgen muß. Schließlich sind in Fällen, in denen Veränderungen an den inneren Abschnitten der Knochen erwartet werden können, nach genauer Besichtigung der äußeren Knochenweichteile (Beinhaut, Bandapparate) die Knochen herauszuschneiden und nach Durchsägung weiter zu untersuchen. Wo es nötig ist, die inneren Teile der Hufe, Klauen usw. zu untersuchen, sind die Hornkapseln abzutrennen; doch genügt es oft, die Hufe, Klauen usw. im Pfeildurchmesser zu durchsägen oder zu durchschneiden.

9. Die Öffnung des Wirbelkanals.

§ 18. Die Wirbelsäule wird an der Rückenseite geöffnet. Nachdem die Haut vom Rumpfe vollständig abgezogen, die Gliedmaßen und die Rippen entfernt und die Muskeln von den Dornfortsätzen und den Bogenstücken abgetrennt worden sind, wobei auf die Beschaffenheit der genannten Teile und namentlich auf Knochenbrüche zu achten ist, werden die Dornfortsätze mit den anstoßenden Teilen der Wirbelbogen abgemeißelt. Hierbei ist jede Verletzung der Rückenmarkshäute sorgfältig zu vermeiden. Darauf untersucht man die äußere Fläche der harten Rückenmarkshaut, und es wird, nachdem sie durch einen Längsschnitt geöffnet worden ist, etwaiger ungewöhnlicher Inhalt, z. B. Flüssigkeit, ermittelt. Dann prüft man die Beschaffenheit des oberen Abschnitts der weichen Rückenmarkshaut. Demnächst wird die harte Rückenmarkshaut mit dem Rückenmark aus dem Wirbelkanale herausgenommen, indem auf jeder Seite durch einen Längsschnitt die Nervenwurzeln nach und nach durchschnitten werden. Sollte eine Untersuchung des Gehirns noch nicht stattgefunden haben, so wird das Rückenmark mit der harten Rückenmarkshaut hinter dem großen Hinterhauptsloche durchschnitten. Das Rückenmark darf hierbei weder gedrückt noch gequetscht werden. Nunmehr wird die Beschaffenheit der unteren Abschnitte der harten Rückenmarkshaut und diejenige der weichen Rückenmarkshaut geprüft, demnächst das äußere Verhalten des Rückenmarkes angegeben und endlich eine größere Zahl von Querschnitten mit einem dünnen und scharfen Messer durch das Rückenmark geführt, um seine innere Beschaffenheit zu bestimmen. Schließlich werden die Wirbel und Wirbelscheiben geprüft und, wenn Veränderungen an ihnen ermittelt worden sind, die betreffenden Wirbel herausgenommen und in der Regel in der Richtung des Pfeildurchmessers durchsägt.

III. Besondere Bestimmungen über die Zerlegung bei einzelnen Seuchen.

§ 19. [1] In denjenigen Fällen, in denen es sich allein darum handelt, durch die Zerlegung eines Tieres das Vorhandensein einer

Seuche festzustellen, kann ein verkürztes Verfahren in der Weise angewandt werden, daß zunächst gewisse Teile oder Gegenden des Körpers untersucht werden.

[2] Ist bei dieser Untersuchung eine Seuche nicht ermittelt, jedoch der Krankheitszustand des Tieres wegen der etwa in Betracht kommenden Entschädigungsleistung festzustellen, so ist die Zerlegung vollständig auszuführen.

[3] Bei dem verkürzten Verfahren ist, je nachdem die eine oder die andere Seuche vermutet wird, folgendermaßen vorzugehen.

1. Milzbrand, Rauschbrand, Wild- und Rinderseuche.

A. Milzbrand.

§ 20. [1] Zunächst sind Haut und Unterhaut an allen denjenigen Stellen, an denen krankhafte Zustände bei der äußeren Besichtigung des Tieres wahrgenommen oder vermutet werden, zu untersuchen.

[2] Sodann ist die Bauchhöhle zu öffnen, um einen etwaigen ungewöhnlichen Inhalt in ihr sowie das Verhalten des Magens, des Darmes, des Gekröses, der Milz und der in der Bauchhöhle gelegenen Lymphknoten zu ermitteln. Dabei ist auch die Beschaffenheit des Blutes zu bestimmen.

[3] Die weitere Zerlegung des Tieres kann unterbleiben, wenn schon auf Grund der bisherigen Untersuchung das Vorhandensein von Milzbrand nachgewiesen erscheint. Andernfalls sind auch die Brusthöhle und die Halsorgane zu öffnen und zu untersuchen. Die Untersuchung hat sich auf die Lymphknoten der verschiedenen Körperteile, den Schlundkopf, den Kehlkopf, die Luftröhre, die Lungen und das Herz zu erstrecken. Schließlich ist der Zustand der Leber, der Nieren und bei weiblichen Tieren der Gebärmutter festzustellen.

[4] In der Niederschrift ist anzugeben, ob die Tiere vor der Untersuchung noch ungeöffnet oder ob sie bereits ganz oder teilweise zerlegt waren und ob vorgeschrittene Fäulnis vorlag.

B. Rauschbrand.

Vor allem ist die Beschaffenheit der Haut, der Unterhaut und der Muskulatur festzustellen. Dann ist der Zustand der zugehörigen Lymphknoten zu bestimmen. Ferner sind Milz, Leber, Nieren und Herz, bei weiblichen Tieren auch Geschlechtsorgane, zu untersuchen. Auch das Verhalten der seriösen Häute ist anzugeben.

C. Wild- und Rinderseuche.

Entsprechend den drei Formen, in denen die Wild- und Rinderseuche auftritt, sind besonders zu untersuchen

a) Haut, Unterhaut und Lymphknoten an dem Kopfe, dem Halse und der Zunge,

b) Brusthöhle, Herzbeutel, Lungen und Lymphknoten,

c) Darm.

Zur sicheren Feststellung der unter A bis C genannten Seuchen ist in der Regel die Untersuchung einer Blutprobe oder eines Teiles eines Organs, z. B. der Milz oder des Gewebssafts der blutig veränderten Teile auf die Anwesenheit der Erreger durch mikroskopische Prüfung und, wenn deren Ergebnis zweifelhaft bleibt, durch Anlegung von Kulturen oder durch Verimpfung auf geeignete Versuchstiere notwendig.

Wird bei Milzbrandverdacht durch die mikroskopische Untersuchung das Vorhandensein von Milzbrandbazillen unzweifelhaft festgestellt, so kann auch die Zerlegung nach § 20 A Abs. 1, 2 unterbleiben.

Bei Verdachtsfällen von Wild- und Rinderseuche ist das Gutachten stets nur auf Grund der Impfung von je 2 Kaninchen abzugeben. Kaninchen sind für den Erreger der Wild- und Rinderseuche sehr empfänglich. Sie sterben schon nach Einimpfung kleiner Blutproben erkrankter Rinder in kurzer Zeit, gewöhnlich binnen 24 Stunden. Die Impfung wird zweckmäßig in der Weise ausgeführt, daß mit der Spitze eines ausgeglühten Impfmessers die Haut an der Innenfläche des Ohres an einer Stelle taschenförmig von der Unterlage abgehoben und in die Tasche mit der Spitze des Messers etwas Blut oder Milzbrei eingeführt wird. Nachdem dies geschehen ist, wird die Hautwunde durch Kollodium geschlossen. Bei den an Wild- und Rinderseuche verendeten Kaninchen finden sich in der Regel Blutungen in der Schleimhaut, der Luftröhre und sehr zahlreiche Bakterien im Herzblute. Der Bezirkstierarzt hat bis auf weiteres von jedem Tiere, bei dem er Wild- und Rinderseuche feststellt, je ein 1 Kilogramm schweres Muskelstück, die halbe Milz und das Herz an die Seuchenversuchsstation der Tierärztlichen Hochschule in München, Veterinärstr. 6, einzusenden.

Im übrigen behält sich das Staatsministerium des Innern vor, über die mikroskopische Untersuchung, über die Anlegung von Kulturen und die Verimpfung auf geeignete Versuchstiere sowie über die Anwendung des Präzipitationsverfahrens zur sicheren Feststellung der unter A bis C genannten Seuchen weitere Bestimmungen zu erlassen.

2. Tollwut.

§ 21. [1] Auf die Feststellung des Inhalts des Magens und Darmes ist besonderer Wert zu legen. Dann ist der Zustand der Schleimhaut des Magens und Darmes zu bestimmen. Nunmehr folgt die Untersuchung der Maulhöhle, des Schlundkopfs, der Mandeln und der an den Halsorganen gelegenen Lymphknoten. Weiter sind Nieren, Leber und Milz zu prüfen. Auch die Beschaffenheit des Blutes ist zu beachten.

[2] Sofort nach der Zerlegung hat der Bezirkstierarzt das Gehirn einschließlich des verlängerten Marks in unverletztem aber von der Muskulatur befreiten Knochengerüst (Schädelhöhle nebst Atlas) als „dringendes" Postpaket, im Sommer tunlichst in Eis verpackt, an die Direktion des Preußischen Instituts für Infektionskrankheiten in Berlin NW, Charitéstr. 1, mit dem Ersuchen um mikroskopische Untersuchung und, falls erforderlich, um Ausführung der diagnostischen Impfung einzusenden. Der Sendung ist Abschrift der Niederschrift über die Zerlegung sowie ein Begleitschein beizufügen. Der Begleitschein ist nach folgendem Muster auszufertigen:

Nähere Angaben:

zu dem am . . ten . . . . an das Institut für Infektionskrankheiten in Berlin eingesandten Kopf mit Hals eines getöteten (verendeten) tollwutverdächtigen Tieres.

1. Art des wutverdächtigen Tieres (Hund, Katze usw.) .

2. Gebissen wo und wann von welchem Tiere? . . . .
3. Zeitpunkt des Beginnes der Wut und der Krankheitserscheinungen? . . . .
4. Hat wieviel Menschen (namentlich aufzuführen) bzw. Tiere (Zahl und Art) gebissen? . . . .
5. Getötet am? . . . .
6. Ist Zerlegung vom beamteten Tierarzt erfolgt? . . . . . .
(Ort) . . . . . ., den . . ten . . . . . .19 . .

(Unterschrift).
Bezirkstierarzt
in ....

3. Rotz.

§ 22. Es hat eine genaue Untersuchung der ganzen Körperoberfläche und besonders der schon von außen sichtbaren oder zu vermutenden krankhaften Stellen der Haut und Unterhaut einschließlich der zugehörigen Lymphgefäße und Lymphknoten stattzufinden. Sodann ist die Schleimhaut der Nasenhöhle, des Schlundkopfs, des Kehlkopfs und der Luftröhre zu untersuchen. Weiter folgt die Untersuchung der am Kopfe und Halse gelegenen Lymphknoten und der Lungen mit ihren Lymphknoten. Endlich ist der Zustand der Milz, der Leber, des Herzens und der Muskeln zu ermitteln.

4. Maul- und Klauenseuche.

§ 23. Sollte zur Feststellung der Maul- und Klauenseuche die Zerlegung eines Tieres erforderlich sein, so ist die Haut an der Krone der Klauen, an den Ballen, im Klauenspalt und an der hinteren Fläche der Zehenglieder sorgfältig zu untersuchen. Ferner ist zu ermitteln, ob die Zitzen des Euters erkrankt sind. Weiter ist die Beschaffenheit des Flotzmauls oder der Rüsselscheibe festzustellen. Dann wird die Schleimhaut des Maules und bei jüngeren Tieren auch diejenige der vier Magenabteilungen und des Darmes geprüft. Schließlich ist auch noch eine Untersuchung des Herzens und der großen drüsigen Organe (der Leber und der Nieren) vorzunehmen.

5. Lungenseuche.

§ 24. Nach Öffnung der Brusthöhle sind der etwaige ungewöhnliche Inhalt, die Beschaffenheit des Brustfells und der Ausdehnungszustand der Lungen festzustellen. Nachdem die Lungen herausgenommen worden sind, wird die Oberfläche betrachtet und auf das Vorhandensein entzündlicher Ausschwitzungen geprüft. Dann werden Farbe und Festigkeit der einzelnen Lungenteile bestimmt und schließlich große glatte Einschnitte gemacht, um die innere Beschaffenheit der Lungen zu ermitteln. Bei der Untersuchung der Schnittflächen ist das Verhalten des zwischen den Läppchen gelegenen Gewebes, der Lungenbläschen, der Lymphgefäße und Lymphknoten zu beachten. Auch der Inhalt der Luftröhrenäste und die Beschaffenheit der Schleimhaut sowie das Verhalten der Blutgefäße sind anzugeben.

6. Pockenseuche.

§ 25. Zunächst ist eine genaue äußere Besichtigung vorzunehmen. Es ist namentlich die Beschaffenheit der Haut am Kopfe, besonders um das Maul und die Augen, ferner an der inneren Fläche der Schenkel, am Bauche, an der Brust und an der unteren Fläche des Schwanzes anzugeben. Ferner ist der Zustand der Schleimhaut der Nasenhöhle, des Kehl- und Schlundkopfs und der Luftröhre festzustellen, dann sind Lungen, Herz, Milz, Leber, Nieren, Magen und Darm zu untersuchen.

7. Schweineseuche und Schweinepest.

A. Schweineseuche.

§ 26. [1] Beim schnellen Verlaufe der Schweineseuche zeigen sich oft nur Veränderungen, die der Blutvergiftung zuzurechnen sind. Es sind deshalb besonders die äußere Haut, die serösen Häute sowie Milz, Leber, Nieren, Herz, Muskeln und Lymphknoten zu untersuchen. Häufiger aber findet sich gleichzeitig eine schwere Lungen-, Brustfell- und Herzbeutelentzündung. Deshalb ist auch eine Untersuchung der Lungen, der Luftröhrenäste, der zugehörigen Lymphknoten, des Brustfells, des Herzbeutels und des Bauchfells vorzunehmen.

[2] In Fällen, wo die Schweineseuche einen langsamen Verlauf genommen hat, ist auf die Untersuchung der Lungen, der Luftröhrenäste, des Lungen- und Rippenfells, des Herzbeutels und der nachbarlichen Lymphknoten besondere Sorgfalt zu verwenden. Auch sind der allgemeine Ernährungszustand und die Beschaffenheit der äußeren Haut zu beachten.

B. Schweinepest.

[1] Hat die Schweinepest einen schnellen Verlauf genommen, so ist der Zustand der äußeren Haut, der Milz, der Leber, der Nieren, des Herzens, der Muskeln und des Brust- und Bauchfells zu ermitteln. Gleichzeitig ist die Beschaffenheit des Magens und Darmes, namentlich des Blind- und Grimmdarms und der in den Gekrösen gelegenen Lymphknoten festzustellen.

[2] In Fällen, wo die Schweinepest einen langsamen Verlauf genommen hat, ist von besonderer Bedeutung die Untersuchung des Magens und Darmes und der zugehörigen Lymphknoten. In diesen Fällen ist die Untersuchung auch auf die übrigen Organe der Bauchhöhle sowie auf die Organe der Brusthöhle und auf die Halsorgane auszudehnen. Dabei ist der allgemeine Ernährungszustand nicht außer acht zu lassen.

8. Rotlauf der Schweine einschließlich des Nesselfiebers (Backsteinblattern).

§ 27. Es wird zunächst die Beschaffenheit der Haut und Unterhaut und hierauf der Schleimhaut des Magens und Darmes, der in der Schleimhaut gelegenen Lymphapparate und der Gekröslymphknoten festgestellt. Dann wird das Verhalten der Milz, der Nieren, der Leber, des Herzens und der Muskeln ermittelt. In Zweifelsfällen ist eine bakteriologische Untersuchung des Blutes vorzunehmen. Beim Nesselfieber (Backsteinblattern) ist eine Untersuchung derselben Organe vorzunehmen, der Zustand der Haut aber besonders genau festzustellen.

9. Geflügelcholera und Hühnerpest.

A. Geflügelcholera.

§ 28. Es ist der Darm, namentlich der Zwölffingerdarm, zu untersuchen. Dabei ist auf Inhalt und Beschaffenheit der Schleimhaut zu achten. Dann folgt die Untersuchung der Lungen und des Herzbeutels, erforderlichenfalls der großen Luftzellen, der Milz, der Leber und der Nieren. Die mikroskopische Untersuchung des Blutes auf das Vorhandensein der Krankheitserreger ist nicht zu unterlassen. Auch ist in Zweifelsfällen die Verimpfung einer Blutprobe auf eine Taube vorzunehmen. Diese Verimpfung hat stets stattzufinden, wenn es sich um Tiere handelt, die aus dem Ausland einkommen.

B. Hühnerpest.

Nach Untersuchung des Darmes sind die Halsorgane auf ihre Beschaffenheit zu prüfen. Dann sind Drüsenmagen, Leber, Milz, Nieren und Geschlechtsorgane zu untersuchen. In Zweifelsfällen ist die Verimpfung einer Blutprobe auf ein Huhn und eine Taube vorzunehmen.

10. Tuberkulose des Rindviehs.

§ 29. [1]Es hat stets eine genaue Untersuchung der Atmungs- und Verdauungsorgane und bei weiblichen Tieren auch der Geschlechtsorgane mit den zugehörigen Lymphknoten stattzufinden. Erforderlichenfalls ist die Untersuchung auf andere Organe und Körperteile auszudehnen. Wenn Tuberkulose der Lungen ermittelt wird, ist festzustellen, ob es sich um Lungentuberkulose in vorgeschrittenem Zustand (§ 10 Abs. 1 Nr. 12 des Gesetzes) handelt. Das Vorliegen solcher Tuberkulose ist dann anzunehmen, wenn in der Lunge das Vorhandensein wenigstens eines tuberkulösen Erweichungsherdes, der in offener Verbindung mit den Luftröhrenästen oder deren Verzweigungen steht, ermittelt wird oder wenn sich tuberkulöse Veränderungen in den Luftröhrenästen und deren Verzweigungen selbst finden. In Zweifelsfällen ist eine mikroskopische Untersuchung der Krankheitsprodukte vorzunehmen.

[2]Bei der Untersuchung geschlachteter Tiere ist das bei der Fleischbeschau gebräuchliche Verfahren (vgl. § 7 Abs. 2) anzuwenden.

IV. Schlußbestimmungen.

§ 30. Nach beendigter Zerlegung sind alle Teile und deren Abgänge, soweit nicht eine Verwertung zugelassen ist oder eine Aufbewahrung oder eine Verwendung nach § 4 der Anweisung für die unschädliche Beseitigung von Kadavern in Frage kommt, sofort unschädlich zu beseitigen.

§ 31. Die nach Feststellung einer Seuche etwa notwendige Desinfektion der Zerlegungsplätze und der zur Ausführung der Zerlegung benutzten Gerätschaften erfolgt nach der Anweisung für das Desinfektionsverfahren.

V. Abfassung der Niederschrift über die Zerlegung und des Gutachtens.

1. Anfertigung der Niederschrift.

§ 32. [1]Über die bei der Zerlegung eines Tieres ermittelten Befunde ist eine Niederschrift nach Maßgabe des § 33 anzufertigen.

[2]Ob und in welchen Fällen von der Anfertigung einer Niederschrift abgesehen werden kann oder nur eine solche in beschränktem Umfang

anzufertigen ist, bleibt weiterer Bestimmung des Staatsministeriums des Innern vorbehalten.

[3]Der Bezirkstierarzt hat dafür zu sorgen, daß die bei der Zerlegung eines Tieres ermittelten Befunde genau in die Niederschrift aufgenommen werden. Zu diesem Zwecke hat der Bezirkstierarzt die ermittelten Befunde entweder während der Zerlegung zu diktieren oder nach der Zerlegung sobald als möglich schriftlich aufzunehmen.

2. Fassung der Niederschrift.

§ 33. [1]Die Niederschrift muß übersichtlich und klar abgefaßt sein. Es sind darin die anwesenden Personen, Tag und Stunde des natürlichen Todes oder der Tötung sowie Tag und Stunde der Zerlegung des Tieres anzugeben.

[2]Die erste Abteilung der Niederschrift handelt über die äußere, die zweite über die innere Besichtigung. Die Anordnung in der zweiten Abteilung ergibt sich aus der Reihenfolge, in der die Organe untersucht worden sind. Der Befund jeder Körperhöhle bildet einen Abschnitt für sich und jeder Abschnitt trägt den Namen der zur Untersuchung gelangten Höhle als Überschrift.

[3]Das Ergebnis der Untersuchung jedes einzelnen Organs ist in einem besonderen Absatz, der mit einer Nummer zu bezeichnen ist, in der Niederschrift anzugeben. Die Nummern laufen in ununterbrochener Reihenfolge bis zum Schlusse der Niederschrift fort.

[4]Die Befunde an den einzelnen Organen sind kurz und genau und unter möglichster Vermeidung von Kunstausdrücken mitzuteilen. Es genügt nicht, die Beschaffenheit der Organe in Form von bloßen Urteilen, z. B. „gesund, normal, entzündet" usw., zu kennzeichnen.

[5]Ferner empfiehlt es sich, auf die Beschreibung der wichtigsten Befunde eine besondere Sorgfalt zu verwenden, die weniger wichtigen Befunde aber in kurzen Bemerkungen zusammenzufassen.

[6]Die Beschreibung erstreckt sich zunächst auf Größe, Gestalt, Farbe und Festigkeit der Teile; erst wenn diese allgemeinen Verhältnisse geschildert worden sind, werden die inneren Verhältnisse der Teile angegeben.

[7]Wenn die Zerlegung eines Tieres nicht in der vorgeschriebenen Form erfolgt ist, sind die Gründe für diese Abweichung kurz anzuführen.

Anlage zu der Anweisung für das Zerlegungsverfahren.

[8]Ein Muster für die Niederschrift ist in der Anlage zu dieser Anweisung enthalten (vgl. jedoch § 32 Abs. 2).

3. Das Gutachten.

§ 34. [1]Der Bezirkstierarzt hat nach Beendigung der Zerlegung ein Gutachten über den Fall ohne weitere Begründung in der Niederschrift abzugeben, sofern eine solche anzufertigen ist. Die Krankheit, an der das Tier gelitten hat, ist ausdrücklich zu bezeichnen. Wenn sich über die Beurteilung des Falles eine Meinungsverschiedenheit zwischen dem Bezirkstierarzt und dem von dem Besitzer etwa zugezogenen Tierarzt ergibt, so ist die abweichende Ansicht des letzteren in die Niederschrift aufzunehmen.

[2]In zweifelhaften Fällen und in Fällen, in denen weitere Untersuchungen einzelner Teile notwendig sind, ist ein besonderes Gutachten mit Begründung vorzubehalten, das in folgender Form zu erstatten ist:

Es wird mit einer kurzen Geschichtserzählung des Falles begonnen.

Sodann wird der Inhalt der Niederschrift über die Zerlegung des Tieres, soweit er für die Beurteilung von Bedeutung ist, wörtlich oder zusammengefaßt wiederholt und hieran das Gutachten mit Begründung angeschlossen. Die Begründung des Gutachtens muß auch für Nichttierärzte verständlich und, soweit es unbeschadet der Deutlichkeit möglich ist, unter Vermeidung von Kunstausdrücken abgefaßt sein.

Anlage zu der Anweisung für das Zerlegungsverfahren bei Viehseuchen.

Niederschrift über die Zerlegung verendeter oder getöteter Tiere.

(Vom Abdruck der Anlage mußte behufs Raumersparnis abgesehen werden.)

Anlage C.

Anweisung über die unschädliche Beseitigung von Kadavern und Kadaverteilen.

§ 1. [1] Kadaver oder Kadaverteile (Fleisch, Blut, Eingeweide und, soweit des Abhäuten verboten ist, auch Häute, Hörner, Klauen usw.) gefallener oder getöteter seuchenkranker oder seuchenverdächtiger Tiere, deren unschädliche Beseitigung vorgeschrieben ist, sind unter Beobachtung etwaiger Anordnungen des Bezirkstierarztes und unter polizeilicher Überwachung sofort in nachstehender Weise zu behandeln.

[2] Von der polizeilichen Überwachung kann abgesehen werden, wenn die unschädliche Beseitigung der Kadaver oder Kadaverteile in Abdeckereien einschließlich der Anlagen zur gewerbsmäßigen Beseitigung oder Verarbeitung von Kadavern und tierischen Teilen erfolgt, die unter veterinärpolizeilicher Aufsicht stehen.

§ 2. Zulässige Arten des Verfahrens zur unschädlichen Beseitigung der im § 1 bezeichneten Kadaver oder Kadaverteile sind:

a) Kochen oder Dämpfen bis zum Zerfalle der Weichteile,
b) trockene Destillation,
c) Behandlung auf chemischem Wege bis zur Auflösung der Weichteile,
d) Verbrennen bis zur Asche.

§ 3. [1] Wo die im § 2 angegebenen Arten der unschädlichen Beseitigung nach Lage der Verhältnisse untunlich sind, hat sie durch Vergraben zu erfolgen. Das Vergraben von Kadavern oder Kadaverteilen an

Milzbrand, Rauschbrand oder Wild- und Rinderseuche erkrankter oder dieser Seuchen verdächtiger Tiere darf vom Bezirkstierarzt nur dann zugelassen werden, wenn nach seinem Ermessen das Verbrennen oder eine andere der im § 2 angegebenen Arten der unschädlichen Beseitigung unausführbar ist.

²Zum Vergraben sind nach Anweisung des Bezirkstierarztes tunlichst höher gelegene, trockene Stellen in genügender Entfernung von menschlichen Wohnungen, Viehställen, Brunnen, Gewässern, Weideplätzen und öffentlichen Wegen auszuwählen. Humushaltige Böden, Lehm- und Tonböden, quellenreiche Gelände, zur Ausbeutung bestimmte oder geeignete Kies- oder Sandlager sowie Plätze, an denen das Grundwasser nicht mindestens 2 m unter dem Erdboden steht, sind, wo dies nach den örtlichen Verhältnissen möglich ist, zu vermeiden. Die Vergrabungsplätze sind so einzufriedigen, daß sie von Pferden, Wiederkäuern, Schweinen und Hunden nicht betreten werden können. Das Beweiden der Vergrabungsplätze, die Verwendung dort wachsender Pflanzen als Viehfutter oder Streu sowie die Lagerung von Viehfutter oder Streu auf solchen Plätzen sind verboten. Die zum Vergraben der Kadaver oder Kadaverteile erforderlichen Gruben sind so tief anzulegen, daß die Oberfläche der Kadaver oder Kadaverteile von einer unterhalb des Randes der Grube mindestens 1 m starken Erdschicht bedeckt ist.

³Vor dem Vergraben sind die Häute der Kadaver, deren Abhäutung verboten ist, durch mehrfaches Zerschneiden unbrauchbar zu machen. Im übrigen sind die Kadaver mit tiefen Einschnitten zu versehen und mit Kalk oder feinem Sande zu bestreuen oder mit Teer, rohen Steinkohlenteerölen (Karbolsäure, Kresol) oder Alpha-Naphthylamin in 5 prozentiger Lösung zu übergießen oder mit einem anderen vom Bezirkstierarzte für zulässig erklärten Mittel zu behandeln.

⁴Nach Einbringung der Kadaver in die Grube sind die durch Blut oder sonstige Abgänge verunreinigten Stellen der Erd- oder Rasenschicht abzuschürfen und mit den Kadavern zu vergraben.

⁵Gruben, in denen Kadaver oder Kadaverteile seuchenkranker oder seuchenverdächtiger Tiere vergraben sind, dürfen nur mit Genehmigung der Distriktspolizeibehörde geöffnet oder erneut in Benutzung genommen werden. Die Genehmigung darf nur dann erteilt werden, wenn nach dem Gutachten des Bezirkstierarztes mit Sicherheit anzunehmen ist, daß eine vollständige Verwesung der in der Grube untergebrachten Kadaver oder Kadaverteile stattgefunden hat, und daß ansteckungsfähige Seuchenkeime in der Grube nicht mehr vorhanden sind. In besonderen Ausnahmefällen kann die vorzeitige Eröffnung solcher Gruben unter Anwendung der erforderlichen Vorsichtsmaßregeln und unter polizeilicher Überwachung gestattet werden. Die aus einer geöffneten Grube ausgehobenen Tierteile sind wieder vorschriftsmäßig zu vergraben oder nach § 2 unschädlich zu beseitigen.

§ 4. ¹Bei Ermittlung einer Seuche durch Zerlegung eines Tieres sind die für die Feststellung der Seuche erforderlichen Teile aufzubewahren, falls der Besitzer oder dessen Vertreter bei Mitteilung des amtstierärztlichen Befundes sofort erklärt, daß er das Gutachten eines anderen Tierarztes einzuholen beabsichtigt. Die Aufbewahrung hat unter sicherem Verschluß oder unter Überwachung auf Kosten des Besitzers so zu geschehen, daß eine Verschleppung von Krankheitskeimen nach Möglichkeit vermieden wird. Die unschädliche Beseitigung derartiger aufbewahrter Teile hat sofort nach Erfüllung des Zweckes oder nach Ablauf einer für die Aufbewahrung zu dem angegebenen Zwecke gesetzten Frist (vgl. § 108 der Bekanntmachung) zu erfolgen.

²Die unschädliche Beseitigung kann ausgesetzt werden für Teile von Kadavern seuchenkranker oder seuchenverdächtiger Tiere, die vom Bezirkstierarzt noch einer genaueren Untersuchung unterzogen werden sollen. Die unschädliche Beseitigung kann unterbleiben bei solchen Kadaverteilen, die vom Bezirkstierarzt als Lehr- oder Sammlungsgegenstände verwandt oder an staatliche wissenschaftliche Institute oder andere geeignete Stellen versandt werden. Die Entnahme und der Versand haben unter Vorsichtsmaßregeln zu geschehen, die eine Verschleppung von Ansteckungsstoffen ausschließen. Für den Versand sind die Vorschriften über den Verkehr mit Viehseuchenerregern (§ 89 der Bekanntmachung), bei der Eisenbahnbeförderung auch die Vorschriften der Anlage C zur Eisenbahn-Verkehrsordnung, zu beachten. Dem Bezirkstierarzt und den Stellen, denen durch den Bezirkstierarzt Teile von seuchenkranken oder seuchenverdächtigen Kadavern übersandt wurden, liegt die Verpflichtung zur sofortigen unschädlichen Beseitigung ob, sobald die Teile der Untersuchung unterzogen oder zu Lehrzwecken verwandt worden sind. Die als Sammlungsgegenstände verwandten Teile sind unter den erforderlichen Vorsichtsmaßregeln aufzubewahren.

³Im Falle des Abs. 1 ist es auch nichtbeamteten Tierärzten gestattet, Kadaverteile zu den im Abs. 2 erwähnten Zwecken zu entnehmen. Das Gleiche gilt, wenn es sich um Kadaver handelt, bei denen eine amtstierärztliche Untersuchung nicht in Frage kommt. Von jeder derartigen Entnahme hat der nichtbeamtete Tierarzt der Distriktspolizeibehörde Anzeige zu machen. Blutproben von Kadavern seuchenkranker oder seuchenverdächtiger Tiere können von nichtbeamteten Tierärzten auch vor der amtstierärztlichen Untersuchung und ohne eine Anzeige an die Distriktspolizeibehörde entnommen werden. Hinsichtlich der bei der Entnahme und dem Versande zu beobachtenden Vorsichtsmaßregeln und der Verpflichtung zur unschädlichen Beseitigung gelten die Vorschriften im Abs. 2.

⁴Statt einzelner Teile dürfen, sofern es sich um kleine Tiere handelt, auch ganze Kadaver zu den im Abs. 2 bezeichneten Zwecken verwandt werden.

Anlage D.

Anstelle der Anlage D ist die RKBek. betr. Vorschriften über Krankheitserreger vom 21. November 1917 (RGBl. 1069) getreten (behufs Raumersparnis hier nicht mehr abgedruckt).

Anlage E.

(Anhang zu Abschnitt II Nr. 12 der Ausführungsvorschriften des Bundesrats)

Anweisung für die tierärztliche Feststellung der Tuberkulose.

I.

Klinische Merkmale, die den Verdacht der Tuberkulose begründen, und Merkmale, die das Vorhandensein der Seuche in hohem Grade wahrscheinlich machen.

1. Einfacher Verdacht der Tuberkulose.

Ein Rind ist als verdächtig der Tuberkulose anzusehen, wenn durch die Untersuchung festgestellt ist, daß mindestens folgende Krankheitsmerkmale bestehen:

a) Rasselgeräusche im Bereiche der Lungen und freiwilliger Husten bei Ausschluß anderer Ursachen — wie z. B. Bronchialkatarrh infolge von Erkältung auf der Weide oder bei Transporten, ansteckende Lungenentzündung, Lungenwurmkrankheit, traumatische Lungenentzündung — sowie Störung der Ernährung (Verdacht der äußerlich erkennbaren Lungentuberkulose in vorgeschrittenem Zustande);

b) harte, schmerzlose, nicht vermehrt warme Anschwellung eines oder mehrerer Euterviertel,[1]) ohne daß die Milch aus dem oder den erkrankten Eutervierteln sinnfällig verändert ist oder anfänglich verändert war, sowie Vergrößerung der zugehörigen Euterlymphdrüsen (Verdacht der äußerlich erkennbaren Eutertuberkulose);

c) Umrindern oder unregelmäßiges Rindern und schleimig-eitriger, seltener rein eitriger, nicht übelriechender, in der Regel nur spärlicher Ausfluß aus der Scheide bei Ausschluß einer anderen Ursache — wie namentlich ansteckender Scheidenkatarrh, seuchenhaftes Verkalben — sowie Schwellung der inneren Darmbeinlymphdrüsen (Verdacht der äußerlich erkennbaren Gebärmuttertuberkulose);

d) chronischer Durchfall mit starker Störung der Ernährung bei Ausschluß anderer Ursachen — wie namentlich Verabreichung abführend wirkenden Futters, Vorliegen der sogenannten spezifischen (paratuberkulösen) Darmentzündung — (Verdacht der äußerlich erkennbaren Darmtuberkulose.[2])

---

[1]) Der bezeichneten Anschwellung eines oder mehrerer Euterviertel ist das Vorhandensein harter, schmerzloser Knoten im Innern eines oder mehrerer Euterviertel gleich zu erachten, die sich erst nach dem Ausmelken beim Durchtasten der Euterviertel bemerkbar machen

[2]) Äußerlich erkennbare Darmtuberkulose ist beim Rinde sehr selten.

2. **Hohe Wahrscheinlichkeit des Vorhandenseins der Tuberkulose.**

Bei einem Rinde ist das Vorhandensein der Tuberkulose als in hohem Grade wahrscheinlich anzusehen, wenn durch die Untersuchung festgestellt ist, daß mindestens folgende Krankheitsmerkmale bestehen:

a) Rasselgeräusche im Bereiche der Lungen in erheblicherer Ausbreitung und anfallsweise auftretender, matter und tonloser Husten bei Ausschluß anderer Ursachen sowie starke und fortschreitende Störung der Ernährung

oder Rasselgeräusche im Bereiche der Lungen mit freiwillig auftretendem Husten, ferner Störung der Ernährung und Vorhandensein harter, scharf abgegrenzter Knoten in fühlbaren Lymphdrüsen oder unzweifelhafter Erscheinungen der Tuberkulose eines anderen Organs — wie eines Gelenkes, der Augen, Gehirnhäute, Hoden —

oder Rasselgeräusche im Bereiche der Lungen mit freiwillig auftretendem Husten, ferner Störung der Ernährung und häufigerem, ohne erkennbare Ursache auftretenden Aufblähen, sofern vollkommen zuverlässige Angaben hierüber vorliegen,

(hohe Wahrscheinlichkeit des Vorliegens der äußerlich erkennbaren Lungentuberkulose);

b) harte, knotige, schmerzlose, nicht vermehrt warme Anschwellung eines oder mehrerer Euterviertel[1]) ohne daß die Milch aus dem oder den erkrankten Euterviertеln sinnfällig verändert ist oder anfänglich verändert war, und Vergrößerung der Euterlymphdrüsen sowie stark fortschreitende Störung der Ernährung

oder die gleichen Erscheinungen an dem Euter und den Euterlymphdrüsen und Vorhandensein von harten, scharf abgegrenzten Knoten in den vergrößerten Euterlymphdrüsen.

(hohe Wahrscheinlichkeit des Vorliegens der Eutertuberkulose);

c) schleimig-eitriger oder eitriger, nicht übelriechender, in der Regel nur spärlicher Ausfluß aus der Scheide bei Ausschluß einer anderen Ursache oder Umrindern oder unregelmäßiges Rindern auch ohne Ausfluß aus der Scheide, sofern daneben gleichzeitig festzustellen sind:

entweder starre Beschaffenheit der Gebärmutterhörner oder Eileiter,

oder harte, scharf abgegrenzte Knoten in den inneren Darmbeinlymphdrüsen,

(hohe Wahrscheinlichkeit des Vorliegens der Gebärmuttertuberkulose);

d) chronischer Durchfall mit starker Störung der Ernährung und erhebliche Vergrößerung der Gekrösdrüsen sowie Vorhandensein harter, scharf abgegrenzter Knoten in ihnen,

(hohe Wahrscheinlichkeit des Vorliegens der äußerlich erkennbaren Darmtuberkulose).

II.

Ausführung der klinischen Untersuchung.

Bei der klinischen Untersuchung auf das Vorhandensein der im § 10 Abs. 1 Nr. 12 des Gesetzes bezeichneten Tuberkuloseformen ist folgendes zu beachten:

[1]) Der bezeichneten Anschwellung eines oder mehrerer Euterviertel ist das Vorhandensein harter, schmerzloser Knoten im Innern eines oder mehrerer Euterviertel gleich zu erachten, die sich erst nach dem Ausmelken beim Durchtasten der Euterviertel bemerkbar machen.

Die Auskultation der Lungen ist im Stande der Ruhe und nach kurzem Trabenlassen oder nach vorübergehender Unterbrechung der Atmung durch geeignetes Zuhalten der Nase und des Maules vorzunehmen.

Bei Verdacht der Eutertuberkulose sind das Eutergewebe nach vorherigem Ausmelken und die Euterlymphdrüsen sorgfältig abzutasten.[1])

Bei Verdacht der Gebärmutter- und der Darmtuberkulose ist zur Feststellung etwaiger Veränderungen der Gebärmutter, der Eileiter, inneren Darmbein- und Gekrösdrüsen stets eine Untersuchung vom Mastdarm aus vorzunehmen. Diese Untersuchung empfiehlt sich auch bei Tieren, die wegen Verdachts der Lungentuberkulose untersucht werden, zur Ermittlung einer tuberkulösen Erkrankung der Hinterleibsorgane, die das Vorhandensein der Lungentuberkulose in hohem Grade wahrscheinlich machen kann (vgl. I Nr. 2 unter a).

Handelt es sich um die Untersuchung ansteckungsverdächtiger Tiere in einem Bestande (§ 313), so sind diejenigen Tiere besonders genau zu untersuchen, bei denen nach den vorliegenden Angaben verdächtige Krankheitserscheinungen — wie häufiger freiwilliger Husten, Rückgang in der Ernährung, wiederholtes Aufblähen, Atembeschwerden im Stande der Ruhe oder bei der Arbeit, Knoten im Euter, Umrindern, unregelmäßiges Rindern, Ausfluß aus der Scheide, Vorhandensein von Krusten und Borken an dem der Scham zugekehrten Teile der Schwanzfläche — bestehen, sowie diejenigen Tiere, die neben seuchenkranken und der Seuche verdächtigen längere Zeit gestanden haben.

III.

Bakteriologische Untersuchung.

Für die zur Feststellung der Tuberkulose erforderlichen bakteriologischen Untersuchungen von Ausscheidungen tuberkuloseverdächtiger Tiere (§ 312 Abs. 3) gelten folgende Grundsätze:

1. Entnahme der Proben.

Die Proben sind so zu entnehmen, daß eine Verunreinigung von außen ausgeschlossen ist. Insbesondere müssen Instrumente, die zur Probeentnahme verwendet werden, desgleichen Gefäße, in denen die Proben zu einer Untersuchungsstelle gesandt werden, vor jedem Gebrauche sorgfältig gereinigt und durch strömenden Dampf, kochendes Wasser oder über der Flamme sterilisiert werden. Es hat sich auch der die Proben Entnehmende vor jeder Probeentnahme die Hände mit warmem Wasser und Seife zu waschen, mit einem geeigneten Desinfektionsmittel nachzuspülen und hierauf zu trocknen.

Bei Verdacht der Lungentuberkulose ist als Probe zur bakteriologischen Untersuchung Material zu entnehmen, das nach einem Hustenstoß aus der Lunge ausgeworfen wird (Entnahme aus der Rachenhöhle mit einem Rachenlöffel oder mit der eingeführten Hand oder Entnahme auf andere geeignete Weise).

---

[1]) Um die Euterlymphdrüsen in ausreichender Weise abtasten zu können, ist es zunächst erforderlich, die Haut an der der Innenfläche des Schenkels zugekehrten Euterfläche mit den Spitzen des Zeige-, Mittel- und Ringfingers bis zur Schenkeleuterfalte in die Höhe zu schieben.

Bei Verdacht der Eutertuberkulose wird eine Milchprobe in der Menge von etwa 100 ccm entnommen, nachdem das Euter mit warmem Wasser und Seife abgewaschen und hierauf mit 50prozentigem Spiritus abgerieben und mit steriler Watte oder einem frisch gewaschenem Tuche abgetrocknet worden ist. Die erste Milch aus den Strichen der erkrankten Viertel wird beseitigt und erst die weitere in die Probeflasche gemolken. Läßt sich aus den verdächtigen Vierteln eine hinreichende Menge Milch nicht ermelken, so ist Milch aus den unverdächtigen Vierteln hinzuzumelken. Beim Versand der Milch an eine Untersuchungsstelle ist den 100 ccm Milch 0,5 g Borsäure zur Verhütung der Zersetzung zuzufügen. Das Staatsministerium des Innern behält sich vor, an Stelle der Borsäure andere Mittel zuzulassen.

Bei Verdacht der Gebärmuttertuberkulose ist Ausflußmaterial aus der Scheide mit einem Scheidelöffel zu entnehmen, nachdem die Schamgegend mit warmem Wasser und Seife abgewaschen, mit 50prozentigem Spiritus nachgerieben und mit steriler Watte oder einem frischgewaschenen Tuche abgetrocknet worden ist. Gelingt es nicht gleich, mit dem Löffel Material zu erhalten, so ist der Versuch mehrmals zu wiederholen. Es kann auch durch wiederholtes Zusammendrücken der Gebärmutter mit der in den Mastdarm eingeführten Hand die Entleerung etwaigen ungewöhnlichen Inhalts herbeigeführt und dadurch die Entnahme von Untersuchungsmaterial aus der Scheide erleichtert werden.

Bei Verdacht der Darmtuberkulose ist eine Kotprobe aus dem Mastdarm zu entnehmen.

2. Ausführung der bakteriologischen Untersuchung.

Die bakteriologische Untersuchung von Ausscheidungen tuberkuloseverdächtiger Rinder geschieht durch mikroskopische Prüfung gefärbter Ausstrichpräparate und durch Verimpfung von Material an Versuchstiere.

a) Mikroskopische Prüfung.

Zur mikroskopischen Prüfung auf Tuberkelbazillen eignen sich Ausscheidungen tuberkuloseverdächtiger Tiere aus den Lungen und der Gebärmutter sowie Milch, nicht dagegen Kot, weil in diesem Bazillen vorkommen können, die hinsichtlich ihrer Größe und Form sowie ihres Verhaltens gegenüber Farbstoffen und Entfärbungsmitteln (Säuren) mit den Tuberkelbazillen so große Übereinstimmung zeigen, daß sie im gefärbten Präparate von ihnen nicht unterschieden werden können. Mit diesen tuberkelbazillenähnlichen säurefesten Stäbchen ist auch bei der mikroskopischen Untersuchung von Lungenauswurf, Gebärmutterausflußmaterial und Milch tuberkuloseverdächtiger Tiere zu rechnen, in letzterer dann, wenn sie nicht unter den erforderlichen Vorsichtsmaßregeln (vgl. III Nr. 1) entnommen worden ist.

Vor Anfertigung der Ausstrichpräparate für die mikroskopische Untersuchung ist eine Vorprüfung oder Vorbereitung des Materials notwendig.

Lungenauswurf und Ausflußmaterial aus der Gebärmutter werden in eine sterilisierte, auf einer schwarzen Unterlage ruhende Glasschale gebracht und nach Eierflöckchen durchsucht. Wenn solche vorhanden sind, werden aus ihnen, sonst aus Proben der Gesamtmasse des Materials, mindestens zwei Ausstrichpräparate auf Objektträgern angefertigt.

Falls sich im Lungenauswurf und Ausflußmaterial aus der Gebärmutter Eierflöckchen nicht finden, kann auch die Antiformin- oder eine ähnlich wirkende Methode zur Vorbereitung des Materials für den mikroskopischen Nachweis der Tuberkelbazillen angewandt werden, vorausgesetzt, daß Untersuchungsmaterial in ausreichender Menge zur Verfügung steht. Zur Ausführung der Antiforminmethode wird ein Teil des für diesen Zweck zur Verfügung stehenden Materials mit zwei Teilen einer 50prozentigen Lösung von Antiformin in destilliertem Wasser versetzt. Unter öfterem Umschütteln des Gemisches tritt die Verflüssigung des Lungenauswurf- oder Gebärmutterausflußmaterials in 1/2 bis 1 Stunde ein. Nachdem zu der dünnflüssigen Mischung des Antiformins mit dem Material unter gutem Umschütteln die gleiche Menge von 96- oder 50prozentigem Alkohol oder auch Brennspiritus hinzugefügt ist, können die etwa darin enthaltenen Tuberkelbazillen mit Hilfe einer Zentrifuge ausgeschleudert werden.

Das Zentrifugieren hat in einer Zentrifuge, die etwa 3000 Umdrehungen in der Minute macht, mindestens 1/4 Stunde, in einer Zentrifuge, die etwa 1500 Umdrehungen in der Minute macht, mindestens 1/2 Stunde lang zu geschehen. Nach 1/4 (1/2)stündigem Zentrifugieren wird die in den Zentrifugenröhrchen über dem Bodensatze stehende Flüssigkeit abgegossen, durch destilliertes Wasser ersetzt und von neuem 1/4 (1/2) Stunde lang zentrifugiert, um das Antiformin aus dem Bodensatze zu entfernen. Nunmehr werden aus dem Bodensatze mindestens 2 Ausstrichpräparate auf Objektträgern angefertigt.

Milch ist in der Weise zur mikroskopischen Untersuchung auf Tuberkelbazillen vorzubereiten, daß mindestens 20 ccm mit Hilfe einer Zentrifuge 1/4 (1/2) Stunde lang ausgeschleudert und aus dem hierbei sich abscheidenden Bodensatze mindestens 2 Ausstrichpräparate auf Objektträgern hergestellt werden

Zur Anfertigung der Ausstrichpräparate für die mikroskopische Untersuchung wird das Material auf sorgfältig gereinigten ungebrauchten Objektträgern möglichst gleichmäßig ausgestrichen. Sobald das auf den Objektträgern ausgestrichene Material lufttrocken geworden ist, wird es in der üblichen Weise über der Flamme oder durch fünf Minuten langes Einlegen in Methyl- oder Äthylalkohol fixiert. Wenn das ausgestrichene Material nicht genügend gerinnungsfähiges Eiweiß enthält, um die Fixierung möglich zu machen, ist dem Material etwas Hühnereiweiß oder Blutserum zuzusetzen. Durch Untersuchung von Kontrollpräparaten ist vorher festzustellen, daß die zugesetzte eiweißhaltige Flüssigkeit frei von säurefesten Bazillen ist. Die Färbung geschieht wie folgt:

1. Färben mit Karbolfuchsin (filtrierte Mischung von 100 ccm 5prozentiger Karbolsäure und 10 ccm gesättigter alkoholischer Fuchsinlösung) während 2 Minuten über der Flamme unter wiederholtem Aufkochen;
2. Behandlung mit 3prozentigem Salzsäurealkohol, bis das Präparat farblos erscheint (etwa 30 Sekunden lang), und Nachspülen mit Wasser;

3. Nachfärben mit gesättigter wässeriger Methylenblaulösung etwa 10 bis 15 Sekunden lang;
4. Abspülen in Wasser.

Der negative mikroskopische Befund in gefärbten Ausstrichpräparaten schließt nicht aus, daß das Material, aus dem die Ausstrichpräparate angefertigt wurden, trotzdem Tuberkelbazillen enthält. Ein sicheres Ergebnis liefert nur die Verimpfung des Materials an Tiere. Deshalb ist die Entscheidung stets vom Ergebnis des Tierversuchs abhängig zu machen, wenn der mikroskopische Befund in den gefärbten Ausstrichpräparaten negativ ist, desgleichen, wenn der mikroskopische Befund irgendeinen Zweifel läßt, ob etwa in den Präparaten vorhandene tuberkelbazillenähnliche Stäbchen Tuberkelbazillen sind oder nicht.

b) Verimpfung von Material auf Versuchstiere.

Lungenauswurf und Ausflußmaterial aus der Gebärmutter können unmittelbar, ohne weitere Vorbereitung, zur Verimpfung auf Versuchstiere (Meerschweinchen) verwendet werden. Es empfiehlt sich, falls wenig Material zur Verfügung steht, dieses mit sterilisierter physiologischer Kochsalzlösung so zu verdünnen, daß auf jedes Versuchstier mindestens 2 ccm Impfmaterial entfallen.

Milch ist vor der Verimpfung auszuschleudern, und zwar sind für je ein Versuchstier mindestens 20 ccm Milch zu verwenden, die in einer Zentrifuge mit etwa 3000 Umdrehungen in der Minute mindestens ¼ Stunde, in einer Zentrifuge mit etwa 1500 Umdrehungen in der Minute mindestens ½ Stunde lang auszuschleudern sind. Der hierbei sich abscheidende Rahm und Bodensatz sind nach Abgießen der Magermilch zu mischen und als Impfmaterial zu verwenden. Stehen zur Impfung für ein Meerschweinchen 80 ccm Milch oder mehr zur Verfügung, so kann von der Verimpfung der Rahmschicht Abstand genommen werden.

Kot ist vor der Verimpfung zur Abtötung von Begleitbakterien, die Meerschweinchen rasch töten können, mit Antiformin zu behandeln. Etwa 30 g des zu untersuchenden Kotes werden mit 15 ccm Antiformin und 55 ccm destilliertem Wasser vermischt, die Mischung wird 2 bis 3 Stunden stehen gelassen und während dieser Zeit öfters umgeschüttelt. Nach 2 bis 3stündigem Stehen wird die Mischung ¼ (½) Stunde lang zentrifugiert und sodann die hierbei in den Zentrifugenröhrchen von dem Bodenansatze sich abscheidende Flüssigkeit abgegossen. Ist dies geschehen, so wird der Bodensatz mit 10 ccm destilliertem Wasser aufgeschwemmt, durch sterilisierte (ausgekochte) Gaze oder grobe Leinwand geseiht und je die Hälfte der durchgeseihten Flüssigkeit an Meerschweinchen verimpft.

Die vorgängige Behandlung mit Antiformin kann auch bei Lungenauswurf und Ausflußmaterial aus der Gebärmutter angewandt werden, wenn sich zeigen sollte, daß nach Verimpfung dieses Materials häufiger vorzeitige Todesfälle bei den Impftieren eintreten. Bei Lungenauswurf und Ausflußmaterial aus der Gebärmutter ist jedoch das Antiformin in etwa 5prozentiger Mischung zu verwenden.

Zu jedem Tierversuche sind mindestens 2 Meerschweinchen zu verwenden. Die Verimpfung des Impfmaterials hat in der Regel in die

Muskulatur der inneren und hinteren Fläche eines Hinterschenkels zu erfolgen.

Die geimpften Meerschweinchen können zum Zwecke der Feststellung des Impfergebnisses getötet werden, sobald die der Impfstelle benachbarten Lymphknoten als harte, schmerzlose, von der Umgebung scharf abgegrenzte Knoten von Kleinerbsengröße und darüber hervortreten. Dies kann schon am 10. Tage nach der Impfung der Fall sein. Treten die Lymphdrüsenveränderungen nicht auf, dann sind die Versuchstiere frühestens 6 Wochen nach Vornahme der Impfung zu töten.

Tuberkulose bei den Impftieren ist als festgestellt anzusehen, wenn in tuberkuloseverdächtigen Veränderungen der Tiere einwandfrei Tuberkelbazillen nachgewiesen sind.

Läßt die bakteriologische Untersuchung tuberkuloseverdächtiger Herde bei den Versuchstieren ausnahmsweise einen Zweifel bestehen, so sind die verdächtigen Herde an mindestens 2 weitere Meerschweinchen zu verimpfen und außerdem ist neues Material von dem in Frage kommenden tuberkuloseverdächtigen Rinde zur Untersuchung einzufordern.

Das Staatsministerium des Innern behält sich vor, Abweichungen von der Ausführung des vorstehend geschilderten Verfahrens bei der bakteriologischen Untersuchung der Ausscheidungen tuberkuloseverdächtiger Rinder zuzulassen.

Anhang

I. Viehseuchenübereinkommen zwischen dem Deutschen Reiche und Österreich-Ungarn

vom 25. Januar 1905 (RGBl. 1906, 287)

nebst Schlußprotokoll.

(RGBl. 1906, 309).

Seine Majestät der Deutsche Kaiser, König von Preußen, im Namen des Deutschen Reichs, einerseits, und Seine Majestät der Kaiser von Österreich, König von Böhmen usw. und Apostolischer König von Ungarn, andererseits, von dem Wunsche geleitet, den Verkehr mit Tieren und tierischen Rohstoffen zwischen den beiderseitigen Gebieten durch neue Vereinbarungen zu regeln, haben zu diesem Zwecke zu Bevollmächtigten ernannt:

Seine Majestät der Deutsche Kaiser, König von Preußen:

Allerhöchstihren Staatsminister, Wirklichen Geheimen Rat, Staatssekretär des Innern, Arthur Grafen von Posadowsky-Wehner und

Allerhöchstihren Wirklichen Geheimen Rat, Staatssekretär des Auswärtigen Amts, Oswald Freiherrn von Richthofen,

Seine Majestät der Kaiser von Österreich, König von Böhmen usw. und Apostolischer König von Ungarn:

Allerhöchstihren Kämmerer, Wirklichen Geheimen Rat, außerordentlichen und bevollmächtigten Botschafter bei Seiner Majestät dem Deutschen Kaiser, König von Preußen, Ladislaus Szögyény-Marich von Magyar-Szögyén und Szolgaegyháza,

welche unter Vorbehalt der beiderseitigen Ratifikation nachstehendes Viehseuchenübereinkommen abgeschlossen haben:

Art. 1. Der Verkehr mit Tieren einschließlich des Geflügels, mit tierischen Rohstoffen und mit Gegenständen, welche Träger des Ansteckungsstoffs von Tierseuchen sein können, aus den Gebieten des einen der vertragschließenden Teile nach den Gebieten des anderen kann auf bestimmte Eintrittsstationen beschränkt und dort einer tierärztlichen Kontrolle von seiten jenes Staates, in welchen der Übertritt stattfindet, unterworfen werden.

Art. 2. Bei der Einfuhr der im Art. 1 bezeichneten Tiere und Gegenstände aus den Gebieten des einen in oder durch die Gebiete des anderen Teiles ist ein Ursprungszeugnis beizubringen. Dasselbe wird von der Ortsbehörde ausgestellt und ist, sofern es sich auf lebende Tiere bezieht, mit der Bescheinigung eines staatlich angestellten oder von der Staatsbehörde hierzu besonders ermächtigten Tierarztes über die Gesundheit der betreffenden Tiere zu versehen. Ist das Zeugnis nicht in deutscher Sprache ausgefertigt, so ist demselben eine amtlich beglaubigte deutsche Übersetzung beizufügen. Das Zeugnis muß von solcher Beschaffenheit sein, daß die Herkunft der Tiere und Gegenstände und der bis zur Eintrittsstation zurückgelegte Weg mit Sicherheit verfolgt werden kann; die tierärztliche Bescheinigung muß sich ferner darauf erstrecken, daß am Herkunftsort und in den Nachbargemeinden innerhalb der letzten 40 Tage vor der Absendung die Rinderpest oder eine andere Seuche, hinsichtlich deren die Anzeigepflicht besteht und die auf die betreffende Tiergattung, für welche diese Zeugnisse ausgestellt sind, übertragbar ist, nicht geherrscht hat. (Vergleiche jedoch wegen der tierärztlichen Bescheinigungen bei Geflügelsendungen Absatz 4.)

Das vereinzelte Auftreten von Milzbrand, Rauschbrand, Rotlauf oder Wut in einer Nachbargemeinde steht der Ausstellung des Zeugnisses nicht entgegen, ist jedoch auf ihm ersichtlich zu machen. Dasselbe gilt bezüglich des Bläschenausschlags bei der Ausstellung von Zeugnissen für Ochsen und Wallache.

Für Pferde, Maultiere, Esel und Rindvieh sind Einzelpässe auszustellen, für Schafe, Ziegen, Schweine und Geflügel sind Gesamtpässe zulässig.

Die Gesamtpässe für Geflügelsendungen müssen mit der Bescheinigung versehen sein, daß in der Gemeinde, aus der die Tiere zur Ausfuhr gelangen, eine ansteckende Geflügelkrankheit weder herrscht, noch innerhalb 14 Tagen nach dem Tage, an welchem eine solche Krankheit amtlich für erloschen erklärt worden ist, geherrscht hat. Dabei wird vorausgesetzt, daß zwischen dem letzten Krankheitsfall und dem Zeitpunkte der amtlichen Erklärung des Erlöschens der Seuche ebenfalls 14 Tage liegen.

Die Dauer der Gültigkeit der Zeugnisse beträgt acht Tage. Läuft diese Frist während des Transports ab, so muß, damit die Zeugnisse weitere acht Tage gelten, das Vieh von einem staatlich angestellten oder von der Staatsbehörde hierzu besonders ermächtigten Tierarzte neuerdings untersucht und von diesem der Befund auf dem Zeugnisse vermerkt werden.

Bei Eisenbahn- und Schifftransporten muß vor der Verladung eine besondere Untersuchung durch einen staatlich angestellten oder von der Staatsbehörde hierzu besonders ermächtigten Tierarzt vorgenommen und der Befund in das Zeugnis eingetragen werden.

Eisenbahn- und Schifftransporte von Geflügel sind jedoch vor der Verladung einer tierärztlichen Untersuchung nur dann zu unterziehen, wenn die für sie beigebrachten tierärztlichen Gesundheitsbescheinigungen vor mehr als drei Tagen ausgestellt sind.

Der Verkehr mit geschmolzenem Talg und Fett, mit fabriksmäßig gewaschener und in geschlossenen Säcken verpackter Wolle, mit in geschlossenen Kisten oder Fässern eingelegten, trockenen oder gesalzenen Därmen ist auch ohne Beibringung von Ursprungszeugnissen gestattet.

Art. 3. Sendungen, die den angeführten Bestimmungen nicht entsprechen, ferner Tiere, die vom Grenztierarzte mit einer ansteckenden

Krankheit behaftet oder einer solchen verdächtig befunden werden, endlich Tiere, die mit kranken oder verdächtigen Tieren zusammen befördert oder sonst in Berührung gekommen sind, können an der Eintrittsstation zurückgewiesen werden. Den Grund der Zurückweisung hat der Grenztierarzt auf dem Zeugnis anzugeben und mit seiner Unterschrift zu bestätigen.

Die erfolgte Rückweisung und der Anlaß hierzu wird von der Grenzzollbehörde ohne Verzug der politischen Behörde des Grenzbezirkes jenes vertragschließenden Teiles, aus welchem die Ausfuhr stattfinden sollte, im kürzesten Wege angezeigt werden.

Wird eine solche Krankheit an eingeführten Tieren erst nach erfolgtem Grenzübertritt im Bestimmungslande wahrgenommen, so ist der Tatbestand unter Zuziehung eines beamteten Tierarztes (Staatstierarztes) protokollarisch festzustellen und eine Abschrift des Protokolls dem anderen vertragschließenden Teile unverweilt zuzusenden.

In allen in diesem Artikel vorgesehenen Fällen ist ein etwa namhaft gemachter Kommissar des anderen vertragschließenden Teiles (Artikel 6) ohne Verzug und unmittelbar zu verständigen.

Art. 4. Wenn die Rinderpest in den Gebieten eines der vertragschließenden Teile auftritt, so steht dem anderen Teile das Recht zu, die Einfuhr von Wiederkäuern, Schweinen und tierischen Rohstoffen, sowie von giftfangenden Gegenständen für die Dauer der Seuchengefahr zu verbieten oder zu beschränken.

Art. 5. Wenn aus den Gebieten eines der vertragschließenden Teile durch den Viehverkehr eine ansteckende Tierkrankheit, hinsichtlich deren die Verpflichtung zur Anzeige besteht, nach den Gebieten des anderen Teiles eingeschleppt worden ist, so steht letzterem das Recht zu, die Einfuhr von Tieren aller derjenigen Gattungen für die Dauer der Seuchengefahr zu beschränken oder zu verbieten, auf welche der Ansteckungsstoff übertragbar ist.

Ferner ist, wenn eine dieser Tierkrankheiten in den Gebieten des einen der vertragschließenden Teile in bedrohlicher Weise herrscht, der andere Teil befugt, die Einfuhr von Tieren aller derjenigen Gattungen, auf die der Ansteckungsstoff übertragbar ist, für die Dauer der Seuchengefahr zu beschränken oder zu verbieten.

Einfuhrverbote dürfen, wenn es sich um Rotz, Milzbrand, Rauschbrand, Wild- und Rinderseuche, Räude der Einhufer, Bläschenausschlag der Einhufer und des Rindviehs, sowie um Krankheiten des Geflügels handelt, nur für Herkünfte aus den Ursprungsgebieten (Absatz 1) oder aus den von der Seuche betroffenen Gebieten (Absatz 2) erlassen werden. Im Falle des Absatzes 2 gilt diese Bestimmung auch bei Lungenseuche des Rindviehs.

Als Ursprungs- oder von der Seuche betroffene Gebiete im Sinne dieser Vorschrift gelten

a) hinsichtlich der Lungenseuche:
   in Österreich die in der Anlage I näher bezeichneten Sperrgebiete,
   in Ungarn die Komitate,
   im Deutschen Reiche Bundesstaaten, Regierungsbezirke oder letzteren gleichstehende Verwaltungsbezirke;

b) hinsichtlich der übrigen im Absatze 3 dieses Artikels aufgeführten Seuchen:

in Österreich und in Ungarn die in der Anlage II näher bezeichneten Sperrgebiete,

im Deutschen Reiche dieselben Gebiete wie zu a.

Die Vorschriften der vorstehenden Absätze gelten auch für solche tierische Rohstoffe und Gegenstände, welche Träger des Ansteckungsstoffs sein können.

Wegen der Einschleppung oder wegen des Herrschens der Tuberkulose finden Einfuhrverbote nicht statt.

Die in den Seuchengesetzgebungen der vertragschließenden Teile enthaltenen Vorschriften, welchen zufolge im Falle des Ausbruchs von ansteckenden Tierkrankheiten an oder in der Nähe der Grenze zur Abwehr und Unterdrückung derselben der Verkehr zwischen den beiderseitigen Grenzbezirken, sowie der einen gefährdeten Grenzbezirk transitierende Verkehr besonderen Beschränkungen und Verboten unterworfen werden kann, werden durch das gegenwärtige Abkommen nicht berührt.

Art. 6. Die vertragschließenden Teile räumen sich gegenseitig die Befugnis ein, durch Kommissare in den Gebieten des anderen Teiles Erkundigungen über den Gesundheitszustand der Viehbestände, über die Einrichtung von Viehhöfen, Schlachthäusern, Quarantäneanstalten und dergleichen sowie über die Durchführung der bestehenden veterinärpolizeilichen Vorschriften an Ort und Stelle einziehen zu lassen. Einer vorgängigen Anmeldung der Kommissare bedarf es nicht. Die vertragschließenden Teile werden die Behörden allgemein anweisen, den Kommissaren des anderen Teiles, sobald sie sich als solche legitimieren, auf Wunsch Unterstützung zu gewähren und Auskunft zu erteilen.

Art. 7. Jeder der vertragschließenden Teile wird periodische Nachweisungen über den jeweiligen Stand der Tierseuchen erscheinen und dieselben dem anderen vertragschließenden Teile direkt zukommen lassen.

Über die Seuchenausbrüche in den Grenzverwaltungsbezirken werden sich die Behörden gegenseitig sofort direkt verständigen.

Wenn in den Gebieten eines der vertragschließenden Teile die Rinderpest ausbricht, wird den Regierungen des anderen Teiles von dem Ausbruch und der Verbreitung derselben auf telegraphischem Wege direkt Nachricht gegeben werden.

Art. 8. Eisenbahnwagen, in welchen Pferde, Maultiere, Esel, Rindvieh, Schafe, Ziegen, Schweine oder Geflügel befördert worden sind, müssen nebst den zugehörigen Gerätschaften der Eisenbahnverwaltungen nach Maßgabe der gleichzeitig mit dem Viehseuchenübereinkommen vereinbarten Bestimmungen gereinigt und desinfiziert werden.

Die vertragschließenden Teile werden die gemäß Absatz 1 im Bereich eines Teiles vorschriftsmäßig vollzogene Reinigung und Desinfektion als auch für den anderen Teil geltend anerkennen.

Art. 9. Der Weideverkehr aus den Gebieten des einen der vertragschließenden Teile nach den Gebieten des anderen ist unter nachstehenden Bedingungen gestattet:

a) Die Eigentümer der Herden werden beim Grenzübertritt ein Verzeichnis der Tiere, welche sie auf die Weide bringen wollen, mit der Angabe der Stückzahl und der charakteristischen äußeren

Merkmale derselben zur Verifizierung (Prüfung und Beglaubigung) vorgelegen.

b) Die Rückkehr der Tiere wird nur nach Feststellung ihrer Identität bewilligt.

Wenn jedoch während der Weidezeit eine für die betreffende Tiergattung ansteckende Krankheit unter einem Teile der Herden oder auch nur an einem weniger als 20 Kilometer von dem Weideplatz entfernten Orte oder auf jener Straße, auf welcher die Rückkehr der Herde zur Grenzstation erfolgen soll, ausbricht, so ist die Rückkehr des Viehs nach den Gebieten des anderen Teiles untersagt, sofern nicht zwingende Verhältnisse (Futtermangel, schlechte Witterung usw.) eine Ausnahme erheischen. In solchen Fällen darf die Rückkehr der von der Seuche noch nicht ergriffenen Tiere nur unter Anwendung von durch die zuständigen Behörden zur Verhinderung der Seuchenverschleppung vereinbarten Sicherungsmaßregeln erfolgen.

Art. 10. Die Bewohner von nicht mehr als 5 Kilometer von der Grenze entfernt liegenden Ortschaften können die Grenze in beiden Richtungen zu jeder Stunde mit ihren eigenen, an den Pflug oder an ein Fuhrwerk gespannten Tieren überschreiten, jedoch nur zum Zwecke landwirtschaftlicher Arbeiten oder in Ausübung ihres Gewerbes und unter Beobachtung der bestehenden Zollvorschriften.

Diese Vergünstigung kann seitens der vertragschließenden Teile von der Erfüllung folgender Bedingungen abhängig gemacht werden:

a) Jedes Gespann, welches die Grenze zu landwirtschaftlicher Arbeit oder im Gewerbebetrieb überschreitet, muß mit einem Zeugnisse des Ortsvorstandes der Gemeinde versehen sein, in welcher sich der Stall befindet. Dieses Zeugnis muß den Namen des Eigentümers oder des Führers des Gespannes, die Beschreibung der Tiere und die Angabe des Umkreises (in Kilometern) des Grenzgebiets, in welchem das Gespann zu arbeiten bestimmt ist, enthalten.

b) Überdies ist beim Austritte wie bei der Rückkehr ein Zeugnis des Ortsvorstandes derjenigen Grenzgemeinde erforderlich, aus welcher das Gespann kommt, und im Falle des Durchzugs durch das Gebiet einer anderen Gemeinde auch eine Bescheinigung der letzteren, womit bestätigt wird, daß die betreffende Gemeinde vollkommen frei von jeder Tierseuche ist und daß auch in einem Umkreise von 10 Kilometern die Rinderpest und Lungenseuche nicht vorkommen. Dieses Zeugnis muß alle 6 Tage erneuert werden.

Art. 11. Die bei dem Inkrafttreten des gegenwärtigen Übereinkommens etwa noch bestehenden, mit seinen Bestimmungen nicht vereinbarten Beschränkungen und Verbote sind außer Kraft zu setzen.

Art. 12. Das gegenwärtige Übereinkommen ist bestimmt, das Viehseuchenübereinkommen zwischen den vertragschließenden Teilen vom 6. Dezember 1891 zu ersetzen.

Es soll gleichzeitig mit dem zwischen den vertragschließenden Teilen vereinbarten Zusatzvertrage zu dem bestehenden Handels- und Zollvertrage vom 6. Dezember 1891 in Geltung treten und so lange in Wirksamkeit bleiben, als der genannte Handels- und Zollvertrag, auf Grund der im Zusatzvertrage getroffenen Bestimmung über seine fernere Dauer, fortbesteht.

Die Ratifikationen des gegenwärtigen Übereinkommens sollen gleichzeitig mit denen des Zusatzvertrags zum bestehenden Handels- und Zollvertrag ausgewechselt werden.

Zu Urkund dessen haben die beiderseitigen Bevollmächtigten das gegenwärtige Übereinkommen unterzeichnet und ihre Siegel beigedrückt.

So geschehen in doppelter Ausfertigung zu Berlin, den 25. Januar 1905.

(L. S.) Graf von Posadowsky. (L. S.) Freiherr von Richthofen.
(L. S.) Szögyény.

Das vorstehende Übereinkommen ist ratifiziert worden und die Auswechselung der Ratifikationen hat stattgefunden.

[Von dem Abdruck der Anlagen I und II, enthaltend die Verzeichnisse der Sperrgebiete in Österreich-Ungarn, wurde zwecks Raumersparnis Umgang genommen.]

Schlußprotokoll.

Bei der am heutigen Tage erfolgten Unterzeichnung des Viehseuchenübereinkommens zwischen dem Deutschen Reiche und Österreich-Ungarn haben die beiderseitigen Bevollmächtigten folgende Erklärungen und Verabredungen in das gegenwärtige Protokoll niedergelegt:

1. Die Bestimmungen des Viehseuchenübereinkommens finden nur auf Provenienzen eines der vertragschließenden Teile Anwendung. Die Zulassung von Tieren oder Gegenständen, welche, aus anderen Ländern stammend, durch die Gebiete des einen Teiles zur Ein- oder Durchfuhr in die Gebiete des anderen Teiles gelangen sollen, liegt außerhalb des Rahmen des gegenwärtigen Übereinkommens.

Die direkte Durchfuhr von frischem und zubereitetem Fleische und sonstigen tierischen Rohstoffen in undurchlässiger Verpackung sowie von Häuten, Klauen und Hörnern in völlig trockenem Zustand aus den Gebieten des einen durch die Gebiete des anderen vertragschließenden Teiles auf der Eisenbahn in plombierten, umschlossenen Waggons oder auf Schiffen in abgesonderten und verwahrten Räumen ist, soweit es sich um Provenienzen eines der vertragschließenden Teile handelt (vgl. Abs. 1), ohne Beschränkungen zulässig.

2. In den Ursprungszeugnissen ist neben dem Ursprungsort auch der politische Bezirk und derjenige größere Verwaltungsbezirk (im Deutschen Reiche: Bundesstaaten und Provinzen; in Österreich: Königreiche und Länder; in Ungarn: Komitate und Munizipalstädte) zu bezeichnen, welchem der Ursprungsort angehört.

3. Die amtliche Beglaubigung der Übersetzung der nicht in deutscher Sprache ausgefertigten Ursprungszeugnisse ist durch eine zur Führung eines Dienstsiegels befugte Person oder Behörde zu bewirken. Diesen Personen oder Behörden wird bei Eisenbahntransporten der Vorstand der Verladestation zugerechnet.

4. Der gegenseitige Verkehr mit Renn- oder Trabrennpferden ist nur von der Beibringung von Zeugnissen abhängig, die von hierzu

besonders ermächtigten Rennklubs unter Beidrückung ihres Siegels ausgestellt worden sind. Diese Zeugnisse haben ein Ursprungszeugnis der Ortsbehörde und die amtstierärztliche Bescheinigung, daß das Pferd gesund ist und daß in dem Gehöfte, wo es ständig untergebracht war, sowie in dessen nächster Umgebung ansteckende Pferdekrankheiten in den letzten drei Monaten nicht vorgekommen sind, zu enthalten. Die zur Ausstellung derartiger Zeugnisse ermächtigten Klubs werden gegenseitig bekanntgegeben werden.

5. Für Geflügeltransporte im Grenzverkehre, die aus weniger als 100 Stück bestehen, ist bei der Einbringung in die Gebiete eines der vertragschließenden Teile lediglich das gemäß Artikel 2 des Viehseuchenübereinkommens von der Ortsbehörde auszustellende Ursprungszeugnis beizubringen. Im übrigen finden auf sie die Bestimmungen des angeführten Artikels 2 keine Anwendung.

Als Grenzverkehr gilt der Verkehr mit Geflügel aus dem Grenzbezirke des einen vertragschließenden Teiles zur Verwendung in dem Grenzbezirke des anderen Teiles.

6. Als „vereinzelt" ist das Auftreten einer Seuche dann anzusehen, wenn in einem Gehöft oder in einer Herde innerhalb acht Tagen bei einem Bestande von weniger als 20 Tieren nicht mehr als ein Tier, bei einem Bestande von 20 oder mehr Tieren nicht mehr als der zehnte Teil der Tiere erkrankt.

7. Die im Artikel 3 des Viehseuchenübereinkommens vorgesehene Zurücksendung wird sich nur auf Tiere erstrecken, die mit den kranken oder verdächtigen Tieren nachweislich in Berührung gekommen sind, insbesondere also auf Tiere, die in einem Eisenbahnwagen oder auf einem Schiffe gleichzeitig befördert oder auf derselben Station und derselben Rampe an einem und demselben Tage ent- oder verladen worden sind.

8. Die auf Grund des Artikels 5 des Viehseuchenübereinkommens wegen der Einschleppung oder des Herrschens einer Seuche seitens eines der vertragschließenden Teile verfügten Verbote oder Verkehrsbeschränkungen sind spätestens außer Kraft zu setzen, sobald die Seuche, die zu der Maßregel Anlaß gegeben hat, amtlich für erloschen erklärt oder die Seuchenfreiheit des betreffenden Gebiets amtlich festgestellt worden ist und überdies folgende Fristen verstrichen sind:

a) bei den im angeführten Artikel 5 Absatz 3 bezeichneten Seuchen 40 Tage;

b) bei allen anderen Seuchen 9 Monate.

Dabei wird vorausgesetzt, daß die Vorschriften über die Fristen, nach deren Ablauf die amtliche Erklärung des Erlöschens einer Seuche erfolgen darf, in Österreich und in Ungarn dieselben sind wie im Deutschen Reiche.

Herrschen beim Ablaufe der zu a und b genannten Fristen in dem von einem Verbot oder einer sonstigen Verkehrsbeschränkung betroffenen Gebiet andere Krankheiten, für welche die diesen Verfügungen unterworfenen Tiergattungen empfänglich sind, so verbleibt es bei den verfügten Maßregeln, bis die Voraussetzungen zu ihrer Aufhebung auch für diese Krankheiten zutreffen.

9. Für die Einfuhr von Rindern und Schafen, welche zur alsbaldigen Abschlachtung in öffentlichen, veterinärpolizeilich überwachten und mit den gehörigen Einrichtungen versehenen Schlachthäusern bestimmt sind, gelten, abgesehen vom Falle der Rinderpest und der Lungenseuche, folgende besondere Bestimmungen:

a) Verbote dieser Einfuhr sollen nur dann stattfinden, wenn sie zur Sicherung der heimischen Viehzucht unabwendbar erscheinen.

b) Wegen der minder leicht übertragbaren oder minder häufig vorkommenden Krankheiten, z. B. Milzbrand, Rauschbrand, Wild- und Rinderseuche, Bläschenausschlag des Rindviehs, sollen solche Verbote nicht ausgesprochen werden.

c) Wegen der leicht übertragbaren Krankheiten, z. B. Maul- und Klauenseuche oder Pockenseuche der Schafe, sollen die Einfuhrverbote nur gegen verseuchte Gebietsteile (Sperrgebiete) ergehen. Handelt es sich um Pockenseuche der Schafe, so kann nur die Einfuhr dieser Tiergattung verboten werden.

Als Sperrgebiete gelten in Österreich und in Ungarn die in der Anlage II des Übereinkommens aufgeführten Gebietsteile, im Deutschen Reiche Bundesstaaten, Regierungsbezirke oder letzteren gleichstehende Verwaltungsbezirke.

Indes soll nur dann gegen die ganze Ausdehnung eines solchen Sperrgebiets gesperrt werden, wenn mindestens 10 Prozent seiner Gemeinden verseucht sind.

Liegt dieser Grad der Verseuchung nicht vor, besteht er aber für einen Verwaltungsbezirk erster Instanz (Kreis, Bezirksamt, Bezirkshauptmannschaft, Stuhlrichterbezirk usw.), so kann gegen diesen sowie gegen diejenigen unmittelbar angrenzenden erstinstanzlichen Verwaltungsbezirke, deren Grenze von einem der Seuchenorte weniger als 10 Kilometer entfernt ist, oder gegen Teile von ihnen gesperrt werden; hierbei kann auch auf solche Bezirke in angrenzenden Sperrgebieten zurückgegriffen werden.

Falls die Verseuchung des erstinstanzlichen Verwaltungsbezirkes weniger als 10 Prozent seiner Gemeinden ergriffen hat, so kann trotzdem die Sperre in dem vorbezeichneten Umfange gegen diesen Bezirk und beziehungsweise die angrenzenden Bezirke erfolgen, wenn entweder aus dem verseuchten Bezirke eine Verschleppung der Seuche in die Gebiete des anderen vertragschließenden Teiles stattgefunden hat, oder wenn wegen besonderer Umstände aus der Verseuchung des fraglichen Bezirkes eine ernstliche Gefahr für den Viehstand des anderen Teiles zu gewärtigen ist. In diesem letzteren Falle soll aber auf Antrag desjenigen vertragschließenden Teiles, in dessen Gebieten der gesperrte Bezirk belegen ist, ohne Verzug eine gemischte Kommission (vgl. Ziffer 15 des gegenwärtigen Schlußprotokolls) zusammentreten und nach Prüfung der Sachlage an Ort und Stelle ihr Gutachten mit aller Beschleunigung darüber abgeben, ob eine derartige Gefahr wirklich vorliegt; dieses Gutachten wird als Grundlage für die zu treffende Entscheidung dienen.

d) Für die Aufhebung der gemäß der Bestimmungen unter c etwa ausgesprochenen Verbote gelten die Vorschriften der Ziffer 8 des gegenwärtigen Schlußprotokolls mit der Maßgabe, daß die dort vorgesehenen Fristen auf 30 Tage herabgesetzt werden.

Die vertragschließenden Teile werden Verzeichnisse derjenigen öffentlichen Schlachthäuser, auf welche die Bestimmungen des Absatzes 1 Anwendung finden, bei Inkrafttreten dieses Übereinkommens gegenseitig austauschen. Es bleibt vorbehalten, Schlachthäuser, deren Einrichtungen zur Aufnahme von Schlachtvieh nicht mehr genügen, hiefür zu schließen, sowie andererseits Schlachthäuser, die mit den erforderlichen Einrichtungen versehen worden sind, dem Verkehre mit Schlachtvieh zu öffnen. Solche Maßnahmen werden dem anderen Teile rechtzeitig bekanntgegeben werden.

10. Zur alsbaldigen Abschlachtung in Schlachthäusern, die an der bayerischen und sächsischen Grenze gegen Österreich gelegen sind, und deren Bezeichnung einer Verständigung zwischen den Regierungen der vertragschließenden Teile vorbehalten bleibt, werden aus Österreich und aus Ungarn zusammen jährlich bis zu 80000 Stück gesunde Schweine auf Grund staatstierärztlicher Bescheinigungen zugelassen, die nach Artikel 2 des Viehseuchenübereinkommens auszustellen sind und überdies die Bestätigung enthalten müssen, daß diese Tiere vor der Versendung am Herkunfts- (Stand-)orte durch 30 Tage tierärztlich überwacht und unbedenklich befunden wurden, und daß das Gebiet der politischen Verwaltungsbehörde erster Instanz, in welchem die Tiere gestanden haben, frei von Schweinepest (Schweineseuche) und Maul- und Klauenseuche ist.

Von diesen 80000 Stück Schweinen entfallen 50000 auf die Schlachthäuser an der bayerischen Grenze und 30000 auf die Schlachthäuser an der sächsischen Grenze. Hiernach dürfen den ersteren wöchentlich bis zu 962 Stück, den letzteren wöchentlich bis zu 577 Stück zugeführt werden. Diese Wochenkontingente sind mit der Maßgabe übertragbar, daß innerhalb eines Monats in die Schlachthäuser an der bayerischen Grenze nicht mehr als 5625, in die an der sächsischen Grenze nicht mehr als 3375 Stück eingebracht werden dürfen.

Fleisch und Speck dieser Tiere dürfen außer an den Orten, wo diese Schlachthäuser sich befinden, noch nach folgenden Orten abgesetzt werden,

a) soweit die Schlachtung in Schlachthäusern an der bayerischen Grenze stattgefunden hat, nach München, Nürnberg, Fürth, Hof, Augsburg, Ludwigshafen, Stuttgart, Kannstadt, Heilbronn, Mannheim, Karlsruhe, Pforzheim,

b) soweit die Schlachtung in Schlachthäusern an der sächsischen Grenze stattgefunden hat, nach Dresden, Leipzig, Chemnitz, Zwickau, Glauchau, Meerane, Plauen, Crimmitschau, Werdau, Reichenbach, Greiz, Gera.

Auf die Einfuhr finden im übrigen die vereinbarten Bestimmungen über die Zulassung von Schlachtrindern und Schlachtschafen entsprechende Anwendung (vgl. Ziffer 9 des gegenwärtigen Schlußprotokolls).

11. Die Bestimmung im letzten Absatze des Artikels 5 des Viehseuchenübereinkommens erstreckt sich nicht auf den durchgehenden Eisenbahnverkehr in amtlich verschlossenen Waggons; hierbei soll jedoch jede Zuladung von lebendem Vieh, jede Umladung und jede Transportverzögerung im verseuchten Grenzbezirk untersagt sein.

12. Die diesem Schlußprotokolle beiliegenden Verzeichnisse der für den gegenseitigen Viehverkehr hauptsächlich in Betracht kommenden Grenzzollämter können fernerhin nur in gegenseitigem Einvernehmen abgeändert werden.

13. Nach Artikel 9 des Viehseuchenübereinkommens zur Weide gebrachte Tiere dürfen in den freien Verkehr jenes Teiles, in dessen Gebiet sich die Weide befindet, übergehen, wenn rücksichtlich deren Gesundheit keine Bedenken bestehen, und wenn gegenüber ihrem Herkunftsorte veterinärpolizeiliche Verbote oder Beschränkungen nicht vorliegen.

14. Für Rindvieh, das im Deutschen Reiche von Landwirten bayerischer, sächsischer und württembergischer Grenzgebietsteile zur Verwendung für Nutz- oder Zuchtzwecke im eigenen Wirtschaftsbetriebe aus österreichischen Grenzgebietsteilen unter Inanspruchnahme der für diesen Verkehr auf Grund autonomer Verordnungen gewährten seuchenpolizeilichen Erleichterungen eingeführt wird, können von den Regierungen der vertragschließenden Teile Normalgewichte vereinbart werden, die der Verzollung zum vertragsmäßigen Gewichtszoll zugrunde zu legen sind.

15. Wenn bei der Handhabung des Viehseuchenübereinkommens zwischen den vertragschließenden Teilen Meinungsverschiedenheiten entstehen, so wird auf Verlangen eines dieser Teile die gutachtliche Äußerung einer gemischten Kommission eingeholt werden. Diese Äußerung wird bei der hiernach zu treffenden Entscheidung entsprechend gewürdigt werden.

Jeder der vertragschließenden Teile ernennt für die Kommission zwei Mitglieder. Die Kommission ist befugt, sich in Fällen, in denen sie sich nicht einigen kann, ein fünftes Mitglied zu kooptieren. Dieses fünfte Mitglied ist, wenn die Kommission sich hierüber nicht anders verständigt, in dem ersten Falle der Bildung einer gemischten Kommission aus den Angehörigen des einen und im zweiten Falle aus den Angehörigen des anderen der beiden vertragschließenden Teile und so abwechselnd aus den Angehörigen des einen oder des anderen Teiles zu wählen. Im ersten Falle dieser Art wird der vertragschließende Teil, dessen Angehörigen das fünfte Mitglied zu entnehmen ist, durch das Los bestimmt.

Das gegenwärtige Protokoll, welches ohne besondere Ratifikation durch die bloße Tatsache der Auswechselung der Ratifikationen des Viehseuchenübereinkommens, auf welches es sich bezieht, als von den vertragschließenden Teilen gebilligt und bestätigt anzusehen ist, wurde in doppelter Ausfertigung am 25. Januar 1905 in Berlin unterzeichnet.

Graf von Posadowsky. Freiherr von Richthofen. Szögyény.

[Von dem Abdruck der Anlage, enthaltend das Verzeichnis der für den gegenseitigen Viehverkehr hauptsächlich in Betracht kommenden Grenzzollämter, wurde zwecks Raumersparnis Umgang genommen.]

II. Bayer. Ministerialbekanntmachung vom 27. Februar 1906, den Vollzug des Viehseuchen-übereinkommens zwischen dem Deutschen Reich und Österreich-Ungarn vom 25. Januar 1905 betr.

(GVBl. 1906 S. 53.)

Staatsministerium des Innern.

Zum Vollzug des Viehseuchenübereinkommens zwischen dem Deutschen Reich und Österreich-Ungarn vom 25. Januar 1905 (Reichsgesetzblatt 1906 S. 143 ff.)[1] wird auf Grund des § 328 des Strafgesetzbuches für das Deutsche Reich, des Art. 2 Ziff. 1 des Polizeistrafgesetzbuches für Bayern vom 26. Dezember 1871 und des § 7 des Gesetzes vom $\frac{\text{23. Juni 1880,}}{\text{1. Mai 1894}}$ die Abwehr und Unterdrückung von Viehseuchen betreffend, nachstehendes verfügt:

A. Allgemeine Bestimmungen.

Zu Art. 1 des Übereinkommens mit Ziff. 1 u. 11 des Schlußprotokolls.

§ 1. Der Verkehr mit Pferden, Eseln, Mauleseln und Maultieren, mit Rindvieh, Schafen, Ziegen und sonstigen Wiederkäuern, mit Schweinen und mit Geflügel aus Österreich-Ungarn nach Bayern ist auf die von den Kreisregierungen, Kammer des Innern, bestimmten Eintrittsstellen und Einfuhrzeiten beschränkt und einer Kontrolle durch den bayerischen Grenztierarzt unterworfen.

Änderungen in den Eintrittsstellen bedürfen der Genehmigung des Staatsministeriums des Innern.

Als Tierseuchen oder ansteckende Krankheiten im Sinne des Übereinkommens haben bis auf weiteres zu gelten: Rinderpest, Milzbrand, Rauschbrand, Wild- und Rinderseuche, Tollwut, Rotz-, Maul- und Klauenseuche, Lungenseuche des Rindviehs, Pockenseuche der Schafe, Beschälseuche der Pferde und Beschälausschlag der Pferde und des Rindviehs, Räude der Einhufer und der Schafe, Schweineseuche und Schweinepest, Rotlauf der Schweine einschließlich der Backsteinblattern, Geflügelcholera und Hühnerpest.

§ 2.[2]) Die Einfuhr und Durchfuhr von Tierkadavern aus Österreich-Ungarn nach Bayern ist verboten.

Hinsichtlich der Einfuhr von Fleisch (vgl. § 4 des Gesetzes, betr. die Schlachtvieh- und Fleischbeschau, vom 3. Juni 1900, Reichs-Gesetzblatt S. 547) bewendet es bei den hierüber erlassenen reichs- und landesrechtlichen Vorschriften.

---

[1]) Die Nummer des Reichsgesetzblattes wurde den Bezirks- und Grenztierärzten mit dieser Bekanntmachung zugestellt.

[2]) Verbote und Beschränkungen der Einfuhr und Durchfuhr lebender Tiere aus Österreich-Ungarn siehe in § 51.

Im übrigen unterliegt der Verkehr mit tierischen Rohstoffen und mit Gegenständen, die Träger des Ansteckungsstoffes von Tierseuchen sein können, aus Österreich-Ungarn nach Bayern bis auf weiteres keiner Beschränkung.

§ 3.[1]) Tiere, tierische Rohstoffe und Gegenstände, die aus anderen Ländern als aus Österreich-Ungarn stammen, sind zur Einfuhr und Durchfuhr auf dem Wege über Österreich-Ungarn nur insoweit zugelassen, als für deren Einfuhr aus den Herkunftsländern Verbote oder Beschränkungen nicht bestehen. In dieser Richtung gilt bis auf weiteres folgendes:

1. Für Herkünfte aus Rumänien, Serbien und Bulgarien:

A. Verboten ist

a) Die Einfuhr und Durchfuhr von Wiederkäuern und Schweinen,

a) die Einfuhr von frischem Fleisch von Wiederkäuern und Schweinen, sowie von allen sonstigen von diesen Tiergattungen stammenden Teilen und Erzeugnissen in frischem Zustande — ausgenommen Milch, Rahm, Butter, Käse, vollkommen trockene oder gesalzene Häute, Wolle, Haare, Borsten, vollkommen lufttrockene, von tierischen Weichteilen befreite Knochen, Hörner und Klauen —, ferner von Dünger und von nicht in Säcken verpackten Lumpen.

B. Keinem Verbote unterliegt

a) die Einfuhr von Fleisch von Wiederkäuern und Schweinen, das als zubereitet im Sinne des § 12 des Gesetzes, betreffend die Schlachtvieh- und Fleischbeschau, vom 3. Juni 1900 (Reichs-Gesetzblatt S. 547) und der dazu erlassenen Ausführungsbestimmungen anzusehen ist, mit den aus diesen Vorschriften sich ergebenden Beschränkungen und unter den dort vorgesehenen Bedingungen,

b) die Durchfuhr von frischem oder zubereitetem Fleisch von Wiederkäuern und Schweinen unter Beachtung der Vorschriften des Fleischbeschaugesetzes und der dazu erlassenen Ausführungsbestimmungen sowie unter der Bedingung, daß die Durchfuhr bei ganzen Wagenladungen in amtlich verschlossenen Eisenbahnwagen ohne Umladung und Zuladung oder bei Stückgutsendungen in festgeschlossenen Behältnissen erfolgt.

2. Für Herkünfte aus Rußland:

A. Verboten ist die Einfuhr und Durchfuhr

a) von Wiederkäuern und Schweinen,

b) von frischem Fleisch von Wiederkäuern und Schweinen, sowie von allen sonstigen von diesen Tiergattungen stammenden Teilen und Erzeugnissen in frischem Zustande — ausgenommen Milch, Rahm, Butter, Käse, vollkommen trockene oder gesalzene Häute, Wolle, Haare, Borsten, vollkommen lufttrockene, von tierischen

[1]) § 3 in der Fassung der MinBek. v. 24. März 1906 (GVBl. S. 106).

Weichteilen befreite Knochen, Hörner und Klauen —, ferner von Dünger und von nicht in Säcken verpackten Lumpen.

B. Keinem Verbote unterliegt die Einfuhr von Fleisch von Wiederkäuern und Schweinen, das als zubereitet im Sinne des § 12 des Gesetzes, betreffend die Schlachtvieh- und Fleischbeschau, vom 3. Juni 1900 (Reichs-Gesetzbl. S. 547) und der dazu erlassenen Ausführungsbestimmungen anzusehen ist, mit den aus diesen Vorschriften sich ergebenden Beschränkungen und unter den dort vorgesehenen Bedingungen.

3. Für Herkünfte aus Italien:

Verboten ist die Einfuhr und Durchfuhr von Wiederkäuern und Schweinen.

4. Für Herkünfte aus der Schweiz:

Verboten ist die Einfuhr und Durchfuhr von Schafen und Schweinen.

5. Für Herkünfte aus Frankreich:

Verboten ist die Einfuhr und Durchfuhr von Wiederkäuern und Schweinen.

6. Für Herkünfte aus Amerika:

Verboten ist die Einfuhr und Durchfuhr von Rindvieh und frischem Rindfleisch.

Zu Art. 2 des Übereinkommens mit Ziff. 2, 3, 4, 5 u. 6 des Schlußprotokolls.

§ 4. Alle tierärztlichen Bescheinigungen müssen mit einem Dienststempel versehen sein.

Es bleibt vorbehalten, für die Ursprungszeugnisse und tierärztlichen Bescheinigungen (Viehpässe) bestimmte Formblätter vorzuschreiben.

Zur Ausstellung von Bescheinigungen nach Art. 2 Abs. 1, sowie zur Vornahme von Untersuchungen nach Art. 2 Abs. 6 des Übereinkommens sind in Bayern auch die städtischen Bezirkstierärzte und die Grenztierärzte befugt.

Zur Ausstellung von Zeugnissen nach Ziff. 4 des Schlußprotokolls sind ermächtigt: der Wiener Jockei-Klub für Österreich, der Budapester Magyar Lovaregylet für Ungarn, der Union Klub in Berlin und der Münchener Rennverein für Deutschland.

§ 5. Der Verkehr mit Tieren, die zu Zirkusschaustellungen, für zoologische Gärten, Wildparks und ähnliche Anlagen oder Zwecke bestimmt sind, aus Österreich-Ungarn nach Bayern ist ohne die Beibringung von Viehpässen gestattet, wenn die Tiere auf der Eisenbahn von anderen für den gewöhnlichen Verkehr bestimmten Tieren abgesondert befördert, bei der grenztierärztlichen Untersuchung an der Eintrittsstelle (§ 7) seuchenfrei befunden und von der Entladestation unmittelbar an den Bestimmungsort verbracht werden.

Bestehen für eine Tiergattung Einfuhrverbote, so darf die Einfuhr nur auf besondere Genehmigung des Staatsministeriums des Innern erfolgen.

§ 6. Als Grenzbezirke im Sinne der Ziff. 5 Abs. 2 des Schlußprotokolls gelten:

a) für Österreich-Ungarn die Gebiete der unmittelbar an Bayern angrenzenden politischen Bezirke (Bezirkshauptmannschaften und mit eigenem Statut versehene Städte),

b) für Bayern die Gebiete der unmittelbar an Österreich angrenzenden Distriktsverwaltungsbezirke (Bezirksämter und kreisunmittelbare Städte).

Zu Art. 3 des Übereinkommens mit Ziff. 7 des Schlußprotokolls.

§ 7. Der Grenztierarzt hat an der Eintrittsstelle die vorgeschriebenen Viehpässe auf ihre ordnungsmäßige Ausfertigung zu prüfen, die Identität der Tiere festzustellen und die Tiere auf Seuchenfreiheit (vgl. § 1 Abs. 3) sorgfältig zu untersuchen.

Findet der Grenztierarzt die Viehpässe völlig in Ordnung, die Identität der Tiere gesichert und ihren Gesundheitszustand unverdächtig, so hat er

a) die Eintrittsstelle, den Zeitpunkt (Tag, Monat, Jahr) des Grenzübertrittes sowie Zeichen und Nummer des Ankunftswagens auf den Viehpässen zu vermerken und

b) dem Einbringer zur Erwirkung der zollamtlichen Eintrittsbehandlung die Einfuhrerlaubnis schriftlich zu erteilen.

§ 8. Bei Rennpferden, für die den Bedingungen in Ziff. 4 des Schlußprotokolls genügt ist, kommt die grenztierärztliche Untersuchung in Wegfall.

§ 9. Abs. I und II sind aufgehoben gemäss § 11 der MBek. vom 27. Juli 1911 (GVBl. S. 1009).

[3] Soweit eine grenztierärztliche Untersuchung von Geflügel nicht stattfindet, sind die nach Art. 2 Abs. 1, 4, 5 und 7 des Übereinkommens oder nach Ziff. 5 des Schlußprotokolls beizubringenden Zeugnisse der Zollbehörde der Eintrittsstelle zur Einsichtnahme vorzulegen, werden von dieser Behörde mit einem Vermerk über den erfolgten Grenzübertritt versehen und nach § 10 weiter behandelt.

§ 10. Mit den Viehpässen für Schlachtvieh (§§ 19 mit 33) und Geflügel, das auf der Eisenbahn eingebracht wird, ist nach der grenztierärztlichen oder im Falle des § 9 Abs. 3 nach der zollamtlichen Abfertigung folgendermaßen zu verfahren:

1. Die Pässe für Tiere des gleichen Bestimmungsortes sind, nach der Zusammenladung der Tiere geordnet, in einen haltbaren Umschlag einzulegen, der mit der Bezeichnung der Eintrittsstelle des Bestimmungsortes und der Anzahl der inliegenden Pässe zu versehen und der Eisenbahnbehörde zu übergeben ist. Bei Abfertigung auf Frachtbrief wird in diesem die Anzahl der zugehörigen Pässe vermerkt. Von der Eisenbahnbehörde werden die Pässe mit den Frachtbriefen an den Bestimmungsort weitergeleitet und dort dem beamteten Tierarzte, der die Tiere bei der Ausladung untersucht, übergeben. Die Polizeibehörde des Bestimmungsortes hat die Viehpässe ein Jahr lang aufzubewahren und dann zu vernichten.

2. Solange bei der Abnahme von Geflügel am Bestimmungsort eine amtstierärztliche Untersuchung nicht vorgeschrieben ist, werden die Pässe an die Empfänger der Sen-

dungen ausgehändigt. Bei Geflügelsendungen, die im Grenzverkehr (Ziff. 5 des Schlußprotokolls) auf dem Landweg einkommen, werden die Pässe nach der zollamtlichen Abfertigung den Einbringern übergeben.

3. Die Empfänger von Geflügel sind verpflichtet, die Viehpässe 3 Monate lang aufzubewahren und sie der Distriktspolizeibehörde oder dem Bezirkstierarzt auf Verlangen unverzüglich vorzulegen.

In allen übrigen Fällen sind die Pässe für Tiere, deren Einfuhr gestattet wurde, vom Grenztierarzt zurückzubehalten, zwei Jahre lang ordnungsmäßig aufzubewahren und dann zu vernichten.

§ 11. Tiere, bei denen sich Beanstandungen im Sinne des Art. 3 Abs. 1 des Übereinkommens im Zusammenhalt mit § 7 dieser Bekanntmachung ergeben, müssen vom Grenztierarzt unter entsprechender Beachtung der Ziff. 7 des Schlußprotokolls zurückgewiesen werden.

Von der Zurückweisung hat der Grenztierarzt die bayerische Zollbehörde der Eintrittsstelle sofort geeignet zu verständigen.

§ 12. Gründet sich die Zurückweisung auf die Feststellung einer Seuche, auf Seuchen- oder Ansteckungsverdacht, so hat der Grenztierarzt

a) der Distriktspolizeibehörde und der Kreisregierung, Kammer des Innern, auf dem kürzesten Wege Anzeige zu erstatten und

b) dem Staatsministerium des Innern eine Tatbestandsaufnahme nach dem Muster der Anlage 1 in doppelter Ausfertigung nebst Abschrift der zugehörigen Viehpässe unverzüglich einzusenden.

Erfolgt die Zurückweisung von Tieren wegen anderer als der im Absatz 1 bezeichneten Beanstandungen, so hat der Grenztierarzt jeweils am Monatsschluß an das Staatsministerium des Innern sachdienlichen Bericht zu erstatten.

§ 13. Wird ein Seuchenfall an eingeführten Tieren erst nach erfolgtem Grenzübertritt im Inlande wahrgenommen, so hat die Distriktspolizeibehörde

a) die zugehörigen Viehpässe im Falle des § 10 Abs. 1 Ziff. 2 von dem Empfänger des Geflügels,
im Falle des § 10 Abs. 2 von dem Grenztierarzt der Eintrittsstelle schleunigst zu erholen,

b) den Tatbestand unter Mitwirkung des Bezirkstierarztes festzustellen,

c) der Kreisregierung, Kammer des Innern, auf dem kürzesten Wege Anzeige zu erstatten und

d) die Tatbestandsaufnahme nach dem Muster der Anlage 2 in doppelter Ausfertigung mit den zugehörigen Viehpässen so rasch als möglich an das Staatsministerium des Innern einzusenden.

Die Zurücksendung der erst nach dem Grenzübertritt seuchenkrank befundenen Tiere ist verboten.

§ 14. Die Verständigung gemäß Art. 3 Abs. 4 des Übereinkommens hat im Falle des Abs. 1 dieses Artikels durch den Grenztierarzt, im Falle des Abs. 3 durch die Distriktspolizeibehörde und zwar stets telegraphisch zu erfolgen.

Zurzeit sind Kommissare nicht namhaft gemacht.

Zu Art. 7 Abs. 2 des Übereinkommens.

§ 15. Die hier in Betracht kommenden Behörden sind in Bayern die Distriktspolizeibehörden, in Österreich die politischen Bezirksbehörden.

Handelt es sich um Maul- und Klauenseuche, so hat die Verständigung unverweilt telegraphisch zu geschehen.

Bei vereinzeltem Auftreten (Ziff. 6 des Schlußprotokolls) von Milzbrand, Rauschbrand, Wild- und Rinderseuche, Bläschenausschlag des Rindviehs und der Wallache, sowie von Rotlauf bei Schweinen bedarf es einer Verständigung nicht.

Zu Art. 9 des Übereinkommens mit Ziff. 13 des Schlußprotokolls.

§ 16. Tiere, die im kleinen Grenzverkehr aus Österreich nach Bayern zur Weide auf nicht länger als einen Tag eingebracht werden, unterliegen der grenztierärztlichen Untersuchung nicht.

Im Falle des Art. 9 Abs. 2 des Übereinkommens darf die Rückkehr der von der Seuche noch nicht ergriffenen Tiere aus Österreich nach Bayern nur nach Genehmigung der Kreisregierung, Kammer des Innern, erfolgen. Die seuchenpolizeilichen Sicherungsmaßregeln sind von dieser Stelle mit der beteiligten österreichischen Landesregierung oder Statthalterei zu vereinbaren.

Die Feststellung, ob im Sinne der Ziff. 13 des Schlußprotokolls hinsichtlich der Gesundheit der auf Weiden in Bayern befindlichen Tiere österreichischer Herkunft keine Bedenken bestehen, obliegt dem Bezirkstierarzt.

Zu Art. 10 des Übereinkommens.

§ 17. Die Erfüllung der Bedingungen in Art. 10 Abs. 2 des Übereinkommens wird für den Grenzverkehr aus Österreich nach Bayern bis auf weiteres nachgelassen.

§ 18. Für den Grenzverkehr mit Pferden gelten außerdem noch folgende besonderen Bestimmungen:

1. Die Vergünstigung nach Art. 10 Abs. 1 des Übereinkommens wird auf die bis zu 25 Kilometer von der bayerischen Grenze entfernt liegenden österreichischen Ortschaften ausgedehnt.

2. Wagen- und Reitpferde, die zu Reisen von Österreich nach Bayern verwendet werden, können die Grenze ohne Viehpässe und ohne tierärztliche Untersuchung überschreiten, sofern die Rückkehr über die Grenze am gleichen oder nächsten Tage erfolgt.

3. Der Beibringung von Viehpässen und der grenztierärztlichen Untersuchung bedarf es ferner nicht bei den nach Bayern zurückkehrenden Pferden, die Bewohnern bayerischer Gemeinden gehören und bei Ausübung des Gewerbes, zu landwirtschaftlichen Arbeiten oder zu Reisen von Bayern nach Österreich benützt werden, sofern die Rückkehr nach Bayern innerhalb 8 Tagen erfolgt.

4. Der Grenzverkehr mit Weidepferden bemißt sich lediglich nach den bestehenden Zollvorschriften.

B. Die Einfuhr von Schlachtvieh (Rindvieh und Schafe) in öffentliche Schlachthäuser.

Zu Ziff. 9 des Schlußprotokolls.

§ 19. Rindvieh und Schafe, deren Einfuhr aus Österreich-Ungarn nach Ziff. 9 des Schlußprotokolls zugelassen wird, müssen auf der Eisenbahn in amtlich verschlossenen Wagen unter Vermeidung von Umladungen, Zuladungen und Transportverzögerungen an die bayerische Grenze gebracht werden.

Die Einfuhr darf nur über die Eintrittsstellen an den Bahnhöfen in Asch i. Böhmen, Eger, Eisenstein, Furth i. W., Kufstein, Lindau, Passau, Pfronten-Steinach, Salzburg-Freilassing und Simbach a. Inn zu den von den Kreisregierungen, Kammern des Innern, bestimmten Eintrittszeiten stattfinden.

§ 20.[1]) Die einkommenden Schlachtviehtransporte sind alsbald der grenztierärztlichen und zollamtlichen Abfertigung zu unterstellen.

Nach erledigter grenztierärztlicher und zollamtlicher Abfertigung sind die Transporte unverzüglich mit der Eisenbahn ohne Umladung und Zuladung in bahnamtlich verschlossenen Wagen unmittelbar an den Bestimmungsort zu überführen.

Wagen, die zur Beförderung von Auslandsvieh (Rindvieh, Schweine und Schafe in Wagenladungen) im Inlande dienen, werden auf der Grenzstation mit Zetteln versehen, die auf gelbem Grunde die schwarze Aufschrift „Auslandsvieh" tragen.

§ 21. Schlachtviehtransporte, deren rechtzeitige grenztierärztliche und zollamtliche Abfertigung oder Weiterleitung an den Bestimmungsort von den Einbringern absichtlich oder aus Nachlässigkeit verzögert wird, sind durch den Grenztierarzt zurückzuweisen.

§ 22. Die Polizeibehörde des Bestimmungsortes ist durch den Grenztierarzt von der Art und Stückzahl der abgefertigten Transporte auf Kosten der Einbringer telegraphisch zu verständigen.

Für nach Bayern bestimmte Transporte sind diese Mitteilungen unmittelbar an die Schlachthausverwaltungen zu richten.

§ 23. Für die Zulassung von Rindvieh und Schafen in öffentliche Schlachthäuser gelten außerdem noch folgende Vorschriften:

1. Am Bestimmungsorte müssen die Schlachtviehtransporte an einer für anderes Vieh nicht zu benützenden Stelle ausgeladen und dabei einer neuerlichen Untersuchung auf Seuchenfreiheit durch den Bezirkstierarzt oder einen beamteten Tierarzt des Schlachthauses unterstellt werden.

2. Der Schlacht- und Viehhof muß durch ein Geleise in Normalspur an die Eisenbahn angeschlossen sein.

3. Die Tiere dürfen nur in einem unter ständiger amtstierärztlicher Kontrolle stehenden öffentlichen Schlachthause geschlachtet, müssen bis dahin in eigenen, für anderes Vieh nicht zu benützenden Stallungen untergebracht und auch sonst von anderem Vieh streng getrennt gehalten werden; sie dürfen lebend das Schlachthaus nicht verlassen. Jede unmittelbare Berührung mit Inlandsvieh ist zu verhindern. Auch ist dafür Sorge zu tragen, daß eine mittelbare Berührung möglichst nicht stattfindet. Zu diesem Zwecke hat die Fütterung und Wartung des ausländischen Viehes durch besonderes Personal zu erfolgen; der Dünger ist getrennt zu lagern; ferner sind tunlichst verschiedene Marktzeiten oder Markttage für in- und ausländisches Vieh anzusetzen.

---

[1]) § 20 Abs. III in der Fassung der MinBek. v. 22. August 1907 (GVBl. S. 625).

4. Auslandsvieh ist alsbald, spätestens am Schlusse des vierten Tages nach der Ankunft am Bestimmungsorte, abzuschlachten.

5. Auf Vieh- und Schlachthöfe, auf denen Nutzvieh gehandelt wird, darf Auslandsvieh nicht gebracht werden.

§ 24. Das Verzeichnis der öffentlichen Schlachthäuser des Deutschen Reiches, nach denen die Einfuhr gemäß Ziff. 9 des Schlußprotokolls gestattet ist, wird gesondert bekannt gegeben werden.

C. Einfuhr von Schlachtschweinen.

Zu Ziff. 10 des Schlußprotokolls.

§ 25. Für die Zulassung von Schlachtschweinen nach Bayern gemäß Ziff. 10 des Schlußprotokolls sind die städtischen Schlachthäuser in Passau und Rosenheim bestimmt.

Jedem der beiden Schlachthäuser dürfen jährlich bis zu 25000 Schweine, wöchentlich aber nicht mehr als 481 Stück zugeführt werden. Diese Wochenanteile sind mit der Maßgabe übertragbar, daß innerhalb eines Monats in jedes der beiden Schlachthäuser nicht mehr als 2813 Schweine eingebracht werden dürfen.

§ 26. Die Einfuhr hat für Passau ausschließlich über die Eintrittsstelle Passau, für Rosenheim ausschließlich über die Eintrittsstelle Kufstein zu erfolgen. Die Kreisregierungen, Kammern des Innern, sind ermächtigt, im Bedarfsfalle und nach Genehmigung des Staatsministeriums des Innern für die Einfuhr bestimmte Zeiten festzusetzen.

§ 27. Wer Schweine nach Passau oder Rosenheim einführen will, hat spätestens 5 Tage vorher bei der Schlachthofverwaltung unter Angabe der Stückzahl und des Einfuhrtages anzufragen, ob die Zulassung nach Maßgabe des Wochen- und Monatsanteils (§ 25 Abs. 2) gestattet werden kann.

Die Schlachthofverwaltungen haben diese Anfragen umgehend auf Kosten des Fragestellers zu beantworten und den Grenztierarzt der Eintrittsstelle von den erteilten Einfuhrbewilligungen fortlaufend zu verständigen.

Transporte, die ohne Einfuhrbewilligung eingebracht werden wollen, sind vom Grenztierarzt zurückzuweisen.

§ 28. In den genannten Schlachthäusern sind unverzüglich und nach besonderer Anordnung des Staatsministeriums des Innern eigene mit Geleiseanschluß in Normalspur versehene Auslandsabteilungen für die Unterbringung und Abschlachtung der aus Österreich-Ungarn zugelassenen Schweine herzustellen. Sobald die erforderlichen Einrichtungen fertig gestellt sind, dürfen die Schweine nur mehr in den Auslandsabteilungen untergebracht und abgeschlachtet werden.

§ 29. Im übrigen gelten für die Zufuhr der Schweine an die bayerische Grenze, für die grenztierärztliche und zollamtliche Abfertigung, sowie für die Weiterbeförderung von der Eintrittsstelle in das Schlachthaus und für die Behandlung der Tiere bis zur Abschlachtung die gleichen Bestimmungen wie für Schlachtrindvieh und Schlachtschafe (§§ 19 mit 24).

§ 30. Die Schweine sind spätestens am Tage nach der Ankunft im Schlachthause abzuschlachten, sie unterliegen in bezug auf die Beschau den gleichen Vorschriften wie inländische Schweine und müssen auf Trichinen untersucht werden. Für die Ausführung der Untersuchung auf Trichinen ist die Anlage b der Ausführungsbestimmungen D zum Schlachtvieh- und Fleischbeschaugesetz maßgebend.

Das Fleisch ist überdies an den in § 44 Ziff. III der Ausführungsbestimmungen A zum Schlachtvieh- und Fleischbeschaugesetz benannten Stellen jeder Körperhälfte mit einem rechteckigen Stempel von 5 und 8 cm Seitenlänge und der Aufschrift „Österr.-ungar. Fleisch“ in blauer Farbe besonders zu kennzeichnen.

§ 31. Das als tauglich zum Genusse für Menschen erklärte Fleisch (§ 4 des Schlachtvieh- und Fleischbeschaugesetzes) darf außer am Schlachtorte noch nach den unter Ziff. 10 Abs. 3 Buchstabe a des Schlußprotokolls benannten Orten abgesetzt werden. Die Versendung hat unter bahnamtlichem Verschluß zu erfolgen; am Bestimmungsorte werden die Sendungen nach Lösung des Verschlusses von der Eisenbahnbehörde freigegeben.

§ 32. Bedingt taugliches oder im Nahrungs- und Genußwerte herabgesetztes Fleisch darf nur am Schlachtorte selbst verkauft oder verwertet werden.

§ 33. Wird an eingeführten Schweinen am Bestimmungsorte eine Seuche festgestellt, so ist nach § 13 zu verfahren.

D. Die Einfuhr von Rindvieh zu Nutz- und Zuchtzwecken aus Oesterreich in das bayerische Grenzgebiet.

§ 34. Im bayerischen Grenzgebiete dürfen die Besitzer landwirtschaftlicher Betriebe Rindvieh zu Nutz- oder Zuchtzwecken, das aus seuchenfreiem österreichischen Grenzgebiet stammt, mit Erlaubnis der Distriktspolizeibehörde unter den folgenden Bedingungen zum Gebrauch in der eigenen Wirtschaft einführen.

Als bayerisches Grenzgebiet gelten die Distriktsverwaltungsbezirke Aibling, Altötting, Berchtesgaden, Bogen, Cham, Deggendorf-Stadt, Deggendorf-Bezirksamt mit Ausnahme der rechts der Donau liegenden Gemeinden, Füssen, Garmisch, Grafenau, Griesbach, Kaufbeuren-Stadt, Kaufbeuren-Bezirksamt, Kempten-Stadt, Kempten-Bezirksamt, Kötzting, Laufen, Lindau-Stadt, Lindau-Bezirksamt, Memmingen-Stadt, Memmingen-Bezirksamt, Miesbach, Mühldorf, Neunburg v. W., Neustadt a. W. N., Oberdorf, Oberviechtach, Passau-Stadt, Passau-Bezirksamt, Pfarrkirchen, Regen, Rehau, Rosenheim-Stadt, Rosenheim-Bezirksamt, Schongau, Sonthofen, Tirschenreuth, Tölz, Traunstein-Stadt, Traunstein-Bezirksamt, Viechtach, Vilshofen, Vohenstrauß, Waldmünchen, Wasserburg, Wegscheid, Wolfstein, Wunsiedel.

Als österreichisches Grenzgebiet gelten die nachbenannten politischen Bezirke (Bezirkshauptmannschaften und mit eigenem Statut versehene Städte) und zwar:

1. Für die Einfuhr in den Regierungsbezirk Oberbayern:

Braunau, Bregenz, Gmunden, Hallein, Imst, Innsbruck-Stadt, Innsbruck-Bezirkshauptmannschaft, Kitzbühel, Kufstein, Ried, Reutte, Salz-

burg-Stadt, Salzburg-Bezirkshauptmannschaft, St. Johann im Pongau, Schwaz, Tamsweg, Vöcklabruck, Wels, Zell am See.

2. Für die Einfuhr in den Regierungsbezirk Niederbayern:

Bischofsteinitz, Braunau, Freistadt, Gmunden, Kaplitz, Kirchdorf, Klattau, Krumau, Linz-Stadt, Linz-Bezirkshauptmannschaft, Perg, Prachatitz, Ried, Rohrbach, Salzburg-Stadt, Salzburg-Bezirkshauptmannschaft, Schärding, Schüttenhofen, Steyr-Stadt, Steyr-Bezirkshauptmannschaft, Taus, Vöcklabruck, Wels.

3. Für die Einfuhr in den Regierungsbezirk Oberpfalz und Regensburg:

Bischofsteinitz, Eger, Falkenau, Marienbad, Mies, Klattau, Plan, Tachau, Taus, Tepl.

4. Für die Einfuhr in den Regierungsbezirk Oberfranken:

Asch, Eger, Falkenau, Marienbad, Plan, Tachau.

5. Für die Einfuhr in den Regierungsbezirk Schwaben und Neuburg:

Bludenz, Bregenz, Feldkirch, Imst, Innsbruck-Stadt, Innsbruck-Bezirkshauptmannschaft, Landeck, Reutte, Schwaz.

§ 35. Es darf nur Rindvieh eingeführt werden, das:

1. den im österreichischen Grenzgebiete gezüchteten Schlägen und (mit Ausnahme der Zugochsen) einem der Viehschläge angehört, die in dem bayerischen Bestimmungsgrenzbezirke vorherrschen;

2. unmittelbar vor seiner Einfuhr nach Bayern 30 Tage lang an einem seuchenfreien Orte innerhalb des österreichischen Grenzgebietes gestanden hat;

3. dazu dient, den dringenden dauernden Wirtschaftsbedarf des Einbringers zu decken.

Auf Rindvieh, das zum Zwecke der Schlachtung eingeführt wird, finden die Bestimmungen unter §§ 34 mit 47 keine Anwendung.

§ 36. Der Wirtschaftsbedarf (§ 35 Abs. 1 Ziff. 3) richtet sich nach der Größe und Art des Wirtschaftsbetriebs. Durch Abzug der Zahl der bereits in der Wirtschaft vorhandenen Rindviehstücke vom Wirtschaftsbedarf ergibt sich die Zahl der Tiere, die eingeführt werden kann; sie soll in der Regel in einem Jahre nicht mehr als ein Drittel des Viehbestandes betragen. Jedoch dürfen von einem Wirtschaftsbesitzer in einem Kalenderjahre nicht mehr als 20 Stück eingeführt werden.

Die zum Zollsatze von 30 ℳ für das Stück in die Grenzbezirke eingeführten 2½—5 jährigen Zugochsen (Zolltarif Nr. 103, Anmerkung 2) sind in die Zahl der nach Abs. 1 einzuführenden Tiere einzurechnen.

§ 37. Gesuche um Erteilung der Erlaubnis zur Einfuhr von Rindvieh zu Nutz- oder Zuchtzwecken sind von den Wirtschaftsbesitzern bei der Ortspolizeibehörde einzureichen und von dieser unter Ausfüllung eines Formblatts nach Anlage 3 der Distriktspolizeibehörde zur Entscheidung vorzulegen.

Die Distriktspolizeibehörde setzt, erforderlichenfalls nach Anstellung weiterer Ermittlungen, fest, wievieler Tiere die Wirtschaft bedarf und bestimmt endgültig, ob und wieviel Tiere eingeführt werden dürfen.

Gemäß dieser Bestimmung erteilt sie den Wirtschaftsbesitzern einen Vieheinfuhr-Erlaubnisschein nach Anlage 4 und stellt ihn der Ortspolizeibehörde zur Aushändigung an den Antragsteller zu.

Bei der Aushändigung des Erlaubnisscheins ist der Wirtschaftsbesitzer auf die Bestimmungen hinzuweisen, die er bei und nach der Einfuhr zu beobachten hat.

Der Erlaubnisschein hat eine Gültigkeitsdauer von drei Monaten.

§ 38. Die Einfuhr darf nur über die Eintrittsstellen und zu den Zeiten erfolgen, die von den Kreisregierungen, Kammern des Innern, festgesetzt sind.

§ 39. Der Einbringer hat an der Eintrittsstelle den Erlaubnisschein (§ 37 Abs. 3) und für jedes Stück Rindvieh einen Viehpaß vorzulegen.

Der Viehpaß hat außer den sonst für Viehpässe allgemein vorgeschriebenen Eintragungen die amtliche Bescheinigung zu enthalten, daß das einzuführende Tier unmittelbar vor seinem Abtriebe mindestens 30 Tage lang an einem seuchenfreien Orte innerhalb des österreichischen Grenzgebietes gestanden hat (vgl. § 35 Abs. 1 Ziff. 2).

§ 40. Der Grenztierarzt hat die vorgelegten Papiere zu prüfen, die zur Einfuhr gestellten Tiere auf ihre Identität mit den in den Viehpässen aufgeführten Viehstücken, sowie auf Schlagzugehörigkeit (§ 35 Abs. 1 Ziff. 1) und Seuchenfreiheit zu untersuchen und zur Verzollung (Ziff. 14 des Schlußprotokolls) das Alter zu bestimmen.

Die im Eisenbahnwagen ankommenden Tiere sind für die grenztierärztliche Untersuchung auszuladen.

Ist auch nur bei einem Tiere die Identität oder die Schlagzugehörigkeit zweifelhaft, oder wird der Viehpaß nebst Bescheinigung (§ 39 Abs. 2) nicht vorschriftsmäßig vorgelegt, so hat der Grenztierarzt unbeschadet der zur Abwehr einer Seuchengefahr erforderlichen weitergehenden Maßnahmen in der Regel den ganzen Transport zurückzuweisen und außerdem nach § 11 Abs. 2 und § 12 zu verfahren.

§ 41. Jedes Tier, dessen Einfuhr gestattet wird, ist an der Eintrittsstelle nach Anordnung des Grenztierarztes derart zu kennzeichnen, daß die Eintrittsstelle und der Tag der Einfuhr deutlich erkennbar bleiben.

Der Einbringer ist verpflichtet, bei der Kennzeichnung nach Anordnung des Grenztierarztes Beihilfe zu leisten.

Über die Art der Kennzeichnung werden besondere Vorschriften erlassen.

§ 42. Der Grenztierarzt hat die Anzahl der eingeführten Tiere und das Ergebnis der tierärztlichen Untersuchung auf dem Erlaubnisschein, der dem Einbringer verbleibt, zu vermerken und den Abgang des Viehes von der Grenze der Ortspolizeibehörde des Bestimmungsortes innerhalb 24 Stunden schriftlich mitzuteilen.

§ 43. Nach erfolgter grenztierärztlicher und zollamtlicher Abfertigung ist das eingeführte Vieh unverzüglich und auf dem kürzesten Wege an den Bestimmungsort zu verbringen. Auf dem Wege dahin darf den Tieren die zur Erholung nötige Ruhe und, wenn größere Entfernungen zurückgelegt werden müssen, auch das Übernachten in einem nicht mit Klauenvieh besetzten Stalle gestattet werden.

Der Wirtschaftsbesitzer hat das Eintreffen des Viehes am Bestimmungsort binnen 3 Tagen der Ortspolizeibehörde unter Vorlage des Einfuhr-Erlaubnisscheines anzuzeigen.

Die erfolgte Anzeige ist von der Ortspolizeibehörde auf dem Erlaubnisschein zu bestätigen.

Eine neue Erlaubnis zur Einfuhr darf nur erteilt werden, wenn der frühere Erlaubnisschein vorgelegt und mit dem Vermerk der Ortspolizeibehörde über die Anzeige (Abs. 2) versehen ist.

Die Ortspolizeibehörden derjenigen Gemeinden, in welche eine Einfuhr im Sinne des § 34 stattfindet, haben über die Einbringung des Viehes und die Erstattung der Anzeigen (Abs. 2) ein Verzeichnis nach Anlage 5 zu führen.

§ 44. Die Einfuhr darf durch Mittelspersonen nur dann bewirkt werden, wenn dabei ein Mißbrauch der Einfuhrerlaubnis ausgeschlossen ist.

§ 45. Das eingeführte Vieh darf 30 Tage lang nach seinem Eintreffen am Bestimmungsorte weder veräußert noch aus dem Flurbereiche des Bestimmungsortes entfernt werden (Standfrist) und ist von der Berührung mit dem Vieh anderer Gehöfte fernzuhalten.

Die Benützung des eingeführten Viehes zu Gespanndiensten in den benachbarten Ortsgemarkungen, sowie der Wechsel des Weideplatzes mit solchem Vieh ist jedoch auch während der Standfrist gestattet.

§ 46. Die Erteilung weiterer Erlaubnisscheine ist solchen Wirtschaftsbesitzer zu versagen, die mit der erteilten Einfuhrerlaubnis Mißbrauch treiben oder das eingeführte Vieh nur solange behalten, als dies zur Einhaltung der Standfrist nötig ist, um es dann im Inlande zu veräußern.

§ 47. Zuwiderhandlungen sind nach § 328 des Strafgesetzbuches für das Deutsche Reich und § 66 Ziff. 1 des Viehseuchengesetzes strafbar.

Die Distrikts- und Ortspolizeibehörden haben sorgfältig über die Beobachtung der Vorschriften unter §§ 34 mit 45 zu wachen, sich von ihrer Einhaltung durch öftere Kontrollen zu überzeugen und Zuwiderhandlungen behufs weiterer Verfolgung zur Anzeige zu bringen.

E. Schlußbestimmungen.

§ 48. Die Kosten der in dem Viehseuchenübereinkommen und in dieser Bekanntmachung vorgeschriebenen tierärztlichen Untersuchungen sowie die Kosten der Kennzeichnung von Tieren sind von den Einbringern zu tragen. Höhe und Erhebung der Gebühren bemessen sich nach der Bekanntmachung vom 7. Februar 1906 (Gesetz- und Verordnungsblatt Seite 42).

§ 49. Alle sonstigen bei der Durchführung des Viehseuchenübereinkommens und dieser Bekanntmachung in Betracht kommenden veterinärpolizeilichen Angelegenheiten sind nach den Vorschriften des Viehseuchengesetzes und der dazu erlassenen reichs- und landesrechtlichen Ausführungsbestimmungen zu behandeln.

§ 50. Bezüglich der Ausfuhr von Tieren und tierischen Rohstoffen aus Bayern nach Österreich-Ungarn haben die Bestimmungen dieser Bekanntmachung insolange entsprechende Anwendung zu finden, als nicht von der K. und K. österreichisch-ungarischen Regierung abweichende Vorschriften erlassen werden.

§ 51.[1]) Im Hinblick auf den gegenwärtigen Stand der Tierseuchen in Österreich-Ungarn bleibt die Einfuhr von Rindvieh und Schafen sowie die Einfuhr und Durchfuhr von Schweinen aus Österreich-Ungarn nach und durch Bayern in Anwendung des Artikels 5 des Übereinkommens und der Ziffer 8 des Schlußprotokolls bis auf weiteres verboten.

Diesem Verbote unterliegt jedoch nicht:

1. die Einfuhr von Schlachtrindvieh und Schlachtschafen nach näherer Bestimmung der §§ 19 mit 24,

2. die Einfuhr von Schlachtschweinen in die städtischen Schlachthäuser zu Passau und Rosenheim nach Maßgabe der §§ 25 mit 33, und

3. die Einfuhr von Rindvieh zu Nutz- und Zuchtzwecken nach näherer Bestimmung der §§ 34 mit 47.

Die Durchfuhr von Rindvieh und Schafen aus Österreich-Ungarn durch Bayern darf nur auf der Eisenbahn über die in § 19 genannten Eintrittsstellen und zu den von den Kreisregierungen, Kammern des Innern, bestimmten Eintrittszeiten stattfinden. Sie unterliegt in bezug auf die Beibringung von Viehpässen und die grenztierärztliche Untersuchung den allgemeinen Bestimmungen des Übereinkommens und dieser Bekanntmachung.

§ 52. Diese Bekanntmachung tritt am 1. März 1906 in Wirksamkeit. Sofern Einfuhrbeschränkungen oder Verbote gegen Österreich-Ungarn auf Grund des Artikels 5 des Viehseuchenübereinkommens verfügt sind oder verfügt werden, kommen auf die Dauer der Verfügung die entgegenstehenden Vorschriften dieser Bekanntmachung nicht in Anwendung.

Die bisherigen Bestimmungen über den Verkehr mit Tieren, tierischen Rohstoffen und Gegenständen, die Träger des Ansteckungsstoffes von Tierseuchen sein können, zwischen Österreich-Ungarn und Bayern werden aufgehoben.

München, den 25. Februar 1906.

Dr. **Graf v. Feilitzsch.**

(Vom Abdruck der Anlagen 1—5 mußte behufs Raumersparnis abgesehen werden).

---

[1]) Vgl. Erl. 11 Abs. 5 zu § 7 VSG.

III. Bayer. Ministerialbekanntmachung vom 27. Dezember 1907, Vollzug des Viehseuchenübereinkommens zwischen dem Deutsche Reich und Österreich-Ungarn vom 25. Januar 1905, hier Einfuhr von Tieren aus Bayern nach Österreich-Ungarn betr.

(MBl. des Innern 1908 S. 16 ff.).

Staatsministerium des Innern.

An die Regierungen, Kammern des Innern, die Distrikts- verwaltungs- und Gemeindebehörden, die Bezirkstier- ärzte und die Grenztierärzte.

I.

Im Laufe des Jahres sind mehrfach Tiere, die aus Bayern nach Österreich-Ungarn eingeführt werden sollten, an den österreichischen Grenz-Eintrittsstationen beanstandet oder zurückgewiesen worden, weil für sie die nach Art. 2 des nebenbezeichneten Übereinkommens erforderlichen Ursprungszeugnisse und tierärztlichen Bescheinigungen überhaupt nicht oder nicht in vorschriftsmäßiger Ausfertigung beigebracht wurden.

Ich nehme deshalb Veranlassung, auf die sorgfältige Beachtung der nachstehenden Bestimmungen aufmerksam zu machen.

1. Bei der Einfuhr von Pferden, Maultieren, Eseln, Mauleseln, Rindvieh, Schafen, Ziegen, Schweinen und Hausgeflügel (Enten, Gänse, Haushühner, Perlhühner, Pfauen, Schwäne, Tauben und Truthühner) aus Bayern nach Österreich-Ungarn ist an der österreichischen Grenz-Eintrittsstation ein Ursprungszeugnis (Viehpaß) mit einer tierärztlichen Bescheinigung über die Gesundheit der betreffenden Tiere und über die Seuchenfreiheit des Herkunftsortes und der Nachbargemeinden vorzulegen.

2. Das Ursprungszeugnis ist von der Ortspolizeibehörde des Herkunftsortes (in der K. Haupt- und Residenzstadt München vom Magistrat) auszustellen und muß von solcher Beschaffenheit sein, daß die Herkunft der Tiere und der von ihnen bis zur österreichischen Grenz-Eintrittsstation zurückgelegte Weg mit Sicherheit verfolgt werden kann (vgl. Anlage 1, 2 und 3).

3. Die tierärztliche Bescheinigung darf nur von einem bayerischen Bezirkstierarzt oder Grenztierarzt ausgestellt werden. Sie muß sich darauf erstrecken, daß das auf dem Ursprungszeugnis beschriebene Tier oder die dort beschriebenen Tiere (vgl. I Nr. 4) von dem Aussteller oder Bescheinigung untersucht und gesund befunden wurden und daß am Herkunftsort und in den Nachbargemeinden innerhalb der letzten 40 Tage vor der Absendung die Rinderpest oder eine andere Seuche, hinsichtlich deren die Anzeigepflicht besteht und die auf die in dem Ursprungszeugnis bezeichnete Tiergattung übertragbar ist, nicht geherrscht hat.

Für die tierärztlichen Bescheinigungen bei Geflügelsendungen gelten besondere Bestimmungen, die unter I Nr. 5 aufgeführt sind.

Die Anzeigepflicht im Sinne des Übereinkommens besteht zur Zeit für Rinderpest, Milzbrand, Rauschbrand, Tollwut, Rotz, Maul- und Klauenseuche, Lungenseuche des Rindviehs, Pockenseuche der Schafe, Beschälseuche der Pferde, Bläschenausschlag der Pferde und des Rindviehs, Räude der Einhufer und der Schafe, Schweineseuche und Schweinepest, Rotlauf der Schweine, Geflügelcholera und Hühnerpest.

Das vereinzelte Auftreten von Milzbrand, Rauschbrand, Tollwut oder Schweine-Rotlauf in einer Nachbargemeinde (der Herkunftsort muß stets seuchenfrei sein) steht der Ausstellung der tierärztlichen Bescheinigung nicht entgegen, ist aber auf ihr ersichtlich zu machen. Gleiches gilt für den Bläschenausschlag bei der Ausstellung von Bescheinigungen für Ochsen und Wallache.

Als „vereinzelt" ist das Auftreten einer Seuche dann anzusehen, wenn in einem Gehöft oder in einer Herde innerhalb acht Tagen bei einem Bestande von weniger als 20 Tieren nicht mehr als ein Tier, bei einem Bestande von 20 oder mehr Tieren nicht mehr als der zehnte Teil der Tiere erkrankt.

4. Handelt es sich um die Ausfuhr von Pferden, Maultieren, Eseln, Mauleseln und Rindvieh, so ist für jedes einzelne Tier ein eigener Viehpaß (Einzelpaß) auszustellen; bei Schafen, Ziegen, Schweinen und Geflügel kann für alle zu einer Sendung gehörigen Tiere der gleichen Gattung ein gemeinschaftlicher Paß (Gesamtpaß) verwendet werden.

5. Bei Geflügelsendungen hat die bezirkstierärztliche oder grenztierärztliche Bescheinigung nur dahin zu lauten, daß die in dem Paß beschriebenen Tiere von dem Aussteller der Bescheinigung untersucht und gesund befunden wurden und daß in der Gemeinde, aus der die Tiere zur Ausfuhr gelangten, eine ansteckende Geflügelkrankheit innerhalb 14 Tagen von der Absendung nicht geherrscht hat.

Für Geflügeltransporte im Grenzverkehr, sofern sie aus weniger als 100 Stück bestehen, ist lediglich das von der Ortspolizeibehörde auszustellende Ursprungszeugnis beizubringen; einer tierärztlichen Bescheinigung bedarf es hier nicht.

Als Grenzverkehr gilt der Verkehr mit Geflügel aus dem bayerischen Grenzbezirk zur Verwendung im österreichischen Grenzbezirk oder umgekehrt. Grenzbezirke in diesem Sinne sind:

a) für Bayern die Gebiete der unmittelbar an Österreich angrenzenden Distriktsverwaltungsbezirke (Bezirksämter und kreisunmittelbare Städte),

b) für Österreich die Gebiete der unmittelbar an Bayern angrenzenden politischen Bezirke (Bezirkshauptmannschaften und mit eigenem Statut versehene Städte).

6. Die Gültigkeitsdauer der Viehpässe beträgt acht Tage. Läuft diese Frist ab, bevor der Transport an der österreichischen Grenz-Eintrittsstation angelangt ist, so muß, damit die Pässe weitere acht Tage gelten, das Vieh von einem Bezirkstierarzt oder Grenztierarzt neuerdings untersucht und von diesem der Befund auf dem Paß vermerkt werden.

7. Bei Eisenbahn- und Schiffstransporten muß unmittelbar vor der Verladung eine besondere (zweite) Untersuchung durch einen Bezirkstierarzt oder Grenztierarzt vorgenommen und der Befund auf dem Paß eingetragen werden.

Eisenbahn- und Schiffstransporte von Geflügel sind jedoch der besonderen bezirkstierärztlichen oder grenztierärztlichen Untersuchung vor der Verladung nur dann zu unterziehen, wenn die für sie beigebrachten tierärztlichen Gesundheitsbescheinigungen (I Nr. 5) vor mehr als drei Tagen ausgestellt sind.

8. Die Einfuhr von Tieren, die zu Zirkusschaustellungen, für zoologische Gärten, Wildparks und ähnliche Anlagen bestimmt sind, aus Bayern nach Österreich-Ungarn darf bis auf weiteres ohne Beibringung von Ursprungszeugnissen und Gesundheitsbescheinigungen erfolgen, wenn die Tiere mittels der Eisenbahn von anderen, für den gewöhnlichen Verkehr bestimmten Tieren abgesondert befördert, bei der in der österreichischen Grenz-Eintrittsstation vorzunehmenden tierärztlichen Untersuchung vollkommen gesund befunden und von der Ausladestation unmittelbar nach dem Bestimmungsorte gebracht werden.

II.

1. Die in Artikel 2 des Viehseuchenübereinkommens vorgeschriebenen Ursprungszeugnisse (Viehpässe) für lebende Tiere, die aus Bayern nach Österreich-Ungarn eingeführt werden sollen, sind ausschließlich und genau nach den in Anlage 1, 2 und 3 beigefügten Mustern in Reichsformat auszufertigen und mit dem Dienstsiegel zu versehen.

Als Herkunftsort ist der letzte dauernde Standort des Tieres einzutragen, bei einem auf einem Markte gekauften Tiere also nicht der Marktort, sondern derjenige Ort, an dem das Tier seinen Standort hatte, bevor es in den Handel kam.

Die Angabe des von einem Tiere oder von einer Tiersendung bis zur österreichischen Grenz-Eintrittsstation zurückzulegenden Weges wird nicht immer schon bei der Ausstellung des Ursprungszeugnisses möglich sein. In solchen Fällen genügt die Ausfüllung der betreffenden Spalte des Viehpasses durch den Vermerk „siehe Frachtbrief".

2. Die nach Artikel 2 des Viehseuchenübereinkommens vorgeschriebenen tierärztlichen Bescheinigungen für lebende Tiere, die aus Bayern nach Österreich-Ungarn eingeführt werden sollen, sind gleichfalls ausschließlich und genau nach den in Anlage 1, 2 und 3 beigefügten Mustern auszustellen.

Die Bescheinigungen müssen auf dem Ursprungszeugnis stehen; sie dürfen daher nicht auf einem besonderen Blatte enthalten und auch nicht vor Ausstellung des betreffenden Ursprungszeugnisses abgegeben sein. Ebenso ist es unzulässig, daß mehrere Ursprungszeugnisse zusammengeheftet und mit einer gemeinschaftlichen tierärztlichen Bescheinigung versehen werden. Das gleiche gilt für die tierärztlichen Eintragungen nach Art. 2 Abs. 4 und 6 des Übereinkommens (I Nr. 6 und 7 dieser Entschließung).

3. Alle Eintragungen, Unterschriften und Siegelabdrücke auf den Ursprungszeugnissen und tierärztlichen Bescheinigungen müssen deutlich leserlich sein.

4. Die Bezirkstierärzte und die Grenztierärzte haben sich vor Erteilung von Bescheinigungen nach Artikel 2 des Übereinkommens in jedem Fall davon zu überzeugen, ob das Ursprungszeugnis ordnungsmäßig ausgestellt, insbesondere ob bei Sendungen von Einhufern und von Rindvieh, jedes Tier nach Farbe, Abzeichen, Alter und besonderen Merkmalen richtig und genau beschrieben ist.

Mangelhaft ausgefertigte Ursprungszeugnisse hat der Bezirkstierarzt oder Grenztierarzt zu ergänzen oder richtig zu stellen und dies durch einen entsprechenden, mit Unterschrift und Dienstsiegel versehenen Vermerk auf dem Viehpaß zu bescheinigen. Fehlen Eintragungen, die nur von der Ortspolizeibehörde selbst vorgenommen werden können

(Datum, Unterschrift, Dienstsiegel), so ist das Ursprungszeugnis ohne Erteilung der tierärztlichen Bescheinigung (I Nr. 3) zur Ergänzung zurückzugeben.

III.

Die Entschließung nebst Anlagen ist von den Distriktsverwaltungsbehörden in den Amtsblättern und auf sonst geeignetem Wege mit dem Hinweis zur Kenntnis der Beteiligten zu bringen, daß Tiere, die nicht mit den erforderlichen genau nach Vorschrift ausgestellten Ursprungszeugnissen und bezirkstierärztlichen oder grenztierärztlichen Bescheinigungen versehen sind, ohne weiteres von der Einfuhr nach Österreich-Ungarn zurückgewiesen werden können.

München, den 27. Dezember 1907.

von Brettreich.

(Vom Abdruck der Anlagen 1—3 mußte behufs Raumersparnis abgesehen werden).

IV. Bayer. Ministerialbekanntmachung vom 9. Januar 1191 über die Bekämpfung der Tollwut in den Grenzbezirken des Deutschen Reichs und Österreich-Ungarns.

(GVBl. S. 14).

Staatsministerium des Innern.

Zufolge einer Vereinbarung zwischen dem Deutschen Reiche und Österreich-Ungarn wird auf Grund des § 1 der Bundesratsinstruktion vom 27. Juni 1895 zum Viehseuchengesetze folgendes mit sofortiger Wirksamkeit angeordnet:

§ 1. Vom Ausbruche der Tollwut oder des Verdachts der Tollwut in einem an Österreich angrenzenden bayerischen Distriktsverwaltungsbezirke (Grenzbezirke) hat die Distriktspolizeibehörde die politischen Bezirksbehörden der angrenzenden österreichischen Bezirke sofort telephonisch oder telegraphisch zu benachrichtigen. Dabei ist die Entfernung der Seuchenorte (der Orte, an denen ein tollwutkranker oder der Tollwut verdächtiger Hund gesehen worden ist) von der Landesgrenze nach Kilometern anzugeben.

Gleichzeitig mit der amtlichen Bekanntmachung über den Ausbruch der Tollwut oder des Tollwutverdachtes hat die Distriktspolizeibehörde erforderlichenfalls gemeinverständliche Belehrungen über das Wesen und die Merkmale der Tollwut in den im Bezirk erscheinenden Zeitungen zu veröffentlichen.

§ 2. Ist ein tollwutkranker oder der Tollwut verdächtiger Hund innerhalb eines Grenzbezirkes (§ 1) frei umhergelaufen, so muß ein Sperrbezirk gebildet werden, der sich ohne Rücksicht auf die Landesgrenze auf die Seuchenorte und in der Regel auch auf die bis zu 10 Kilometer von den Seuchenorten entfernten Orte einschließlich ihrer

Gemarkungen zu erstrecken hat. Ferner ist als weiteres Schutzgebiet in der Regel noch ein Beobachtungsbezirk zu bilden und auf alle Orte einschließlich ihrer Gemarkungen zu erstrecken, die bis zu etwa 10 Kilometer von der Grenze des Sperrbezirkes entfernt liegen.

Die Sperr- und Beobachtungsbezirke sind jedoch nicht lediglich schematisch nach der Entfernung der Orte und Gemarkungen von den Seuchenorten abzugrenzen, vielmehr unter Berücksichtigung der örtlichen Verhältnisse möglichst in Anlehnung an natürliche oder geographische Grenzen zu bilden. Flußläufe, Seen, Höhenzüge, Waldungen, Moore u. dgl. werden sich zur Begrenzung der Sperr- und Beobachtungsbezirke besonders eignen.

Soweit hiernach die Bildung von Sperr- und Beobachtungsbezirken für bayerische Gebietsteile in Betracht kommt, hat die Distriktspolizeibehörde alsbald das Erforderliche anzuordnen und die politischen Bezirksbehörden der beteiligten österreichischen Bezirke zu verständigen.

§ 3. Im Sperrbezirke sind sämtliche Hunde an solchen Orten festzulegen oder sicher einzusperren, die fremden Hunden nicht zugänglich sind. Der Festlegung ist das Führen der mit einem sicheren Maulkorbe versehenen Hunde an der Leine gleichzuachten.

Die Benützung der Hunde zum Ziehen ist unter der Bedingung gestattet, daß sie fest angeschirrt, mit einem sicheren Maulkorbe versehen und außer der Zeit des Gebrauchs festgelegt werden.

Die Verwendung von Hirtenhunden zur Begleitung von Herden sowie die Verwendung von Jagdhunden bei der Jagd kann von der Distriktspolizeibehörde unter der Bedingung gestattet werden, daß die Hunde außer der Zeit des Gebrauchs festgelegt oder mit einem sicheren Maulkorbe versehen und an der Leine geführt werden.

Im Beobachtungsbezirk ist es gestattet, die Hunde entweder ohne Maulkorb an der Leine zu führen oder mit einem sicheren Maulkorb unter dauernder Überwachung frei laufen zu lassen.

Aus den Sperr- und Beobachtungsbezirken dürfen Hunde ohne distriktspolizeiliche Erlaubnis nicht ausgeführt werden. Wird die Genehmigung zur Ausfuhr eines Hundes erteilt, so ist die Polizeibehörde, in Bayern die Distriktspolizeibehörde, des Bestimmungsorts von dem bevorstehenden Eintreffen des Tieres rechtzeitig zu benachrichtigen. Auch kann angeordnet werden, daß der Hund während der Überführung durch bayerisches Gebiet und, wenn der Bestimmungsort in Bayern liegt, am Bestimmungsorte den gleichen Beschränkungen zu unterwerfen ist, die für ihn zur Zeit der Ausfuhr am Herkunftsorte vorgeschrieben waren.

§ 4. Von der Distriktspolizeibehörde kann die Tötung der Hunde angeordnet werden, die den Vorschriften in § 3 zuwider im Sperr- oder Beobachtungsbezirk umherlaufen. Mit dem Aufsuchen und Erschießen solcher Hunde sind die Gendarmerie sowie die gemeindlichen Polizeibediensteten zu beauftragen. Das Staatsministerium der Finanzen wird das Personal des staatlichen Forstschutzdienstes und der Grenzwache anweisen auf Ersuchen der Distriktspolizeibehörde bei dem Aufsuchen und Erschießen von Hunden, deren Tötung angeordnet ist, mitzuwirken.

§ 5. Über die Herkunft und den Verbleib fremder, verdächtig erscheinender Hunde sowie über etwaige Bißverletzungen durch tollwutkranke oder der Tollwut verdächtige Tiere hat die Distriktspolizeibehörde im Benehmen mit dem Bezirkstierarzt eingehende Ermittlungen anzustellen und das Ergebnis den beteiligten österreichischen politischen Bezirksbehörden mitzuteilen.

§ 6. Tiere, bei denen die Tollwut, dann Hunde und Katzen, bei denen auch nur der Verdacht der Tollwut festgestellt ist, ferner Hunde und Katzen, die von einem tollwutkranken Tier gebissen worden sind oder von denen anzunehmen ist, daß sie mit tollwutkranken oder der Tollwut verdächtigen Hunden und Katzen in Berührung gekommen sind, müssen sofort getötet werden. Wenn ein der Tollwut verdächtiger Hund oder eine der Tollwut verdächtige Katze einen Menschen gebissen hat, so kann das Tier mit Genehmigung der Distriktspolizeibehörde eingesperrt und muß bis zur Bestätigung oder Beseitigung des Verdachtes polizeilich beobachtet werden. Für Hunde, von denen anzunehmen ist, daß sie mit tollwutkranken Tieren oder mit der Tollwut verdächtigen Hunden oder Katzen in Berührung gekommen sind, kann die Distriktspolizeibehörde auf Ansuchen in besonderen Ausnahmefällen nach Anhörung des Bezirkstierarztes an Stelle der Tötung die Einsperrung und polizeiliche Überwachung anordnen, falls diese mit genügender Sicherheit durchführbar ist. Sind tollwutkranke oder der Tollwut verdächtige Tiere verendet oder getötet, so hat die Distriktspolizeibehörde in allen Fällen eine Obduktion durch den Bezirkstierarzt herbeizuführen.

§ 7. In den Grenzbezirken (§ 1) müssen sämtliche über 8 Wochen alten Hunde mit einem Kennzeichen (Metallschild am Halsbande mit Namen und Wohnort des Hundebesitzers oder Steuermarke) versehen sein, das die Feststellung ihres Besitzers ermöglicht.

§ 8. In den Grenzbezirken (§ 1) ist das freie Umherlaufen der Hunde zur Nachtzeit verboten. Die beteiligten Distriktspolizeibehörden haben bei Feststellung des Begriffs der Nachtzeit im Benehmen mit den politischen Bezirksbehörden der angrenzenden österreichischen Bezirke vorzugehen.

§ 9. Die Distrikts- und Ortspolizeibehörden, ferner die Gendarmerie und die gemeindlichen Polizeibediensteten haben der strengen Beachtung der Tilgungsmaßregeln besondere Aufmerksamkeit zu widmen.

In größeren Orten ist tunlichst auf die Anstellung von Hundefängern Bedacht zu nehmen.

§ 10. Die beteiligten österreichischen Behörden werden im gleichen Sinne verfahren.

München, den 9. Januar 1911.

Dr. v. Brettreich.

V. Bayer. Ministerialbekanntmachung vom 27. Juli 1911 über die veterinärpolizeiliche Behandlung der Einfuhr von Geflügel aus dem Auslande.

(GVBl. S. 1009).

Staatsministerium des Innern.

Da im Auslande Geflügelseuchen in einem für den inländischen Geflügelbestand bedrohlichen Umfange herrschen, wird auf Grund des § 7 des Viehseuchengesetzes für die Einfuhr und Durchfuhr von lebendem Geflügel (Gänsen, Enten, Haushühnern einschließlich Perlhühnern, Truthühnern, Pfauen, Tauben und Schwänen) aus dem Auslande mit Wirkung vom 1. Oktober 1911 an folgendes verfügt:

§ 1. I Die Einfuhr wird auf die von den Regierungen, Kammern des Innern, bestimmten Eintrittsstellen und Einfuhrzeiten beschränkt.

II Die Einfuhr darf nicht mittels Fußtransports, sondern nur in solchen Wagen, Käfigen, Körben oder ähnlichen Behältnissen erfolgen, deren Einrichtung ein Herausfallen von Kot, Futterresten und Streu tunlichst verhindert.

III Die Distriktspolizeibehörde kann ausnahmsweise gestatten, daß Gänse von der Grenze auf bestimmten Straßen zur Verladung nach der nächsten Eisenbahnstation getrieben werden.

IV Beim Eisenbahntransport ist, wenn angängig, zu vermeiden, daß ausländisches Geflügel mit inländischem im gleichen Wagen befördert und in den Güterhallen und Laderäumen der Eisenbahn mit ihm zusammengestellt wird.

§ 2. Ausländisches Geflügel ist an der Eintrittsstelle durch den Grenztierarzt auf Geflügelseuchen zu untersuchen; zu diesem Zwecke ist das in Wagenladungen eingehende Geflügel, soweit tunlich, zu entladen.

§ 3. Findet der Grenztierarzt den Gesundheitszustand der Tiere unverdächtig, so hat er den Zeitpunkt (Stunde, Tag, Monat, Jahr) der Untersuchung auf dem Geflügelpaß (Ursprungszeugnis) unter Beifügung der Unterschrift und des Dienstsiegels zu vermerken und dem Einbringer zur Erwirkung der zollamtlichen Eintrittsbehandlung die Einfuhrerlaubnis schriftlich zu erteilen.

§ 4. Mit den Pässen für Geflügel, das auf der Eisenbahn eingebracht wird, ist nach der grenztierärztlichen Abfertigung folgendermaßen zu verfahren:

1. Die Pässe für Sendungen mit gleichem Bestimmungsort sind in einem haltbaren Zustand einzulegen, der mit der Bezeichnung der Eintrittsstelle, des Bestimmungsortes und der Anzahl der inliegenden Pässe zu versehen und der Eisenbahnbehörde zu übergeben ist. Bei der Abfertigung auf Frachtbrief wird in diesem die Anzahl der zugehörigen Pässe vermerkt. Von der Eisenbahnbehörde werden die Pässe mit den Frachtbriefen an den Bestimmungsort weitergeleitet und dort an die Empfänger der Sendungen ausgehändigt.

2. Die Pässe für Gänse, die auf dem Landwege eingelassen werden (§ 1 Abs. III) sind den Einbringern auszuhändigen.

3. Die Pässe für Geflügel, das im Grenzverkehr ohne grenztierärztliche Untersuchung eingelassen wird (§ 10 Abs. II), werden nach der zollamtlichen Abfertigung den Einbringern übergeben.

4. Die Empfänger von Geflügel sind verpflichtet, die Pässe 3 Monate lang aufzubewahren und sie der Distriktspolizeibehörde oder dem Bezirkstierarzt auf Verlangen unverzüglich vorzulegen.

§ 5. I Nach erfolgter grenztierärztlicher und zollamtlicher Abfertigung sind die Tiere unverzüglich auf dem kürzesten Wege und ohne Aufenthalt an den Bestimmungsort zu verbringen.

II Die Eisenbahnbehörde nimmt die mit der Eisenbahn in ganzen Wagenladungen — lose oder in Steigen verpackt — eingehenden Geflügelsendungen beim Einlasse, die Transporte von Gänsen, die von der Grenze zur nächsten Station getrieben werden dürfen, nach der Verladung dergestalt unter Plombenverschluß, daß eine Beseitigung von Tieren oder Kadavern ohne sichtbare Beschädigung des Verschlusses nicht möglich ist.

III Ergibt sich die Notwendigkeit, während der Beförderung den Plombenverschluß zu lösen, z. B. zum Zwecke der Fütterung oder Tränkung, so darf dies nur eisenbahnamtlich und unter eisenbahnamtlicher Überwachung der Transporte bis zur Wiederanlegung des Plombenverschlusses geschehen. Die Lösung des Plombenverschlusses am Entladeorte darf nur unter polizeilicher Überwachung erfolgen, so daß eine unbemerkte Beseitigung etwa erkrankter oder verendeter Tiere ausgeschlossen ist.

IV Ist der Plombenverschluß während der Beförderung unbefugter Weise geöffnet worden und liegt der Verdacht vor, daß dies zur Beseitigung kranker oder verendeter Tiere geschehen ist, so hat die Distriktspolizeibehörde auf Benachrichtigung durch die Eisenbahnbehörde anzuordnen, daß die Sendung bis zur Feststellung der Seuchenfreiheit, mindestens aber 24 Stunden lang, abgesondert und unter polizeiliche Beobachtung gestellt wird.

§ 6. I Bei der Entladung oder, sofern es sich um Stückgutsendungen handelt, vor der Auslieferung ist das mit der Eisenbahn eingegangene und weiterbeförderte ausländische Geflügel einer abermaligen amtstierärztlichen Untersuchung zu unterstellen. Statt oder neben dieser Untersuchung kann die Distriktspolizeibehörde die polizeiliche Beobachtung am Entlade- und Bestimmungsorte vorschreiben. Ist die amtstierärztliche Untersuchung bei der Entladung oder vor der Auslieferung erfolgt, so ist von der Befugnis, die Tiere unter polizeiliche Beobachtung zu stellen, nur dann Gebrauch zu machen, wenn Seuchenverdacht vorliegt.

II Die amtstierärztliche Untersuchung bei der Entladung oder vor der Auslieferung unterbleibt, wenn zwischen der grenztierärztlichen Untersuchung und der Eintrittsstelle (§ 2) und der Ankunft am Orte der Entladung nicht mehr als 12 Stunden verstrichen sind.

§ 7. Die amtstierärztliche Untersuchung (§ 6) ist bei Geflügel, das am Wohnsitze des Bezirkstierarztes entladen, ausgeliefert oder unter Beobachtung gestellt wird, durch den Bezirkstierarzt vorzunehmen. In allen übrigen Fällen, sowie für den Fall der Behinderung des Bezirkstierarztes kann die Distriktspolizeibehörde im Benehmen mit dem Bezirkstierarzt auch andere entsprechend qualifizierte Tierärzte mit der Untersuchung betrauen. Von dieser Befugnis ist im Interesse der raschen Erledigung und der Verbilligung der Untersuchungen möglichst ausgedehnter Gebrauch zu machen.

§ 8. I Für die rechtzeitige Beiziehung des Tierarztes (§§ 2, 7) haben die Einbringer oder die Empfänger des Geflügels Sorge zu tragen.

II Diesen fallen auch die Kosten der tierärztlichen Untersuchung zur Last.

§ 9. I Bei der tierärztlichen Untersuchung (§§ 2, 6) ist den aus dem Eisenbahn-Fahrplan sich ergebenden Bedürfnissen und den sonstigen örtlichen Eisenbahnbetriebsverhältnissen weit möglichst Rechnung zu tragen.

II Die endgültige Feststellung der Geflügelcholera ist tunlichst auf die mikroskopische Blutuntersuchung und die Blutimpfung auf ältere Tauben zu gründen.

III Bei der Zurückweisung von verseuchtem, seuchen- oder ansteckungsverdächtigem Geflügel an der Grenze ist nach §§ 11, 12 der Bekanntmachung vom 25. Februar 1906 (GVBl. S. 53), bei der Feststellung eines Seuchenfalles an eingeführtem Geflügel nach erfolgtem Grenzübertritt nach § 13 a. a. O. zu verfahren.

§ 10. I Auf das im Post- oder Reiseverkehr und auf das über See eingehende Geflügel finden die §§ 1 bis 9 keine Anwendung. Das gleiche gilt bis auf weiteres für lebendes Geflügel, das durch das Reichsgebiet in das Ausland durchgeführt wird.

II Für Geflügeltransporte im Grenzverkehr, die aus weniger als 100 Stück bestehen, wird die tierärztliche Untersuchung nach §§ 2, 6 bis auf weiteres nachgelassen. Für Tauben wird die tierärztliche Untersuchung nach § 6 bis auf weiteres auch außerhalb des Grenzverkehrs nachgelassen.

§ 11. § 9 Abs. I, II der Bekanntmachung vom 25. Februar 1906 (GVBl. S. 53) wird aufgehoben.

München, den 27. Juli 1911.

Dr. **v. Brettreich.**

VI. Reichsgesetz vom 17. Juni 1911. betr. die Beseitigung von Tierkadavern.

(RGBl. S. 248).

Wir Wilhelm, von Gottes Gnaden Deutscher Kaiser, König von Preußen ꝛc. verordnen im Namen des Reichs nach erfolgter Zustimmung des Bundesrats und des Reichstags, was folgt:

§ 1. Die Kadaver oder Kadaverteile aller gefallenen oder getöteten Pferde, Esel, Maultiere, Maulesel, Tiere des Rindergeschlechts, Schweine, Schafe und Ziegen sind, soweit nicht ihre Verwertung zugelassen wird, unschädlich zu beseitigen.

Inwieweit und in welcher Weise eine Verwertung von Kadavern und Kadaverteilen zulässig ist, bestimmt der Bundesrat.

§ 2. Die unschädliche Beseitigung hat durch Vergraben an geeigneten Stellen zu erfolgen, soweit sie nicht durch hohe Hitzegrade (Kochen oder Dampfen bis zum Zerfalle der Weichteile, trockene Destillation, Verbrennen) oder auf chemischen Wege bis zur Auflösung der Weichteile geschieht. In letzteren Fällen können die gewonnenen Erzeugnisse als Futtermittel für Tiere, Düngemittel oder in anderer Weise, jedoch nicht zum Genusse für Menschen, verwendet werden.

§ 3. Dem Landesrechte bleibt vorbeha ten, für die unschädliche Beseitigung weitergehende Vorschriften als im § 1 Abs. 1 und im § 2 enthalten sind, zu erlassen, sowie das Abdeckereiwesen einschließlich des Betriebs der Anlagen zur gewerbsmäßigen Beseitigung oder Verarbeitung von Kadavern und tierischen Teilen in Abweichung von der Gewerbeordnung zu regeln.

§ 4. Die Landesregierungen sind befugt, Vorschriften zur Ausführung der §§ 1, 2 zu erlassen. Dabei können sie bestimmen, daß die Vorschriften dieses Gesetzes auch auf die Kadaver totgeborener Tiere und anderer Tierarten als der im § 1 genannten Anwendung finden.

§ 5. Zuwiderhandlungen gegen dieses Gesetz sowie gegen die auf Grund der §§ 1, 3, 4 dieses Gesetzes erlassenen Vorschriften werden mit Geldstrafe bis zu einhundertfünfzig Mark oder mit Haft bestraft.

§ 6. Die Vorschriften über die Beseitigung von Tierkadavern, die in den Reichsgesetzen über die Bekämpfung der Rinderpest und anderer Viehseuchen sowie über die Schlachtvieh- und Fleischbeschau und in den dazu erlassenen oder noch zu erlassenden Ausführungsbestimmungen enthalten sind, bleiben unberührt.

§ 7. Dieses Gesetz tritt gleichzeitig mit dem Viehseuchengesetze vom 26. Juni 1909 (Reichs-Gesetzbl. S. 519) in Kraft.

Urkundlich unter Unserer Höchsteigenhändigen Unterschrift und beigedrucktem Kaiserlichen Insiegel.

Gegeben Hamburg, den 17. Juni 1911.

(L. S.) Wilhelm.
Delbrück.

VII. Reichskanzlerbekanntmachung, betr. die Ausführungsbestimmungen zum Gesetz über die Beseitigung von Tierkadavern. Vom 29. März 1912.

(RGBl. S. 230).

Der Bundesrat hat in seiner Sitzung vom 28. März d. J. die nachstehenden Ausführungsbestimmungen zum § 1 Abs. 2 des Gesetzes betreffend die Beseitigung von Tierkadavern, vom 17. Juni 1911 (Reichs-Gesetzbl. S. 248) beschlossen. Diese treten, ebenso wie das genannte

Gesetz selbst, gleichzeitig mit dem Viehseuchengesetze vom 26. Juni 1909 in Kraft.

Berlin, den 29. März 1912.

Der Reichskanzler.
In Vertretung:
Delbrück.

Ausführungsbestimmungen des Bundesrats zum § 1 Abs. 2 des Gesetzes, betreffend die Beseitigung von Tierkadavern. Vom 28. März 1912.

Auf Grund des § 1 Abs. 2 des Gesetzes, betreffend die Beseitigung von Tierkadavern, vom 17. Juni 1911 (Reichs-Gesetzbl. S. 248), wird folgendes bestimmt:

I. Die Verwendung von Kadavern oder Kadaverteilen von gefallenen oder getöteten Pferden, Eseln, Maultieren, Mauleseln, Tieren des Rindergeschlechts, Schweinen, Schafen und Ziegen zum menschlichen Genuß ist verboten.

II. Mit vorstehender Einschränkung und soweit nicht veterinärpolizeiliche Bestimmungen entgegenstehen, dürfen von Kadavern verwendet werden:

die Haut,
das Fett nach Kochung oder Ausschmelzung,
Knochen, Hörner, Hufe, Klauen, Haare, Wolle, Borsten und Federn nach Auskochung oder Trocknung,
Flechsen (Sehnen, Muskelstreifen) nach völliger Trocknung.

Die Landesregierung kann die Verwendung von Flechsen (Sehnen, Muskelstreifen) einschränken oder verbieten.[1])

III. Abgesehen von der nach Ziffer II zulässigen Verwendung bestimmter Teile darf das Fleisch von Kadavern als Futtermittel für Tiere verwendet werden:

a) im eigenen Wirtschaftsbetriebe des Tierbesitzers nach näherer Bestimmung der Landesregierung,

b) außerhalb des eigenen Wirtschaftsbetriebs nur ausnahmsweise und nur mit Genehmigung der höheren Polizeibehörde. Die Genehmigung darf nur unter der Bedingung erteilt werden, daß das Fleisch vor der Abgabe gekocht und hierauf durch Einspritzung auffälliger, von der Fleischfarbe abweichender Farbstoffe vollständig gefärbt wird. Auch muß die Verwendung des Fleisches polizeilich überwacht werden.

Das Kochen ist nur dann als genügend anzusehen, wenn das Fleisch auch in den innersten Schichten grau oder grauweiß verfärbt ist und der von frischen Schnittflächen abfließende Saft eine rötliche Farbe nicht mehr besitzt.

---

[1]) Ziff. II i. d. F. der Bek. vom 5. Mai 1916 (RGBl. 361)

IV. Die Landesregierung kann bestimmen, daß die Zerlegung und Verarbeitung von Kadavern und Kadaverteilen zum Zwecke der Verwertung nur in Abdeckereien oder sonstigen Anlagen zur Beseitigung oder Verarbeitung von Kadavern oder tierischen Teilen erfolgen darf.

V. Die Verwendung von Kadavern und Kadaverteilen zu wissenschaftlichen Zwecken ist unter den im § 4 Abs. 2 bis 4 der Anlage C zu den Ausführungsvorschriften des Bundesrats zum Viehseuchengesetze vom 7. Dezember 1911 (Reichs-Gesetzbl. 1912 S. 4) bezeichneten Voraussetzungen und Bedingungen zulässig.

VI. Soweit die Landesregierung nicht besondere Bestimmungen trifft, greifen die Vorschriften zu I bis V auch für solche Kadaver Platz, auf die das Gesetz gemäß § 4 ausgedehnt worden ist.

VIII. Bayer. Ministerialbekanntmachung vom 16. November 1913. Bekanntmachung über die Bekämpfung der Schweineseuche und Schweinepest.

(GVBl. 1913 S. 798 ff.).

Staatsministerium des Innern.

Mit Wirkung vom 1. Dezember 1913 werden auf Grund der §§ 17 Ziff. 1, 20 Abs. III und 79 Abs. II des Viehseuchengesetzes vom 26. Juni 1909 (Reichsgesetzbl. S. 519) für die Dauer der gefahrdrohenden Verbreitung der Schweineseuche (§ 10 Ziff. 9 des Viehseuchengesetzes) und Schweinepest folgende Vorschriften erlassen:

1. Für die im Besitze von Händlern befindlichen Schweine, welche nach Bayern zum Zwecke der Weiterveräußerung aus anderen Gebietsteilen des Deutschen Reiches eingebracht werden, muß durch ein gemeindeamtliches Ursprungszeugnis die Herkunft nachgewiesen werden. Dieses Zeugnis, welches, vom Tage der Ausstellung an gerechnet, 8 Tage Gültigkeit hat, muß die Zahl und Art der Tiere, die Farbe und das gefähre Alter, die besonderen Kennzeichen, den Herkunftsort (d. i. der letzte dauernde Standort), den Namen und Wohnort des Besitzers, aus dessen Bestande die Tiere stammen, den Tag der Entfernung der Schweine aus dem Herkunftsort, den Bestimmungsort und außerdem die Bestätigung enthalten, daß die Tiere seit 21 Tagen am Herkunftsorte gestanden haben und die Herkunftsstallung frei von Schweineseuche (§ 10 Ziff. 9 des Viehseuchengesetzes) und Schweinepest ist.

   Die Schweine müssen mit einem haltbaren Kennzeichen (Ohrmarke, Farbzeichen usw.) versehen sein.

2. Die im Besitze von Händlern befindlichen Schweine, welche zum obengenannten Zwecke mittelst der Eisenbahn eingebracht werden, sind bei der Entladung einer amtstierärztlichen Untersuchung zu unterstellen. Werden solche Schweine auf dem Landweg eingebracht, so hat die amtstierärztliche Untersuchung in derjenigen bayerischen Gemeinde zu geschehen, deren Bezirk zuerst berührt wird.

3. Der für die Untersuchung zuständige Tierarzt (Ziff. 6) hat das vorgeschriebene Zeugnis (Ziff. 1) auf seine ordnungsmäßige Ausfertigung zu prüfen und jedes Tier auf Schweineseuche (§ 10 Ziff 9 des Viehseuchengesetzes) und Schweinepest genau zu untersuchen.

Die Untersuchung darf nur bei der Tageshelle vorgenommen werden. Im Falle die Entladestellen mit ausreichender künstlicher Beleuchtung versehen sind, kann die Regierung, Kammer des Innern, die Untersuchung auch bei künstlicher Beleuchtung zulassen.

Der Untersuchungsbefund ist auf Verlangen zu bescheinigen.

Die mit den Untersuchungen betrauten Tierärzte haben ein Verzeichnis zu führen, aus dem für jede Sendung Herkunft, Gattung, Stückzahl, Vorbesitzer und Empfänger der Tiere, Ort, Zeit und Dauer der Untersuchung, sowie die hiefür berechnete Gebühr ersichtlich sind. Das Verzeichnis ist zwei Jahre, vom Tage des letzten Eintrages an gerechnet, aufzubewahren.

4. Wird bei der Ankunft der Tiere am Untersuchungsorte das vorgeschriebene Zeugnis (Ziff. 1) nicht oder nicht in ordnungsmäßiger Ausfertigung beigebracht, so sind die Schweine in der Regel an den Abgangsort zurückzuweisen, sofern der Einbringer nicht die sofortige Abschlachtung vorzieht.

Wird bei der Untersuchung auch nur e i n Tier mit Schweineseuche oder Schweinepest behaftet oder als der Seuche verdächtig befunden, so ist nach den allgemeinen seuchenpolizeilichen Bestimmungen zu verfahren (vgl. insbesondere § 11 Abs. 2 und 3 des Viehseuchengesetzes und § 282 der bayerischen Vollzugsvorschrift hierzu).

5. Die Schweine, welche in Schlachthöfe oder Viehhöfe zum Zwecke des Weiterverkaufs eingebracht werden, sind dort tunlichst getrennt von den einheimischen Schweinen aufzustellen.

6. Die in Ziff. 2 vorgeschriebene amtstierärztliche Untersuchung ist bei Tieren, die am Wohnsitz des Bezirkstierarztes   , vorzunehmen. In allen übrigen Fällen sowie für den Fall der Behinderung des Bezirkstierarztes kann die Distriktspolizeibehörde im Benehmen mit dem Bezirkstierarzt auch andere entsprechend qualifizierte Tierärzte mit der Untersuchung betrauen. Von dieser Befugnis ist im Interesse der raschen Erledigung und der Verbilligung der Untersuchungen möglichst ausgedehnter Gebrauch zu machen.

7. Für die rechtzeitige Beiziehung des Tierarztes (Ziff. 6) haben die Händler oder deren Stellvertreter Sorge zu tragen. Diesen fallen auch die Kosten der tierärztlichen Untersuchung und der Bescheinigung zur Last.

8. Auf Schweine, die auf der Eisenbahn unmittelbar in Schlachthöfe oder öffentliche Schlachthäuser zur alsbaldigen Abschlachtung ein-

geführt werden, finden die Vorschriften in Ziff. 1 und 2 keine Anwendung.

9. Zuwiderhandlungen gegen die Vorschriften unterliegen, soweit dieselben nicht lediglich Dienstesvorschriften für die mit dem Vollzuge betrauten Tierärzte sind, den Strafbestimmungen der §§ 74 und 76 des Viehseuchengesetzes.

München, den 16. November 1913.

Dr. Frhr. von Soden-Fraunhofen.

IX. Bayer. Ministerialbekanntmachung vom 11. März 1920. Vollzug des Viehseuchengesetzes, hier Bekämpfung des Rotzes betreffend.

(MBl. des Innern 1920 S. 109 ff.).

Staatsministerium des Innern.

An die Regierungen, Kammern des Innern, die Veterinärpolizeiliche Anstalt, die Bezirkspolizeibehörden und die Bezirkstierärzte.

Zum Vollzuge der §§ 150, 155 und 156 der Bekanntmachung vom 27. April 1912 (GVBl. S. 403) in Abänderung der Bekanntmachung vom 11. März 1920 Nr. 403 c 76 (GVBl. S. 78) sowie zur dauernden Überprüfung der angeordneten Erkennungsverfahren wird mit sofortiger Wirksamkeit verfügt:

I. Die Bezirkspolizeibehörden haben jeden ersten Ausbruch des Rotzes und jeden ersten Seuchenverdacht in einem bis dahin seuchenfreien Pferdebestand sofort durch Postkarte dem Staatsministerium des Innern und der Regierung, Kammer des Innern, unter Angabe der Gesamtzahl der in dem Bestande vorhandenen Tiere anzuzeigen.

Für die Anzeige genügt folgende Fassung: „Rotz — Rotzverdacht — bei einem Pferde des Landwirts A in B, Gemeinde C, Gesamtbestand 6 Pferde."

II. Die Bezirkstierärzte haben die Untersuchung des Blutes einzuleiten:

1. Bei allen Pferden, bei denen auf Grund der vorliegenden klinischen Erscheinungen der Ausbruch des Rotzes festgestellt oder für wahrscheinlich erklärt wird, oder bei denen Rotzverdacht oder Ansteckungsverdacht vorliegt.

Bei diesen Pferden ist stets neben der Blutuntersuchung die Malleinaugenprobe vorzunehmen.

Ist die Voraussetzung zur Tötung bereits auf Grund der klinischen Erscheinungen nach § 147 oder 150 der Bekanntmachung vom 27. April 1912 (GVBl. S. 403) gegeben, kann die Anordnung der Tötung oder diese selbst erfolgen, auch wenn das Ergebnis der Erkennungsverfahren noch nicht vorliegt.

2. Bei toten Pferden, wenn außer der Feststellung nach Ziff III Rotz oder Rotzverdacht erst nach der Schlachtung, der Tötung oder dem Verenden festgestellt wird.

III. Die Bezirkstierärzte können die Untersuchung des Blutes und die Malleinaugenprobe, das Einverständnis des Pferdebesitzers vorausgesetzt, einleiten, wenn die Erkennungsverfahren durch Ziff. II zwar nicht vorgeschrieben sind, nach Ansicht des Bezirkstierarztes aber zur Behebung von Zweifeln wünschenswert erscheinen.

IV. In allen Fällen, in denen wegen Rotz- oder Rotzverdacht die amtliche Zerlegung eines Pferdes vorgenommen wird, sind die verändert befundenen Organe oder Organteile in vorschriftsmäßiger Verpackung durch den Amtstierarzt an die Veterinärpolizeiliche Anstalt in Oberschleißheim, Post Schleißheim, zu senden. Muß die Zusendung aus zwingenden Gründen unterbleiben, so ist dies in der Zerlegungsniederschrift unter Angabe der Gründe zu bemerken.

V. Die Anordnungen finden entsprechende Anwendung auf Esel, Maultiere und Maulesel.

VI. Für die Durchführung der spezifischen Erkennungsverfahren sind die Vorschriften der Anlagen maßgebend.

VII. Die nachfolgend bezeichneten Ministerialentschließungen werden hiermit aufgehoben:

Vom 10. September 1912 Nr. 403 c 3, Vollzug des Viehseuchengesetzes, hier Bekämpfung des Rotzes betr.; vom 3. Januar 1914 Nr. 403 c 1, Vollzug des Viehseuchengesetzes, hier Bekämpfung des Rotzes betr. (MABl. S. 2); vom 8. Januar 1915 Nr. 403 c 2, Verhütung und Bekämpfung des Rotzes betr.; vom 29. Januar 1915 Nr. 403 c 28, Übersendung kriegsunbrauchbarer Pferde in die Heimat betr.; vom 20. Februar 1915 Nr. 403 c 50, Betr. wie vor; vom 17. April 1915 Nr. 403 c 132, Rotz betr.; vom 15. Mai 1915 Nr. 403 c 170, Verhütung und Bekämpfung des Rotzes betr.; vom 28. Juli 1915 Nr. 403 c 350, Rotz betr.; vom 6. August 1915 Nr. 403 c 278, Rotz betr.; vom 20. August 1915 Nr. 403 c 402, Rotz betr.; vom 7. Oktober 1915 Nr. 403 c 555, Anwendung von Mallein betr., an die Veterinärpolizeiliche Anstalt ergangen; vom 21. Oktober 1915 Nr. 403 c 610, Rotz betr.; vom 29. Oktober 1915 Nr. 403 c 650, Rotz betr.; vom 2. Februar 1916 Nr. 403 c 103, Rotz betr.; vom 15. Mai 1916 Nr. 403 c 521, Rotz betr.; vom 18. Oktober 1916 Nr. 403 c 1048, Rotz betr.; vom 18. August 1917 Nr. 6402 b/144, Abgabe kriegsunbrauchbarer Pferde betr.; vom 20. März 1918 Nr. 403 c 249, Rotz betr.; vom 8. April 1918 Nr. 403 c 324, Rotz betr.; vom 18. Oktober 1918 Nr. 403 c 1340, Rotz betr.; vom 20. November 1918 Nr. 403 c 1349, Bekämpfung des Rotzes betr.; vom 6. Januar 1919 Nr. 405 a 39, Bekämpfung der Räude und des Rotzes der Einhufer betr.; vom 10. Februar 1919 Nr. 403 c 31, Rotz, hier Abhäuten von Pferden und sonstigen Einhufern, die auf Grund der Blutuntersuchung für rotzkrank erklärt worden sind, betr.; vom 27. August 1919 Nr. 403 c 165, Rotz, hier Abhäuten von Pferden und sonstigen Einhufern betr.

München, den 11. März 1920.

Endres.

Anlage A.

Anweisung für die Untersuchung des Blutes rotzkranker, rotzverdächtiger oder der Ansteckung mit Rotz verdächtiger Pferde und für die Anwendung der Malleinaugenprobe.

I. Bestellung und Lieferung der erforderlichen Geräte, Prüfungsstoffe und Berichtsblätter.

1. Ist die Untersuchung des Blutes oder diese und die Malleinaugenprobe veranlaßt, so hat der Bezirkstierarzt der Veterinärpolizeilichen Anstalt in Oberschleißheim, Post Schleißheim, die Zahl der zu untersuchenden Pferde durch Drahtnachricht mitzuteilen. Hierbei genügt folgende Fassung:

Blutuntersuchung (und Malleinaugenprobe) veranlaßt bei fünf Pferden.

2. Die Veterinärpolizeiliche Anstalt übersendet hierauf dem Bezirkstierarzt die zur Blutentnahme erforderlichen Hohlnadeln und Blutröhrchen, das nötige gebrauchsfertige Mallein nebst Haarpinseln oder Glasstäben und die Formblätter zur Berichterstattung.

3. In dringenden Fällen, z. B. wenn Rotz bereits klinisch oder pathologisch anatomisch festgestellt ist, können zur Aufnahme der Blutproben sorgfältig gereinigte und durch Auskochen keimfrei gemachte Reagenz- oder Arzneigläser von 20—30 ccm Fassungsvermögen verwendet werden. Zu deren Verschluß sind tunlichst ungebrauchte, in Wasser gründlich ausgekochte Korke zu benützen. Zur Blutentnahme kann jede rostfreie Impfspritzennadel mit einer lichten Weite von ungefähr 1 mm dienen, die vorher im Wasser gründlich ausgekocht und mit kochendem Wasser ausgespritzt wurde.

II. Blutentnahme.

1. Die Blutentnahme hat tunlichst bald nach Feststellung des Anlasses dazu, oder, sofern die Tötung des Pferdes bereits angeordnet ist, am Tage der Tötung zu erfolgen.

Wird zugleich die Malleinaugenprobe angewandt, so ist die Blutentnahme vor dieser vorzunehmen.

Die Blutentnahme geschieht an der Drosselvene nach entsprechender Reinigung der Hautstelle, wobei die Hohlnadel in die Drosselvene nach aufwärts eingestochen wird. Der Blutstrahl, der aus der Nadel fließt, wird in ein Glasröhrchen geleitet, bis ungefähr drei Viertel des Röhrchens mit Blut gefüllt sind. Jedes gefüllte Röhrchen ist sofort mit einem Kork fest zu verschließen und in haltbarer Weise mit der gleichen Nummer zu versehen, unter der das betreffende Pferd in dem Verzeichnisse (s. Anlage B Spalte 1) eingetragen ist. Wird zu gleicher Zeit Blut von Pferden mehrerer Bestände oder Besitzer entnommen, so muß zur Vermeidung von Verwechslungen außer der Nummer des Pferdes auch der Name des Besitzers angegeben werden.

Am toten Tiere wird das Blut am besten aus dem angeschnittenen Herzen oder den angeschnittenen großen Gefäßen mit einer Pipette oder mit einem ausgekochten oder sonstwie gut gereinigten Löffel entnommen. Geronnenes Blut wird mit Hilfe einer ausgekochten Pinzette in die Röhrchen oder in weithalsige Fläschchen gebracht.

Bei Blutentnahmen von mehreren Pferden (auch toten) ist sorgsam darauf zu achten, daß das Blut eines Tieres auch nicht in Spuren mit dem Blute eines anderen vermischt wird. Es sind deshalb nach jeder einzelnen Blutentnahme die Hände gründlich zu reinigen. Aus demselben Grunde ist für jedes Pferd eine eigene Aderlaßnadel zu verwenden. Stehen diese nicht in genügender Anzahl zur Verfügung, so können schon gebrauchte Nadeln benützt werden. Sie sind jedoch nach vorheriger äußerlicher, gründlicher Reinigung mit kaltem Brunnenwasser und nach Reinigung des Nadelkanals durch kräftiges Durchspritzen von Wasser auszukochen. Letzteres darf nicht unterlassen werden, um die Übertragung von Krankheiten zu vermeiden.

3. Nach der Entnahme sind die Blutproben etwa eine Viertelstunde lang behufs späterer Gewinnung eines möglichst klaren Serums ruhig stehen zu lassen.

4. Die Blutproben sind nebst den entsprechend gereinigten Hohlnadeln unmittelbar an die Veterinärpolizeiliche Anstalt in Oberschleißheim, Post Schleißheim bei München, als dringendes Paket oder Eilbrief zusammen mit dem ausgefüllten Verzeichnisse zu senden. Kann dieses vor Absendung der Proben nicht fertiggestellt werden, genügt zunächst ein Begleitschreiben, das Namen und Wohnort des Pferdebesitzers sowie die Nummern der Pferde zu enthalten hat.

III. Ausführung der Malleinaugenprobe.

Zur amtlichen Anwendung darf nur Mallein kommen, das von der Veterinärpolizeilichen Anstalt geliefert worden ist, und zwar nur in Form der Augenprobe.

Vor Anstellung der Probe ist genau zu ermitteln, ob an den Augen nicht ein Bindehautkatarrh oder eine andere mit Eiterung verbundene Veränderung vorhanden ist. In diesem Falle darf die Augenprobe nicht vorgenommen werden. Ist nur ein Auge in beschriebener Weise verändert, so kann die Malleinaugenprobe am gesunden Auge angestellt werden, doch ist in Spalte „Bemerkungen" besonders auf das Augenleiden des Tieres hinzuweisen.

A. Anwendung des Malleins.

Die Anwendung der Augenprobe hat sofort nach der Blutentnahme zu geschehen.

Einige Tropfen werden mit einem weichen Haarpinsel oder mit einem stumpfgeschmolzenen Glasstab oder mit einer Glaspipette in den Lidsack eines Auges eingebracht. Das unbehandelte Auge dient, sofern es gesund ist, bei der Ablesung der Probe zum Vergleiche. Sind mehrere Pferde zu behandeln, so kann hierzu unbedenklich der gleiche Pinsel oder die gleiche Pipette benützt werden.

Für eine Augenprobe sind 0,1—0,2 ccm Mallein ausreichend. Nicht verbrauchtes Mallein ist sofort nach Abschluß des ganzen Verfahrens an die Veterinärpolizeiliche Anstalt zurückzusenden.

B. Verlauf der Augenprobe.

Sobald das Mallein in das Auge eingebracht ist, treten fast bei allen Tieren Tränenfluß, erhöhte Rötung der Lidbindehaut und Lichtscheu (Blinzeln) auf. Eine Bedeutung kommt diesen Erscheinungen nicht zu, sie verschwinden nach einigen Stunden.

Die auf Rotz deutenden eigenartigen Erscheinungen beginnen in der Regel 5—6 Stunden nach der Anstellung der Probe und dauern 36—48 Stunden, mitunter auch länger an. Sie bestehen in einem eitrig trüben oder flockig eitrigen oder rein eitrigen A u s f l u ß aus dem Bindehautsack, in Rötung und Schwellung der Lidbindehaut, oft verbunden mit Schwellung und Verklebung der Augenlider. Das a u s s c h l a g g e b e n d e Merkmal ist der e i t e r ä h n l i c h e oder e i t e r d u r c h m i s c h t e Ausfluß.

C. Beurteilung der Malleinaugenprobe.

Die Beurteilung hat im allgemeinen in der 14. bis 20. Stunde nach Anstellung der Probe zu erfolgen, wenn es nicht möglich ist, von der vierten Stunde ab alle zwei Stunden mindestens 24 Stunden lang zu beobachten. Dabei ist auf gute Beleuchtung zu sehen.

Bei der Beurteilung des Ausfalles ist zu unterscheiden:

a) das R o t z v e r n e i n e n d e E r g e b n i s: Das behandelte Auge zeigt gegen das unbehandelte keine Unterschiede. E r g e b n i s = 0.
Ist das unbehandelte Auge erkrankt (siehe Abschn. III, zweiter Absatz), so darf es nicht zum Vergleich herangezogen werden;

b) das z w e i f e l h a f t v e r n e i n e n d e E r g e b n i s: Das behandelte Auge zeigt wässerigen oder glasig schleimigen Ausfluß oder trockenen gelblichen oder weißen, zähen, kleinen oder größeren Pfropf im inneren Augenwinkel: E r g e b n i s = 1;

c) das z w e i f e l h a f t b e j a h e n d e E r g e b n i s: Das behandelte Auge zeigt geringen, trüben, zum Teil mit eitrigen Flöckchen vermischten Ausfluß: E r g e b n i s = 2;

d) das z w e i f e l f r e i b e j a h e n d e E r g e b n i s: Das behandelte Auge zeigt
   1. eitrigen Ausfluß: E r g e b n i s = 3,
   2. eitrigen Ausfluß und Schwellung des unteren Augenlides: E r g e b n i s = 4,
   3. starken eitrigen Ausfluß, beide Augenlider verschwollen und verklebt: E r g e b n i s = 5.

Ein bejahendes Ergebnis kann durch willkürliche oder unwillkürliche Reizung des Auges vorgetäuscht oder durch Entfernung des eitrigen Ausflusses verschleiert werden. In letzterem Falle findet man häufig eingetrockneten Eiter in der Umgebung des Auges. Die Pferde sind daher tunlichst so anzuhängen, daß ein Abstreifen oder gegenseitiges Ablecken des Ausflusses nicht stattfinden kann.

4. In sehr seltenen Fällen treten die auf Rotz deutenden Erscheinungen entweder sehr rasch ein und sind nach wenigen Stunden verschwunden oder zeigen sich erst nach 20 Stunden. Solche Verlaufsarten sind, soferne sie bekannt werden, als z w e i f e l h a f t b e j a h e n d e Ergebnisse zu betrachten, mit der dem Grade des Ausflusses entsprechenden Zahl zu bezeichnen und unter Bemerkungen als Früh- oder Spätreaktion festzulegen.

D. Wiederholung der Probe.

Bei allen zweifelhaften Ergebnissen ist die Probe bei dem betreffenden Pferde sofort zu wiederholen.

IV. Erhebungen und Berichterstattung.

1. Der Bezirkstierarzt hat bei jeder ersten Blutuntersuchung in einem Bestand ein Verzeichnis der Pferde nach Anlage B unter Beachtung der dieser aufgedruckten Anweisung anzufertigen.

2. Alle an den Tieren vorhandenen Krankheitserscheinungen sowie alle für die Beurteilung der Einschleppung, des Alters und der Verbreitung des Rotzes in dem Bestand wichtigen Umstände sind im Verzeichnisse kurz aber genau anzugeben. Der Zeitpunkt, bis zu welchem die Pferde der Ansteckung zuletzt ausgesetzt waren, bei seuchenverdächtigen Pferden der Zeitpunkt, an dem die klinischen Anzeichen des Verdachts zuerst beobachtet worden sind, ist sorgfältigst zu ermitteln und einzutragen

3. Das anweisungsgemäß ausgefüllte Verzeichnis ist sofort mit den Blutproben an die Veterinärpolizeiliche Anstalt zu senden. Das Ergebnis der Malleinaugenprobe ist der Anstalt durch Drahtnachricht oder Fernspruch am Tage der Ablesung mitzuteilen und nach Rückkunft des Verzeichnisses nachträglich in dieses einzutragen.

4. Bei jeder weiteren Blutentnahme und Malleinaugenprobe sind die Formblätter zu ergänzen. Besonders sind neuauftretende Krankheitszeichen der unter Beobachtung stehenden Pferde und der Zerlegungsbefund der auf Grund der Untersuchungsergebnisse getöteten Tiere kurz, aber erschöpfend einzutragen. Das Verzeichnis ist jeweils sofort der Veterinärpolizeilichen Anstalt unmittelbar zuzuleiten.

V. Die Untersuchung des Blutes.

Die Veterinärpolizeiliche Anstalt untersucht die Blutproben vorläufig auf Agglutination und Komplementablenkung mit tunlichster Beschleunigung und trägt das Ergebnis in das vom Bezirkstierarzt übersandte Verzeichnis ein.

Hinsichtlich der Agglutinationsprüfung erfolgen die Einträge unter Anwendung des Zahlenwertes, bei dessen Verdünnung das Serum eben noch restlos agglutiniert.

Für die Komplementabwicklung gelten folgende Zeichen: „—" bedeutet, daß das in Mengen von 0,2 ccm zugesetzte Serum nicht ablenkt. Die Zahlenwerte 0,01; 0,02; 0,05; 0,1; 0,2 bedeuten, daß das Untersuchungsserum bei Verwendung dieser Mengen ccm das zugesetzte Komplement noch vollständig ablenkt. Die gleichen Zahlen mit dem Zusatz „u v" (unvollständig) bedeuten, daß das zugesetzte Komplement nur teilweise abgelenkt wurde.

Das Ergebnis der Blutuntersuchung teilt die Veterinärpolizeiliche Anstalt dem Bezirkstierarzt zur weiteren Veranlassung mit.

Hält die Veterinärpolizeiliche Anstalt weitere Blutentnahmen und Malleinaugenproben für erforderlich, so sendet sie den Bezirkstierärzten die Geräte und Prüfungsstoffe ohne besondere Bestellung zu.

VI. Beurteilung der Ergebnisse der Blutuntersuchung im Zusammenhalte mit den Ergebnissen der Malleinaugenprobe.

1. Die Beurteilung der Ergebnisse des ganzen Untersuchungsverfahrens nach der diagnostischen Seite steht dem Bezirkstierarzte zu.

Für die Beurteilung sind auch die allgemeinen Verhältnisse heranzuziehen und hierbei die Ergebnisse der biologischen Untersuchung nach folgenden Gesichtspunkten zu bewerten:

Auf Rotz deuten, jedoch nur bei Pferden, nicht auch bei Eseln, Mauleseln und Maultieren Werte der Komplementablenkung von 0,2 uv. an, bei allen Einhufern Werte der Agglutination von über 1000 und der Augenprobe von 3 und darüber.

Nach der Höhe der Werte lassen sich in Mitberücksichtigung der allgemeinen Verhältnisse verschiedene Verdachtsgrade aufstellen: Rotzkrankheit im Sinne des § 147 Abs. 1 der Bekanntmachung vom 27. April 1912 (GVBl. S. 403) oder Wahrscheinlichkeit des Ausbruches des Rotzes im Sinne des § 150 Abs. 1 Buchstabe a der Bekanntmachung a. a. O. oder einfacher Verdacht oder zweifelhafter Verdacht auf Rotz.

2. Die Veterinärpolizeiliche Anstalt wird, um die Beurteilung zu erleichtern, das Ergebnis der Untersuchungen zu einem Beurteilungsvorschlag zusammenfassen.

VII. Abschluß des Untersuchungsverfahrens.

1. Der Abschluß des Untersuchungsverfahrens ist Sache des Bezirkstierarztes.

2. Das Verfahren kann in einem Bestande abgeschlossen werden, wenn sämtliche Tiere unverdächtig befunden worden sind.

Sind sie nur „zur Zeit unverdächtig“, so läuft das Verfahren weiter und es ist jedesmal 14 Tage nach der letzten Blutentnahme (Augenprobe) oder nach einer anderen von der Veterinärpolizeilichen Anstalt zu bezeichnenden Frist eine weitere Untersuchung einzuleiten.

3. Sofort nach Abschluß des Verfahrens hat der Bezirkstierarzt das Verzeichnis mit den Abschriften etwaiger Zerlegungsberichte unmittelbar an die Veterinärpolizeiliche Anstalt einzusenden.

X. Bayer. Ministerialbekanntmachung vom 8. März 1921. Vollzug des Viehseuchengesetzes; hier das Treiben von Weideschafen.

(StAnz. 1921 Nr. 58).

Staatsministerium des Innern.

An die Regierungen, Kammern des Innern, die Bezirksverwaltungsbehörden und Bezirkstierärzte.

Um Zweifel auszuschalten, wird bekannt gegeben, daß das Treiben von Weideschafherden auf dem Landwege nicht grundsätzlich verboten ist. Lediglich in der Pfalz wurde das Treiben mit Regierungsentschließung vom 30. Oktober 1920 Nr. a 8462 untersagt. Die Ministerialbekanntmachung vom 27. April 1912 über den Vollzug des Viehseuchengesetzes usw. (GVBl. S. 403) enthält einschlägige Bestimmungen, deren Durchführung den Eigentümern und Führern von Weideschafherden obliegt.

§ 25 bestimmt u. a. folgendes:

Das Treiben von Wanderschafherden, d. h. von Schafherden, die zum Zwecke des Aufsuchens von Weideflächen über mehrere Feldmarken getrieben werden, bedarf der Genehmigung der Distriktspolizeibehörde, in deren Bezirk das Treiben beginnt. Bei Seuchengefahr ist vor Erteilung der Genehmigung die Zustimmung der Distriktspolizeibehörde einzuholen, durch deren Bezirke die Herden getrieben werden sollen. Die Genehmigung ist von dem Führer vor Beginn des Treibens unter Angabe der Kopfzahl der Herde und des Triebwegs einzuholen. Sie darf nur erteilt werden, wenn die Seuchenfreiheit der Wanderherde durch ein amtstierärztliches Zeugnis bescheinigt ist, das nicht älter als 10 Tage ist (siehe Bekanntmachung des Staatsministeriums des Innern Nr. 412 c 9 vom 23. Juli 1920, „Bayer. Staatsanzeiger" Nr. 175, Vollzug des Viehseuchengesetzes, hier Treiben von Wanderschafherden betreffend). Die Genehmigung erlischt mit Beendigung des Treibens. Der Führer hat über den Triebweg, über Beginn und Ende des Treibens sowie über den Bestand und über Zu- und Abgang der Herde das vorgeschriebene Buch zu führen. Er hat dieses Buch, in das die distriktspolizeiliche Genehmigung und das amtstierärztliche Zeugnis einzutragen sind, stets bei sich zu führen und auf Verlangen den Polizeibeamten und Bezirkstierärzten zur Einsicht vorzulegen. Die Beendigung des Treibens hat der Führer binnen drei Tagen der Distriktspolizeibehörde des Bezirks anzuzeigen, in dem das Treiben beendigt wird.

Auf Grund des § 26 der Ministerial-Bekanntmachung vom 27. April 1912 haben die Regierungen von Oberbayern, Niederbayern, der Pfalz, der Oberpfalz, von Unterfranken und von Schwaben angeordnet, daß Wanderschafherden in Zwischenräumen von 10 Tagen amtstierärztlich untersucht werden müssen. Das Ergebnis der amtstierärztlichen Untersuchung ist jeweils in das vorgeschriebene Kontrollbuch einzutragen.

Um die Genehmigung etwaiger Ausnahmen ist unter genauer Begründung bei der einschlägigen Regierung, Kammer des Innern, nachzusuchen.

Das Treiben der Wanderherden kann auf bestimmte Wege oder Triebflächen beschränkt werden.

München, den 8. März 1921.

J. A.: **Graf von Spreti.**

XI. Bayer. Ministerialbekanntmachung vom 27. Mai 1921. Vollzug des Viehseuchengesetzes; hier Rotz betreffend.

(StAnz. 1921 Nr. 121).

Staatsministerium des Innern.

Unter Aufhebung der Entschließung vom 21. Dezember 1920 Nr. 403 c 303, Vollzug des Viehseuchengesetzes, die Bekämpfung des Rotzes betreffend („Bayer. Staatsanz." Nr. 301) wird auf Grund des § 7, Abs. 1 des Viehseuchengesetzes vom 6. Juni 1909 (RGBl. S. 519) verfügt:

1. Allen Einhufern, die aus dem Auslande zur dauernden oder vorübergehenden Einfuhr nach oder zur Durchfuhr durch Bayern in andere deutsche Staaten gelangen, ist beim Grenzübertritt unbeschadet der eingehenden Untersuchung auf ihre Seuchenfreiheit zum Zwecke einer einmaligen Blutuntersuchung Blut zu entnehmen.

Die Grenztierärzte haben zu diesem Zwecke bei der Veterinärpolizeilichen Anstalt Blutröhrchen usw. in entsprechender Anzahl anzufordern.

2. Für die Blutuntersuchung gelten sinngemäß die Bestimmungen der Anlage A der Entschließung vom 11. März 1920 Nr. 403 c 76 (MABl. S. 109).

Zur Sicherung der polizeilichen Schutzmaßnahmen für den Fall eines bejahenden Ergebnisses der Blutuntersuchung unterliegen die eingeführten Pferde nach ihrer Ankunft am ersten Bestimmungsorte einer fünftägigen polizeilichen Beobachtung mit der Maßgabe, daß sie innerhalb der Frist nur veräußert oder sonst weitergegeben werden dürfen, wenn dies der für den Wohnsitz des Veräußerers usw. zuständigen Ortspolizeibehörde unter Angabe des beabsichtigten Tags der Weitergabe, sowie des Namens und Wohnorts des Empfängers mitgeteilt worden ist. Die Ortspolizeibehörde hat von der Meldung Vormerkung zu machen, dem Anmeldenden eine Bestätigung zu erteilen und die Ortspolizeibehörde des neuen Bewerbers zu verständigen.

Ergibt sich durch die Blutuntersuchung das Vorhandensein des Rotzes oder des Verdachts auf diesen, so ist nach der Bekanntmachung vom 27. April 1912 (GVBl. S. 403), sowie der Entschließung vom 11. März 1920 Nr. 403 c 76 (MABl. S. 109) zu verfahren.

3. Die Veterinärpolizeiliche Anstalt ist beauftragt, in Fällen der Durchfuhr den zuständigen Landesregierungen, bei bejahendem Ausfalle der Blutuntersuchung drahtlich oder fernmündlich, im übrigen schriftlich, das Untersuchungsergebnis mitzuteilen.

Die Grenztierärzte haben deshalb in den Blutuntersuchungsverzeichnissen bei zur Durchfuhr bestimmten Pferden den Namen und Wohnort des Besitzers, sowie des Ausladeorts besonders genau zu bezeichnen.

4. Für jeden Einhufer, der der Blutuntersuchung unterstellt wird, ist von dem Besitzer oder dem Begleiter der Tiere durch den Grenztierarzt eine Gebühr von 20 ℳ zu erheben.

München, den 27. Mai 1921.

J. V.: **Dr. Schweyer.**

XII. Bayer. Ministerialbekanntmachung vom 9. Juli 1921. Vollzug des Viehseuchengesetzes; hier Rotz betreffend.

(StAnz. 1921 Nr. 158).

Staatsministerium des Innern.

Die durch Ministerial-Bekanntmachung vom 27. Mai lf. Js. Nr. 403 c 17 („Bayer. Staatsanzeiger" Nr. 121) angeordnete Blutuntersuchung wird auch auf alle die Einhufer erstreckt, die zur Durchfuhr durch Bayern in das Ausland gelangen.

Die mit Ziff. 3 Abs. 1 a. a. O. angeordnete Mitteilung hat in solchen Fällen an das Staatsministerium des Innern zu erfolgen.

Von den Grenztierärzten ist in den Blutuntersuchungsverzeichnissen (Ziff. 3 Abs. 2 a. a. O.) auch der Weg genau zu bezeichnen, den die Transporte von der Eintrittsstelle in Bayern bis zur Austrittsstelle aus dem Deutschen Reiche nehmen.

München, den 9. Juli 1921.

J. A.: **Völk.**

XIII. Bayer. Ministerialbekanntmachung vom 17. Okt. 1921. Vollzug des Viehseuchengesetzes; hier Rotz betreffend.

(StAnz. 1921 Nr. 243).

Staatsministerium des Innern.

Mit Bekanntmachung vom 27. Mai lfd. Js. Nr. 403 c 17 („Bayer. Staatsanzeiger" Nr. 121) ist die Blutuntersuchung für alle Pferde angeordnet worden, die zur Ein- oder Durchfuhr nach oder durch Bayern gelangen.

Ziff. 2 Abs. 2 a. a. O. schreibt eine 5tägige polizeiliche Beobachtung der eingeführten Pferde nach ihrer Ankunft am ersten Bestimmungsorte mit der Maßgabe vor, daß sie innerhalb der Frist nur veräußert oder sonst weitergegeben werden dürfen, wenn dies der für den Wohnsitz des Veräußerers usw. zuständigen Ortspolizeibehörde unter Angabe des beabsichtigten Tages der Weitergabe sowie des Namens und Wohnortes des Empfängers mitgeteilt worden ist.

Diese Mitteilung ist zu verschiedenen Malen unterlassen worden.

Zur Hintanhaltung der Einschleppung des Rotzes wird deshalb auf die Vorschrift der Ziff. 2 Abs. 2 a. a. O. zur genauesten Beachtung besonders aufmerksam gemacht und darauf hingewiesen, daß Zuwiderhandlungen der Strafbestimmung des § 74 Abs. 1 Ziff. 3 des Viehseuchengesetzes vom 26. Juni 1909 (RGBl. S. 519) unterliegen.

München, den 17. Oktober 1921.

J. A.: **Graf von Spreti.**

XIV. Bayer. Ministerialbekanntmachung vom 10. September 1921. Einfuhr und Durchfuhr von Schlachtvieh aus dem Auslande.

(StAnz. 1921 Nr. 212).

Staatsministerium des Innern.

An die Regierungen von Oberbayern, Niederbayern, Oberpfalz und von Regensburg, Oberfranken und Schwaben und Neuburg, Kammern des Innern, die Bezirksverwaltungsbehörden, Bezirks- und Grenztierärzte und Gemeindebehörden der Grenzbezirksämter.

A. In teilweiser Abänderung der MB. vom 27. Febr. 1906, den Vollzug des Viehseuchenübereinkommens zwischen dem Deutschen Reiche und Österreich-Ungarn vom 25. Jan. 1905 betr. (GVBl. 1906 S. 53), wird bestimmt:

Zu Abschnitt B § 19 Abs. 2 und zu Abschnitt C § 25 Abs. 1: die Ein- und Durchfuhr von Schlachtvieh (Rindvieh, Schafen und Schweinen) darf nur über die Eintrittsstellen an den Bahnhöfen in Eger, Passau, Salzburg und Kufstein zu den von den Kreisregierungen, K. d. J., bestimmten Eintrittszeiten stattfinden.

Die Einfuhr und Durchfuhr über andere Bahneintrittsstellen bedarf der besonderen Genehmigung des Staatsministeriums des Innern. Diese kann nur fallweise und nur dann erteilt werden, wenn durch ein Zeugnis der Zentralstelle (Ministerium usw.) des Herkunftslandes bestätigt wird, daß die einzuführenden Tiere aus Gegenden stammen, in denen seit mindestens 40 Tagen weder die Rinderpest noch eine sonstige anzeigepflichtige Seuche, die auf die betreffende einzuführende Tiergattung übertragbar ist, herrscht.

B. Die Einfuhr und Durchfuhr von lebendem Rindvieh sowie von frischem Fleisch von Rindvieh, Schafen und Ziegen aus den früheren Hinterländern von Österreich-Ungarn (Rumänien, Serbien und Bulgarien) ist zur Verhinderung der Einschleppung der Rinderpest durch den noch in Kraft befindlichen Bundesratsbeschluß vom 27. Juni 1879 (Protokoll der Session von 1878/9 § 396, S. 280/1) verboten.

C. Mit Ermächtigung des Reichsministeriums des Innern vom 30. Juni 1921 wird die Einfuhr und Durchfuhr von lebenden Schlachtschweinen aus der Tschecho-Slowakei und Jugoslawien bis auf weiteres gestattet.

D. Die Durchfuhr von Tieren aus dem Auslande durch Bayern ist nur gestattet, wenn der Einführer eine Einfuhrgenehmigung der für den Zielort des Transportes zuständigen Landesregierung vorlegt. Die Einfuhr darf nur an solche Schlachthöfe erfolgen, die für die Einfuhr österreichisch-ungarischen Schlachtviehes zugelassen sind.

E. Hinsichtlich der Ein- und Durchfuhr roher Häute und Felle aus dem Auslande hat es bei den Bestimmungen des Viehseuchenübereinkommens zwischen dem Deutschen Reiche und Österreich-Ungarn vom 25. Januar 1905 (RGBl. 1906 S. 287) nebst Schlußprotokoll (RGBl. 1906 S. 309), sowie die bayerische MB. vom 27. Februar 1906, den Vollzug des Viehseuchenübereinkommens usw. betr. (GVBl. S. 53), wonach für die Einfuhr von frischen Häuten und Fellen Ursprungszeugnisse erforderlich sind, sein Bewenden.

F. Die übrigen Vorschriften des Viehseuchenübereinkommens (a. a. O.) und die Ausführungsvorschriften hierzu bleiben durch Vorstehendes unberührt.

Die in Betracht kommenden Stellen werden auf die außerordentliche Gefahr, die dem deutschen Viehbestand durch die Einfuhr von Vieh aus dem Ausland droht, besonders aufmerksam gemacht. Die strenge Durchführung der Schutzmaßnahmen durch die Grenzbehörden ist unbedingt zu beachten und genauestens zu überwachen.

München, den 10. September 1921.

J. A.: **Neubert.**

XV. Bayer. Ministerialbekanntmachung vom 11. Oktober 1921 über die Einfuhr von Nutz- und Zuchtvieh aus Österreich und der Tschecho-Slowakei nach Bayern.

(StAnz. 1921 Nr. 237).

Staatsministerium des Innern.

Die Gesuche um Genehmigung der Einfuhr von Nutz- und Zuchtvieh aus Österreich und der Tschecho-Slowakei zur Deckung des dringenden dauernden Wirtschaftsbedarfes des Einbringers nach Bayern in andere als Grenzbezirke, bedürfen der Genehmigung des Staatsministeriums des Innern. Sie sind zum Zwecke der Beschleunigung der Verbescheidung an dieses nicht durch die einzelnen Viehbesitzer, sondern durch Vermittlung der Gemeinde oder einer landwirtschaftlichen Körperschaft oder Vereinigung (Kreis-, Bezirksbauernkammer, landwirtschaftliche Bezirksvereine, Bauernverein, Genossenschaft usw.) zu richten. Art, Gesamtzahl und Wert der zur Einfuhr beantragten Tiere sowie die Grenzübergangsstelle sind in den Gesuchen zu bezeichnen. Die weitere notwendige Genehmigung des Beauftragten des Reichskommissars für Ein- und Ausfuhrerlaubnis wird durch das Staatsministerium des Innern unmittelbar beantragt.

Im übrigen finden die Bestimmungen der Bekanntmachung vom 25. Februar 1906 (GVBl. 1906 S. 53) sinngemäß Anwendung und sind die Vieheinfuhrerlaubnisscheine (§ 37 Abs. 3 a. a. O.) bei dem Grenzübertritte dem Grenztierarzt vorzulegen.

München, den 11. Otober 1921.

J. A.: **Graf von Spreti.**

XVI. Bayer. Ministerialbekanntmachung vom 22. November 1921; Einfuhr und Durchfuhr von Schlachtvieh aus dem Auslande.

(StAnz. 1921 Nr. 273).

Staatsministerium des Innern.

An die Regierungen von Oberbayern, Niederbayern, Oberpfalz und von Regensburg, Oberfranken und Schwaben und Neuburg, Kammern des Innern, die Bezirksverwaltungsbehörden, Bezirks- und Grenztierärzte und Gemeindebehörden der Grenzbezirksämter.

Mit Rücksicht darauf, daß seitens eines Auslandsstaates erst während der Durchfuhr sichtlich erkrankte Tiere nicht übernommen, sondern an der deutschen Grenzübergangsstelle zurückgewiesen worden sind, mit Rücksicht ferner darauf, daß sich die Beanstandungen von Transporten erheblich mehren, sowie zur Behebung von Zweifeln wird unter Hinweis auf die Entschließung vom 10. September l. Js. Nr. 405 b 53 („Bayer. Staatsanzeiger" Nr. 212) bis auf weiteres verfügt:

1. Zu Buchst. B a. a. O. Zeile 5: Unter Serbien ist das Königreich der Serben, Kroaten und Slowenen also auch Jugoslawien zu verstehen.

2. Zu Buchst. D a. a. O.: Die Vorlage einer Einfuhrgenehmigung der für den Zielort des Transports zuständigen Landesregierung hat auch dann zu erfolgen, wenn es sich um einen außerdeutschen Staat handelt.

Soweit bei der Durchfuhr aus dem Auslande in das Ausland andere deutsche oder außerdeutsche Staaten berührt werden, ist auch noch die Durchfuhrgenehmung der Regierungen dieser dem Grenztierarzt vorzulegen.

Weiter ist dem Grenztierarzt eine Bestätigung der Regierung des Auslandszielstaates und soweit noch ein anderer Auslandsstaat als Durchfuhrstaat in Frage steht, auch der Regierung dieses darüber vorzulegen, daß die Transporte übernommen werden, auch wenn sie beim Austritte aus Deutschland mit Maul- und Klauenseuche oder einer anderen ansteckenden Tierkrankheit behaftet oder verdächtig befunden werden. Der Bestätigung ist, wenn sie nicht in deutscher Sprache ausgefertigt ist, eine amtlich beglaubigte deutsche Abschrift beizugeben. Wird diese nicht mitvorgelegt, so kann der Grenztierarzt in Zweifelsfällen die Nachholung vor Abfertigung der Transporte verlangen.

München, den 22. November 1921.

J. A.: **Graf von Spreti.**

XVII. Bayer. Ministerialbekanntmachung vom 7. Dezember 1921 über den Vollzug des Viehseuchengesetzes; hier Rotz betreffend.

(StAnz. 1921 Nr. 286).

Staatsministerium des Innern.

(Ortsüblich bekanntzugeben.)

Die Erfassung von Pferden, die auf Grund der Blutuntersuchung beanstandet worden sind, stößt trotz des Hinweises durch Bekanntmachung vom 17. Oktober ds. Jrs. Nr. 403 c 57 („Bayer. Staatsanzeiger" Nr. 243) immer noch auf Schwierigkeiten.

Die Bekanntmachung vom 27. Mai lfd. Jrs. Nr. 403 c 17 („Bayer. Staatsanzeiger") Nr. 121) wird deshalb ergänzt wie folgt:

Ziffer 1

Absatz 2 erhält als 2. Satz:

In den Blutuntersuchungsverzeichnissen sind der 1. Bestimmungsort sowie der Name des Empfängers der Pferde genau anzugeben. Besondere Sorgfalt ist auf die Aufnahme der Kennmale der Pferde zu legen, damit die Erkennung derselben auch nach Verteilung der Transporte noch mit Sicherheit ermöglicht wird.

Ziffer 2

Absatz 2 erhält folgende Fassung:

Zur Sicherung der polizeilichen Schutzmaßnahmen für den Fall eines bejahenden Ergebnisses der Blutuntersuchung unterliegen die eingeführten Pferde nach ihrer Ankunft am 1. Bestimmungsorte einer polizeilichen Beobachtung. Diese dauert 6 Tage, einschließlich des Tages der Ankunft am 1. Bestimmungsorte. Sie schließt keine Beschränkung des Nutzungs- oder Verfügungsrechts in sich, doch darf vor ihrem Ablauf kein eingeführtes Pferd veräußert oder sonst weitergegeben werden, ohne daß hiervon der für den Standort des Pferdes zuständigen Ortspolizeibehörde spätestens am Tage der Veräußerung usw. unter genauer Bezeichnung des Namens und Wohnortes des neuen Besitzers sowie des Tages der Veräußerung usw. Meldung gemacht wird. Von dieser hat die Ortspolizeibehörde Vormerkung zu machen, dem Anmelder hat sie eine Bestätigung zu erteilen und, soweit die Pferde aus dem Gemeindebezirke entfernt werden, die Ortspolizeibehörde des neuen Bestimmungsortes zum Zwecke weiterer Veranlassung nach Abs. 3, (neu) Satz 2 zu verständigen.

Als neuer, 3., Absatz wird eingeschaltet:

Zur Kontrolle des Verkehrs mit den eingeführten Pferden haben die Grenztierärzte den Abgang der Pferde von der Grenzübergangsstelle auf Kosten der Einführer durch Drahtung der Ortspolizeibehörde des

1. bayerischen Bestimmungsortes mitzuteilen. Die Ortspolizeibehörde hat sich von der Ankunft usw. der Pferde zu vergewissern und gegen Pferdebesitzer, welche die Meldung von einer Weitergabe der Pferde unterlassen, mit Strafanzeige vorzugehen.

Absatz 3 wird Absatz 4.

Ziffer 3

Absatz 2 entfällt.

München, 7. Dezember 1921.

Dr. Schweyer.

XVIII. Bayer. Ministerialbekanntmachung vom 12. Dezember 1921 über den Vollzug des Viehseuchengesetzes, hier das Treiben von Wanderschafherden.

(StAnz. 1921 Nr. 299).

Zur Verhütung der Verbreitung der Maul- und Klauenseuche und der Räude der Schafe werden auf Grund des § 17 Ziff. 2 des Viehseuchengesetzes vom 26. Juni 1909 (RGBl. S. 519) die Bestimmungen des § 25 der Bek. vom 27. April 1912 (GVBl. S. 403) auch auf die Schafherden ausgedehnt, die aus einem anderen Grund (z. B. Trieb zum Markt, Trieb zur Schur) über mehrere Feldmarken getrieben werden.

München, den 21. Dezember 1921.

J. A.: Graf von Spreti.

XIX. Bekanntmachung des Reichsministers des Innern, betreffend Anzeigepflicht für die ansteckende Blutarmut der Pferde. Vom 19. Dezember 1921.

(RGBl. S. 1592).

Auf Grund des § 10 Abs. 2 des Viehseuchengesetzes vom 26. Juni 1909 (RGBl. S. 519) bestimme ich:

Für das Gebiet des Landes Württemberg wird mit Wirkung vom 1. Januar 1922 ab bis auf weiteres für die ansteckende Blutarmut der Pferde die Anzeigepflicht im Sinne von § 9 des genannten Gesetzes eingeführt.

Berlin, den 19. Dezember 1921.

Der Reichsminister des Innern.

J. A.: Isenbart.

XX. Gemeinfaßliche Belehrung
über die nach dem Viehseuchengesetze vom 26. Juni 1909 der Anzeigepflicht unterliegenden Seuchen.
(Herausgegeben vom Kaiserlichen Gesundheitsamt).

Inhaltsverzeichnis.

Einleitung.

Das Viehseuchengesetz vom 26. Juni 1909 (Reichs-Gesetzbl. S. 519) regelt die Bekämpfung übertragbarer Viehseuchen innerhalb des gesamten Gebiets des Deutschen Reichs. Es umfaßt einerseits die Abwehr der Einschleppung aus dem Ausland, anderseits die Bekämpfung im Inlande. Nur die Abwehr und Unterdrückung der Rinderpest ist in einem besonderen Gesetze — dem Gesetze, betreffend Maßregeln gegen die Rinderpest vom 7. April 1869 (Bundes-Gesetzbl. S. 105) — behandelt.

Zur Abwehr übertragbarer Viehseuchen aus dem Ausland sind im Viehseuchengesetze Verbote und Beschränkungen der Einfuhr von Tieren, tierischen Erzeugnissen usw. aus dem Ausland, ferner Beschränkungen des Verkehrs mit Tieren, tierischen Erzeugnissen usw. in den Grenzbezirken des Reiches vorgesehen.[1])

Zur Unterdrückung übertragbarer Viehseuchen im Inland dient eine Reihe von Maßnahmen, deren wichtigste die Anzeigepflicht ist. Diese erstreckt sich auf:

1. Milzbrand, Rauschbrand, Wild- und Rinderseuche;
2. Tollwut;
3. Rotz;
4. Maul- und Klauenseuche;
5. Lungenseuche des Rindviehs;
6. Pockenseuche der Schafe;
7. Beschälseuche der Pferde, Bläschenausschlag der Pferde und des Rindviehs;
8. Räude der Einhufer und der Schafe;
9. Schweineseuche, sofern sie mit erheblichen Störungen des Allgemeinbefindens der erkrankten Tiere verbunden ist, und Schweinepest;
10. Rotlauf der Schweine einschließlich des Nesselfiebers (Backsteinblattern);
11. Geflügelcholera und Hühnerpest;
12. äußerlich erkennbare Tuberkulose des Rindviehs, sofern sie sich in der Lunge in vorgeschrittenem Zustand befindet oder Euter, Gebärmutter oder Darm ergriffen hat.

---

[1]) Eine Zusammenstellung der Verbote und Beschränkungen der Einfuhr von Tieren, tierischen Erzeugnissen usw. aus dem Ausland (wie der entsprechenden Anordnungen des Auslandes gegenüber dem Deutschen Reiche) wird jeweils in dem vom Kaiserlichen Gesundheitsamte bearbeiteten „Jahresbericht über die Verarbeitung von Tierseuchen im Deutschen Reiche" mitgeteilt und erscheint auch als Sonderabdruck im Buchhandel (Verlag von Julius Springer in Berlin W 9, Linkstraße 23/24).

Der Reichskanzler ist befugt, die Anzeigepflicht auch für andere Seuchen einzuführen und für einzelne Seuchen wieder aufzuheben (§ 10 des Gesetzes).

Auf Grund dieser Befugnis hat der Reichskanzler bisher die Anzeigepflicht noch für folgende Seuchen eingeführt:

1. Influenza der Pferde im Gesamtgebiete des Reichs;
2. Gehirn-Rückenmarkentzündung (Bornasche Krankheit) der Pferde in der preußischen Provinz Sachsen, im Königreiche Sachsen und Herzogtume Sachsen-Altenburg, im Bereiche der beide letzteren auch für die Gehirnentzündung der Pferde;
3. Druse der Pferde in der Provinz Ostpreußen und in dem Regierungsbezirk Stade;
4. ansteckenden Scheidenkatarrh der Rinder im Herzogtume Sachsen-Altenburg.

Bricht eine Seuche aus, auf die sich die Anzeigepflicht erstreckt, oder zeigen sich Erscheinungen, die den Ausbruch einer solchen Seuche befürchten lassen, so hat der Besitzer des betroffenen Viehes unverzüglich der Polizeibehörde oder einer anderen Stelle, die von der Landesregierung bekannt gegeben worden ist, Anzeige zu erstatten, auch die kranken und verdächtigen Tiere von Orten, an denen die Gefahr der Ansteckung fremder Tiere besteht, fernzuhalten.

Die gleichen Pflichten hat derjenige zu erfüllen, der als Vertreter des Besitzers der Wirtschaft vorsteht, ferner derjenige, der mit der Aufsicht über Vieh an Stelle des Besitzers beauftragt ist oder der als Hirt, Schäfer, Viehwärter, Senne entweder Vieh von mehreren Besitzern oder solches Vieh eines Besitzers, das sich seit mehr als vierundzwanzig Stunden außerhalb der Feldmark des Wirtschaftsbetriebs des Besitzers befindet, in Obhut hat. Die gleichen Pflichten haben bezüglich der auf dem Transporte befindlichen Tiere deren Begleiter und bezüglich der in fremdem Gewahrsam befindlichen Tiere der Besitzer der betreffenden Gehöfte, Stallungen, Koppeln oder Weideflächen zu erfüllen.

Zur unverzüglichen Anzeige sind auch die Tierärzte und alle Personen verpflichtet, die sich mit der Ausübung der Tierheilkunde oder gewerbsmäßig mit der Kastration von Tieren beschäftigen. Diese Anzeigepflicht obliegt auch den Fleischbeschauern einschließlich der Trichinenschauer, ferner denjenigen Personen, die das Schlächtergewerbe betreiben sowie solchen Personen, die sich gewerbsmäßig mit der Bearbeitung, Verwertung oder Beseitigung geschlachteter, getöteter oder verendeter Tiere oder tierischer Bestandteile beschäftigen. Die Anzeigepflicht besteht für die in diesem Absatz genannten Personen jedoch nur dann, wenn sie von dem Ausbruch einer der Anzeigepflicht unterliegenden Seuche oder von Erscheinungen, die den Ausbruch einer solchen Seuche befürchten lassen, Kenntnis erhalten, bevor ein polizeiliches Einschreiten stattgefunden hat (§ 9 des Gesetzes).

Wer vorsätzlich die ihm obliegende Anzeige unterläßt oder länger als vierundzwanzig Stunden, nachdem er von der anzuzeigenden Tatsache Kenntnis erhalten hat, verzögert, wird mit Gefängnis bis zu zwei Jahren, woneben auf eine Geldstrafe bis zu 1500 ℳ erkannt werden kann, oder mit Geldstrafe von 15 bis 3000 ℳ bestraft.

Handelt es sich um Fahrlässigkeit, so tritt Geldstrafe von 10 bis 150 ℳ oder Haft nicht unter 1 Woche ein. Die Strafverfolgung wegen Unterlassung oder Verzögerung der Anzeige tritt nicht ein, wenn die Anzeige von einem anderen Verpflichteten rechtzeitig gemacht worden ist (§ 74 Abs. 1 Nr. 2 und § 75 des Gesetzes).

Außerdem fällt der Anspruch auf Entschädigung für Viehverluste weg, wenn der Besitzer der Tiere oder der Vorsteher der Wirtschaft, der die Tiere angehören oder der mit der Aufsicht über die Tiere an Stelle des Besitzers Beauftragte vorsätzlich oder fahrlässig die ihm obliegende Anzeige unterläßt oder länger als vierundzwanzig Stunden, nachdem er von der anzuzeigenden Tatsache Kenntnis erhalten hat, verzögert, es sei denn, daß die Anzeige von einem anderen Verpflichteten rechtzeitig gemacht worden ist. Der Anspruch auf Entschädigung fällt ferner weg, wenn dem Besitzer oder dessen Vertreter die Nichtbefolgung oder Übertragung der angeordneten Schutzmaßregeln zur Abwehr der Seuchengefahr zur Last fällt.

Eine Entschädigung für Viehverluste ist nach dem Viehseuchengesetze, vorbehaltlich der darin bezeichneten Ausnahmen, zu gewähren für Tiere, die auf polizeiliche Anordnung getötet oder nach dieser Anordnung an derjenigen Krankheit gefallen sind, die zu der Anordnung Veranlassung gegeben hat, ferner für Tiere, von denen anzunehmen ist, daß sie infolge einer polizeilich angeordneten Impfung eingegangen sind. Außerdem hat eine Entschädigung stattzufinden für Tiere, die nach rechtzeitig erstatteter Anzeige an Rotz oder Lungenseuche gefallen sind, wenn die Voraussetzungen gegeben waren, unter denen die polizeiliche Anordnung der Tötung erfolgen muß; schließlich für Rinder und Pferde, die an Milzbrand oder Rauschbrand gefallen sind oder an denen nach dem Tode eine dieser Krankheiten festgestellt worden ist. Der Entschädigung wird der gemeine Wert des Tieres zugrunde gelegt, und zwar, abgesehen von der Tuberkulose im Sinne des Gesetzes, ohne Rücksicht auf den Minderwert, den das Tier dadurch erlitten hat, daß es von der Seuche ergriffen oder der Impfung unterworfen worden ist. Die Entschädigung beträgt bei den mit Rotz behafteten Tieren drei Viertel, bei den mit Milzbrand, Rauschbrand, Lungenseuche oder Tuberkulose im Sinne des Gesetzes behafteten Tieren vier Fünftel, im übrigen die volle Höhe des in der angegebenen Weise berechneten Wertes.

Die Bundesstaaten haben das Recht, weitergehende Entschädigungen für Viehverluste zu gewähren. Von diesem Rechte ist auch vielfach Gebrauch gemacht worden, so daß hinsichtlich dieser Frage die einschlägigen Bestimmungen der Landesgesetzgebung zu beachten sind.

In dem nachfolgenden Abschnitt sind das Wesen, die Art der Weiterverbreitung und die Erkennungsmerkmale der nach dem Viehseuchengesetze vom 26. Juni 1909 der Anzeigepflicht unterliegenden Seuchen sowie die Maßnahmen angegeben, die bei den einzelnen Seuchen noch vor dem polizeilichen Einschreiten durchzuführen sind. Bei einzelnen Seuchen sind auch die Impfung und die Übertragbarkeit der Krankheit auf den Menschen, soweit eine solche in Frage kommt, ferner diejenigen Vorbeugungsmaßregeln zur Verhütung der Einschleppung der Krankheit berücksichtigt, zu deren Durchführung der Besitzer in der Lage ist. Hervorgehoben sei, daß die Anzeige und die Durchführung der Maßnahmen vor dem polizeilichen Einschreiten nicht nur beim Ausbruch einer Seuche, sondern auch beim Verdacht eines Seuchenausbruchs, d. h. beim Vorliegen von Krankheitserscheinungen, die den Ausbruch einer Seuche befürchten lassen, zu erfolgen haben. Der Verdacht eines Seuchenausbruchs besteht, wenn nicht sämtliche, sondern nur ein Teil der eine Seuche kennzeichnenden Krankheitsmerkmale bei einem oder mehreren Tieren wahrnehmbar sind. Die Maßnahmen nach amtlicher Feststellung einer Seuche oder des Verdachts eines Seuchenausbruchs sind hier nicht berücksichtigt. Diese werden im Einzelfalle von der Polizeibehörde, in eiligen Fällen schon vor polizeilichem Einschreiten von dem beamteten Tierarzt, auf Grund des Viehseuchengesetzes und der Landesbehörden angeordnet.

1. Milzbrand, Rauschbrand, Wild- und Rinderseuche.

a) Milzbrand.

Wesen und Weiterverbreitung.

Der Milzbrand ist eine ansteckende, durch den Milzbrandbazillus verursachte, schnell verlaufende Krankheit. Er kommt bei den Haustieren und beim Wilde (Rot- und Damwild), ferner bei wilden Tieren (Menagerietieren) vor und kann von den Tieren auch auf den Menschen übertragen werden. Am häufigsten erkranken am Milzbrand von den Haustieren das Rind und das Schaf, seltener sind Fälle beim Pferde, beim Schweine, bei der Ziege und beim Hunde.

Die Milzbrandbazillen sind im Blute der erkrankten Tiere enthalten. Sie können ausnahmsweise von Tier zu Tier durch den Gebrauch von Instrumenten, mit denen blutige Operationen vorgenommen wurden (z. B. Aderlaßinstrumenten), ferner durch die Aufnahme von Fleisch oder Blut geschlachteter oder verendeter Tiere oder auf ähnliche Weise übertragen werden. Gewöhnlich erfolgt aber die Weiterverbreitung nicht von Tier zu Tier, sondern durch Zwischenträger (Futter, Streu usw.), die mit den Dauerformen der Milzbranderreger, den Milzbrandsporen, behaftet sind. Die außerordentlich widerstandsfähigen Milzbrandsporen können sich im Freien aus Milzbrandbazillen entwickeln, die aus dem Körper lebender oder toter milzbrandkranker Tiere mit blutigen Abgängen nach außen gelangten. Aus diesem Grunde müssen nicht nur die Kadaver milzbrandkranker Tiere, sondern auch die blutigen Abgänge sowie Gegenstände, die durch sie beschmutzt wurden, einschließlich des beschmutzten Bodens, mit Sorgfalt unschädlich beseitigt werden. Es gibt ganze Gegenden und einzelne Wiesen und Weiden, wo sich die Milzbranderreger im Boden zu erhalten und zu vermehren vermögen (Milzbranddistrikte, Milzbrandweiden). Solchen Örtlichkeiten ist gemeinsam, daß sie infolge sumpfiger Beschaffenheit oder häufiger Überschwemmungen dauernd feucht sind oder einen hohen Grundwasserstand besitzen. Die Beseitigung der Milzbrandgefahr ist hier durch Entwässerung und durch Bach- oder Flußregulierung möglich.

Außer durch die blutigen Abgänge milzbrandkranker Tiere können Milzbranderreger auf Wiesen und Weiden durch das Abwasser und andere Abgänge aus Gerbereien, in denen sogenannte Wildhäute verarbeitet werden, und durch Knochen- und Haardünger verschleppt werden, der aus Ländern ohne geregelte Veterinärpolizei stammt. Untersuchungen haben gezeigt, daß an den genannten Häuten und an dem Knochen- und Haardünger der bezeichneten Herkunft Milzbrandsporen haften können.

Durch Futter von Örtlichkeiten, auf denen sich Milzbranderreger befinden, kann der Milzbrand übertragen werden. Die Übertragung kann auch stattfinden, wenn den bestehenden Vorschriften zuwider Kartoffeln oder Rüben an Stellen eingemietet werden, an denen Milzbrandkadaver, und sei es auch vor Jahren, verscharrt wurden, oder wenn Erde, Sand oder Kies von solchen Kadaververscharrungsplätzen in Ställe, auf Hofräume oder Wege gebracht werden.

Endlich ist der Milzbrand auch schon durch Körnerfrüchte (Hafer), Kleie, Ölkuchen und andere aus dem Auslande stammende Futtermittel verschleppt worden.

Der Milzbrand tritt in einem Bestand entweder vereinzelt oder gehäuft (seuchenartig) auf.

Krankheitsmerkmale an lebenden Tieren.

Die Erscheinungen des Milzbrandes an den lebenden Tieren sind verschieden je nach dem Verlaufe der Krankheit. Die Tiere können plötzlich im Stalle, auf der Weide oder während der Arbeit schwer erkranken und schon nach wenigen Minuten wie vom Schlage getroffen zugrunde gehen (schlagartiger Milzbrand). In anderen Fällen dauert der Milzbrand mehrere Stunden bis zu einem Tage (akuter Milzbrand). Hierbei zeigen die Tiere ohne nachweisbare Ursache plötzlich große Mattigkeit, Benommenheit, Muskelzittern, gesträubtes Haar, Appetitmangel, fehlendes Wiederkauen, zuweilen Leibschmerzen, leichtes Aufblähen und im weiteren Verlauf oft blutigen Durchfall oder blutige Ausflüsse aus den natürlichen Körperöffnungen. Die Körperwärme der Tiere ist fieberhaft gesteigert; bei Kühen versiegt die Milch plötzlich. Endlich kann der Milzbrand einen langsameren Verlauf nehmen und erst nach 2 bis 7 Tagen zum Tode führen (subakuter Milzbrand). Bei diesem Verlaufe beobachtet man außer den bereits geschilderten Krankheitserscheinungen rasche Abmagerung, fortschreitenden Verfall der Kräfte und zuweilen Kolikschmerzen; bei Schweinen wird vielfach eine ein- oder doppelseitige Schwellung des Halses mit Atemnot und schnarchendem Atemgeräusch beobachtet.

Veränderungen an der äußeren Haut können fehlen. Anderseits können sich auch Anschwellungen in der Haut (sogenannte Milzbrandkarbunkel) entwickeln, die anfänglich heiß und schmerzhaft, später aber kalt und schmerzlos sind.

Das Rind erkrankt in der Regel an akutem Milzbrande. Außerdem kommen aber beim Rinde, besonders im Beginne des seuchenartig auftretenden Milzbrandes, vereinzelte Fälle von schlagartigem Verlaufe vor. Auffallenderweise werden vom schlagartigen Milzbrand hauptsächlich sehr gut genährte Tiere betroffen. Beim Schafe wird am häufigsten der schlagartige Milzbrand, dagegen sehr selten die subakute Form beobachtet. Die akute Form des Milzbrandes dauert beim Schafe in der Regel nur 1 bis 2 Stunden, häufig noch erheblich kürzere Zeit. Das Pferd erkrankt gewöhnlich an akutem oder subakutem Milzbrande. Beim Schweine kommt außer akutem oder subakutem Milzbrand auch sogenannter **lokaler** Milzbrand zur Beobachtung, bei dem die Milzbrandansteckung sich auf einzelne Teile (Darm und Gekrösdrüsen) beschränken und auffällige Krankheitserscheinungen fehlen können.

Krankheitsmerkmale an den toten Tieren.

Bei toten milzbrandkranken Tieren findet man folgende Veränderungen, die einzeln oder gleichzeitig nebeneinander bestehen können: blutige Abgänge aus dem After, Schwellung und schwarzrote Färbung der ganzen oder eines Teiles der Milz, ungeronnene, teerartige Beschaffenheit des Blutes, blaurote Verfärbung eines Abschnitts oder des ganzen Dünndarmes, Schwellung der Gekrösdrüsen und anderer Lymphdrüsengruppen, Blutungen in den Lymphdrüsen, unter dem Bauch- und Brustfell und namentlich unter dem Herzüberzuge sowie im Herzen, blutig-wässerige Ergießungen an verschiedenen Körperstellen, gallertige Beschaffenheit der um den Eingang in den Kehlkopf oder in der ganzen Umgebung des Kehlkopfes gelegenen Weichteile. Letzteres ist insbesondere bei Schweinen der Fall und nicht selten die einzige in die Augen fallende Veränderung.

b) Rauschbrand.

Wesen und Weiterverbreitung.

Der Rauschbrand ist eine ansteckende, durch den Rauschbrandbazillus verursachte, schnell verlaufende Krankheit des Rindviehs. Hauptsächlich erkranken Rinder im Alter von 1/4 bis zu 4 Jahren. Durch Impfung läßt sich die Krankheit auf die Ziege und das Schaf übertragen. Ihr Vorkommen beim Pferde ist noch nicht sicher festgestellt. Der Mensch ist für den Rauschbrand nicht empfänglich.

Der Rauschbrand stimmt mit dem Milzbrand darin überein, daß er unter natürlichen Verhältnissen nicht unmittelbar von Tier zu Tier übertragen wird, und daß sein Vorkommen an bestimmte Örtlichkeiten (Rauschbranddistrikte) gebunden ist. Der Bazillus des Rauschbrandes bildet wie der Bazillus des Milzbrandes Sporen und vermag sich unter ähnlichen Verhältnissen wie dieser im Freien zu erhalten. Die Erkrankung der Rinder erfolgt hauptsächlich auf der Weide.

Das einmalige Überstehen des Rauschbrandes schützt gegen eine wiederholte Ansteckung.

Krankheitsmerkmale an den lebenden Tieren.

Der Rauschbrand ist in den meisten Fällen durch das Auftreten von Anschwellungen gekennzeichnet, die unter der Haut liegen, gashaltig sind und deshalb beim Darüberstreichen mit den Fingern knistern („rauschen"). Die Anschwellungen sind zuerst klein und sehr schmerzhaft, breiten sich jedoch rasch aus und können in wenigen Stunden einen starken Umfang erreichen. Die Haut über starken Anschwellungen kann in der Mitte auffällig kühl und unempfindlich werden (Brand). Die Rauschbrandanschwellungen treten an den Oberschenkeln, am Halse, an der Schulter, unter der Brust und in der Lenden- und Kreuzbeingegend auf. Entweder gleichzeitig mit den Anschwellungen oder schon vor ihrem Auftreten zeigen die Tiere die Erscheinungen einer schweren Allgemeinerkrankung: Appetitmangel, Aufhören des Wiederkauens und Mattigkeit. Wenn sich die Anschwellungen an den Gliedmaßen entwickeln, gehen die Tiere lahm. Die Krankheit endigt in der Regel nach 24 bis 72 Stunden mit dem Tode.

Krankheitsmerkmale an den toten Tieren.

Die Haut über den Rauschbrandanschwellungen kann trocken, pergamentartig sein. Die Weichteile unter der Haut (Bindegewebe, Muskelfleisch) sind mit blutiger Flüssigkeit getränkt, die Gasblasen enthält; oft finden sich in den Weichteilen große Spalten, die mit Gas und blutiger Flüssigkeit gefüllt sind. Das betroffene Muskelfleisch ist schwarzrot und brüchig. Die Lymphdrüsen, die in der Nachbarschaft der Rauschbrandanschwellungen ihren Sitz haben, sind groß, weich und auf dem Durchschnitt dunkelrot. In der Bauchhöhle, den Brustfellsäcken und dem Herzbeutel findet sich blutige Flüssigkeit. Die Milz ist in der Regel nicht vergrößert, zuweilen aber stärker mit Blut gefüllt und dann bläulichrot und etwas größer als unter gewöhnlichen Verhältnissen. Endlich finden sich Blutungen in verschiedenen Organen. Das Blut ist, im Gegensatze zum Milzbrand, geronnen.

c) Wild- und Rinderseuche.

Wesen und Weiterverbreitung.

Die Wild- und Rinderseuche ist eine ansteckende, schnell verlaufende Krankheit, die durch den Wild- und Rinderseuchebazillus verursacht wird. Sie befällt Rot-, Dam- und Schwarzwild sowie Rinder, seltener Pferde und Hausschweine. Erkrankungen bei den Haustieren kommen im allgemeinen nicht häufig zur Beobachtung. Der Mensch ist für die Erkrankung an Wild- und Rinderseuche nicht empfänglich.

Die Wild- und Rinderseuche hat wie der Milzbrand und der Rauschbrand die Eigentümlichkeit, daß ihr gewöhnliches Vorkommen an bestimmte Gegenden gebunden ist. Sie ist insbesondere beobachtet worden in Preußen in den Regierungsbezirken Posen, Bromberg, Marienwerder und in Bayern in den Regierungsbezirken Niederbayern, Oberbayern, Schwaben. Eine unmittelbare Übertragung von Tier zu Tier ist auch bei der Wild- und Rinderseuche unter natürlichen Verhältnissen noch nicht beobachtet worden.

Krankheitsmerkmale an den lebenden Tieren.

Die Wild- und Rinderseuche tritt entweder in Form einer Lungenbrustfellentzündung (Brustform) oder als eine schwere Allgemeinerkrankung mit Anschwellung der Haut und des Unterhautbindegewebes an verschiedenen Körperteilen (Hautform) auf. Bei der Brustform der Wild- und Rinderseuche, die in der Regel nach einer Dauer von 5 bis 8 Tagen zum Tode führt, sind Atembeschwerden, bei der Hautform, die schon nach 6 bis 36 Stunden mit dem Tode endigt, Anschwellungen am Kopfe, Halse und Triele die Haupterscheinungen der Krankheit. Die Anschwellungen, die sich bei der Hautform der Wild- und Rinderseuche zeigen, sind heiß, schmerzhaft und bretthart. Außer der Haut und Unterhaut kann auch die Zunge so stark geschwollen sein, daß sie aus dem Maule heraushängt. Weitere Krankheitserscheinungen sind hohes Fieber, Appetitmangel, große Mattigkeit und gegen das Ende der Krankheit Atemnot und Kolikerscheinungen. Die Rinder erkranken gewöhnlich an der Hautform, das Wild dagegen an der Brustform der Seuche.

Krankheitsmerkmale an den toten Tieren.

Bei der Brustform der Wild- und Rinderseuche sind Brustfell und Lungen entzündet. Die Brustfellsäcke sind mit Flüssigkeit gefüllt, in der sich gelbe Flocken befinden. Das Brustfell, gewöhnlich auch der Herzbeutel, ist mit abziehbaren Belägen versehen. Die Lungen sind groß und fallen nach der Herausnahme aus dem Brustkorb nicht zusammen; sie sind außerdem schwer und fühlen sich fest an, etwa wie Leber. Auf dem Durchschnitt sind die Lungen gerötet; das zwischen den Lungenläppchen gelegene Gewebe ist wässerig und blutig getränkt. Die an der Luftröhre und zwischen den Lungen gelegenen Lymphdrüsen sind vergrößert. Die Schleimhaut des Labmagens und des Darmes ist dick und gerötet. Endlich finden sich Blutungen in vielen Organen. Bei der Hautform der Seuche sind Haut und Unterhaut an den geschwollenen Körperteilen mit Flüssigkeit und Blut stark getränkt. Die nachbarlichen Lymphdrüsen sind vergrößert. Ferner können die Zunge und die in der Umgebung des Einganges in den Kehlkopf gelegenen Weichteile angeschwollen sein. Sehr oft verläuft die Seuche, namentlich beim Wilde, äußerst schnell. In diesen Fällen sind Lunge und Haut nicht erkrankt; dagegen finden sich Blutungen in vielen Organen, auch sind die Lymphdrüsen vergrößert. Bei keiner Form der Wild- und Rinderseuche ist die Milz auffällig vergrößert. Ferner ist das Blut, im Gegensatze zum Milzbrand, geronnen.

Anzeigepflicht und Maßnahmen vor polizeilichem Einschreiten bei Milzbrand, Rauschbrand und Wild- und Rinderseuche.

Wenn ein Tier unter Erscheinungen des Milzbrandes, Rauschbrandes oder der Wild- und Rinderseuche oder unter Erscheinungen, die den Ausbruch einer dieser Seuchen befürchten lassen, erkrankt, so ist unverzüglich der Polizeibehörde[1]) Anzeige zu machen, auch sind die kranken und verdächtigen Tiere von Orten, an denen die Gefahr der Ansteckung fremder Tiere besteht, fernzuhalten. Das gleiche hat zu geschehen, wenn die Krankheitsmerkmale des Milzbrandes, Rauschbrandes oder der Wild- und Rinderseuche oder die Merkmale des Verdachts einer dieser Seuchen bei einem gefallenen oder getöteten Tiere gefunden werden (vgl. §§ 9, 10 des Viehseuchengesetzes). Dieses Gesetz und die hierzu vom Bundesrat erlassenen Ausführungsvorschriften schreiben ferner folgendes vor:

Tiere, die an Milzbrand, Rauschbrand oder Wild- und Rinderseuche erkrankt oder einer dieser Seuchen verdächtig sind, dürfen nicht geschlach-

[1]) Die Landesregierung kann anordnen, daß die Anzeige bei Milzbrand, Rauschbrand und Wild- und Rinderseuche sowie bei allen übrigen Seuchen statt der Polizeibehörde einer anderen, von ihr zu bezeichnenden Stelle zu machen ist.

tet werden. Als Schlachtung gilt in diesen Fällen jede Tötung, bei der eine Blutentziehung stattfindet.

Heilversuche an milzbrand-, rauschbrand- oder wild- und rinderseuchekranken oder einer dieser Seuchen verdächtigen Tieren dürfen nur von Tierärzten vorgenommen werden. Auch die Vornahme blutiger Operationen an solchen Tieren ist nur Tierärzten gestattet und darf erst nach der Absonderung der Tiere stattfinden.

Für seuchenkranke oder einer der Seuchen verdächtigen Tiere sind tunlichst eigene Wärter zu bestellen und besondere Futter- und Tränkgeschirre, sowie besondere Stallgerätschaften zu verwenden. Zur Wartung milzbrandkranker oder der Seuche verdächtiger Tiere dürfen Personen, die Verletzungen an den Händen oder an anderen unbedeckten Körperteilen haben, nicht verwendet werden. Auch dürfen die Räumlichkeiten, in denen sich solche Tiere befinden, von Personen mit bloßen Füßen nicht betreten werden.

Das Abhäuten der Kadaver gefallener milzbrand-, rauschbrand- oder wild- und rinderseuchekranker oder einer dieser Seuchen verdächtiger Tiere ist verboten. Beim Rauschbrand kann das Abhäuten mit behördlicher Genehmigung unter bestimmten Bedingungen gestattet werden. Eine Öffnung der Kadaver darf ohne polizeiliche Erlaubnis nur von Tierärzten oder unter deren Leitung vorgenommen werden. Bis zu ihrer amtlich anzuordnenden unschädlichen Beseitigung sind die Kadaver und Kadaverteile dicht zu bedecken und tunlichst unter sicherem Verschlusse so aufzubewahren, daß ihre Berührung durch Tiere oder Menschen und eine anderweitige Verschleppung von Krankheitskeimen nach Möglichkeit vermieden wird.

Impfung bei Milzbrand und Rauschbrand.

Durch Impfung mit bestimmten Impfstoffen können Tiere gegen die Erkrankung an Milzbrand und an Rauschbrand geschützt werden. Nach näherer Anordnung der Landesregierung kann die Impfung der für Milzbrand oder Rauschbrand empfänglichen Tiere, für die eine besondere Seuchengefahr vorliegt, polizeilich angeordnet werden. Solche Impfungen sind vom beamteten Tierarzt auszuführen. Schutzimpfungen, die nicht auf polizeiliche Anordnung erfolgen, dürfen nur von Tierärzten vorgenommen werden und sind von diesen alsbald der Polizeibehörde anzuzeigen. Mit ansteckungsfähigen Erregern des Milzbrandes geimpfte Tiere dürfen während einer Woche nach der Impfung nur mit polizeilicher Genehmigung ausgeführt oder, abgesehen von Notfällen, geschlachtet werden.

Übertragbarkeit des Milzbrandes auf den Menschen.

Der Milzbrand kann auf den Menschen durch unvorsichtigen Umgang mit milzbrandkranken Tieren oder deren Kadavern übertragen werden, besonders gefährdet sind Personen, die Verletzungen, und seien sie auch noch so geringfügig, an den Händen oder an anderen unbedeckten Körperteilen haben oder die mit bloßen Füßen gehen.

Alljährlich erkranken zahlreiche Personen an Milzbrand namentlich infolge unvorsichtigen Umganges mit Milzbrandkadavern. Im Deutschen Reiche haben sich in den Jahren 1901 bis 1910 auf diese Weise nach den Berichten der beamteten Tierärzte über 1200 Menschen mit Milzbrand angesteckt, meist Fleischer und andere Personen, die beim Schlachten, Abhäuten und Verscharren von Milzbrandkadavern beschäftigt waren. In der Regel dringen die im Blute der milzbrandkranken Tiere enthaltenen Bazillen durch verletzte Hautstellen ein. Außerdem scheint aber beim Abhäuten der Kadaver eine Übertragung der Bazillen auch bei unverletzter Haut stattfinden zu können. Deshalb sind die Verbote der Schlachtung und des Abhäutens milzbrandkranker oder der Seuche verdächtiger Tiere schon wegen der für Menschen bestehenden Ansteckungsgefahr streng zu beachten. Ferner ist beim Transport und beim Verscharren von Milzbrandkadavern die größte Vorsicht anzuwenden.

Personen, die sich mit Milzbrand angesteckt haben (Auftreten von Anschwellungen an den Händen, Armen und im Gesichte), müssen sich unverzüglich in ärztliche Behandlung begeben. Denn bei rechtzeitig eingeleiteter ärztlicher Behandlung kann der Milzbrand beim Menschen einen noch günstigen Verlauf nehmen. Die Erkrankung eines Menschen an Milzbrand sowie jeder Fall, der den Verdacht dieser Krankheit erweckt, ist gemäß Bekanntmachung des Reichskanzlers vom 28. September 1909, die auf Grund des § 5 Abs. 2 des Reichsgesetzes, betreffend die Bekämpfung gemeingefährlicher Krankheiten, vom 30. Juni 1900 ergangen ist, unverzüglich der Polizeibehörde anzuzeigen.

2. Tollwut.

Wesen und Weiterverbreitung.

Die Tollwut ist eine ansteckende, durch einen noch nicht bekannten Ansteckungsstoff verursachte, schnell verlaufende Krankheit. Sie kommt am häufigsten beim Hunde vor, kann aber auch auf alle übrigen warmblütigen Tiere und auf den Menschen übertragen werden. Die Krankheit wird hauptsächlich durch den Besitz wutkranker Hunde verbreitet. Außerdem kann sie durch den Biß wutkranker Katzen, Wölfe, Füchse usw. und dadurch übertragen werden, daß wutkranke Tiere wunde Stellen bei anderen Tieren (oder beim Menschen) belecken. Die Übertragung auf die angegebene Weise erklärt sich dadurch, daß der Ansteckungsstoff der Tollwut u. a. im Speichel der kranken Tiere enthalten ist.

Krankheitsmerkmale an den lebenden Tieren.

Bei Tieren, die den Ansteckungsstoff der Tollwut aufgenommen haben, vergeht eine verschieden lange Zeit (Inkubationszeit), ehe die Erscheinungen der Krankheit hervortreten. Beim Hunde pflegt die Krankheit erst etwa 3 bis 8 Wochen, bei der Katze 2 bis 4 Wochen, beim Rinde und Pferde 4 bis 8 Wochen, beim Schafe und bei der Ziege 3 bis 4 Wochen, beim Schweine 2 bis 3 Wochen, beim Geflügel etwa 6 Wochen nach erfolgter Ansteckung hervorzutreten. Die Inkubationszeit kann aber bei sämtlichen genannten Tierarten auch erheblich länger sein.

Bei Hunden zeigt sich als erste Krankheitserscheinung eine Änderung des Benehmens. Sonst freundliche, ruhige, folgsame Hunde werden mürrisch, aufgeregt, mißtrauisch oder auch widerspenstig und verkriechen sich gern. Manche Hunde benagen und belecken auch die Bißstelle, die längst verheilt ist. Ferner tritt eine Veränderung des Appetits ein;

die Tiere verschmähen ihr gewöhnliches Futter und bekunden die Neigung, unverdauliche Gegenstände (Holz, Leder, Bindfaden, Stroh, Gras, Kartoffeln, Steine, Metallstücke usw.) zu benagen und zu verschlucken. Nachdem diese Krankheitserscheinungen ½ bis 2 Tage angedauert haben, stellt sich ein lebhafter Drang zum Entweichen ein. Die Tiere suchen sich aus ihrem Gewahrsam zu befreien, irren, ins Freie gelangt, planlos umher und können dabei große Wegstrecken zurücklegen. Zuweilen kommen sie am gleichen oder folgenden Tage wieder zu ihrem Herrn zurück. Die Tiere betreten dreist fremde Gehöfte und zeigen eine sich steigernde Beißsucht. Anfänglich schnappen die Tiere nach leblosen Gegenständen sowie nach Tieren und Menschen; später fahren sie auf alles, was ihnen in den Weg kommt, los und beißen selbst in leblose Gegenstände, die ihnen entgegengehalten werden. Gegen die ihnen bekannten Personen benehmen sich wutkranke Hunde oft freundlich, während sie fremde Personen und Tiere anfallen; gut dressierte Hunde können den Befehlen ihres Herrn noch bis zum letzten Augenblicke folgen. Ferner verändert sich die Stimme zu einem Mitteldinge, zwischen Heulen und Bellen. Diese Erscheinung der Aufregung dauern 3 bis 4 Tage, worauf sich unter gleichzeitiger starker, die Tiere entstellender Abmagerung die Erscheinungen der Lähmung einstellen. Zuerst tritt eine Lähmung der Schlingorgane ein, so daß die Tiere nichts mehr abschlucken können und dauernd speicheln, dann eine Lähmung des Unterkiefers, so daß er herab- und die Zunge zum geöffneten Maule heraushängt. Endlich tritt eine Lähmung der Nachhand ein, und die Tiere sterben am 5., bis 8., spätestens am 10. Tage der Krankheit an Lähmung und Erschöpfung. Bei der sogenannten stillen Wut bemerkt man hauptsächlich die Lähmungserscheinungen und die Tiere sterben bereits nach 2 bis 3 Tagen.

Bei der K a t z e treten der Drang zum Entweichen und die Sucht, zu beißen und zu kratzen, besonders hervor. Ferner ist die Stimme eigentümlich verändert.

Beim R i n d e, das nächst dem Hunde am häufigsten an der Tollwut erkrankt, sind die wichtigsten Erscheinungen der Tollwut: Aufhören des Wiederkauens und der Futteraufnahme, Schreckhaftigkeit, stierer, glotzender Blick, Unruhe, Belecken und Scheuern an verschiedenen Körperstellen, besonders an den vernarbten Bißwunden, Aufregung bei der Wahrnehmung von Hunden und Katzen, anhaltendes Brüllen, zeitweiliges Stoßen mit den Hörnern gegen andere Tiere und gegen leblose Gegenstände, Speicheln, Verstopfung. Drängen auf den Hinterleib, starke Abmagerung, Schwäche und Lähmung. Der Tod erfolgt nach 4 bis 6 Tagen.

Bei P f e r d e n zeigen sich zuerst Benagen und Scheuern der Körperstellen, an denen sie gebissen worden sind, Unruhe, Schreien mit grellen den Tönen, Versagen der Futteraufnahme, ferner Muskelzuckungen an verschiedenen Körperstellen, besonders am Kopfe. Bei Hengsten und Stuten tritt gesteigerter Geschlechtstrieb ein. Außerdem werden beobachtet: krampfhaftes Drängen auf den Hinterleib, Kratzen mit den Vorderfüßen wie bei der Kolik, Schlagen mit den Vorder- und Hinterfüßen, Beißsucht, Fressen von Kot, starker Durst und Harndrang. Die durchschnittliche Krankheitsdauer beträgt 2 bis 4 Tage.

S c h a f e und Z i e g e n sind während der Entwicklung der Krankheit unruhig, versagen das Futter, blöcken viel und zeigen aufgeregten Geschlechtstrieb. Juckreiz, namentlich an der Bißstelle, wo sie sich belecken, benagen und die Wolle ausreißen. Das scheue furchtsame Wesen gegenüber dem Menschen verschwindet zuweilen, sie stoßen den Menschen und beißen in einen vorgehaltenen Stock und in andere Gegenstände. Im weiteren Verlaufe der Krankheit treten Abmagerung, Speicheln, Schwäche und Lähmung der Nachhand ein, worauf nach 5- bis 8tägiger Krankheitsdauer der Tod eintritt.

Beim Schweine beobachtet man Unruhe und Aufregung, Scheuern der Bißnarbe, Speicheln, Grunzen mit heißer Stimme und Bissigkeit gegenüber Menschen und Tieren. Nach 1- bis 2tägigem Bestehen der Krankheit gehen wutkranke Schweine unter den Erscheinungen der Lähmung oft plötzlich zugrunde.

Wutkrankes Geflügel ist sehr unruhig, schreckhaft und angriffslustig, auch gegenüber dem Menschen. Das Geschrei ist heiser. Die Tiere sterben nach 2 bis 3 Tagen unter den Erscheinungen der Lähmung.

Krankheitsmerkmale an den toten Tieren.

Der bemerkenswerteste Befund bei Tieren, die an Tollwut gefallen oder wegen dieser Krankheit getötet sind, ist der regelmäßige Mangel an jeglichem normalen Speisebrei im Magen, an dessen Stelle in der Mehrzahl der Fälle allerlei Fremdkörper (Holz, Leder, Bindfaden, Stroh, Gras, Kartoffeln, Steine, Metallstücke usw.) gefunden werden. Daneben sieht man Blutpunkte und Substanzverluste in den Falten der Magenschleimhaut, auch Schwellen der letzteren, Blutpunkte meist auch in der Schleimhaut des Schlund- und Kehlkopfes. Weitere auffällige Veränderungen, welche die schwere Erkrankung verständlich machen können, fehlen.

Anzeigepflicht und Maßnahmen vor polizeilichem Einschreiten.

Wenn ein Hund, eine Katze oder ein anderes Haustier unter den Erscheinungen der Tollwut oder unter Erscheinungen, die den Ausbruch der Tollwut befürchten lassen, erkrankt, so ist unverzüglich der Polizeibehörde Anzeige zu machen. Das gleiche hat zu geschehen, wenn die Merkmale der Tollwut oder des Tollwutverdachts bei einem gefallenen oder getöteten Tiere gefunden werden. Hunde und Katzen, die von der Tollwut befallen oder der Seuche verdächtig sind, müssen von dem Besitzer oder demjenigen, unter dessen Aufsicht sie stehen, sofort getötet oder bis zu polizeilichem Einschreiten abgesondert und in einem sicheren Behältnis, wenn möglich unter fester Ankettung, eingesperrt werden. Ist ein Mensch von einem der Seuche verdächtigen Hunde oder einer Katze gebissen worden, so ist das Tier, wenn dies ohne Gefahr geschehen kann, nicht zu töten, sondern zur amtstierärztlichen Untersuchung einzusperren. Wenn der Transport eines der Seuche verdächtigen Hundes oder einer Katze zum Zweck der sicheren Einsperrung unvermeidlich ist, so muß dies in einem geschlossenen Behältnis geschehen; Hunde müssen in einem geschlossenen Behältnis, wenn möglich unter fester Ankettung, befördert oder, sofern ein solches Behältnis nicht zu beschaffen ist, mit einem festsitzenden, das Beißen verhütenden Maulkorb versehen an der Leine geführt werden. Die Kadaver getöteter oder verendeter wutkranker oder wutverdächtiger Hunde oder Katzen sind bis zur amtstierärztlichen Untersuchung sicher und vor Witterungseinflüssen geschützt aufzubewahren. Das Abhäuten der Kadaver wutkranker oder der Seuche verdächtiger

Tiere ist verboten; ihre Zerlegung darf nur von Tierärzten oder unter ihrer Leitung vorgenommen werden. Vor polizeilichem Einschreiten dürfen bei wutkranken oder der Seuche verdächtigen Tieren keinerlei Heilversuche angestellt werden. Das Schlachten wutkranker oder der Seuche verdächtiger Tiere und jeder Verkauf oder Verbrauch einzelner Teile, der Milch oder sonstiger Erzeugnisse solcher Tiere sind verboten.

Übertragbarkeit auf den Menschen.

Durch den Biß wutkranker Tiere kann die Tollwut auch auf den Menschen übertragen werden. Wenn auch nur ein Teil der gebissenen Menschen an Tollwut erkrankt, so empfiehlt es sich doch, daß sich jeder, der von einem wutkranken oder wutverdächtigen Tiere gebissen worden ist, unverzüglich der Wutschutzimpfung unterzieht. Diese wird im Kgl. Preußischen Institute für Infektionskrankheiten zu Berlin (N 39, Föhrerstraße) und in der Tollwutschutzstation Breslau (VII, Maxstraße 4) ausgeführt. Je frühzeitiger die Gebissenen die Schutzimpfung an sich vollziehen lassen, um so sicherer ist ein Heilerfolg zu erhoffen. Sofort nach dem Bisse sind tiefes Ausbrennen der Bißwunde mit dem Brenneisen, einem glühend gemachten Messer oder dgl. oder Ätzen mit rauchender Salpetersäure, mit Schwefelsäure oder Salzsäure vorzunehmen. Wo dies nicht ausführbar ist, ist die Wunde sofort mit Essig (unverdünnt) auszuwaschen und zu verbinden. Die gleichen Maßnahmen empfehlen sich, wenn bei einem Menschen wunde Stellen von einem wutkranken oder der Seuche verdächtigen Tiere beleckt worden sind, oder wenn sich ein Mensch bei der Zerlegung eines solchen Tieres eine Verletzung zugezogen hat. (Nicht zu empfehlen ist, weil unzweckmäßig, das Ätzen der Wunden mit Höllenstein, Sublimat oder konzentrierter Karbolsäure und, weil nicht ganz ungefährlich, das Aussaugen der Wunden.) Zu bemerken ist, daß in den meisten Bundesstaaten die Erkrankung eines Menschen an Tollwut, in einem Teile der Bundesstaaten auch Bißverletzungen durch wutkranke oder wutverdächtige Tiere, unverzüglich der Polizeibehörde anzuzeigen sind.

3. Rotz.

Wesen und Weiterverbreitung.

Der Rotz ist eine ansteckende, durch den Rotzbazillus verursachte, in der Regel schleichend (chronisch), seltener schnell (akut) verlaufende Krankheit des Pferdes und der übrigen Einhufer (Esel, Maultiere, Maulesel).

Der Rotzbazillus erzeugt an den Stellen des Tierkörpers, an denen er sich ansiedelt, Knötchen und Knoten, aus denen sich später Geschwüre entwickeln. Hauptsächlich durch die Absonderungen der Geschwüre werden die Rotzbazillen von kranken Tieren auf gesunde übertragen. Die Übertragung geschieht entweder unmittelbar von Tier zu Tier oder durch Zwischenträger (Stallgeräte, Anbindevorrichtungen, Zaumzeuge, Bespannungsgeschirre, Sättel, Putzzeuge, Decken, Deichseln, Vorsetzkrippen, Brunnentröge, Futter, Streu usw.).

Außer auf Einhufer kann der Rotz auf Katzen und die zu den Katzen gehörigen Raubtiere (in zoologischen Gärten und Menagerien durch

Verfüttern von Fleisch rotziger Pferde), ferner auf Hunde und Ziegen übertragen werden. Auch der Mensch ist beim Umgang mit rotzigen Tieren der Gefahr der Ansteckung ausgesetzt. Wenig empfänglich sind Schafe und Schweine. Ganz unempfänglich für die Rotzkrankheit sind Rinder. Deshalb können rotzverdächtige Pferde und andere Einhufer in Rinderställen der Absonderung unterworfen werden.

Krankheitsmerkmale an den lebenden Tieren.

Je nach dem Verlaufe des Rotzes sind die Merkmale an den lebenden Tieren verschieden.

Beim chronischen Verlaufe können die Tiere wochen-, monate- und selbst jahrelang mit der Rotzkrankheit behaftet sein, ohne daß auffällige Krankheitserscheinungen hervortreten. Im übrigen sind die Krankheitserscheinungen verschieden, je nachdem es sich um Nasen- oder Hautrotz handelt.

Zu den Merkmalen des Nasenrotzes gehören Nasenausfluß, bestimmte Veränderungen der Nasenschleimhaut und der im Kehlgang gelegenen Lymphdrüsen. Der Nasenausfluß ist entweder einseitig oder doppelseitig, anfangs schleimig und grau oder weiß, später mehr eitrig und gelb, grünlich oder mißfarbig. Die Veränderungen der Nasenschleimhaut bestehen in dem Auftreten von kleinen Knötchen, die später zerfallen und sich in Geschwürchen umwandeln. Diese Geschwürchen sind zuerst flach, bald verbreitern und vertiefen sie sich aber und zeigen dann aufgeschwulstete und ausgenagte Ränder. Durch Verheilung der Rotzgeschwülste entstehen Narben. Die rotzige Erkrankung der Kehlgangslymphdrüsen äußert sich durch eine anfänglich festweiche, später harte, knotige Anschwellung. Neigung zur Vereiterung, wie sie bei der Druse besteht, fehlt. Nicht selten sind die Knoten mit der Nachbarschaft, z. B. mit dem Unterkiefer, verwachsen und infolgedessen festsitzend; sie können aber auch verschiebbar sein.

Beim Hautrotz treten Knötchen und Geschwüre in der Haut, häufiger aber bis walnußgroß und größere Knoten oder Beulen unter der Haut auf, die nach kurzer Zeit erweichen, nach außen durchbrechen und Geschwüre bilden, aus denen sich eine zähe, dünne, mißfarbige, häufig blutige Flüssigkeit entleert. Die Ränder der Geschwüre sind auch beim Sitze in der Haut aufgewulstet und ausgenagt. Die Geschwüre zeigen nicht Neigung zur Heilung wie Wunden, die nach Verletzungen entstanden sind. Die Rotzknoten und Rotzgeschwüre treten hauptsächlich an den Gliedmaßen, an der Brust und unter dem Bauche auf. Von den Geschwüren verlaufen strangförmige Anschwellungen (entzündete Lymphgefäße) bis zu den nächstgelegenen Lymphdrüsen, die vergrößert und hart sind. Außerdem können im Verlaufe des chronischen Rotzes mehr gleichmäßige, schmerzlose und sehr derbe Anschwellungen der Haut und Unterhaut auftreten (sog. Elefantiasis). Diese Anschwellungen entwickeln sich besonders an den Gliedmaßen. Gewöhnlich ist ein Bein, vorzugsweise ein Hinterbein, erkrankt; es können aber auch beide Hinterbeine oder ein Hinterbein und ein Vorderbein erkrankt sein. Selten sind alle vier Gliedmaßen von der Erkrankung betroffen. Außer an den Gliedmaßen können die rotzigen Anschwellungen der Haut und Unterhaut auch am Schlauche und am Kopfe auftreten. In den verdickten Abschnitten der Haut können die bereits beschriebenen Knoten, Geschwüre und strangartigen Verdickungen zugegen sein; die zugehörigen Lymphdrüsen sind vergrößert und fühlen sich hart an.

Neben diesen Erscheinungen können Husten und Atembeschwerden (Kehlkopf und Lungenrotz), ferner zeitweiliges Nasenbluten bestehen. Bei längerer Dauer der Krankheit magern die Tiere ab, ermüden rasch beim Gebrauch und lassen eine rauhe, aufgebürstete Beschaffenheit des Haarkleides erkennen. Die Dauer des chronischen Rotzes kann sich auf Jahre erstrecken.

Beim akuten Rotze zeigen die Tiere das Bild einer schweren fieberhaften Erkrankung. Die Krankheit beginnt mit Schüttelfrost und hohem Fieber. Sodann zeigen sich schleimig-eitriger, später blutiger oder jauchiger Nasenausfluß, Knötchen und Geschwüre in der Nasenschleimhaut, angestrengtes und geräuschvolles Atmen, Anschwellungen, Knoten- und Geschwürbildungen der Haut mit Schwellung und Verdickung der Lymphgefäße und Lymphdrüsen. Beim akuten Rotze sterben die Tiere durchschnittlich nach Ablauf von 3 bis 14 Tagen.

Krankheitsmerkmale an den toten Tieren.

Bei gefallenen, getöteten oder geschlachteten Tieren finden sich außer den Veränderungen der Nasenschleimhaut, der Haut, der Lymphgefäße und Lymphdrüsen, die schon während des Lebens der Tiere nachgewiesen werden können, Knötchen, Geschwüre und unter Umständen Narben in den höher gelegenen Teilen der Nasenschleimhaut, in der Schleimhaut der Stirn- und Oberkieferhöhlen sowie des Kehlkopfes und der Luftröhre. Ferner beobachtet man in den Lungen Knötchen, die etwa hirsekorngroß und am Rande rot sind, etwas größere Knötchen, die von einer grauen, durchscheinenden Kapsel umgeben sind, ferner Erweichungsherde mit dicken, schwieligen Wänden (rotzige Kavernen) und walnuß- bis kindskopfgroße derbe, schwielige Knoten (Rotzgewächse). Mit dem Lungenrotz ist regelmäßig eine Vergrößerung der an der Luftröhre und zwischen den Lungen gelegenen Lymphdrüsen verbunden. Endlich können auch rotzige Herde in der Milz, den Nieren, dem Herzen, den Hoden und Knochen vorhanden sein. Beim akuten Lungenrotze findet man außer Rotzknötchen, die in großer Zahl zugegen sein können, dunkelrote Entzündungsherde sowie Höhlen, die mit abgestorbenem Gewebe und jauchiger Flüssigkeit gefüllt sind, und, wenn diese Herde bis zur Lungenoberfläche reichen, auch abziehbare Beläge auf dem Brustfelle.

Anzeigepflicht und Maßnahmen vor polizeilichem Einschreiten.

Wenn ein Tier Erscheinungen des Rotzes oder Erscheinungen, die den Ausbruch des Rotzes befürchten lassen, zeigt, so ist unverzüglich der Polizeibehörde Anzeige zu machen, auch sind die kranken und verdächtigen Tiere von Orten, an denen die Gefahr der Ansteckung fremder Tiere besteht, fernzuhalten. Das gleiche hat zu geschehen, wenn die Merkmale des Rotzes oder Rotzverdachts bei einem gefallenen oder getöteten Tiere gefunden werden. Ist ein rotzkrankes oder der Seuche verdächtiges Tier gefallen oder getötet, so ist für eine Aufbewahrung Sorge zu tragen, durch die eine Verschleppung von Krankheitskeimen nach Möglichkeit vermieden wird. Das Abhäuten solcher Kadaver ist verboten. Auch das Schlachten rotzkranker oder der Seuche verdächtiger Pferde oder anderer

Einhufer ist untersagt. Der Wärter eines solchen Tieres ist von jeder Dienstleistung bei anderen Einhufern auszuschließen und darf nicht in dem Seuchenstalle schlafen. Personen, die Verletzungen an den Händen oder anderen unbedeckten Körperteilen haben, dürfen zur Wartung rotzkranker und der Seuche verdächtiger Tiere nicht verwendet werden.

Übertragbarkeit auf den Menschen.

Menschen, bei denen Absonderungen rotziger Tiere auf verletzte Hautstellen, in das Auge, auf die Schleimhaut der Nase oder des Mundes gelangen, können am Rotze erkranken. Die Erkrankung äußert sich bereits nach 3 bis 5 Tagen durch Anschwellung der angesteckten Stelle und der in der Nähe gelegenen Lymphgefäße und Lymphdrüsen. Mit Rücksicht auf diese Gefahr ist beim Umgang mit rotzkranken und der Seuche verdächtigen Tieren die größte Vorsicht notwendig.

Personen, die sich mit Rotz angesteckt haben, müssen sich, wegen der großen Gefährlichkeit der Krankheit, sofort in ärztliche Behandlung begeben. Zu bemerken ist, daß in den meisten Bundesstaaten die Erkrankung eines Menschen an Rotz unverzüglich der Polizeibehörde anzuzeigen ist.

4. Maul- und Klauenseuche.

Wesen und Weiterverbreitung.

Die Maul- und Klauenseuche ist eine ansteckende, mit der Bildung von Blasen (Aphthen) im Maule und an den Klauen einhergehende, schnell verlaufende Erkrankung des Klauenviehs (Rinder, Schafe, Ziegen, Schweine). Außer im Maule und an den Klauen wird die Blasenbildung auch an anderen Stellen, z. B. am Euter, beobachtet.

Der Ansteckungsstoff der Maul- und Klauenseuche ist noch nicht bekannt. Es steht aber fest, daß er während der Entwicklung der Krankheit im Blute, mit dem Auftreten der die Seuche kennzeichnenden Blasen dagegen nur in diesen und in den mit dem Blaseninhalte verunreinigten Absonderungen und Ausscheidungen (Speichel, Milch, Kot und Harn) vorhanden ist. Es genügen ganz winzige Mengen des Blaseninhalts (beim Rinde schon der 100000. Teil eines Kubikzentimeters), um ein Tier krank zu machen. Dies erklärt die außerordentlich leichte Verschleppbarkeit der Maul- und Klauenseuche. Die Ansteckung gesunder Tiere erfolgt entweder unmittelbar durch kranke Tiere oder mittelbar durch Zwischenträger verschiedenster Art (rohe Milch und Milchrückstände, Häute, Hörner, Klauen, Wolle und sonstige tierische Rohstoffe, Dünger, Jauche; Personen, Pferde, Hunde, Katzen, Geflügel; Futter, Streu, Stall- und Schlachtgeräte, Futtersäcke, Bespannungsgeschirre, Fahrzeuge, Transportvorrichtungen für Tiere, Milchtransportgefäße, Brunnentröge, Straßen, Wege, Ladestellen usw.). Auch durchgeseuchte Tiere können durch den an ihnen haftenden Ansteckungsstoff die Seuche noch mehrere Wochen hindurch übertragen. Deshalb dürfen die veterinärpolizeilichen Maßregeln nicht sofort nach dem Erlöschen der Seuche, sondern erst nach einer bestimmten Schutzfrist aufgehoben werden. Der in der Milch enthaltene Ansteckungsstoff kann durch ausreichende Erhitzung[1]), der an Personen, Tieren und sonstigen Zwischenträgern haftende Ansteckungsstoff durch bestimmte Arten der Desinfektion unschädlich gemacht werden.

Krankheitsmerkmale an den lebenden Tieren.

Tiere, die den Ansteckungsstoff der Maul- und Klauenseuche aufgenommen haben, zeigen nicht unmittelbar hierauf, sondern erst nach einer bestimmten Zeit (Inkubationszeit) Erscheinungen der Krankheit. Die Inkubationszeit beträgt beim Rinde durchschnittlich 3 bis 6 Tage, kann aber auch bis zu 14 Tagen betragen. Beim Schafe beläuft sich die durchschnittliche Inkubationszeit auf 1 bis 6, beim Schweine auf 1 bis 2 Tage. Die ersten Krankheitserscheinungen sind leichtes Fieber, geringgradiges Speicheln sowie leichte Störungen der Futteraufnahme und des Wiederkauens. Nach Verlauf von 2 bis 3 Tagen treten unter gleichzeitigem Verschwinden des Fiebers im Maule, an den Klauen und an anderen Stellen (z. B. Euter) Blasen auf. Diese sind hanfkorn- bis haselnußgroß und größer, grau bis gelblich-weiß, ihre Wand besteht aus einer dünnen Haut, ihr Inhalt aus einer klaren, farblosen oder leicht getrübten, gelblichen Flüssigkeit (sogenannte Aphthenlymphe). Je nach dem Sitze der Blasen im Maule oder an den Klauen sind die weiteren Krankheitserscheinungen verschieden. Beim Auftreten der Blasen im Maule (Maulseuche) beobachtet man starkes Speicheln und zeitweilig schmatzende Geräusche, Abmagerung und Verringerung der Milchmenge. Die Blasen, die an den Lippen, am Nasenspiegel, an der Zunge, am Zahnfleisch und an den übrigen Teilen der Maulschleimhaut auftreten können, platzen bald und hinterlassen schmerzhafte, nässende, stark gerötete, oberflächliche Wunden, die vom Rande her verheilen. Beim Auftreten der Blasen an den Klauen (Klauenseuche) ist schon vor der Entstehung der Blasen die Haut an der Klauenkrone, im Klauenspalt und an den Ballen gleichmäßig gerötet und der Gang gespannt. Nach dem Auftreten und Platzen der Blasen liegen die Tiere viel, sind schwer zum Aufstehen zu bewegen und gehen, angetrieben, stark lahm.

Der geschilderte Verlauf der Maul- und Klauenseuche entspricht demjenigen, der in der Regel beim Rinde beobachtet wird. Beim Schafe und bei der Ziege zeigt sich die Besonderheit, daß die Blasen im Maule meist sehr klein sind und oft nur am zahnlosen Rande des Oberkiefers entstehen. Beim Schweine treten die Blasen, die erhebliche Größe erreichen können, mit Vorliebe an der Rüsselscheibe auf. Im übrigen ist beim Schafe und bei der Ziege sowie beim Schweine die

---

[1]) Als ausreichende Erhitzung der Milch ist nach § 28 der Ausführungsvorschriften des Bundesrats zum Viehseuchengesetz anzusehen:
a) Erhitzung über offenem Feuer bis zum wiederholten Aufkochen;
b) Erhitzung durch unmittelbar oder mittelbar einwirkenden strömenden Wasserdampf auf 85°;
c) Erhitzung im Wasserbad, und zwar:
entweder auf 85° für die Dauer einer Minute
oder, unter den von der Landesregierung näher zu bestimmenden Voraussetzungen, auf 70° für die Dauer einer halben Stunde.

Klauenseuche viel häufiger als die Maulseuche, während beim Rinde die Klauenseuche in der Mehrzahl der Fälle zusammen mit der Maulseuche auftritt und sich gewöhnlich dieser anschließt. Bei Schweinen, insbesondere bei Mastschweinen, die transportiert werden, kommt es infolge der Klauenseuche nicht selten zum Ausschuhen.

Die Maul- und Klauenseuche nimmt in der Regel einen gutartigen Verlauf und heilt in 1 bis 2 Wochen ab. Sie kann aber auch bösartig verlaufen und während ihrer Entwicklung oder während der Abheilung zu plötzlichem Tode führen. Ferner können junge Tiere (Kälber, Ferkel) nach Verfütterung roher Milch schnell zugrunde gehen, ohne deutliche Erscheinungen der Seuche zu zeigen. Endlich können sich im Anschluß an die Maul- und Klauenseuche schwere Folgekrankheiten entwickeln (heftige Euterentzündung, schwere Klauenentzündung), die das Leben der Tiere gefährden. Dies ist namentlich bei mangelnder Klauenpflege und ungenügender Einstreu der Fall. Im übrigen kann auch bei gutartigem Verlaufe der Maul- und Klauenseuche eine erhebliche Schädigung eintreten durch Abmagerung, Verringerung des Milchertrags, bei trächtigen Tieren durch Verwerfen.

Der Verlauf der Maul- und Klauenseuche kann durch geeignete Fütterung (Vermeidung harten, stengligen Futters), durch reichliche Einstreu, so daß die Tiere trocken stehen sowie durch Behandlung der Klauen und Euter der kranken Tiere nach tierärztlicher Anleitung günstig beeinflußt werden. Eine Behandlung der Veränderungen am Maule ist nicht erforderlich. Gegen die bösartige Maul- und Klauenseuche und das Sterben der jungen Tiere hat sich die Anwendung des Löfflerschen Maul- und Klauenseuchenserums gut bewährt. Vor der Anwendung von Geheimmitteln zur Behandlung maul- und klauenseuchekranker Tiere ist zu warnen.

Durch die künstliche Ansteckung der noch gesunden Tiere eines verseuchten Bestandes mit dem Speichel eines in gewöhnlicher Weise an Maulseuche erkrankten Tieres kann die Dauer der Seuche in einem Bestand erheblich abgekürzt werden. Ein weiterer Vorteil der künstlichen Ansteckung ist, daß die durch sie herbeigeführte Seuche häufig milder als die durch natürliche Ansteckung verursachte und oft nur in Form der Maulseuche verläuft, wenn man den Speichel von einem geringgradig erkrankten Tiere nimmt.

Krankheitsmerkmale an den toten Tieren.

Bei Tieren, die an bösartiger Maul- und Klauenseuche plötzlich gestorben sind, findet man außer den Veränderungen am Maule und an den Klauen eine graufleckige Beschaffenheit des Herzmuskels. Bei Tieren, die während der Erkrankung an Maul- und Klauenseuche geschlachtet werden, beschränkt sich der Befund in der Regel auf die schon während des Lebens wahrnehmbaren Veränderungen.

Anzeigepflicht und Maßnahmen vor polizeilichem Einschreiten.

Wenn ein Tier unter den Erscheinungen der Maul- und Klauenseuche oder unter Erscheinungen, die den Ausbruch der Seuche befürchten lassen, erkrankt, so ist unverzüglich der Polizeibehörde Anzeige zu machen, auch sind die kranken und verdächtigen Tiere von Orten, an denen die Gefahr der Ansteckung fremder Tiere besteht, fernzuhalten. Aus verseuchten oder verdächtigen Gehöfen sollen vor polizeilichem Einschreiten weder Klauentiere weggebracht, noch Milch ohne vorherige Abkochung oder sonstige ausreichende Erhitzung weggegeben, noch Dünger abgefahren werden. Auch ist das Betreten der Ställe oder sonstigen Standorte durch fremde Personen nicht zu gestatten.

Verhütung der Einschleppung.

Zu Zeiten der Seuchengefahr empfiehlt sich, soweit es sich mit den Interessen des Betriebs vereinigen läßt, Vermeidung des Ankaufs von Klauenvieh und, wenn möglich, von Vieh überhaupt, jedenfalls aber Vorsicht beim Einkauf und die Unterbringung frisch gekauften Klauenviehs in besonderen Ställen für die Dauer von 2 bis 3 Wochen, bevor es zu dem alten Bestande gebracht wird. Ferner ist es in Zeiten der Seuchengefahr angezeigt, allen fremden Personen, insbesondere Schlächtern, Müllerknechten, Briefträgern, Viehkastrierern sowie Händlern und anderen Personen, die gewerbsmäßig in Ställen verkehren, ferner Personen, die ein Gewerbe im Umherziehen ausüben, das Betreten der Ställe und sonstigen Standorte von Klauenvieh zu untersagen. Besondere Vorsicht ist auch beim Wechsel des Dienstpersonals geboten. Die Einstellung neuer Dienstboten, Melker und Arbeiter (insbesondere ausländischer Arbeiter) ohne vorherige Desinfektion, namentlich der Kleider und des Schuhzeugs, ist gefährlich.[1]) Auch beim Bezuge von Futter empfiehlt sich Vorsicht (Vermeidung des Bezugs von Rauhfutter aus verseuchten Gegenden). Ferner sollten Futtersäcke, in denen gekauftes Futter angeliefert wird, nicht in Klauenviehställen gelagert, sondern sofort nach Empfang entleert und wieder zurückgegeben werden.

Durch Anwendung größerer Mengen des Löfflerschen Maul- und Klauenseucheserums kann es gelingen, durch die Ansteckung besonders gefährdete Bestände und einzelne Tiere vor der Seuche zu schützen.

Übertragbarkeit auf den Menschen.

Durch den Umgang mit kranken Tieren und durch den Genuß der von solchen Tieren stammenden rohen Milch kann die Krankheit auch auf den Menschen übertragen werden. Der durch den Umgang mit kranken Tieren drohenden Gefahr der Übertragung der Krankheit kann durch regelmäßige Desinfektion der Hände, der mit dem Genusse der

[1]) Kleidungsstücke sind zur Desinfektion zunächst durch Abbürsten mit Seifenwasser von etwa anhaftendem Schmutze zu befreien, hierauf 24 desinfiziert werden, daß sie mit verdünntem Kresolwasser oder mit Karbolsäurelösung (etwa 3 prozentig) zu legen oder auszukochen. Kleidungsstücke, die nicht oder nur wenig beschmutzt sind, können in der Weise desinfiziert werden, daß sie mit verdünntem Kresolwasser oder mit Karbolsäurelösung befeuchtet und feucht gebürstet werden. Lederschuhe sind nach Abbürsten mit Seifenwasser, Holzschuhe nach gründlichem Scheuern mit heißer Soda- oder Seifenlösung (3 prozentig), mit Lappen abzureiben, die mit verdünntem Kresolwasser oder mit Karbolsäurelösung getränkt sind.

Milch verbundenen Gefahr durch ausreichende Erhitzung der Milch (s. S. 363) begegnet werden.

5. Lungenseuche des Rindviehs.

Wesen und Weiterverbreitung.

Die Lungenseuche ist eine ansteckende, durch sehr kleine Lebewesen verursachte Lungenbrustfellentzündung des Rindes.

Der Ansteckungsstoff der Lungenseuche wird von den erkrankten Tieren auf gesunde durch die Ausatmungsluft übertragen. Dies kann entweder unmittelbar von Tier auf Tier oder mittelbar durch Zwischenträger (Personen, Stroh, Heu und andere Futtervorräte, Ställe, Stallgeräte usw.) geschehen. Auch Tiere, die die Lungenseuche überstanden haben und äußerlich gesund erscheinen, können die Krankheit noch wochen- und selbst monatelang verschleppen, besonders wenn in den Lungen Reste von Krankheitsherden übriggeblieben sind. Rinder, die die Lungenseuche überstanden haben, sind entweder für mehrere Jahre oder Zeit ihres Lebens gegen eine wiederholte Erkrankung geschützt (immun).

Krankheitsmerkmale an den lebenden Tieren.

Rinder, die den Ansteckungsstoff der Lungenseuche aufgenommen haben, zeigen sich erst nach einer bestimmten Zeit (Inkubationszeit) krank. Die Inkubationszeit dauert durchschnittlich 3 bis 6 Wochen, kann aber auch kürzer oder länger sein. Die erste Krankheitserscheinung ist ein kurzer, trockener, schmerzhafter Husten, der anfänglich vereinzelt auftritt, später aber immer häufiger und schwächer wird. Hierzu kommen leichtes Fieber und Störungen der Futteraufnahme und des Wiederkauens sowie Verringerung der Milchergiebigkeit. Diese Krankheitserscheinungen dauern meist 5 bis 6 Wochen. Hierauf stellt sich mehr oder weniger starke Atembeschwerde ein, die Tiere atmen unter Erweiterung der Nasenlöcher und unter Flankenschlagen, ferner wird das Atmen stöhnend und ächzend, und die Futteraufnahme, das Wiederkauen sowie die Milchabsonderung liegen fast ganz darnieder. Gleichzeitig stellt sich hohes Fieber ein; das Haarkleid wird gesträubt, die Ohren und Hörner fühlen sich bald warm, bald kühl an, und der Nasenspiegel wird trocken und warm. Bei fortschreitender Krankheit magern die Tiere stark ab, vermögen nicht mehr aufzustehen, liegen stöhnend mit weggestrecktem Halse und gehen an Erstickung zugrunde, wenn sie nicht notgeschlachtet werden. In 30 bis 50 Prozent der Fälle ist die Lungenseuche eine tödliche Erkrankung.

Wenn die Lungenseuche in einen gesunden Rindviehbestand durch ein krankes Tier eingeschleppt wird, geht die Ausbreitung der Seuche wegen ihrer verhältnismäßig langen Inkubationszeit langsam vor sich. Erst nach Wochen oder Monaten erkranken weitere Tiere, und zwar in der Regel zuerst die Nachbarn des erkrankten, worauf die Krankheit allmählich in dem Bestande fortschreitet.

Krankheitsmerkmale an den toten Tieren.

Bei den Tieren, die während des ersten Krankheitsstadiums getötet oder geschlachtet werden, können die Lungen äußerlich denselben Eindruck machen wie die Lungen gesunder Tiere. Beim Durchtasten der Lungen findet man aber einen oder mehrere umschriebene Entzündungsherde in Form von haselnuß- bis walnuß- und faustgroßen Knoten. Die Knoten fühlen sich fest an und sehen auf dem Durchschnitt „marmoriert" aus, d. h. das zwischen den Lungenläppchen gelegene Gewebe ist verbreitert und grau oder gerötet und umschließt Lungenläppchen, deren Farbe z. T. hellrot, z. T. dunkelrot, z. T. gelbrot, z. T. grau ist. Bei Tieren, die an Lungenseuche gefallen sind oder wegen schwerer Erkrankung an der Seuche getötet oder geschlachtet wurden, findet man die Lunge mit der Brustwand verklebt, auf dem Brustfell abziehbare Beläge und an einer Lunge, selten an beiden, die Erscheinungen umfangreicher Entzündung: die Lunge ist groß und schwer, fällt nach der Herausnahme aus dem Brustkorb nicht zusammen, fühlt sich fest an, etwa wie Leber, und zeigt eine marmorierte Durchschnittsfläche. Bei gefallenen, getöteten oder geschlachteten Tieren, die die Lungenseuche überstanden haben, kann man in den Lungen abgestorbene Herde von entzündetem Lungengewebe mit marmorierter Schnittfläche antreffen, die von einer derben, schwieligen Kapsel umgeben sind.

Anzeigepflicht und Maßnahmen vor polizeilichem Einschreiten.

Wenn ein Rind unter den Erscheinungen der Lungenseuche oder unter Erscheinungen, die den Ausbruch der Lungenseuche befürchten lassen, erkrankt, so ist unverzüglich der Polizeibehörde Anzeige zu machen, auch sind die kranken und verdächtigen Tiere von Orten, an denen die Gefahr der Ansteckung fremder Tiere besteht, fernzuhalten. Das gleiche hat zu geschehen, wenn die Merkmale der Lungenseuche oder des Lungenseucheverdachts bei einem gefallenen, getöteten oder geschlachteten Rinde gefunden werden.

Impfung.

Durch Impfung kann man die Verluste durch die Lungenseuche in einem verseuchten Bestande erheblich mindern. Die Lungenseucheimpfung darf aber nur auf Anordnung der Landesregierung und nur unter Beobachtung der von dieser zu bezeichnenden Schutzmaßregeln erfolgen.

6. Pockenseuche der Schafe.

Wesen und Weiterverbreitung.

Die Pockenseuche der Schafe ist ein ansteckender, mit erheblicher Störung des Allgemeinbefindens einhergehender Hautausschlag.

Der sehr flüchtige, überaus leicht übertragbare Ansteckungsstoff der Pockenseuche, dessen Natur noch nicht bekannt ist, findet sich in den veränderten Stellen der Haut, in der Hautausdünstung, in der Atemluft, im Blute und in den festen und flüssigen Körperausscheidungen. Die Ansteckung erfolgt entweder unmittelbar durch kranke Tiere oder mittelbar durch Zwischenträger (Personen, Schäferhunde, Häute, Wolle, Rauhfutter, Stroh, Dünger, Ställe, Stallgeräte usw.).

Schafe, die von der Pockenseuche genesen sind, können in ihrem Vliese den Ansteckungsstoff noch längere Zeit, bis zu zwei Monaten, beherbergen und auf diese Weise die Krankheit verschleppen. Ferner ist hervorzuheben, daß Schafe, die zum Schutze gegen die Pockenseuche geimpft worden sind, in der gleichen Weise wie natürlich erkrankte Schafe die Krankheit zu verbreiten vermögen.

Krankheitsmerkmale an den lebenden Tieren.

Die Aufnahme des Ansteckungsstoffs der Pockenseuche hat nicht sofortige Erkrankung der Schafe zur Folge. Offensichtliche Erscheinungen der durch die Ansteckung bewirkten Erkrankung treten erst nach einer bestimmten Zeit (Inkubationszeit) hervor, die durchschnittlich 4 bis 7 Tage dauert. Die ersten Krankheitserscheinungen bestehen in Fieber, Traurigkeit, Mattigkeit, verringerter Freßlust, Schwellung der Augenlider, Lippen und Nasenränder sowie in Rötung und Schwellung der Lidbindehäute. 1 bis 2 Tage später treten an den wollelosen oder schwachbewollten, außerdem aber auch an den starkbewollten Hautstellen flohstichähnliche rote Flecke und einige Tage später an deren Stelle harte, meistens flache Knötchen und Knoten von Erbsen- bis Bohnengröße (Pocken) auf, die fest bleiben oder erweichen und vereitern und hierauf zu einem schwarzbraunen Schorfe eintrocknen können. Am deutlichsten zeigen sich diese Veränderungen an den inneren Schenkelflächen, am Euter und an der unteren Schwanzfläche. Die über den Pocken befindliche Wolle wird lose und läßt sich leicht entfernen. Wo die Pocken dicht gedrängt stehen, schwillt die Haut stark an, so insbesondere in der Umgebung der Augen, der Nase und des Maules. Während des Bestehens der Pocken entwickeln sich gewöhnlich Ausflüsse aus den Augen und der Nase, ferner treten Husten und Atembeschwerden auf.

Die Krankheit dauert beim gewöhnlichen Verlauf etwa 3 Wochen, und es sterben an ihr etwa 10 bis 20 Prozent der erkrankten Tiere. Bei ungewöhnlichem, bösartigem Verlaufe der Krankheit können die Verluste 50 Prozent und darüber betragen. Der Verlauf der Seuche in einer Herde kann mehrere Monate dauern, da die Schafe nicht zugleich, sondern zu verschiedenen Zeiten erkranken.

Krankheitsmerkmale an den toten Tieren.

Bei gefallenen, getöteten oder geschlachteten pockenkranken Schafen findet man neben den Veränderungen an der Haut, an den Augen und der Nase eine starke Rötung und Schwellung der Schleimhäute der Nasenhöhlen, des Kehlkopfes und der Luftröhre sowie des Magens und Darmes, nicht selten auch eine Entzündung der Lungen.

Anzeigepflicht und Maßnahmen vor polizeilichem Einschreiten.

Wenn ein Schaf unter den Erscheinungen der Pockenseuche oder unter Erscheinungen, die den Ausbruch der Pockenseuche befürchten lassen, erkrankt, so ist unverzüglich der Polizeibehörde Anzeige zu machen, auch sind die kranken und verdächtigen Schafe von Orten, an denen die Gefahr der Ansteckung fremder Tiere besteht, fernzuhalten. Das gleiche hat zu geschehen, wenn die Merkmale der Pockenseuche oder des Pockenseucheverdachts bei einem gefallenen, getöteten oder geschlachteten Schafe gefunden werden.

Impfung.

Die Polizeibehörde hat die Impfung aller noch seuchenfreien Stücke einer Herde anzuordnen, in der die Pockenseuche festgestellt ist. Diese Vorschrift ist erlassen, weil durch die Impfung der Verlauf der Seuche abgekürzt und die Verluste verringert werden. Gewinnt die Seuche eine größere Ausdehnung oder ist nach den örtlichen Verhältnissen die Gefahr einer Verschleppung der Seuche in die benachbarten Schafherden nicht auszuschließen, so kann die Polizeibehörde die Impfung der von der Seuche bedrohten Herden und aller in demselben Orte befindlichen Schafe anordnen. Außer im Falle polizeilicher Anordnung darf eine Impfung der Schafe gegen Pockenseuche nicht vorgenommen werden. Die polizeilich angeordnete Impfung muß in allen Fällen, sofern sie nicht von dem beamteten Tierarzt selbst ausgeführt wird, unter amtstierärztlicher Aufsicht erfolgen. Die geimpften Schafe sind rücksichtlich der polizeilichen Schutzmaßregeln den pockenkranken gleich zu behandeln, da sie ebenso wie diese die Seuche zu verschleppen vermögen.

7. Beschälseuche der Pferde und Bläschenausschlag der Pferde und des Rindviehs.

a) Beschälseuche.

Wesen und Weiterverbreitung.

Die Beschälseuche ist eine ansteckende, durch kleinste, mit bloßem Auge nicht sichtbare tierische Schmarotzer (Trypanosomen) verursachte, langsam verlaufende Geschlechtskrankheit der Pferde und Esel. Die Krankheit ist im Deutschen Reiche nicht heimisch, es ist aber mit ihrer Einschleppung aus dem Ausland zu rechnen.

Die Seuche wird durch den Beschälakt übertragen und kommt deshalb unter natürlichen Verhältnissen nur bei Zuchttieren vor.

Krankheitsmerkmale an den Pferden.

Die Aufnahme des Ansteckungsstoffs hat nicht die sofortige Erkrankung der Tiere zur Folge. Es vergeht vielmehr eine Zeit von 2 bis 4 Wochen und darüber (Inkubationszeit), bevor die ersten Krankheitserscheinungen hervortreten.

Die ersten Krankheitserscheinungen, die häufig nicht besonders beachtet werden, machen sich an den Geschlechtsteilen bemerkbar. Bei Hengsten zeigen sich Anschwellung der Rute, besonders des vorderen Teiles sowie schleimiger Ausfluß aus der Harnröhre, ferner Harndrang und erhöhter Geschlechtstrieb. Von der Rute kann die Anschwellung auf Schlauch und Hodensack übergreifen. Bei Stuten werden als erste Krankheitserscheinungen Schwellung der Scham, Ausfluß aus der Scheide, Harndrang und starkes Rossigsein, später auch weiße Flecke (sog. Krötenflecke) an der Scham und in ihrer Umgebung beobachtet. Außer an den Geschlechtsteilen können auch Anschwellungen in ihrer Umgebung, ferner am Unterbauch und an der Unterbrust auftreten; die Anschwellungen sind nicht schmerzhaft. Später beobachtet man abgegrenzte schmerzlose Anschwellungen der Haut (Quaddeln, sog. Talerflecke), die plötzlich entstehen und ebenso rasch wieder verschwinden können, und erhöhte Empfindlichkeit einzelner Teile oder der ganzen Hautoberfläche, noch später, nach Verlauf mehrerer Wochen oder Monate, einen unsicheren, schwankenden, taumelnden oder gespreizten Gang mit den Hinterfüßen. Die Tiere überköten auch leicht und heben bei Wendungen die Hinterfüße wie beim Hahnentritt in die Höhe. Gleichzeitig wird den Tieren das Aufstehen schwer, und bei vorgeschrittener Krankheit sind sie überhaupt nicht mehr imstande, sich ohne Hilfe vom Boden zu erheben. Außer diesen durch Lähmung verursachten Störungen beim Gebrauche der Gliedmaßen können Lähmungen am Kopfe, an der Rute und am Schweife sowie am Kehlkopf auftreten. Bei den Tieren hängen dann das eine oder andere Ohr, ein Augenlid, die Ober- oder Unterlippe schlaff herunter, die Rute ist vorgefallen oder es kann der Schweif nicht mehr regelmäßig gehoben werden, so daß er beim Kot- und Harnabsatz beschmutzt wird, oder es tritt bei den Tieren Kehlkopfpfeifen ein. Sobald sich die Lähmungen einstellen, magern die Tiere trotz guter Freßlust stark ab und gehen schließlich unter hochgradiger Abmagerung zugrunde. Der Verlauf der Seuche kann sich auf 1 bis 2 Jahre und darüber erstrecken, wobei zeitweise auffällige Besserungen im Befinden der Tiere eintreten können. Tiere, die die Erscheinungen der Beschälseuche gezeigt haben, müssen auch trotz anscheinender Besserung als krank oder als verdächtig betrachtet werden, die Krankheit beim Beschälakt übertragen zu können. An gefallenen oder getöteten Tieren können außer den schon bei den lebenden Tieren zu beobachtenden Veränderungen an den Geschlechtsteilen und an der Haut sowie der Abmagerung andere auffällige Merkmale der Krankheit fehlen.

b) Bläschenausschlag.

Wesen und Weiterverbreitung.

Der Bläschenausschlag ist eine ansteckende, durch einen noch nicht bekannten Ansteckungsstoff verursachte, schnell verlaufende Geschlechtskrankheit der Pferde und des Rindviehs.

Der Ansteckungsstoff, der an den erkrankten Geschlechtsteilen haftet, wird gewöhnlich durch den Begattungsakt übertragen. Er kann aber auch sehr leicht durch Zwischenträger (Wartepersonal, Putzgeräte, Streu, die Jauche in den Jaucherinnen usw.) auf gesunde Tiere übertragen werden.

Krankheitsmerkmale an den Pferden und Rindern.

Zwischen der Aufnahme des Ansteckungsstoffs und dem Auftreten der Krankheitserscheinungen vergehen durchschnittlich 3 bis 6 Tage, oft aber auch nur 12 bis 24 Stunden (Inkubationszeit). Die Krankheitserscheinungen sind bei männlichen Tieren schmerzhafte Anschwellung des vorderen Teiles der Rute, des Schlauches und oft auch des Hodensacks sowie Auftreten von Bläschen auf dem vorderen Teile der Rute, die mit farbloser oder gelblicher Flüssigkeit gefüllt sind, nach kurzem Bestehen platzen und sich so zu oberflächlichen oder tieferen Geschwüren umwandeln. Gleichzeitig bestehen schleimig-eitriger Ausfluß aus der Vorhaut und Harndrang. Bei weiblichen Tieren treten schmerzhafte

Schwellung der Scham, starke Rötung der Schleimhaut der Scheide und auf ihr, namentlich am Kitzler und in seiner Umgebung, die nämlichen Bläschen und Geschwüre wie bei männlichen Tieren auf. Gleichzeitig bestehen schleimig-eitriger Ausfluß an der Scheide und oft Juckreiz, Harndrang und erhöhter Geschlechtstrieb. Der Verlauf der Krankheit ist in der Regel gutartig, ihre Dauer beträgt meistens 8 bis 14 Tage, zuweilen auch 4 Wochen. Die Heilung erfolgt, unterstützt durch geeignete Behandlung, durch Vernarbung der Geschwüre, wobei zuweilen weiße Flecke zurückbleiben.

Unterscheidung des Bläschenausschlags und des ansteckenden Scheidenkatarrhs.

Der ansteckende Scheidenkatarrh, bei dem auch Schwellung der Scham und schleimig-eitriger Ausfluß aus der Scheide auftreten, unterscheidet sich vom Bläschenausschlage dadurch, daß er nur bei Rindern, dagegen nicht bei Pferden vorkommt. Ferner treten beim ansteckenden Scheidenkatarrh keine Bläschen und Geschwüre, sondern Knötchen in der Schleimhaut der Scheide auf. Endlich nimmt der ansteckende Scheidenkatarrh keinen raschen, sondern einen langsamen Verlauf.

Anzeigepflicht und Maßnahmen vor polizeilichem Einschreiten bei der Beschälseuche und dem Bläschenausschlage.

Wenn ein Pferd unter den Erscheinungen der Beschälseuche oder des Bläschenausschlags oder wenn ein Rind unter den Erscheinungen des Bläschenausschlags erkrankt, so ist unverzüglich der Polizeibehörde Anzeige zu machen, auch sind die kranken und verdächtigen Tiere von der Begattung auszuschließen und von Orten, an denen die Gefahr der Ansteckung fremder Tiere besteht, fernzuhalten.

Verhütung der Einschleppung.

Zur Verhütung der Einschleppung der Beschälseuche und des Bläschenausschlages in einem Bestand empfiehlt es sich, Zuchttiere vor dem Begattungsakt auf das Vorhandensein von Anschwellungen und Ausflüssen im Bereiche der Geschlechtsorgane sowie sonstiger verdächtiger Erscheinungen zu prüfen und Tiere, die verdächtige Erscheinungen zeigen, bis zur amtstierärztlichen Untersuchung von der Begattung auszuschließen.

8. Räude der Einhufer und der Schafe.

Wesen und Weiterverbreitung.

Die Räude der Einhufer und der Schafe sind ansteckende, durch kleine, mit bloßem Auge kaum oder gerade sichtbare Tierchen (sarcoptes- oder dermatocoptes-Milben) verursachte, langsam verlaufende Hautkrankheiten. Bei dem Pferde und den übrigen Einhufern unterliegen die sarcoptes- und die dermatocoptes-Räude, beim Schafe die dermatocoptes-Räude der Anzeigepflicht und der veterinärpolizeilichen Bekämpfung.

Die Übertragung der Räudemilben auf gesunde Tiere erfolgt entweder unmittelbar von erkrankten Tieren oder mittelbar durch Zwischenträger (Stalleinrichtungsgegenstände, Stallgeräte, Bespannungsgeschirre,

Reitzeuge, Putzzeuge, Decken, Kleider des Wartepersonals, Deichseln usw. bei der Räude der Einhufer; Hürden, Raufen, Krippen, Pfosten, Pferchkarren, Schippen, Schafscheren, Häute, Wolle, Dünger, Kleider, Schuhzeug des Wartepersonals usw. bei der Räude der Schafe). Die Räudemilben können auf Zwischenträger bis zu 8 Wochen lebens- und übertragungsfähig bleiben.

Krankheitsmerkmale an den Tieren.

Je nachdem bei der unmittelbaren oder mittelbaren Ansteckung viele oder wenige Räudemilben auf ein gesundes Tier übertragen worden sind, ist die Zeit, die bis zum Hervortreten der ersten Krankheitserscheinungen vergeht, verschieden und schwankt zwischen 2 und 4 Wochen und darüber. Gemeinsame Merkmale aller Arten von Räude sind heftiger Juckreiz, der die Tiere zum Scheuern und Benagen der erkrankten Hautstellen veranlaßt, Auftreten von Knötchen oder Bläschen sowie von Krusten und Borken an den erkrankten Hautstellen, in den höheren Graden Ausfall der Haare oder Wolle und Verdickung und Faltenbildung der Haut, die an ihrer Oberfläche nässend und blutend oder mit grindartigen Borken besetzt sein kann. Der Juckreiz tritt namentlich im warmen Stalle und in der Sonnenhitze hervor. Kratzt man an den erkrankten Hautstellen, so geben die Tiere offensichtliches Wohlbehagen durch Gegendrücken, Einsenken des Rückens, Bebbern und Flehmen mit den Lippen zu erkennen.

Die sarcoptes-Räude der Einhufer kann am ganzen Körper auftreten. Sie beginnt in der Regel am Kopfe, am Halse, an den Schultern, an der seitlichen Brustwand oder in der Sattellage mit der Bildung kleiner kahler Herde, die später zu größeren kahlen, mit Krusten und Borken besetzten Stellen zusammenfließen können.

Die dermatocoptes-Räude der Einhufer tritt an den mehr geschützten Hautstellen, am Grunde der Mähne, unter dem Schopfe, am Schweife, im Kehlgang und an den Innenflächen der Schenkel auf und beginnt hier mit der Bildung scharf abgegrenzter kahler Herde, die sich langsam ausbreiten, allmählich aber auch zu größeren kahlen, mit Krusten und Borken besetzten Stellen zusammenfließen können.

Die dermatocoptes-Räude des Schafes entwickelt sich an den mit Wolle besetzten Teilen der Haut. Im Beginne der Erkrankung einer Herde sieht man namentlich im Stalle, oder, wenn die Herde der Sonnenwärme ausgesetzt wird, daß einzelne Tiere bestimmte Körperstellen scheuern, mit den Lippen nachhaltig benagen oder mit den Hinterbeinen nach bestimmten Körperstellen schlagen. An diesen Stellen ist das Vlies nicht geschlossen, sondern uneben und zerzaust. Wird die Wolle an diesen Stellen gescheitelt, so bemerkt man, daß die Haut nicht glatt und glänzend, sondern durch Knötchenbildung rauh und mit grauweißen Schuppen oder gelbbraunen Borken bedeckt ist. Beim Versuche, die Borken durch Kratzen zu entfernen, lassen die Tiere ausgesprochenes Wohlbehagen erkennen. Bei fortschreitender Krankheit entstehen Lücken im Vliese, die Haut verdickt sich und wird an der Oberfläche schrundig und rissig. Bei größerer Ausdehnung der Räude magern die Tiere ab und gehen sogar zugrunde. Wenn die Räude durch einige wenige kranke Schafe in einen Bestand eingeschleppt wird, verbreitet sie sich in ihm zuerst langsam und erst später schneller. Wird dagegen eine größere Zahl räudiger Schafe in einen Bestand eingestellt, dann kann die Erkrankung schon in einigen Wochen eine erhebliche Verbreitung erreichen.

Anzeigepflicht und Maßnahmen vor polizeilichem Einschreiten.

Wenn Einhufer oder Schafe unter den Erscheinungen der Räude oder unter Erscheinungen, die den Ausbruch der Räude befürchten lassen, erkranken, so ist unverzüglich der Polizeibehörde Anzeige zu machen, auch sind die kranken und verdächtigen Tiere von Orten, an denen die Gefahr der Ansteckung fremder Tiere besteht, fernzuhalten.

Behandlung.

Die Behandlung der Räude erfolgt durch Schmiermittel und durch Bademittel. Für die Räude der Schafe ist zu betonen, daß eine sichere Heilung in der Regel nur von dem Badeverfahren zu erwarten ist. Das Schmierverfahren ist bei der Räude der Schafe nur als vorläufige Maßnahme am Platze, wenn das Badeverfahren wegen ungünstiger Witterungsverhältnisse oder wegen anderer besonderer Umstände nicht ausführbar erscheint.

Übertragbarkeit der sarcoptes-Räude auf den Menschen.

Während die dermatocoptes-Räude auf den Menschen nicht übertragbar ist, kann die sarcoptes-Räude auf den Menschen übergehen und einen juckenden Ausschlag an den Händen (zwischen den Fingern), den Armen und anderen Körperstellen hervorrufen.

9. Schweineseuche und Schweinepest.

a) Schweineseuche.

Wesen und Weiterverbreitung.

Die Schweineseuche ist eine ansteckende, schnell oder langsam verlaufende Erkrankung der Schweine, die in der Regel in Form einer Entzündung der Brusteingeweide (Lungen, Brustfell, Herzbeutel) auftritt.

Der Ansteckungsstoff wird von den kranken Tieren mit der Ausatmungsluft und mit den beim Husten entleerten Auswurfstoffen ausgeschieden. Gesunde Schweine können an Schweineseuche erkranken, wenn sie mit kranken in Berührung kommen oder in Ställe, Höfe usw. gebracht oder in Behältnissen oder auf Fahrzeugen befördert werden, die durch die Auswurfstoffe oder sonstige Ausscheidungen lebender, durch Blut oder sonstige Abfälle geschlachteter kranker Tiere verunreinigt sind.

Krankheitsmerkmale an den lebenden Tieren.

Die Schweine, die der Ansteckung durch Schweineseuche ausgesetzt gewesen sind, erkranken nicht unmittelbar nach der Aufnahme des Ansteckungsstoffs. Es vergeht vielmehr eine bestimmte Zeit (Inkubationszeit), bevor offensichtliche Erkrankungserscheinungen hervortreten. Die Inkubationszeit bei der Schweineseuche ist in den einzelnen Fällen verschieden, beträgt aber durchschnittlich etwa 10 Tage. Nach dieser Zeit zeigen sich bei den erkrankten Tieren Husten und je nach der Art des Verlaufs der Seuche weitere krankhafte Erscheinungen. Die Seuche kann rasch und bösartig (akut) oder langsam, schleichend und mild (chronisch) verlaufen.

Beim akuten Verlaufe treten zu dem Husten beschleunigtes und schmerzhaftes Atmen, Fieber, stärkere Störung der Futteraufnahme und große Mattigkeit. Die erkrankten Schweine können schon nach wenigen Tagen oder im Verlaufe von 1 bis 2 Wochen zugrunde gehen. Bei der akuten Form der Schweineseuche erkranken ältere und jüngere Tiere ohne Unterschied.

Beim chronischen Verlaufe der Schweineseuche tritt eine Beschleunigung der Atmung häufig erst hervor, wenn die Tiere umhergetrieben werden. Gewöhnlich erkranken nur die jüngeren Tiere (Ferkel und Läufer). Die chronisch erkrankten Tiere lassen außer Husten und Atembeschwerden nach Umhertreiben Verringerung der Futteraufnahme, mangelhaftes Gedeihen (Kümmern), häufig verklebte Augen und einen mit Schorfbildung verbundenen Ausschlag der Haut erkennen. Die an chronischer Schweineseuche erkrankten Tiere können nach wochenlangem Kranksein zugrunde gehen oder genesen und mastfähig werden. Die Verluste an Ferkeln bei chronischer Schweineseuche sind häufig nur gering.

Krankheitsmerkmale an den toten Tieren.

Bei gefallenen, getöteten oder geschlachteten schweineseuchekranken Schweinen findet man größere oder kleinere Teile der Lungen entzündet. Die entzündeten Teile fallen nach der Herausnahme der Lungen aus dem Brustkorb nicht zusammen, haben keine hellrote Farbe wie die Lunge gesunder Tiere, sondern eine dunkelrote, graurote oder graue Farbe und fühlen sich fest an, etwa wie Leber. Bei der akuten Schweineseuche sind in der Regel größere Abschnitte der Lungen entzündet und gleichzeitig das Brustfell, häufig auch der Herzbeutel, mit einem abziehbaren Belage versehen. Außerdem sind Trübung und Schwellung (sog. Parenchymveränderungen) an der Leber, dem Herzmuskel und den Nieren, unter Umständen auch Schwellung sämtlicher Lymphdrüsen und der Milz sowie Gelbfärbung sämtlicher Gewebe zugegen. Bei der chronischen Form der Schweineseuche beschränkt sich die Erkrankung gewöhnlich auf eine Entzündung der vorderen Lappen der Lunge.

Schweineseuche im Sinne des Viehseuchengesetzes.

Unter Schweineseuche im Sinne des Viehseuchengesetzes sind nur diejenigen Formen der Schweineseuche zu verstehen, die mit erheblichen Störungen des Allgemeinbefindens der erkrankten Tiere verbunden sind. Die Merkmale solcher Störungen sind:

a) bei lebenden Tieren: Fieber, stärkere Störung der Futteraufnahme oder große Mattigkeit;
b) bei toten Tieren: Parenchymveränderungen an der Leber, dem Herzmuskel und den Nieren, unter Umständen auch Schwellung sämtlicher Lymphdrüsen und der Milz sowie Gelbfärbung sämtlicher Gewebe.

Werden bei einem geschlachteten oder verendeten Schweine nur der chronischen Schweineseuche eigentümliche Veränderungen der Brustorgane ohne weitere Erscheinungen der vorstehend unter b angeführten Art gefunden, so fällt dieser Befund nicht unter den Begriff der Schweineseuche im Sinne des Viehseuchengesetzes.

Vermischung der Schweineseuche mit der Schweinepest und anderen Erkrankungen.

Der Verlauf der Schweineseuche kann dadurch abgeändert werden, daß die Tiere neben der Schweineseuche gleichzeitig von anderen Erkrankungen, insbesondere von der Schweinepest, befallen werden. Die Schweinepest verläuft gewöhnlich in Form einer Darmentzündung, ihr hauptsächlichstes Zeichen ist heftiger Durchfall. Bei Vermischung der Schweineseuche mit Schweinepest tritt mithin zu den geschilderten Erscheinungen der Schweineseuche bei den lebenden Tieren Durchfall und bei den gestorbenen, getöteten oder geschlachteten eine Entzündung der Schleimhaut des Darmes, namentlich des Blind- und Grimmdarms, hinzu.

b) Schweinepest.

Wesen und Weiterverbreitung.

Die Schweinepest ist eine ansteckende, schnell oder langsam verlaufende Krankheit der Schweine, die gewöhnlich in Form einer Entzündung der Schleimhaut des Darmes auftritt.

Der Ansteckungsstoff der Schweinepest ist noch nicht bekannt. Er befindet sich im Blute und wird von den erkrankten Tieren mit dem Kote, namentlich aber mit dem Urine, ausgeschieden. Wenn bei der Schlachtung kranker Tiere das Blut nicht sorgfältig aufgefangen wird, wird auch durch dieses der Ort, an dem die Schlachtung stattfindet, mit dem Ansteckungsstoffe verunreinigt. Die Ansteckung gesunder Tiere erfolgt durch Futter oder Getränk oder durch das Wühlen an Orten, die durch den Kot oder Urin lebender oder durch das Blut oder sonstige Abfälle geschlachteter kranker Tiere verunreinigt sind. Die Verschleppung des Ansteckungsstoffs der Schweinepest erfolgt nicht nur durch kranke Tiere, sondern auch leicht durch Zwischenträger. So können Personen, deren Kleider oder Schuhzeug durch die Ausscheidungen oder das Blut pestkranker Schweine verunreinigt sind, die Seuche in gesunde Bestände einschleppen, und in ähnlicher Weise kann sie durch Stallgeräte, Schlachtgeräte, Fahrzeuge, Transportbehältnisse, Futtermittel, Futtersäcke, Streu und Dünger, Jauche usw. aus verseuchten Ställen in andere Ställe übertragen werden.

Krankheitsmerkmale an den lebenden Tieren.

Die Aufnahme des Ansteckungsstoffs der Schweinepest hat nicht sofortige Erkrankung der Tiere zur Folge. Offensichtliche Erscheinungen der durch die Ansteckung bewirkten Erkrankung treten erst nach einer bestimmten Zeit (Inkubationszeit) hervor. Die Inkubationszeit bei der Schweinepest ist nicht in allen Fällen gleich, beträgt aber durchschnittlich etwa 10 Tage. Nach dieser Zeit zeigen die Tiere heftigen Durchfall und unter Umständen starke Atembeschwerden, Husten und Hautausschläge in verschiedenen Formen.

Beim raschen (akuten) Verlaufe der Schweinepest ist gleichzeitig das Allgemeinbefinden der Tiere schwer gestört. Die Tiere nehmen nur wenig oder gar kein Futter zu sich, haben Fieber und sind sehr schwach; sie verkriechen sich in der Streu und bewegen sich nach dem Auftreiben träge und teilnahmslos unter Schwanken des Hinterteils. Akut erkrankte Tiere können schon nach einigen Tagen zugrunde gehen oder sterben im Verlaufe von 1 bis 2 Wochen. Tiere, die erst nach 1 bis 2 Wochen eingehen, magern stark ab. Bei der akuten Form der Schweinepest erkranken ältere und jüngere Tiere ohne Unterschied.

Beim schleichenden (chronischen) Verlaufe der Schweinepest werden vorwiegend die jüngeren Tiere (Ferkel und Läufer) von der Erkrankung befallen. Die chronisch erkrankten Schweine können wochen- und monatelang leben und zeigen im Anfang der Erkrankung außer Durchfall, neben dem Atembeschwerden und Husten bestehen können, wechselnden Appetit und Abmagerung. Daneben haben sie häufig verklebte Augen, blaurot gefärbte Ohren und einen mit Schorfbildung verbundenen Hautausschlag. Im weiteren Verlaufe der Krankheit kann bei den mit chronischer Schweinepest behafteten Tieren Durchfall mit Verstopfung abwechseln.

Krankheitsmerkmale an den toten Tieren.

Bei gefallenen, getöteten oder geschlachteten pestkranken Schweinen findet man die Haut oft ganz oder teilweise blaurot gefärbt und die Schleimhaut des Darmkanals in größerer oder geringerer Ausdehnung entzündet. Die entzündlichen Veränderungen betreffen hauptsächlich die Schleimhaut des Dickdarms (Blind- und Grimmdarms), können aber auch im letzten Abschnitt des Dünndarms (Hüftdarms) zugegen sein. Die Schleimhaut der genannten Darmabschnitte weist bei pestkranken Schweinen an einzelnen, umschriebenen Stellen oder in größerer Ausdehnung trübe, gelbe Beläge oder Schorfe, ferner Geschwüre auf. Die Schorfe in der Schleimhaut können sich knopfartig von der Umgebung abheben. Außerdem kann die ganze Darmwand so verändert sein, daß der betreffende Darmabschnitt nach Entleerung des Inhalts nicht mehr zusammenfällt. Die im Darmgekröse liegenden Lymphdrüsen (Gekrösdrüsen), die zu den veränderten Darmabschnitten gehören, sind geschwollen und können trübe, graugelbe Einlagerungen aufweisen oder im ganzen trübe und graugelb erscheinen. Verkalkung wird in den veränderten Lymphdrüsen bei Schweinepest — im Gegensatze zur Tuberkulose — nicht beobachtet. Außerdem kann eine Entzündung der Lungen bestehen. Die entzündeten Lungen fallen nach der Herausnahme aus dem Brustkorb nicht oder nicht vollständig zusammen, haben im Bereiche größerer oder kleinerer Abschnitte keine hellrote Farbe wie die Lungen gesunder Tiere, sondern eine dunkelrote, graurote oder graue Farbe und fühlen sich fest an wie Leber. Daneben können das Brustfell und der Herzbeutel mit einem abziehbaren Belage versehen sein.

Anzeigepflicht und Maßnahmen vor polizeilichem Einschreiten bei Schweinepest.

Wenn ein Schwein unter den Erscheinungen der Schweineseuche im Sinne des Gesetzes oder der Schweinepest, insbesondere bald nach dem Ankauf oder sonstigen Verbringen in einen Bestand, erkrankt oder wenn mehrere Schweine eines Bestandes Erscheinungen zeigen, die den Ausbruch einer dieser Seuchen befürchten lassen, so ist unverzüglich der Polizeibehörde Anzeige zu erstatten, auch sind die kranken und verdächtigen Tiere von Orten, an denen die Gefahr der Ansteckung fremder Tiere besteht, fernzuhalten. Das gleiche hat zu geschehen, wenn bei einem gefallenen, getöteten oder geschlachteten Schweine die Merkmale der Schweineseuche im Sinne des Gesetzes (vgl. S. 375) oder der Schweinepest oder des Verdachts einer dieser Seuchen gefunden werden.

Sind Schweine unter den Erscheinungen der Schweineseuche im Sinne des Gesetzes oder der Schweinepest gefallen oder wegen Verdachts dieser Seuchen getötet oder geschlachtet worden, oder finden sich verdächtige Erscheinungen nach der Schlachtung, so sind die Kadaver oder bei geschlachteten Schweinen die für die Feststellung der Seuche erforderlichen Teile (Brust- und Baucheingeweide) bis zur amtstierärztlichen Untersuchung aufzubewahren, wobei jede Berührung der aufbewahrten Stücke mit anderen Tieren oder durch unbefugte Personen zu verhüten ist. Aus Beständen, bei denen Schweineseuche- oder Schweinepestverdacht besteht, dürfen Schweine vor der amtstierärztlichen Untersuchung nicht abgegeben werden.

Verhütung der Einschleppung der Schweineseuche und der Schweinepest in einen Bestand.

Zur Verhütung der Einschleppung der Schweineseuche und der Schweinepest in einen Bestand ist in erster Linie der Zukauf von Schweinen mit größter Vorsicht zu bewirken. Neue Schweine, deren Herkunft nicht nachweislich unverdächtig ist, sind, wenn irgend möglich, in einem besonderen Stalle unter Beobachtung zu stellen, ehe sie zu dem alten Bestande gebracht werden. Es empfiehlt sich, die neu angekauften Tiere mit einigen Ferkeln des alten Bestandes entweder unmittelbar oder so in einer Bucht zusammenzubringen, daß sie nur durch ein Gitter voneinander getrennt sind. Sind die Ferkel nach 4 Wochen noch gesund und frei von Erscheinungen der Schweineseuche oder Schweinepest, so können die neu angekauften Tiere unbedenklich zu dem alten Bestand in den gemeinsamen Schweinestall gebracht werden.

Da die Schweinepest auch leicht durch Personenverkehr und durch leblose Gegenstände (Stallgeräte, Schlachtgeräte, Futtersäcke, Fahrzeuge, Transportbehältnisse, Futtermittel, Streu, Dünger usw.) verschleppt werden kann, ist die Berührung mit nicht nachweislich unverdächtigen Schweinebeständen und die Verwendung von Stallgeräten, Schlachtgeräten, Futtersäcken Fahrzeugen, Transportbehältnissen, Futtermitteln, Streu, Dünger usw. aus solchen zu vermeiden.

Besondere Vorsicht ist bei der Einstellung von Säuen in die Ställe fremder Eberhalter geboten.

10. Rotlauf der Schweine einschließlich des Nesselfiebers (Backsteinblattern).

Wesen und Weiterverbreitung.

Der Rotlauf ist eine ansteckende, durch den Rotlaufbazillus verursachte, schnell und mit erheblichen Störungen des Allgemeinbefindens verlaufende Krankheit der Schweine. Eine besondere, milde Form des Rotlaufs ist das Nesselfieber (Backsteinblattern).

Der Ansteckungsstoff des Rotlaufs befindet sich im Blute, beim Nesselfieber in der Regel nur in den erkrankten Hautstellen und wird von den erkrankten Tieren mit dem Kote und Urin ausgeschieden. Wenn bei der Schlachtung kranker Tiere das Blut nicht sorgfältig aufgefangen wird, so findet auch hierdurch eine Verunreinigung der Schlachtstätte mit Rotlaufbazillen statt. Die Ansteckung gesunder Tiere erfolgt durch die Aufnahme von Futter oder Getränk oder durch das Wühlen an Orten, die durch den Kot oder Urin lebender oder durch das Blut oder sonstige Abfälle geschlachteter kranker Tiere verunreinigt sind. Besonders gefährlich ist die Verfütterung des Blutes oder sonstiger Schlachtabfälle oder auch nur des Abwaschwassers des Fleisches geschlachteter kranker Tiere. Durch Wärme wird das Gedeihen der durch Ausscheidungen lebender oder durch das Blut oder sonstige Abfälle geschlachteter kranker Tiere ins Freie gelangten Rotlaufbazillen befördert. Deshalb tritt der Rotlauf besonders in der warmen Jahreszeit auf.

Krankheitsmerkmale an den lebenden Tieren.

Die Aufnahme des Ansteckungsstoffs hat nicht die sofortige Erkrankung der Tiere zur Folge. Es vergeht vielmehr eine bestimmte Zeit (Inkubationszeit), bevor offensichtliche Krankheitserscheinungen hervortreten. Die Inkubationszeit ist verschieden, beträgt aber meist 2 bis 3 Tage. Nach dieser Zeit zeigen die Tiere hohes Fieber mit erhöhter Wärme der Haut, Verlust der Munterkeit und des Appetits; sie liegen viel, verkriechen sich in der Streu und zeigen nach dem Auftreiben einen schwankenden Gang.

Nach kurzer Zeit treten in der Haut, besonders an der inneren Fläche der Unterschenkel, an den Geschlechtsteilen, dem Bauche, der Brust und dem Halse, zuweilen auch an dem Nacken, dem Rücken und den Ohren, rote Flecke auf. Die Rotfärbung der Haut breitet sich schnell aus und nimmt an Stärke zu, so daß die Tiere bei vorgeschrittener Krankheit an der unteren Fläche des Körpers rot bis blaurot erscheinen (Rotlauf). Die Krankheit endet bei den meisten an Rotlauf erkrankten Tieren in kurzer Zeit mit dem Tode.

In einem Teile der Fälle kommt es nicht zu einer mehr oder weniger allgemeinen Rotfärbung der Haut, sondern zur Bildung umschriebener, rundlicher oder viereckiger, erhabener Flecke von roter Farbe in der Haut (Nesselfieber, Backsteinblattern). Bei dieser Krankheitsform tritt in der Regel Genesung ein.

Krankheitsmerkmale an den toten Tieren.

Bei gefallenen, getöteten oder geschlachteten rotlaufkranken Schweinen findet man neben der Rotfärbung der Haut eine mehr oder weniger starke Entzündung der Magen- und Darmschleimhaut, Schwellung und blaurote Färbung der Milz, Schwellung und Rötung der Gekröslymphdrüsen, Schwellung der Leber und eine meist mit Blutungen verbundene Entzündung der Nieren.

Bei dem Nesselfieber sind die Veränderungen in der Regel auf die erkrankten Hautteile beschränkt.

Anzeigepflicht und Maßnahmen vor polizeilichem Einschreiten.

Wenn ein Schwein unter den Erscheinungen des Rotlaufs einschließlich des Nesselfiebers oder unter Erscheinungen, die den Ausbruch dieser Seuche befürchten lassen, erkrankt, so ist unverzüglich der Polizeibehörde Anzeige zu machen, auch sind die kranken oder verdächtigen Tiere von Orten, an denen die Gefahr der Ansteckung fremder Tiere besteht, fernzuhalten. Das gleiche hat zu geschehen, wenn bei einem gefallenen, getöteten oder geschlachteten Schweine die Merkmale des Rotlaufs oder des Verdachts dieser Seuche gefunden werden.

Sind Schweine unter Erscheinungen des Rotlaufs gefallen oder wegen Verdachts dieser Seuche getötet oder geschlachtet worden, oder finden sich verdächtige Erscheinungen nach der Schlachtung, so sind die Kadaver oder bei geschlachteten Schweinen die für die Feststellung der Seuche erforderlichen Teile (Hautstücke, Magen und Darmkanal, Gekröse, Milz, Nieren) bis zur amtstierärztlichen Untersuchung aufzubewahren, wobei jede Berührung der aufbewahrten Stücke mit anderen Tieren oder durch unbefugte Personen zu verhüten ist. Aus Beständen, in denen Rotlaufverdacht besteht, dürfen Schweine vor der amtstierärztlichen Untersuchung nicht abgegeben werden.

Impfung und sonstige Maßnahmen zur Verhütung des Rotlaufs.

Einen fast sicheren Schutz gegen den Rotlauf gewährt die in zweckmäßiger Weise ausgeführte Schutzimpfung. In häufig von dem Rotlauf betroffenen Orten empfiehlt es sich, regelmäßig alle Schweine der Schutzimpfung zu unterwerfen. Wo der Rotlauf selten ist, kann von einer regelmäßigen Impfung aller Schweine abgesehen werden. Es ist jedoch dringend ratsam, beim Auftreten des Rotlaufs schleunigst alle Schweine des betroffenen Bestandes impfen zu lassen. Durch die Impfung gelingt es in der Regel, die bedrohten Schweine zu schützen; auch wird ein nicht unerheblicher Teil der erkrankten Tiere durch die Impfung geheilt.

Gewinnt der Rotlauf der Schweine eine größere Ausdehnung, so kann nach näherer Anordnung der Landesregierung die Impfung der gefährdeten Schweinebestände eines Gehöfts, einer Ortschaft oder eines größeren Bezirkes polizeilich angeordnet werden. Der Landesregierung bleibt die Bestimmung überlassen, ob und unter welchen Bedingungen eine Schutzimpfung in anderen Fällen polizeilich angeordnet werden darf.

Zur Verhütung des Rotlaufes ist ferner eine saubere, möglichst trockene Haltung der Schweine zu empfehlen. Auch ist es zweckmäßig, von Zeit zu Zeit eine gründliche Reinigung und Desinfektion der Ställe vorzunehmen.

11. Geflügelcholera und Hühnerpest.

a) Geflügelcholera.

Wesen und Weiterverbreitung.

Die Geflügelcholera ist eine ansteckende, durch die Geflügelcholerabakterien verursachte, schnell verlaufende Krankheit, die sämtliches Hausgeflügel, namentlich Hühner, Gänse und Enten, befällt.

Die Geflügelcholerabakterien befinden sich im Blute und werden von den erkrankten Tieren mit dem Kote ausgeschieden. Die Ansteckung gesunder Geflügelbestände erfolgt am häufigsten durch den Zukauf fremden Geflügels. Außerdem kann die Seuche durch Kadaver gefallener oder getöteter und durch Abgänge (Blut, Eingeweide, Federn) geschlachteten kranken Geflügels verbreitet werden. Ferner kann sich gesundes Geflügel dadurch anstecken, daß es auf Straßen und Weiden oder in Bäche und Tümpel getrieben wird oder mit Käfigen, Stallgeräten und sonstigen Gegenständen in Berührung kommt, die durch die Ausscheidungen von krankem Geflügel verunreinigt worden sind. Auch von Geflügelausstellungen aus kann die Geflügelcholera verschleppt werden.

Krankheitsmerkmale an den lebenden Tieren.

Die Ansteckung eines Geflügelbestandes macht sich in der Regel zuerst durch plötzlich auftretende Todesfälle bemerkbar. Die Hühner, Gänse, Enten usw. sterben nicht selten plötzlich wie an einer Vergiftung, ohne daß auffälligere Krankheitserscheinungen an ihnen wahrgenommen wurden. Bei genauerer Beobachtung des Bestandes nach dem Auftreten der ersten Todesfälle ist aber zu bemerken, daß einige Tiere matt und traurig sind, die Flügel hängen lassen, gesträubtes Gefieder aufweisen, Krämpfe zeigen und an stinkendem Durchfall leiden. Der entleerte Kot ist zuerst breiig und von weißgelber Farbe, später schleimig und wässerig und von graugrüner Farbe. Durchschnittlich dauert die Krankheit 1 bis 3 Tage und endigt in der Mehrzahl der Fälle mit dem Tode. In vielen Seuchenfällen sterben 90 bis 95 Prozent der erkrankten Tiere. Die Krankheit greift in den angesteckten Beständen in der Regel rasch um sich. Unter gewissen Umständen kann der Verlauf der Seuche aber auch langsamer und milder sein.

Krankheitsmerkmale an den toten Tieren.

Bei gefallenem, getötetem oder geschlachtetem geflügelcholerakranken Geflügel findet man Veränderungen am Darme und an den Lungen sowie am Herzen. Der Darm, namentlich der vorderste Abschnitt, sieht äußerlich in der Regel blaurot aus und läßt nach der Öffnung einen mit Blut untermischten dünnflüssigen Inhalt erkennen; die Schleimhaut ist geschwollen und gerötet. Die Lungen erscheinen dunkelbraunrot und fühlen sich derber an als gewöhnlich. Am Überzuge des Herzens finden sich kleine rote Flecke und zuweilen auch feine, abziehbare Beläge.

b) Hühnerpest.

Wesen und Weiterverbreitung.

Die Hühnerpest ist eine ansteckende, durch einen noch nicht bekannten Ansteckungsstoff verursachte, schnell verlaufende Krankheit, die vom Hausgeflügel nur die Hühner und Truthühner, außerdem die Fasanen befällt.

Der Ansteckungsstoff der Hühnerpest befindet sich im Blute und wird von den erkrankten Tieren mit dem Kote und dem Nasenschleim ausgeschieden. Die Ansteckung gesunder Bestände erfolgt in gleicher Weise wie bei der Geflügelcholera.

Krankheitsmerkmale an den lebenden Tieren.

Hühner, Truthühner und Fasanen, die den Ansteckungsstoff der Hühnerpest aufgenommen haben, erkranken nicht sofort. Es vergeht vielmehr eine bestimmte Zeit (Inkubationszeit), bevor offensichtliche Krankheitserscheinungen hervortreten. Die Inkubationszeit ist verschieden und schwankt meist zwischen 1 bis 3 Tagen. Nach dieser Zeit zeigen die Tiere verminderte Munterkeit; sie verkriechen sich in eine Ecke, sitzen ruhig und teilnahmslos da und leisten dem Ergreifen keinen oder nur geringen Widerstand. Später sträubt sich das Gefieder, die Tiere hocken wie auf einem Neste schlafend und lassen beim Einatmen häufig ein röchelndes Geräusch hören. Beim Aufscheuchen können die Tiere vorübergehend munter erscheinen und wie gesunde Tiere umhergehen. Im weiteren Verlaufe der Krankheit nehmen der Kamm und die Kehllappen eine blaurote Farbe an. Der Kot kann gewöhnliche Festigkeit und Farbe aufweisen, mitunter aber auch dünnflüssig und von grüner Farbe sein. Endlich vermögen sich die Tiere nicht mehr zu erheben, bleiben mit halbgeschlossenen Augen auf einer Stelle sitzen, lassen zuweilen schluchzende Töne hören und gehen unter den Erscheinungen der Lähmung zugrunde. Bei einem Teile der Tiere treten vor dem Tode noch Zwangsbewegungen (sog. Reitbahnbewegung und Rollbewegung) auf. Der Tod erfolgt gewöhnlich binnen 2 bis 4, seltener binnen 6 bis 9 Tagen nach erfolgter Ansteckung. Nur wenige der erkrankten Tiere genesen.

Krankheitsmerkmale an den toten Tieren.

Bei gefallenem, getötetem oder geschlachtetem pestkranken Geflügel zeigt sich kein besonders auffälliger Befund. In der Regel findet man nur Schleim in den Nasenhöhlen und in der Rachenhöhle sowie rote Flecke in den Schleimhäuten der Verdauungswege, namentlich des Drüsenmagens, der Luftwege und des Eileiters.

Anzeigepflicht und Maßnahmen vor polizeilichem Einschreiten bei Geflügelcholera und Hühnerpest.

Wenn ein Stück Geflügel unter den Erscheinungen der Geflügelcholera oder der Hühnerpest, insbesondere bald nach dem Ankauf oder sonstigen Verbringen in einen Bestand, erkrankt, oder wenn mehrere Tiere eines Bestandes Erscheinungen zeigen, die den Ausbruch einer dieser Seuchen befürchten lassen, so ist unverzüglich der Polizeibehörde Anzeige zu erstatten, auch sind die kranken und verdächtigen Tiere von Orten, an denen die Gefahr der Ansteckung fremder Tiere besteht, fernzuhalten. Das gleiche hat zu geschehen, wenn bei einem gefallenen, getöteten oder geschlachteten Tiere die Merkmale der Geflügelcholera oder der Hühnerpest oder des Verdachts einer dieser Seuchen gefunden werden.

Ist Geflügel unter Erscheinungen der Geflügelcholera oder der Hühnerpest gefallen oder wegen Verdachts dieser Seuchen getötet oder geschlachtet worden, so sind die Kadaver bis zur amtstierärztlichen Untersuchung aufzubewahren. Aus Beständen, in denen Geflügelcholera- oder Hühnerpestverdacht besteht, darf Geflügel vor der amtstierärztlichen Untersuchung nicht abgegeben werden.

Verhütung der Einschleppung der Geflügelcholera und der Hühnerpest.

Zum Schutze gegen die Einschleppung der Geflügelcholera und der Hühnerpest empfiehlt sich die Beachtung folgender Vorsichtsmaßregeln:

1. möglichste Vermeidung des Zukaufs von fremdem Geflügel aus Beständen, deren Gesundheitszustand nicht bekannt ist;
2. unschädliche Beseitigung der Abgänge bei Verwendung von fremdem Schlachtgeflügel im Haushalte;
3. Fernhaltung des Geflügels von solchen Straßen, Weiden, Bächen, Tümpeln usw., die von fremdem Geflügel benutzt werden;
4. Fernhaltung der Geflügelhändler von den Gehöften.

Ist der Ankauf von fremdem Geflügel nicht zu umgehen, so ist es ratsam, es etwa 1 Woche lang in einem besonderen Raume abzusperren und erst dann zu dem alten Bestande zu bringen, wenn sich während der angegebenen Zeit Krankheitserscheinungen nicht gezeigt haben. Diese Vorsichtsmaßregel ist auch bei Geflügel zu empfehlen, das sich auf einer Ausstellung befunden hat und wieder in den alten Bestand zurückgebracht werden soll.

12. Tuberkulose des Rindviehs.

Wesen und Weiterverbreitung.

Die Tuberkulose des Rindviehs ist eine ansteckende, durch den Tuberkelbazillus verursachte, langsam (chronisch) verlaufende Krankheit.

Die Tuberkelbazillen erzeugen in den Organen, in denen sie sich ansiedeln, geschwulstartige und geschwürige Veränderungen. Man unterscheidet offene und geschlossene Tuberkulose. Für die Verbreitung der Tuberkulose von Tier zu Tier kommt nur die offene Tuberkulose in Betracht, da bei dieser eine Ausscheidung von Tuberkelbazillen nach außen stattfindet. Offene Tuberkulose ist die äußerlich erkennbare Tuberkulose des Rindviehs, sofern sie sich in der Lunge in vorgeschrittenem Zustand befindet oder Euter, Gebärmutter oder Darm ergriffen hat. Diese Tuberkulose des Rindviehs unterliegt der Anzeigepflicht und veterinärpolizeilichen Bekämpfung (Tuberkulose im Sinne des Gesetzes). Die Ansteckung gesunder Rinder durch Tuberkulose kann erfolgen, wenn sie mit Rindern zusammengebracht oder mit der rohen Milch oder den rohen Milchrückständen (Magermilch, Buttermilch, Molke, Zentrifugenschlamm) von Rindern gefüttert werden, die an Tuberkulose im Sinne des Gesetzes leiden. Durch die rohe Milch und die rohen Milchrückstände solcher Rinder kann die Tuberkulose auch auf Schweine und unter Umständen auch auf den Menschen übertragen werden.[1])

[1]) Nach § 61 des Viehseuchengesetzes darf die Milch von Kühen, bei denen das Vorhandensein der Tuberkulose im Sinne des Gesetzes festgestellt oder in hohem Grade wahrscheinlich ist, nicht weggegeben oder verwertet werden, bevor sie bis zu einem bestimmten Wärmegrad und für eine bestimmte Zeitdauer erhitzt worden ist. Die Milch der mit Eutertuberkulose behafteten Kühe darf auch nach dem Erhitzen weder als

Krankheitsmerkmale an den Rindern.

Die Krankheitserscheinungen bei der Tuberkulose im Sinne des Gesetzes sind verschieden, je nachdem ein Tier an äußerlich erkennbarer Lungentuberkulose in vorgeschrittenem Zustande oder an äußerlich erkennbarer Euter-, Gebärmutter- oder Darmtuberkulose erkrankt ist.

Bei der äußerlich erkennbaren Lungentuberkulose in vorgeschrittenem Zustand beobachtet man Husten, der ohne nachweisbare Ursache, wie Erkältung auf der Weide oder bei einem Transport, auftritt. Der Husten wird zuerst nur vereinzelt gehört und kann kräftig und voll sein; später tritt er anfallweise auf und wird matt und tonlos. Gleichzeitig macht sich eine Störung der Ernährung bemerkbar, die fortschreitet und schließlich stark in Erscheinung tritt. Ferner verliert das Auge seinen lebhaften Ausdruck (der Blick wird trauernd), das Haarkleid wird rauh, glanzlos und die Haut fest und derb, so daß sie sich schwer von der Unterlage abheben läßt. Außerdem kann sich häufigeres Aufblähen ohne erkennbare Ursache, wie Verabreichung blähend wirkenden Futters, einstellen.

Bei der äußerlich erkennbaren Eutertuberkulose zeigt sich eine harte, schmerzlose, nicht vermehrt warme Anschwellung eines oder mehrerer Euterviertel, ohne daß die Milch aus dem oder den erkrankten Eutervierteln sinnfällig verändert ist oder anfänglich verändert war. An Stelle der mehr gleichmäßigen Anschwellung eines oder mehrerer Euterviertel können auch harte, schmerzlose Knoten im Innern eines oder mehrerer Euterviertel auftreten, die sich erst nach dem Ausmelken beim Durchtasten der Euterviertel bemerkbar machen. Anfänglich kann der Ernährungszustand der Tiere gut sein, später stellt sich gewöhnlich eine fortschreitende Störung der Ernährung ein.

Bei der äußerlich erkennbaren Gebärmuttertuberkulose treten Umrindern oder unregelmäßiges Rindern und Ausfluß aus der Scheide ohne erkennbare Ursache, wie das Vorliegen von ansteckendem Scheidenkatarrh oder seuchenhaftem Verkalben, ein. Der Ausfluß ist schleimig-eitrig, seltener rein eitrig, nicht übelriechend und in der Regel nur spärlich.

Bei der äußerlich erkennbaren Darmtuberkulose, die sehr selten ist, zeigt sich andauernder Durchfall ohne erkennbare Ursache, wie z. B. die Verabreichung abführend wirkenden Futters. Der Durchfall läßt sich durch entsprechende Behandlung nicht beseitigen, und mit dem Durchfall ist regelmäßig eine starke Störung der Ernährung verbunden.

Nahrungsmittel für Menschen weggegeben noch zur Herstellung von Molkereierzeugnissen verwendet werden.

Nach § 28 der Ausführungsvorschriften des Bundesrats zum Viehseuchengesetz ist als ausreichende Erhitzung der Milch anzusehen:

a) Erhitzung über offenem Feuer bis zum wiederholten Aufkochen;
b) Erhitzung durch unmittelbar oder mittelbar einwirkenden strömenden Wasserdampf auf 85°;
c) Erhitzung im Wasserbad und zwar:
   entweder auf 85° für die Dauer einer Minute
   oder, unter den von der Landesregierung näher zu bestimmenden Voraussetzungen, auf 70° für die Dauer einer halben Stunde.

Auch bei der äußerlich erkennbaren Euter-, Gebärmutter- und Darmtuberkulose kann das Auge seinen lebhaften Ausdruck verlieren, das Haarkleid rauh und glanzlos werden und die Haut feste und derbe Beschaffenheit annehmen. Ferner können mehrere Formen der äußerlich erkennbaren Tuberkulose bei einem Tiere gleichzeitig bestehen.

Anzeigepflicht und Maßnahme vor polizeilichem Einschreiten.

Zeigt ein Rind die geschilderten Erscheinungen der äußerlich erkennbaren Lungentuberkulose in vorgeschrittenem Zustand oder der äußerlich erkennbaren Euter-, Gebärmutter- oder Darmtuberkulose, so ist unverzüglich der Polizeibehörde Anzeige zu machen, auch ist das Tier von Orten, an denen die Gefahr der Ansteckung fremder Tiere besteht, fernzuhalten.[1])

Verhütung der Einschleppung und freiwillige Maßnahmen zur Bekämpfung.

Die Untersuchung zahlreicher Rindviehbestände auf Tuberkulose hat ergeben, daß Bestände, in die nur selten Tiere zugekauft werden, wenig von Tuberkulose verseucht und oft hievon völlig frei sind. Diese Feststellung zeigt, in welchem Maße mit dem Zukauf fremder Rinder die Gefahr der Einschleppung der Tuberkulose in einen Bestand verbunden ist. Es empfiehlt sich daher jedenfalls für die Besitzer von Zuchtvieh, Milchvieh und anderem wertvolleren Rindvieh, Tiere erst nach tierärztlicher Untersuchung anzukaufen oder doch erst nach solcher Untersuchung in den allgemeinen Rindviehstall zu bringen.

Ferner hat die Erfahrung gelehrt, daß in Rindviehbestände, die völlig frei von Tuberkulose waren, die Krankheit dadurch eingeschleppt worden ist, daß an die Kälber rohe Magermilch und sonstige rohe Milchrückstände aus Sammelmolkereien verfüttert worden sind. Wesentlich mit Rücksicht hierauf ist durch die Ausführungsvorschriften zum Viehseuchengesetz angeordnet, daß Milch und Milchrückstände aus Sammelmolkereien nur nach vorheriger ausreichender Erhitzung als Futtermittel für Tiere abgegeben oder als solche im eigenen Betriebe verbraucht werden dürfen. Die Landesregierung ist befugt, Ausnahmen von dem Erhitzungszwange für solche Molkereien zuzulassen, deren Viehbestände einem staatlich anerkannten Tuberkulosetilgungsverfahren unterworfen sind. Der Besitzer vermag mit Hilfe von Guajaktinktur nach Anleitung durch einen Tierarzt selbst zu untersuchen, ob die aus einer Sammelmolkerei zurückgelieferte Milch wiederholt aufgekocht oder auf 85° erhitzt worden ist (vgl. die Fußnote auf S. 372) oder nicht.

---

[1]) Bezüglich der Absonderung der Rinder, bei denen das Vorhandensein der Tuberkulose im Sinne des Viehseuchengesetzes festgestellt oder in hohem Grade wahrscheinlich ist oder bei denen der einfache Verdacht dieser Tuberkulose festgestellt ist, besagen die Ausführungsvorschriften zum Viehseuchengesetze: Es kann genehmigt werden, daß die Absonderung dort, wo ein besonderer Raum nicht zur Verfügung steht, durch Unterbringung in einem abgegrenzten Teile des gemeinsamen Stalles oder durch Aufstellung an einem Stallende, wenn tunlichst unter Freilassung des benachbarten und etwaiger unmittelbar gegenüberliegender Stände, bewirkt wird.

Ist Tuberkulose in einen Bestand eingeschleppt, so empfehlen sich folgende freiwillige Maßnahmen zur Tuberkulosebekämpfung:

1. regelmäßige, von Zeit zu Zeit stattfindende tierärztliche Untersuchung des ganzen Rindviehbestandes mit daran sich anschließender bakteriologischer Prüfung von Ausscheidungen verdächtiger Tiere zur Ermittlung und alsbaldigen Ausmerzung der mit äußerlich erkennbarer Tuberkulose behafteten Tiere;
2. regelmäßige, möglichst oft zwischen den tierärztlichen Untersuchungen stattfindende bakteriologische Prüfung von Gesamtmilchproben des Rindviehbestandes;
3. tuberkulosefreie Aufzucht der Kälber.

Die regelmäßige tierärztliche Untersuchung des Rindviehbestandes und die regelmäßige bakteriologische Prüfung von Gesamtmilchproben sind wichtige Mittel zur baldigen Ermittlung solcher Rinder, bei denen äußerlich erkennbare Tuberkulose in der Entwicklung begriffen ist.

Zur tuberkulosefreien Aufzucht ist zu bemerken, daß weitaus die größte Zahl der Kälber auch in tuberkulösen Beständen tuberkulosefrei geboren wird — kaum 1 Prozent der neugeborenen Kälber ist mit Tuberkulose, und zwar mit geschlossener Tuberkulose behaftet — und daß man die Tiere tuberkulosefrei aufziehen kann, wenn man sie vom zweiten Lebenstage an von ihren Müttern trennt[1]) und von diesem Tage an nur mit ausreichend erhitzter Milch (vgl. Fußnote zu S. 372 ernährt.[2]) Wird die erhitzte Milch von einem Kalbe schlecht vertragen, so kann die Ernährung statt mit erhitzter mit roher Milch einer Kuh erfolgen, die gut genährt ist, ein gleichmäßig weiches, knotenfreies Euter besitzt und auch im übrigen von tuberkuloseverdächtigen Erscheinungen frei ist. Bei Ernährung der Kälber mit aufgekochter oder auf 85° erhitzter Milch empfiehlt es sich, daß der Besitzer oder sein Vertreter die Durchführung der Erhitzung der Milch mit Guajaktinktur prüft.

Die tuberkulosefrei aufgezogenen Kälber sind mit Tuberkulin zu prüfen und die reagierenden zu schlachten oder jedenfalls von der Zucht auszuschließen. Die Prüfung mit Tuberkulin dient zur Ermittlung der mit angeborener Tuberkulose behafteten Tiere und als Kontrolle, ob die tuberkulosefreie Aufzucht richtig erfolgt ist.

Die tuberkulosefrei aufgezogenen, bei der Prüfung mit Tuberkulin nicht reagierend befundenen Kälber können zur Grundlage einer tuberkulosefreien Zucht gemacht werden, indem sie dauernd getrennt gehalten und nicht wieder in den alten Bestand zurückgebracht werden.

---

[1]) Zur Trennung sind die Kälber in einem Stalle unterzubringen, in dem sich noch niemals Rinder befunden haben, z. B. in einem früheren Schaf- oder Pferdestalle. Steht ein solcher Stall nicht zur Verfügung, so ist ein früherer Rinderstall, der von dem Hauptrindviehstalle getrennt ist, oder eine durch eine Abschlußwand getrennte Abteilung des Hauptrindviehstalls nach vorheriger Desinfektion als Kälberstall einzurichten. Die Desinfektion ist nach tierärztlicher Anweisung und möglichst unter tierärztlicher Aufsicht auszuführen.

[2]) Am ersten Lebenstage müssen die Kälber die Kolostralmilch (Biestmilch) erhalten, weil sie sonst leicht an schweren Darmkatarrhen erkranken.

Sachregister.

(Die Zahlen bedeuten die Seiten).

A.

D.

N.

O.

P.

FSC
www.fsc.org
MIX
Papier | Fördert
gute Waldnutzung
FSC® C083411

Zeitfracht Medien GmbH
Ferdinand-Jühlke-Straße 7
99095 Erfurt, Deutschland
produktsicherheit@kolibri360.de